SECOND EDITION

기본원리 및 실제

수혈검사학

Transfusion Laboratory Science

김성미 · 김용호 · 김인식 · 김인자 · 김인환
민병운 · 민재기 · 박상묵 · 박창은 · 정헌근
조윤경 · 최완수 · 한용수 · 홍승복 · 황석연

청구문화사

머리말 *Preface*

이 책은 우리나라에서 수혈검사학(transfusion laboratory science)의 정체성 확립, 즉 내용과 범위의 자리매김을 위한 작은 소명의식 속에서 만들어졌다. 수혈검사학은 수혈과 관련된 모든 검사를 다루는 진단검사의학의 한 분야이며 전통적으로는 혈액은행(blood bank)으로 불리고 있다. 수혈검사학은 대부분이 면역반응에 기초한 검사이고 다루는 검체가 혈액이기 때문에 선진국에서는 이 학문분야를 면역혈액학(immunohematology)으로 분류하고 있다.

본 개정판은 제1판의 부족함을 저자들이 머리를 맞대어 체계적이고 미래지향적으로 보완하였다. 모든 과학이 급속히 변화하듯 수혈검사학 내지는 면역혈액학의 내용도 빠르게 변하고 있다. 따라서 본 저자들은 시대 흐름에 보조를 맞추기 위해 새로운 정보를 신속하게 이 책에 반영하였다. 독자들은 다음의 내용에 유념하면서 이 책을 대하기 바란다.

하나. 용어는 표준화된 기초과학용어와 대한의사협회에서 정한 의학용어를 사용하였다.

하나. 우리나라의 임상병리사시험뿐만 아니라 미국의 임상병리사시험(ASCPi)을 겨냥하여 만들어졌다.

하나. 각 장마다 필요에 따라서는 특별한 내용이 "BOX"나 "참고" 형식으로 보충되었다.

하나. 각 장의 끝에는 요약과 문제가 수록되어 독자 스스로가 학습한 내용을 리뷰할 수 있도록 하였다.

하나. 한 학기 주당 4~6시간의 교과과정에 맞게 양을 정하였다.

하나. 외국의 책들이 그러하듯, 검소한 출판을 위해 꼭 필요한 부분만 컬러를 넣었다.

끝으로 이 책이 짧은 시간에 자리매김을 하고 또 짧은 시간에 개정판이 출간된 것은 독자들의 애정 어린 충고와 격려 덕분이다. 항상 좋은 책을 출간하는 데 주저하지 않으시는 청구문화사 이상태 장님과 책임감을 갖고 편집한 편집 디자이너 김연지 선생님, 그리고 자료 수집과 정리를 해준 권연숙, 육화영 선생님께도 감사의 말씀을 전한다. 앞으로 독자들의 끊임없는 충고와 비평 그리고 지도와 편달을 부탁드리고, 본 저자들은 이 책이 더 좋은 책으로 거듭날 수 있도록 최선을 다할 것을 약속드린다.

2009년 8월

저자일동

목 차 Contents

제1편 수혈학 개론

제2편 기초과학 및 시약

제3편 주요 혈액형계통

제4편 헌혈자 선택 및 혈액제제

제5편 수혈검사학

제7편 질관리

제1편
수혈학 개론

제1장 … 수혈의 역사, 목적, 실제

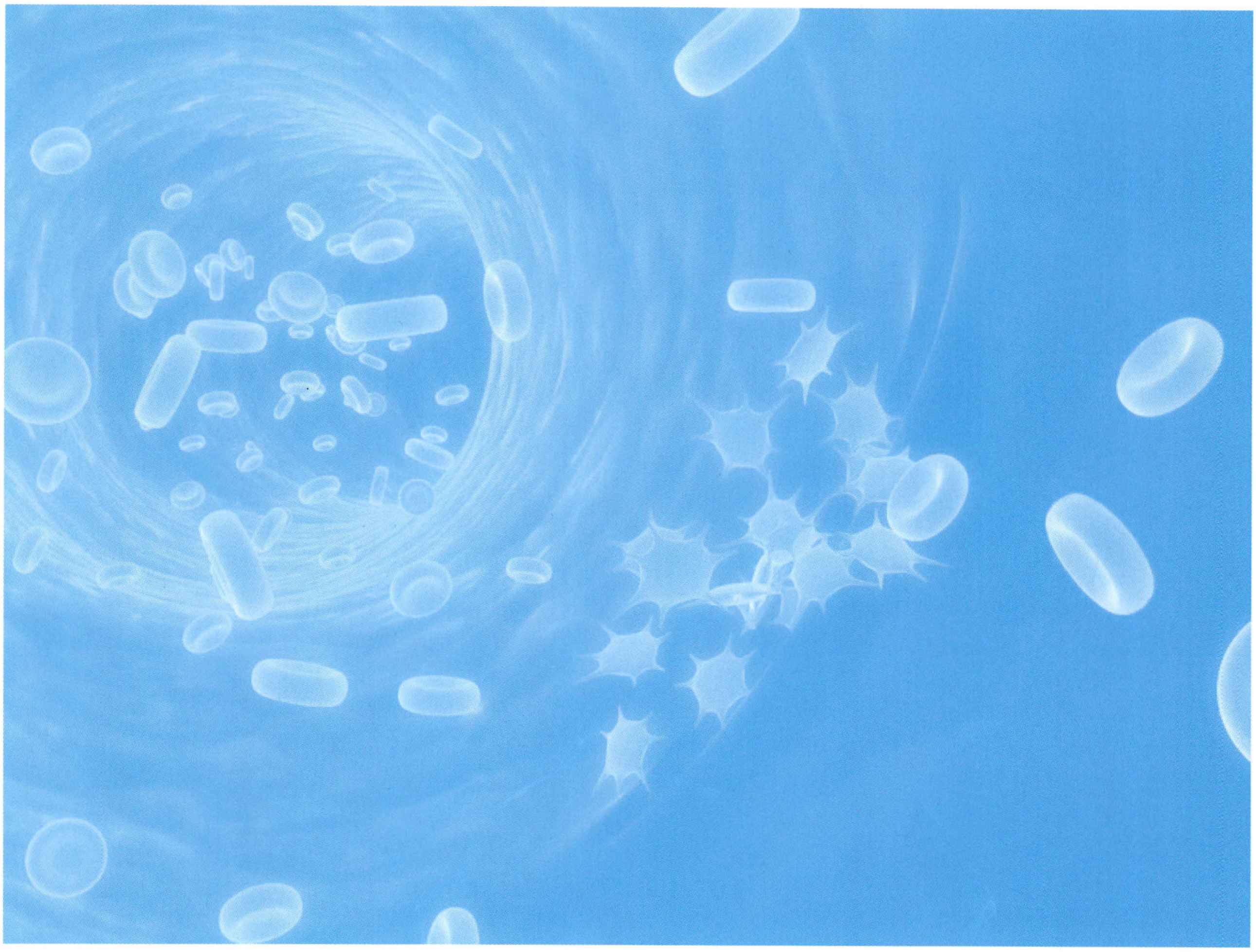

제1장

수혈의 목적, 역사, 실제

학습목표

1. 오늘날의 안전한 수혈 제도가 정착되기까지 일어났던 주요 사건을 설명하라.
2. 수혈의 목적을 간단히 기술하라.
3. 수혈 절차를 설명하라.
4. 수혈사고를 방지하기 위해서 어떤 사항에 주의를 기울여야 하는지 설명하라.

Ⅰ. 수혈의 역사

1. 고전적 수혈 : 고대부터 19세기까지

고대인들은 비록 혈액의 성질이나 기능에 대해서는 무지했지만 혈액이 병을 낫게 하는 데 효험이 있을 거라는 생각을 했던 것 같다. 이집트인들이 병을 치료하기 위해 혈액을 목욕물로서 사용했다거나 동물의 혈액을 마셨다는 이야기가 그러한 추측을 뒷받침한다.

수혈에 관한 최초의 이야기는 고대 로마 아우구스트 황제 시절의 유명한 음유시인인 오비드(Ovid)의 이야기 속에 들어있다. 그의 이야기에는 메데아(Medea)가 늙은 안키세스(Anchises)의 회춘을 위해 젊은 사람의 목혈관에서 혈액을 뽑아 그에게 넣으면 그가 젊음을 되찾을 수 있을 거라는 내용이 들어 있다.

고대 로마에서는 검투사(글래디에이터)들의 결투가 있을 때 한 사람이 죽으면 관중들이 죽은 사람의 피를 서로 먼저 마시기 위해 경기장으로 뛰어 들어갔다는 이야기도 전해진다. 그리고 프랑스혁명 당시에는 참수형에 처해진 귀족의 피를 가난한 사람들에게 음료로서 제공되었다는 이야기도 있다. 아프리카의 어느 부족은 아직 성인이 안 된 미성년자가 자신이 직접 사냥해서 잡은 동물의 피를 마셔야 성인이 되는 의식을 갖는다. 이렇게 오랜 세월 동안 혈액을 마시는 일은 원기를 북돋우거나 병을 치료하는 데 이바지하였다.

1492년 병으로 사망 직전에 있던 교황 이노센트(Innocent) Ⅷ세의 회복을 위해 교황청은 세 명의 젊은 사람으로부터 혈액을 빼내어 그가 마시게 하였으나, 불행하게도 교황을 비롯한 젊은 사람 세 명은 모두 죽었다.

1616년 윌리엄 하비(William Harvey)는 죽은 사람의 혈관에 물을 넣고 펌핑하면서 혈액은 순환한다는 혈액순환설을 주장하였다.

1657년 크리스토퍼(Christopher)경은 가느다란 새의 깃대를 관으로 사용하여 개의 정맥 속에 약물을 주입하였다.

1663년 로버트 보일(Robert Boyle)은 교도소 수용자를 대상으로 최초로 사람에게 정맥주입을 시도하였다.

1665년 5월 31일자 페피스(Pepys) 일기에는 최초의 직접혈액수혈에 대한 내용이 언급되어 있다. 그의 일기에는 로우어(Lower)가 한 마리의 개의 목동맥에서 다른 한 마리 개의 목정맥 속으로 혈액을 주입하는 데 성공했다고 적혀있다.

1667년 철학 및 수학 교수였던 진 데니스(Jean Denys)는 새끼 양의 혈액 3온스를 고열로 시달리던 15살의 소년에게 주입하였다. 이것이 동물 혈액을 사람에게 수혈한 최초의 사례이다. 데니는 그 후에도 노인에게 새끼 양의 혈액 20온스를 주입하였는데 팔 통증, 부정맥, 다한증, 설사, 구토 및 검은 소변 등의 증상을 보이다가 회복되었다.

현대적 의미의 첫 수혈은 19세기, 1814~1816년에 제임스 블런델(James Blundell)에 의해 혈액 수혈의 가능성이 연구되었는데, 그는 사람에게 동물 혈액을 주입하는 것은 해롭기 때문에 사람 혈액만을 주입해야 한다고 주장하였다. 블런델은 개에서 혈액을 빼내고 다른 개의 혈액을 수혈했을 때는 건강을 회복했지만 양의 혈액을 수혈했을 때는 개가 죽는 것을 관찰했다. 그는 이 실험을 통해 수혈은 동종 사이에서 이루어져야 한다고 주장했다.

1818년 12월 22일 블런델은 몇 명의 공혈자로부터 채취한 혈액 12~14온스를 30~40분 동안 주사기로 수혈하였다. 하지만 불치병에 걸렸던 이 환자는 수혈 후 56시간 만에 사망하였다.

1829년 블런델은 그의 조수의 팔에서 채취한 혈액 8온스를 3시간에 걸쳐 산모 환자에게 수혈하는 데 성공하였다. 그 환자는 잘 회복되었지만, 불행하게도 20명의 수혈 환자 중 4명만이 성공했다.

1863년 아벨링(J. H. Aveling)은 사람의 팔과 팔 사이를 관으로 연결하여 직접수혈을 시도하였다.

수혈 시에 가장 문제가 되었던 것은 혈액이 응고되는 것이었는데, 1869년 브랙스톤 힉스(Braxton Hicks)가 인산나트륨의 사용을 권유하였으나, 이것을 사용한 환자는 그것의 독성으로 인해 사망하였다.

2. 근대적 수혈

현대의 수혈과 관련된 의료가 시행된 것은 20세기에 들어와서 인데, 그 큰 계기가 된 것은 혈액형의 발견과 항응고제의 개발이다.

1) 혈액형의 발견

혈액형 가운데서 최초로 발견된 것은 1900년 란트슈타이너(Landsteiner, 그림 1-1)에 의해 발견된 ABO 혈액형이다. 다시 말하면 혈액형의 존재가 알려진 것은 약 100년 밖에 안된다. 따라서 전술한 고전적인 수혈의 시도에서는 우연히 혈액형이 일치한 경우 이외에는 대부분의 사례에서 적지 않은 용혈성 부작용이 일어났을 것으로 예상된다. 당시의 문헌에도 그것에 해당하는 증상을 기록한 것을 볼 수 있다. 따라서 현재와 같은 혈액형을 맞춘 수혈의 기초는 20세기에 들어와서 시작되었다.

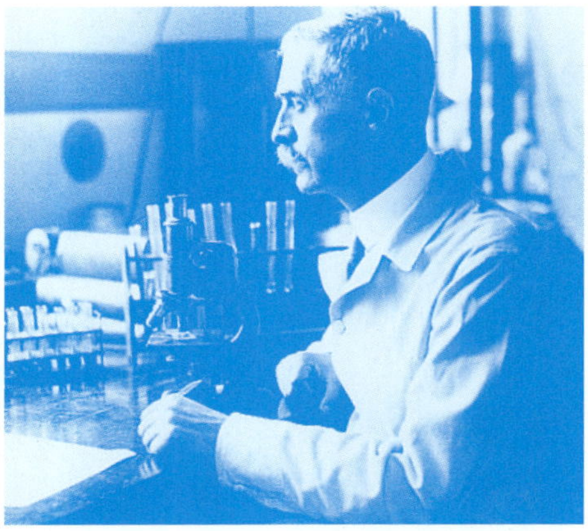

그림 1-1. Karl Landsteiner(1868~1943)

ABO 혈액형도 현재와 같은 명명법을 갖게 된 것은 그로부터 더욱 뒤인 1927년이며, MN 계통, P 계통 혈액형에 뒤이어, 1939년에는 Rh 계통 혈액형이 발견되기에 이르러 태아신생아용혈질환(hemolytic disease of the fetus and newborn, HDFN)도 혈액형에 대한 면역반응의 결과라는 인식을 갖게 되었다.

2) 항응고제의 개발

혈액형의 발견 다음으로 근대적인 수혈에 중대하게 영향을 미친 것은 항응고제의 개발이다. 1915년에 구연산나트륨(sodium citrate)이 수혈용 항응고제로서 유용한 것으로 보고되었다. 이 구연산나트륨은 항응고 활성이 강하고, 환자의 체내에 들어가면 대사가 빠르게 일어나고, 가격도 비싸지 않고, 게다가 살균하여 수혈에 사용하는 데 취급이 용이하기 때문에 현재까지도 수혈용 항응고제로서 구연산나트륨이 변함없이 사용되고 있다.

그때까지는 공혈자의 혈관과 환자의 혈관을 직접 혹은 간접적으로 연결하여 수혈을 시행했지만, 항응고제가 개발되고부터는 별도의 장소에서 채혈한 공혈자의 혈액을 수혈에 사용하게 되었고, 단기간이기는 하지만 혈액의 보존이 가능하게 되었다. 이렇게 혈액의 보존이 가능해지자, 이것은 당장 제1차 세계대전에서 부상병을 치료하는 데 큰 기여를 하게 되었다. 또한 항응고제의 개발로 혈구성분과 혈장성분의 분리가 용이하게 되었고, 이것은 후에 성분수혈로 이어졌다.

세계적으로 수혈학의 발전에 큰 영향을 미쳤던 주요 업적을 표 1-1에 요약하였다.

표 1-1. 수혈학사의 주요 사건

1667년	J. Denys 이종수혈의 보고
1818년	J. Blundell 동종수혈의 보고
1900년	K. Landsteiner ABO 계통 혈액형의 발견
1916년	P. Rous & J. R. Turner 포도당첨가 구연산 소다에 의한 보존
1936년	Cook 카운티 병원에 혈액은행 설립
1940년	K. Landsteiner & A. S. Wiener Rh식 혈액형의 발견
1943년	J. F. Loutit & P. L. Mollison ACD 항응고제에 의한 보존
1944년	E. J. Cohn 에탄올에 의한 혈장분획
1965년	A. S. Blumberg 오스트레일리아(HBs) 항원의 발견
1984~86년	혈우병환자 제Ⅷ 인자 제제에서 HIV 감염
1989년	Chiron사 연구그룹 HCV 유전자 발견

Ⅱ. 수혈의 목적

수혈(輸血, transfusion)은 혈액 성분의 일부가 소실됨으로써 생기는 증상이나 이상 소견을 치료하기 위해 체외로부터 혈액 성분을 보충하는 데 그 목적이 있다. 이전에는 급성 출혈에 의해 소실된 순환혈액량을 보충하는 것이 주된 목적이었지만, 현재는 각 혈액 성분의 기능 보충을 위한 성분수혈이 주축을 이루고 있다.

그러나 수혈용 혈액에는 사람에서 유래하는 혈액형 이외의 다양한 항원성을 갖고 있는 물질이 포함되어 있어서 예상하지 못한 부작용이 일어날 수도 있으므로 적용에는 신중을 기해야 한다. 또한 수혈용 혈액의 공급은 헌혈에 의해서만 얻을 수 있는 유한 자원이므로 수급의 균형에 따른 사회적 적응도 고려할 필요가 있다.

수혈의 목적과 그에 적합한 혈액제제는 다음과 같다.

① 순환혈액량의 보충 : 알부민, 적혈구, 수분
② 산소 운반 능력의 보충 : 적혈구
③ 지혈 : 혈소판, 혈액응고인자, 혈장 등
④ 면역능력 보충 : 글로불린, 보체, 림프구 등
⑤ 혈장교환 : 혈장
⑥ 혈액교환 : 전혈
⑦ 기타 : 조혈 줄기세포 등

1. 순환혈액량의 보충

수술이나 외상 등에 의한 급성 출혈로 순환혈액량이 감소하고 그 상태가 계속 진행되면 혈압이 유지되지 않아 쇼크 상태에 이르게 된다. 이러한 상태를 치료·예방할 목적으로 전해질액, 당질액, 교질액과 같은 보충액, 알부민을 주사하고 적혈구 수혈을 실시한다. 그러나 일반적으로 실혈량이 약 1L가 되기 전 까지는 보충액만으로도 충분하다. 교질삼투압을 높일 필요가 있으면 우선 합성 교질액을 사용하는 것이 사회적 적응에 부합하는 것이다.

단, 합성교질액의 체내 잔류기간은 길지 않기 때문에 지속시간에 주의하여 적절히 보충해 주어야 한다. 또한 콩팥기능상실(신부전)일 경우에는 알부민을 우선적으로 주사한다.

적혈구는 혈액 용적의 약 45%를 차지하고 있으므로 순환혈액량을 유지하는 작용이 있지만 공급에 한계가 있다는 것을 고려하면, 다음에 기술할 산소운반능력을 유지할 필요성이 대두될 때 까지는 우선 다른 제제를 사용해야 한다.

2. 산소운반능력의 보충

빈혈 치료를 위한 수혈은 주로 산소운반능력의 매체인 혈색소(헤모글로빈)의 농도를 높이기 위해 적혈구 성분을 수혈한다. 만성 빈혈의 경우에는 적혈구 이외의 다른 성분은 정상인 경우가 많기 때문에 농축적혈구와 MAP첨가 적혈구가 자주 사용된다. 전혈과 같이 혈장을 그대로 포함하고 있는 혈액제제는 혈액성분을 유효하게 이용하기 위해서라도 혈장을 분리하여 이용하는 것이 바람직하다.

고령자를 포함하여 심장 및 순환 기능이 그다지 좋지 않은 사람에게 전혈처럼 혈장 성분이 포함된 제제가 동시에 수혈되면 순환혈액량의 과잉증가로 인하여 심장기능이 상실되기 때문에 주의해야 한다. 실혈 직후에 생기는 빈혈일 때는 이 환자가 다른 합병증이 없고 성인인 경우에 600mL까지의 출혈에 대해서는 보충액으로, 1200mL까지의 실혈에 대해서는 적혈구 농축적혈구로 대응하고 있다.

용어설명

MAP첨가 적혈구
만니톨(mannitol), 아데닌(adenine), 인산(phosphate)의 머리글자에서 따온 합성어이며, MAP액은 적혈구 보존 첨가액으로 애용된다. 이 용액에 부유시킨 적혈구를 MAP첨가 적혈구라고 한다. 혈장 성분을 대부분 제거하여도 장기간 혈구기능을 유지시킬 수 있도록 제조되어 있다.

3. 지 혈

혈액 성분의 지혈 기능은 주로 혈소판과 혈장 중의 응고인자가 담당하고 있다. 보통 이들 성분은 충분하여 출혈이 있더라도 이들 인자를 보충하지 않아도 된다. 만일 출혈을 일으키는 합병증이 없으면 순환혈액량의 약 2/3 이상의 출혈이 있을 때 응고인자를 보충한다. 이때는 농축적혈구와 단백제제에 신선동결혈장을 가하여 수혈한다.

혈우병이나 기타 특정 응고인자 결핍증의 경우에는 특정 응고인자의 분획제제를 우선적으로 사용한다.

4. 면역능력의 보충

중증의 바이러스감염증으로 인하여 자가면역능력으로 회복이 어려울 때는 면역항체를 보충할 목적으로 글로불린 제제를 투여한다. 면역부전일 때는 광범위한 글로불린제제를, 특정 바이러스에 감염되었을 경우에는 가능하면 그 바이러스에 대한 고역가의 글로불린을 사용한다.

5. 혈액교환

엄마와 아이의 Rh 부적합 등에 의해 신생아에 용혈성 황달이 생긴 경우에는 상태에 따라 혈액교환이 실시되고 있다. 이것은 신속하게 황달을 개선시키기 위한 것이며, 또한 지속적인 용혈에 의해 일어나는 황달 진행을 예방하기 위함이다.

Rh 부적합의 경우에는 Rh 음성 혈액을 사용하고, O형 또는 아이와 동일한 ABO형의 혈액을 사용하여 교환한다.

6. 혈장교환, 기타

전격성 간염과 같은 중대한 간기능상실(간부전)에서는 혈장교환을 실시하여 간에서 대사하지 못한 물질을 배제시키고, 아울러 간에서 합성하지 못한 물질을 보충시켜 병의 상태를 개선시킬 수 있다.

혈전저혈소판혈증자색반병(thrombotic thrombocytopenic purpura: TTP)이나 용혈요독증후군(hemolytic uremic syndrome: HUS)에 대해서는 혈장교환이 유효하다. 보통 혈장교환의 치환액으로는 신선동결혈장을 사용한다.

약물중독이나 파라프로테인혈증(paraproteinemia)에 대해서는 막여과법에 의해 선택적으로 제거하는 방법이 사용될 수 있으며, 치환액으로는 신선동결혈장 이외에 알부민제제와 같은 다른 정질액(crystalloid solution)을 사용하는 일이 많다.

Ⅲ. 수혈 실시순서

안전한 수혈을 확실히 하기 위해서는 수혈 절차를 결정하여 그 순서에 따라 실시하는 것이 중요하다. 2000년 일본수혈학회에서는 가장 중대한 수혈부작용의 한 가지인 ABO 혈액형 부적합 수혈의 발생 상황을 조사하고 그 원인을 분류하여 발표하였다(표 1-2). 그리고 이러한 수혈사고를 사전에 방지하기 위해, 2001년 3월에 수혈사고 예방 체크포인트(그림 1-2)와 수혈실시 절차에 대한 가이드라인을 발간하여 각 의료기관에서 참고하도록 권고하고 있다. 수혈과 관련된 의사, 간호사, 임상병리사 모두가 수혈과정을 정확히 이해하는 것이 수혈사고를 예방하는 데 큰 도움이 될 것이다.

1. 수혈동의서

주치의는 수혈 실시 전에 수혈의 필요성, 위험 가능성 등에 대해 환자(또는 가족)에게 설명하고, 반드시 수혈동의서를 받는다. 수혈을 할 경우에는 수혈 전에 환자 혈액 검체를 보관해야 하고 수혈 전후에 바이러스검사를 실시해야 한다. 따라서 동의서 취득 시에는 이러한 필요성에 대해 자세히 설명하고 승인을 받는 것이 바람직하다.

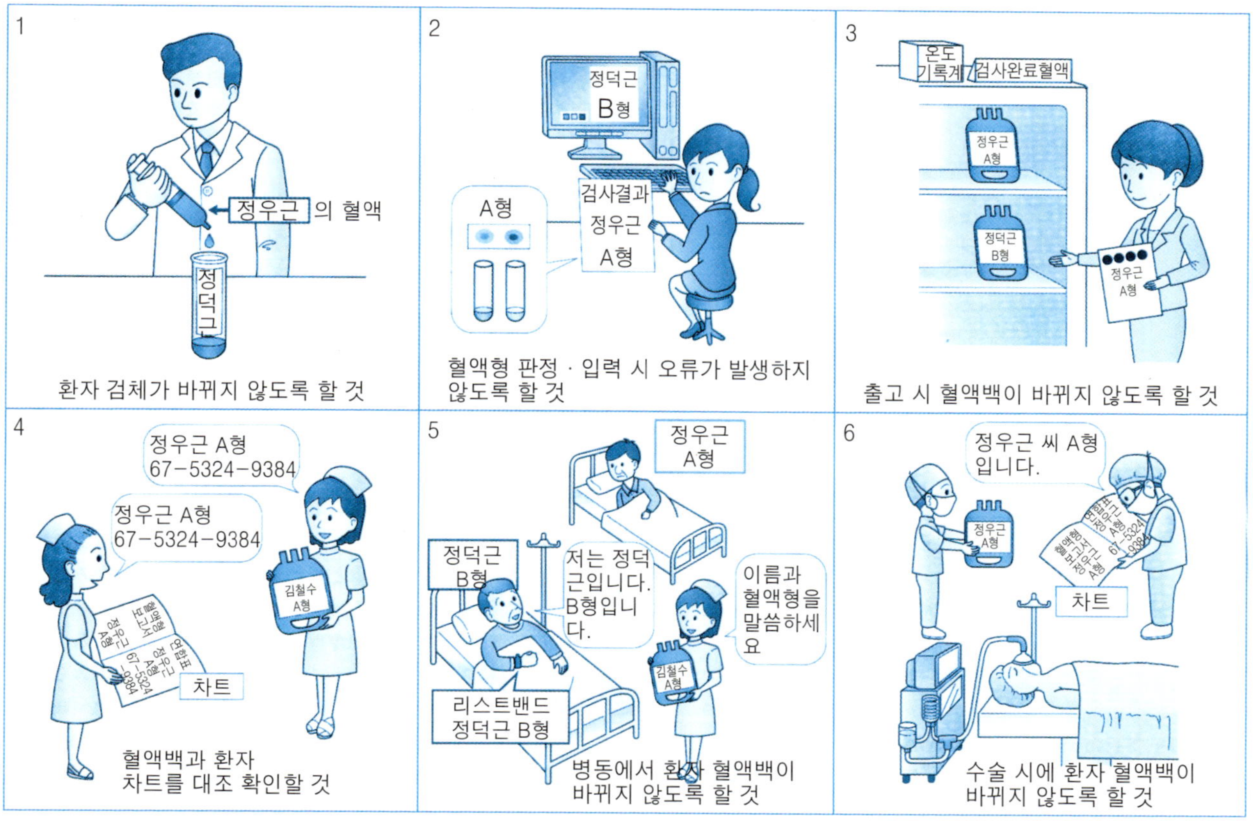
1
정우근 의 혈액
정덕근
환자 검체가 바뀌지 않도록 할 것
2
정덕근 B형
A형
검사결과 정우근 A형
혈액형 판정 · 입력 시 오류가 발생하지 않도록 할 것
3
온도 기록계
검사완료혈액
정우근 A형
정덕근 B형
정우근 A형
출고 시 혈액백이 바뀌지 않도록 할 것
4
정우근 A형 67-5324-9384
정우근 A형 67-5324-9384
김철수 A형
차트
혈액백과 환자 차트를 대조 확인할 것
5
정우근 A형
정덕근 B형
저는 정덕근입니다. B형입니다.
이름과 혈액형을 말씀하세요
김철수 A형
리스트밴드 정덕근 B형
병동에서 환자 혈액백이 바뀌지 않도록 할 것
6
정우근 씨 A형 입니다.
정우근 A형
차트
수술 시에 환자 혈액백이 바뀌지 않도록 할 것

그림 1-2. 수혈사고를 방지하기 위한 체크포인트

표 1-2. ABO 혈액형 부적합 수혈사고의 원인

혈액백이 다른 환자의 것과 바뀐 경우	42.8%
혈액형 판정 오류	15.1%
환자가 바뀐 경우	11.5%
수혈의뢰전표에 기록을 잘못한 경우	8.4%
차트의 혈액형 확인 오류	4.8%
차트에 혈액형 기록이 틀린 경우	3.0%
환자 검체가 다른 환자의 검체와 바뀐 경우	2.4%
첨부 라벨에 혈액형을 잘못 기록한 경우	1.2%
수혈의뢰전표의 혈액형 확인 오류	1.2%
기타	3.0%
원인불명	6.6%

(ABO 혈액형 부적합 수혈 실태조사의 결과보고, 일본수혈학회지 45: 545~564,2000)

2. 혈액형검사와 기록

수혈을 실시하려면 먼저 환자의 혈액형[(ABO형 Rh_o(D)형]을 검사한다. 검체에는 환자 이름, 채혈일, 소속부서 등을 기입한다. 검사결과를 환자에게 알려주고, 차트에 혈액형검사 보고서를 붙인다.

혈액형검사 판정 시에 이러한 사항들을 확인하는 것은 기본이며, 또한 과거의 검사결과를 참조하는 것도 환자 검체가 바뀜으로 인해 혈액형 판정이 잘못되는 것을 방지할 수 있다. 과거에 혈액형을 검사한 적이 없는 신규환자의 혈액형 판정에 있어서는 수혈을 실시하기 전에 다시 한번 혈액형검사를 실시한다. 이는 검체 채취 시 검체가 바뀌어 일어나는 수혈사고를 방지하기 위함이다. 표 1-1에 나타난 바와 같이 혈액형 판정오류에 의한 수혈사고가 많으므로 항상 그 예방에 노력을 기울여야 한다.

3. 수혈지시 확인

주치의는 수혈신청전표(혈액형검사 보고서를 확인하고, 혈액형, 환자 이름, ID번호, 혈액제제의 종류・양, 사용 일시 등을 기입)와 교차적합시험용의 환자혈액(혈액형검사용과는 별도로 채취한 것)을 수혈부에 제출하고, 또한 해당 환자의 처방전에 상기한 수혈 내용을 기록한다. 수혈 실시자는 수혈 전에 수혈신청전표와 처방전을 확인한다.

수혈 신청은 컴퓨터로 주문을 할 수 있으며, 이 때는 이러한 정보를 확인할 수 있는 시스템을 구축하는 것이 필요하다.

교차적합시험용 검체는 불규칙항체가 새로 생성되었을 가능성이 있기 때문에 수혈 전 3일 이내의 혈액을 사용해야 한다. 또한 신규환자의 응급수혈에 있어서도 혈액형검사와 교차적합시험의 검체는 따로 채혈해야 하는데, 이는 검체가 바뀌어 일어나는 수혈사고를 방지하기 위함이다.

4. 혈액백 확인(환자별 실시)

다음의 세 가지 사항을 의료종사자 두 명이 소리내어 읽으며 대조하고 서명한다.

① 혈액백, 교차적합시험적합표(이하 적합표), 차트에 기록되어 있는 혈액형이 일치하는지 확인한다. 더욱이 혈액백과 적합표의 환자 성명, 제조번호의 일치, 유효기간을 확인한다.

② 방사선조사가 주치의의 지시로 이루어졌는지 확인한다.

③ 혈액백의 파손, 변색, 응집괴 등과 같은 이상은 없는지 확인한다.

혈액백과 적합표와 차트, 세 가지에 대해 혈액형, 혈액백과 적합표의 환자 이름, 제조번호를 대조하는 것은 무심코 일어나는 실수를 방지하기 위함이며, 이를 위해 두 명이 소리내어 읽으며 확인하는 것이 필요하다. 그리고 확인결과를 기록해 놓는 것이 절대적으로 필요하다. 이러한 확인 시에는 작업대 위에 한 사람분의 혈액만 준비하고 확인한다. 이것은 다른 환자의 혈액과 바뀌는 것을 방지하기 위한 것이다. 전체 수혈사고의 원인 중 이 단계에서 일어나는 과실이 가장 많다.

5. 환자 확인

① 환자에게 이름과 혈액형을 묻는다.
② 환자 리스트밴드의 이름과 혈액형이 혈액백의 혈액형 및 적합표의 이름 및 혈액형과 일치하는지 확인한다.

주의1 : 환자 자신이 직접 성명, 혈액형을 말하게 한다.
주의2 : 리스트밴드를 차지 않은 사람은 침대에 있는 차트를 이용하여 의료종사자 두 명이 함께 확인한다.
주의3 : 의식이 없는 환자는 침대에 있는 차트를 이용하여 의료종사자 두 명이 환자를 확인한다.

수혈을 실시할 환자의 확인은 환자 본인에게 직접하는 것이 바람직 하지만, 의식장애 등으로 환자 본인에게 직접 확인할 수 없을 때는 의료종사자 두 명이 차트, 침대명찰, 리스트밴드 등을 사용하여 확인한다. 표 1-1에 나타난 바와 같이 환자가 바뀌어서 일어나는 수혈사고는 전체 수혈사고의 세번째를 차지할 정도로 많다.

6. 적합표에의 서명

환자와 혈액백에 있는 기록을 대조한 후 침대에 있는 적합표의 서명란에 사인하고 수혈을 시작한다. 이 서명은 확인에 참가한 두 명 모두 해야 한다. 이것은 이중 체크의 기능을 유지함과 동시에 책임을 분담하기 위한 것이다.

7. 수혈환자의 관찰

수혈 시작 후 5분 동안은 환자의 상태를 관찰한다. 15분 후와 종료 시에도 관찰하고, 수혈부작용의 유무나 내용을 기록한다. 수혈 시작 후 5분 이내에 관찰된 부작용으로는 아나필락시스(anaphylaxis)반응이나 호흡곤란,

쇼크 등 중대한 부작용이 많으며, 이러한 증상이 나타난 때에는 즉시 수혈을 중지하고 적절한 처치를 해야 한다. 또한 대개의 경우 수혈 시작 5분까지는 부작용이 나타나지 않지만 10분을 전후로 해서 나타나는 경우가 많으므로 수혈시작 15분 후에는 반드시 환자의 상태를 관찰하고 이상 유무를 기록해야 한다. 이렇게 관찰하고 확인해야 중대한 수혈부작용의 발생을 간과하지 않고 조기에 대응할 수 있다.

8. 사용 혈액의 기록

차트에 혈액백의 제조번호를 기록한다.

수혈에 의한 바이러스감염은 아직도 완전히 예방할 수 있는 것은 아니며, 따라서 수혈 후에 바이러스에 감염됐다면 그 혈액이 추적조사의 대상이 되기 때문에 사용한 혈액제제에 관한 사항은 반드시 기록하여 보관하도록 한다.

제2편
기초과학 및 시약

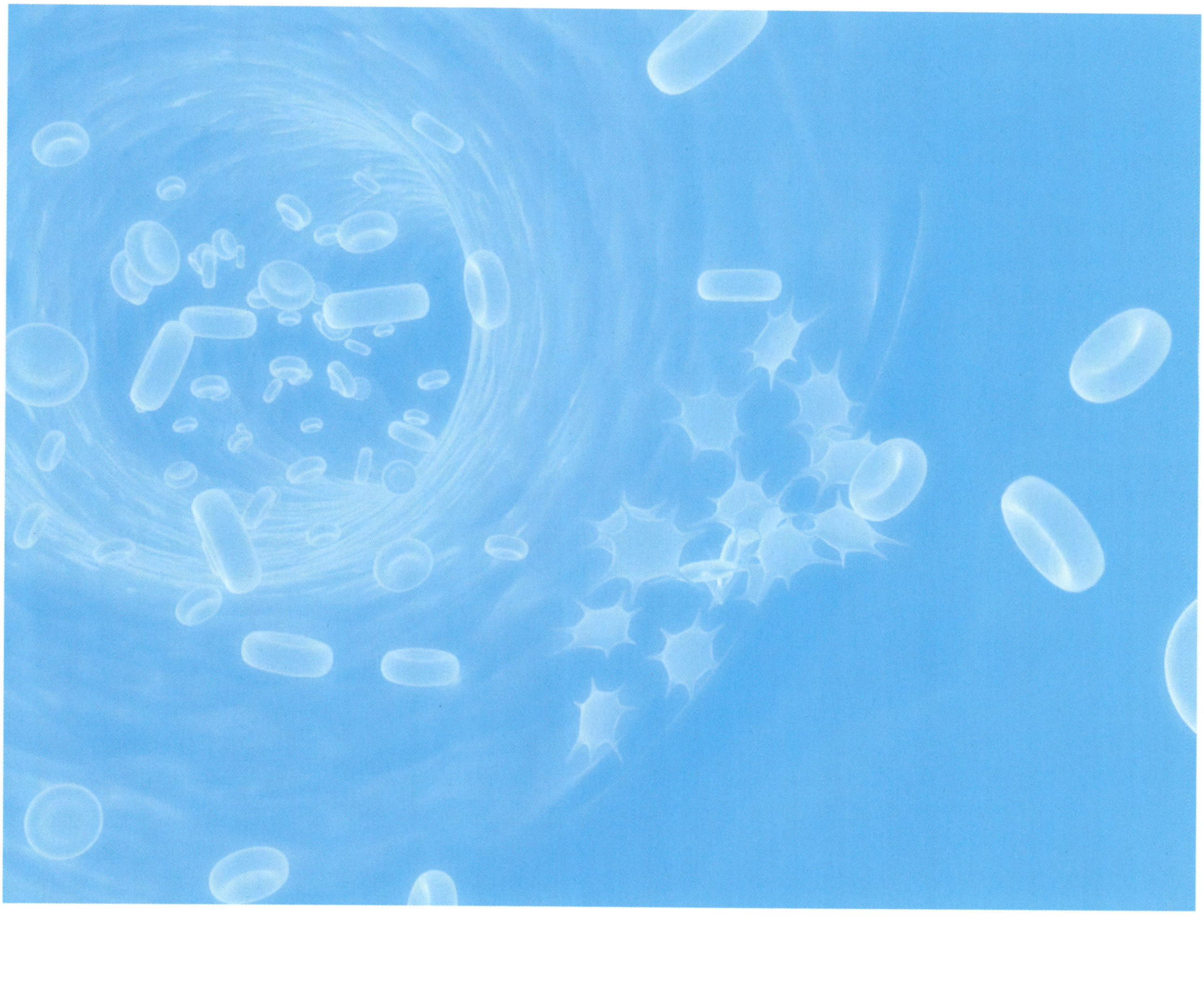

제2장

면역학

(혈액은행에서의 기본원리 및 응용)

학습목표

1. 선천면역과 후천면역의 역할을 비교하라.
2. 면역계에서 식세포, T세포, B세포, 사이토카인 및 보체 단백질의 역할을 기술하라.
3. 다음의 핵심용어를 정의하라: 항원, 면역원, 에피토프, 항원결정기
4. 항원의 일반적인 성질을 논하고, 적혈구, 백혈구 및 혈소판에 있는 면역혈액학에서 중요한 항원의 특징을 설명하라.
5. 기본적인 면역글로불린의 분자 구성과 분자 내의 가변부위, 불변부위, 경첩부위, 항원결합부위를 기술하라.
6. IgG와 IgM 항체를 비교 설명하라.
7. 1차와 2차 면역반응을 기술하고 이들 두 반응의 주요 차이점을 밝히라.
8. 항원과 항체가 결합하는 데 관련된 주요 결합의 종류를 설명하라.
9. 수혈과 임신으로 인해 일어날 수 있는 면역학적 결과에 대해 논하라.
10. 응집반응의 2단계를 정의하고, 시험관에서 이들 반응이 일어날 때 영향을 미치는 주요 요인을 기술하라.
11. 응집반응의 결과를 판독하는 기준을 설명하라.
12. 면역혈액학검사에서 용혈은 어떤 의미를 지니는지 설명하라.
13. 항글로불린시험의 기본 원리를 기술하라.
14. 직접 및 간접 항글로불린시험을 비교하고 차이점을 설명하라.
15. 항글로불린시험에서 일어날 수 있는 오류를 논하라.
16. 면역혈액학검사에서 반응증강제의 역할을 논하라.
17. 면역혈액학검사에서 사용되는 다음과 같은 반응증강제의 기능을 기술하라: 저이온강도용액, 소혈청알부민, 폴리에틸렌글리콜, 단백질분해효소.

면역혈액학(immunohematology)은 혈액형 항원과 항체에 대해 연구하는 학문으로서 수혈시 세포성분에 의해 일어나는 면역반응을 포함하고 있기 때문에 부분적으로 면역학(immunology) 분야와 관련되어 있다. 이러한 면역반응에 포함된 생리학적 이해를 돕기 위해 여기서는 면역계를 구성하는 세포와 용해성 매개체에 대한 전반적인 내용을 살펴보고자 한다. 면역혈액학과 관련된 업무에 종사하는 사람들은 항원 항체에 대한 임상적 및 혈청학적 특성을 이해하는 것이 필수적이기 때문에 이것을 중심으로 설명하고자 한다.

용어설명

면역혈액학(immunohematology)
혈액형 항원과 항체에 대해 연구하는 학문.

선천면역(innate immunity)
항원에 노출되기 전에 존재하는 비특이적 숙주 방어. 해부학적 구조에 의한 방어 및 염증 반응이 이에 속한다.

후천(적응) 면역 (acquired immunity)
항원과의 반응에서 면역학적 기억과 특이성을 나타내는 면역으로서 세포-매개 및 체액반응이 이에 속한다.

Ⅰ. 면역계에 대한 종합적 고찰

1. 선천면역 및 후천면역

면역계는 세포, 조직, 기관, 기계적 장벽 및 분비물들의 통합적 네트워크로 구성되어 있으며, 다음과 같은 목적을 위해 작용한다.

① 감염인자의 침입 억제
② 전신질환을 억제하기 위한 침입 감염인자의 제거

면역방어는 반응 양상에 따라 **선천면역**(innate immunity)과 **후천면역**(acquired of adaptive immunity) 두 가지로 분류한다. 선천면역은 **자연면역**(natural immunity)이라고도 부르며, 이것은 비특이적이며, 침입하는 병원체에 대응하여 일차 방어선을 구축한다. 피부, 점막, 정상 세균총, 분비물(눈물, 타액 등)은 대부분의 병원체에 불리한 환경을 제공한다(그림 2-1).

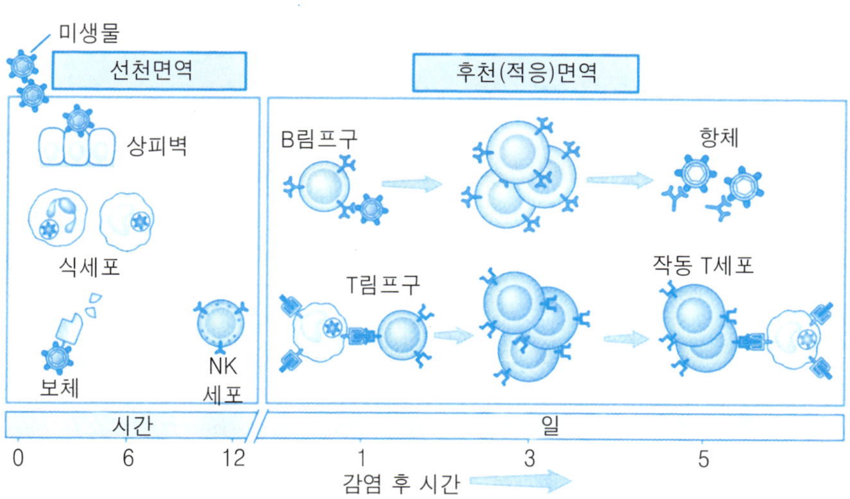

그림 2-1. 선천면역

상피벽, 식세포, 보체 및 자연살해세포 감염에 대응하여 초기에 비특이적 장벽을 형성한다. 특이적 적응면역반응은 나중에 발달하며 T 및 B림프구가 작용하는 면역반응이다.
From Abbas AK, Lichtman AH: *Basic immunology*, ed 2, Philadelphia, 2004, Saunders.

용어설명

식세포(phagocytic cell)
미생물, 기타 세포 및 이물질을 탐식하는 세포로서 호중구, 대식세포, 단핵구가 이에 속한다.

화학매개체(chemical mediator)
활성화될 때 다른 하나의 세포 또는 조직에서 일어나는 반응을 촉진하거나 억제하는 어떤 세포에 의해 분비되는 인자.

혈관확장(vasodilation)
혈관 직경의 증가.

부종(edema)
혈관계로부터 액체의 유출로 인해 조직이 부풀어 오르는 상태.

호중구(neutrophil)
초기 면역반응에 관여하는 순환 과립구.

림프구(lymphocyte)
체액면역 또는 세포매개면역을 유도하는 백혈구.

병원체의 첫번째 도전은 숙주 조직에 침입하는 것이다. 선천성 반응은 또한 염증반응을 촉진시키는 데 관련된 **식세포(phagocytic cell)**와 **화학매개체(chemical mediator)**를 포함하고 있다. 염증(inflammation)은 다음과 같은 특징을 나타낸다.

① **혈관확장(vasodilation)** : 해당 부위의 혈류 증가, 조직 온도 증가
② **부종(edema)** : 모세혈관의 투과성 증가로 인한 조직의 액체 증가
③ 조직으로의 식세포 이동 : 손상 부위에 **호중구(neutrophil)**의 축적

면역계의 세포들은 신체 전체에 널리 분포하고 있으므로, 염증반응은 필요한 면역계의 세포들을 모으는 데 도움을 준다. 선천면역은 반응의 지속성을 가지며, 개체가 병원체에 직면하는 횟수와 상관없이 일정하게 동일한 조절기전에 의해 형성된다. 다시말하면 선천면역은 기억(memory)을 갖지 않는다.

침입한 병원체나 이물질이 선천방어기전을 통과하면, 그 다음은 특이적 면역반응이 관여한다. 후천(적응)면역에서, 세포들은 특이한 감염인자들을 인식할 수 있어서 보다 강력하게 대응할 수 있다. 후천면역반응은 많은 분자를 분간할 수 있는 인식수용체(recognition receptor)를 가지고 있는 **림프구(lymphocyte)**를 통해 이루어진다. 항체는 적응면역계(adaptive immune system)의 생성물이며, 침입한 이물질에 대해서 고도의 특이성을 나타낸다.

후천면역반응은 총체적 대응이 보다 효과적으로 이루어질 수 있도록 선천방어기전을 보충해 준다. 표 2-1은 선천면역과 후천면역을 비교한 것이다.

표 2-1. 선천면역과 후천면역의 비교

선천면역(Innate Immunity)	후천면역(Acquired Immunity)
· 비특이적 : 다양한 미생물에 중복적으로 반응함 · 기억반응이 없음 : 반응은 감염횟수와 상관없이 동일함 · 숙주의 일차 방어선 · 침입하는 미생물의 대부분을 방어함 · 주요 세포는 호중구, 대식세포 및 자연살해세포임	· 특이적 : 각각의 T림프구 및 B림프구가 특이한 미생물만을 인식함 · 기억반응을 나타냄 : 재감염이나 지속적 감염시 반응이 촉진됨 · 반응에 지연기(lag period)를 가짐 · 다양성, 상이한 많은 항원을 인식함 · 주요 세포는 T림프구와 B림프구임

Ⅱ. 면역계의 세포 및 매개체

1. 식세포

식세포(phagocyte)는 미생물을 결합하여 섭취한 다음 죽일 수 있다. 그들은 비특이적으로 작용하기 때문에, 선천성 반응의 일부로서 감염에 대항하여 일차 방어선을 구축한다. 중요한 식세포의 하나는 **단핵식세포(mononuclear phagocyte)**이며, 혈액의 단핵구(monocyte)와 조직의 대식세포(macrophage)가 이에 속한다. 대식세포는 적응면역반응을 일으키는 림프구에 이물질을 제공하기 때문에 또한 **항원-제공세포(antigen-presenting cells, APCs)**라고도 한다.

다른 하나의 식세포인 **다형핵호중구(polymorphonuclear neutrophil)**는 말초혈액에서 발견되며, 염증 매개체(염증반응에 의해 생성된 화학물질)에 의한 신호에 따라 조직 속으로 이동한다. 감염에 반응하여 골수는 혈액 속으로 더 많은 호중구를 방출한다. 호중구의 과립 안에는 용해효소와 세균 살해 물질을 포함하고 있어서 섭취한 미생물을 효과적으로 죽일 수 있다. 이러한 용해효소들은 또한 세포 밖으로 방출되기도 하여 주위의 건강한 세포와 조직을 손상시키기도 한다.

2. 림프구

적응면역반응은 **림프구**, 특히 **T림프구(T세포)**와 **B림프구(B세포)**에 의해 일어난다. T세포는 일반적으로 세포 내의 병원체와 싸우는 반면에 B세포는 세포 외의 물질을 인식하고 제거한다. 일반적으로 T세포의 활동은 **세포면역(cellular immunity)**이라고 하며, B세포의 활동은 **체액면역(humoral immunity)**이라고 한다. T세포와 B세포는 각자 독립적으로 작용하는 것이 아니고 T세포, B세포 및 식세포가 상호 긴밀한 관계를 갖고 작용한다(그림 2-2).

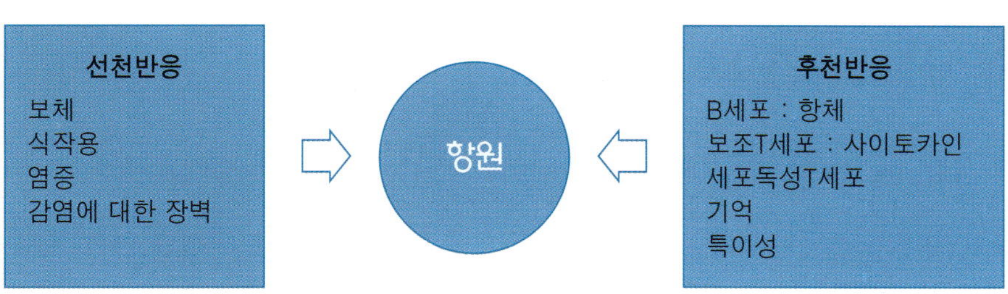

그림 2-2. 항원 제거와 관련된 선천반응 및 후천반응

용어설명

단핵식세포(mononuclear phagocyte) 식작용과 항원 제공에 관여하는 혈액의 백혈구(단핵구)와 조직의 백혈구(대식세포).

항원제공세포(antigen-presenting cell) Ⅱ종 MHC 분자(class Ⅱ MHC)와 관련된 항원 펩티드를 처리하고 제공하며, T세포를 활성화시키는 세포.

다형핵호중구(polymorphonuclear neutrophil) 호중구를 가리키는 다른 하나의 이름.

T림프구(T lymphocyte) 흉선에서 성숙하며 특이 수용체를 발현하는 림프구. 세포면역에 관여한다.

B림프구(B lymphocyte) 골수에서 성숙하며, 형질세포로 분화하고, 항체를 생성하는 림프구. 체액면역에 관여한다.

세포면역(cellular immunity) T림프구가 직접 세포와 세포의 상호작용을 통하여 항원을 인식하고 반응하는 적응면역.

체액면역(humoral immunity) B림프구와 형질세포가 어떤 항원을 인식하고 반응하는 특이 항체를 생성함으로써 갖는 적응면역.

줄기세포(stem cell) 간세포 또는 조혈모세포(hematopoietic stem cell)라고도 불리며, 다른 세포로 분화할 수 있는 모태가 되는 세포.

미접촉림프구(naive lymphocyte) 특이수용체가 아직 한번도 항원과 결합한 적이 없는 림프구.

용어설명

항원(antigen)
항체 또는 T세포 수용체와 특이적으로 결합하는 이물질.

항체(antibody)
항원의 항원성을 결정하는 항원결정기인 에피토프(epitope)를 인식하는 단백질(면역글로불린).

항원결정기 (antigenic determinant)
특별한 항체 또는 T세포 수용체에 의해 인식되고 결합되는 항원의 부위. 이를 에피토프라고 한다.

에피토프(epitope)
단일 항원결정기로서 기능적으로는 항체와 결합하는 부분이다.

형질세포(plasma cell)
B세포로부터 분화된 항체를 생성하는 최종 세포.

클론(clone)
유전적으로 동일한 조성을 갖는 세포군 또는 생물군.

기억B세포(memory B cell)
체액성 반응 후에 형성된 항원-특이 림프구. 이 세포들은 더 빠르고 더 친화적으로 항원과 반응할 수 있다.

면역계의 세포들은 골수에서 기원하는 동일한 **줄기세포(stem cell)** 또는 전구체세포의 산물이다. B세포는 골수에서 성숙하며, T세포는 흉선으로 이동하여 그곳에서 성숙한다. 성숙되는 동안 이 세포들은 선택과정을 거쳐 미접촉림프구(naive lymphocyte)로 된다. 림프구란 이 세포의 수용체가 아직 한번도 항원과 결합한 적이 없는 림프구를 말한다. 이러한 성숙 림프구는 유용한 항원수용체를 발현하여 후천면역반응에 참여할 수 있다.

집락자극요인(colony stimulating factory)이라고 불리는 사이토카인(cytokine)은 줄기세포를 자극하여 여러 종류의 세포(혈소판, 적혈구, 백혈구)로 분화시킨다. 이러한 과정을 조혈(hematopoiesis)이라고 한다. 재조합 집락자극요인은 화학요법 및 골수이식 후 골수회복과 신장 투석환자에서 적혈구 형성을 증진시키는 데 있어서 임상적으로 유용하다. 이러한 세포들의 기능을 그림 2-3에 설명하였다.

1) B세포

일단 미접촉B세포가 특정 항원과 결합하면 이 세포는 활성 B세포 또는 **형질세포(plasma cell)**로 변한다. 형질세포는 **항원(antigen)**이라고 하는 특별한 표적분자를 인식하고 결합하여 **항체(antibody)** 분자를 만든다. 항원은 병원체의 표면에 있는 분자이거나 수혈 적혈구와 같은 이종세포이거나 또는 미생물에 의해 생성된 독소일 수도 있다. 항체는 어떤 감염인자와 비특이적으로 결합하지 않는다. 이물질에 대한 많은 항체가 생성되어 표면의 서로 다른 항원에 각각 결합할 수 있다. 예를 들면, 적혈구는 표면에 많은 항원을 갖고 있다. 한 공혈자로부터 환자에게 적혈구를 수혈하면, 적혈구에 대한 몇 가지 서로 다른 항체가 생성될 수도 있다. 적혈구에 있는 서로 다른 **항원결정기(antigenic determinant)** 또는 **에피토프(epitope)**는 각각의 항체를 생성한다.

형질세포(plasma cell)로 알려진 활성화된 B세포는 항체를 생성한다. 각각의 형질세포는 한 종류의 특이 항체 클론(clone)을 생성하고, 항체 특이성을 미리 결정한다. 체액면역(humoral immunity)이란 항체가 체액에 포함되어 있기 때문에 붙여진 이름인데, 이는 항원에 대한 B세포의 반응과 관련되어 있다. 체액성(humoral)이라는 말은 체액(body fluid)을 의미하는 라틴어인 **humor**에서 파생된 것이다. 수혈과 관련된 항원 및 항체의 성질은 이 장의 뒷부분에서 자세히 설명될 것이다.

2) B세포의 클론 선택

각각의 B세포는 유전적으로 오직 한 가지 특이 항원만을 인식할 수 있도록 프로그램화 되어 있다. 일단 항원이 B림프구를 자극하면, 세포는 항체를 생성하는 형질세포와 **기억B세포(memory B cell)**로 분열 증식한다.

세 포	분 류	기 능
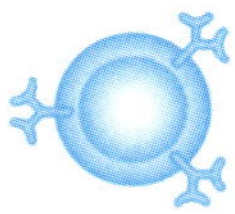 B림프구	림프구 적응반응	감염을 차단하기 위해 항체를 생성하며 세포외성 항원을 제거한다.
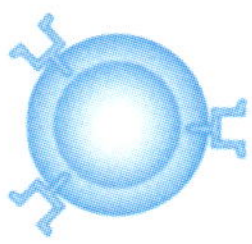 CD4+ 보조 T림프구	림프구 적응반응	사이토카인을 분비하여 대식세포와 B세포를 활성화한다.
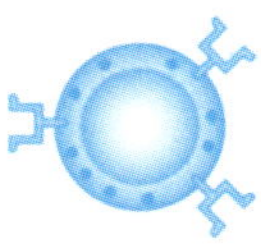 CD8+ 세포독성 T림프구	림프구 적응반응	감염세포, 이종세포 및 종양세포를 죽이기 위한 화학물질을 방출한다.
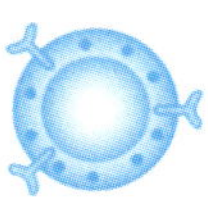 자연살해세포	림프구 선천반응	감염세포, 이종세포 및 종양세포를 죽이기 위한 화학물질을 방출한다.
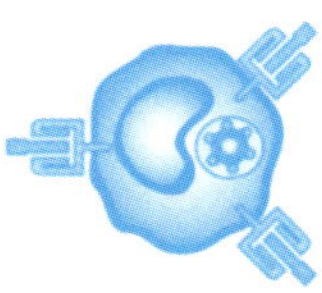 항원제공세포 (대식세포)	단핵식세포 선천반응 세포-매개성 면역	항원을 포획하여 분해시키고 T세포에 물질을 제공한다. 식작용으로 이물질을 제거한다.
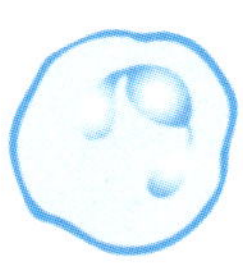 호중구	다형핵식세포 과립백혈구 선천반응	식작용 미생물을 탐식하여 세포내에서 죽인다.

그림 2-3. 면역계의 주요 세포

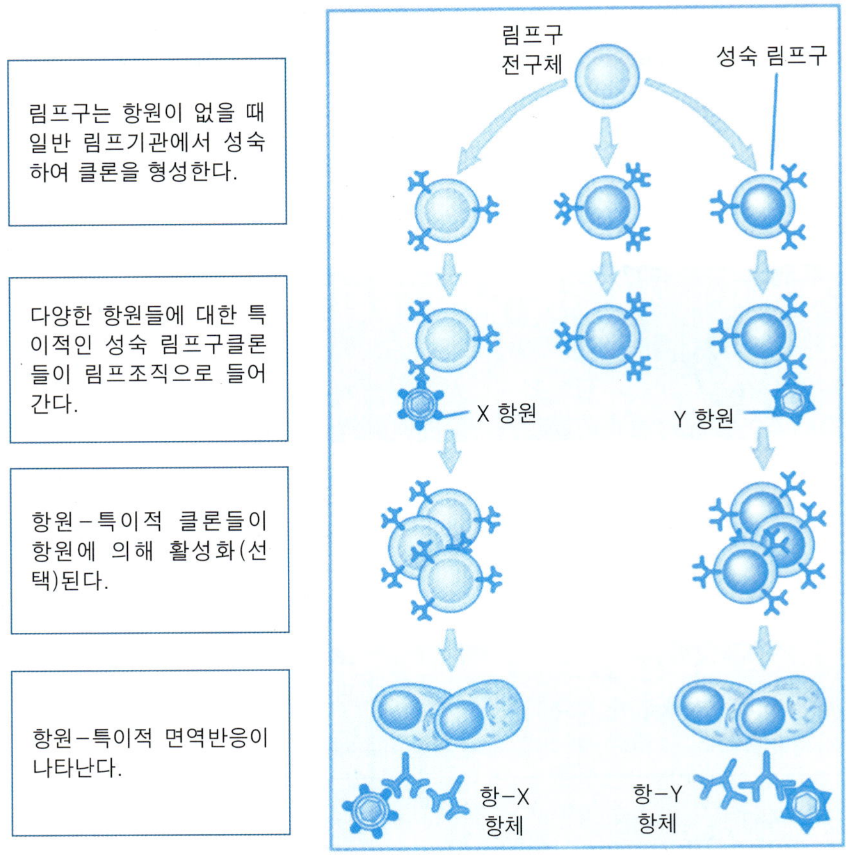

그림 2-4. 클론선택설

성숙 림프구는 항원과 접하기 전에 항원에 대한 다양한 수용체를 발현시킨다. 항원은 자신과 가장 적합한 수용체를 갖고 있는 림프구를 자극한다. 그 다음 이러한 림프구는 클론을 생성하고 클론들은 단일 특이성을 지닌 항체를 생성한다.

기억B세포는 특수 항원 결정기에 대해 지속적으로 면역을 부여한다. B세포가 특이 항원과 다시 마주치게 될 때, 이물질에 대한 반응이 더 빠르고 강하게 일어난다. 같은 특이성을 가진 항체를 생성하는 B세포 또는 형질세포 집단은 같은 **B세포클론(B cell clone)**의 일원이 된다. 이 항원은 클론선택(clonal selection)이라고 하는 과정을 통해 특수한 클론을 선택한다. 그림 2-4는 B세포 클론을 설명한 것이다.

3) T세포

T세포군에는 두 종류가 있다. 각각은 특이한 표면수용체와 기능을 갖고 있다. **보조T(T helper, T_H)세포**는 항원을 인식하고 상호작용하며, 또한 면역반응에 있어서 B세포, **세포독성T(T cytotoxic, T_C)세포** 및 대식세포와 같은 다른 세포들을 활성화시키는 **사이토카인(cytokine)**을 생성한다. Tc세포는 많은 사이토카인을 분비하지 않는 대신 바이러스에 감염된 세포, 종양세포 및 이종조직이식세포를 제거하는 데 관여한다(그림 2-5).

용어설명

B세포클론(B cell clone)
동일한 특이성을 갖는 항체를 생성하는 B세포.

보조T세포(T helper cell)
세포 안의 병원체를 파괴하기 위해 단핵식세포와 상호작용하고 또한 세포분열 및 항체 생성에 대한 신호를 주기 위해 B세포와 상호작용하는 림프구.

세포독성T세포(T cytotoxic cell)
바이러스 또는 세포내 병원체에 의해 감염된 숙주세포의 파괴를 책임지는 림프구.

사이토카인(cytokine)
세포 간의 상호작용에 의해 면역반응의 강도와 기간을 조절하는 분비성 단백질.

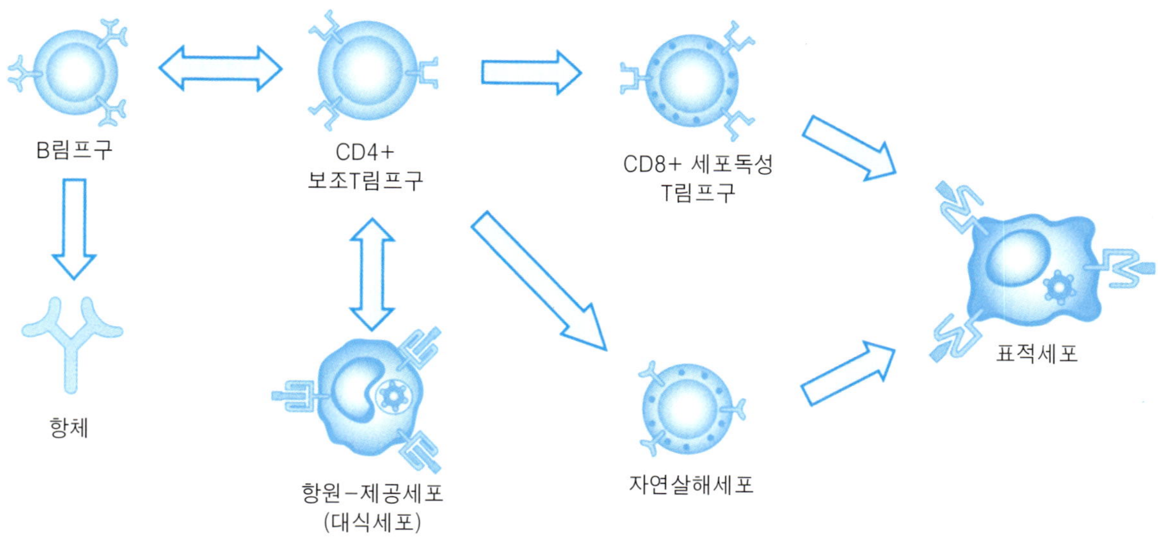

그림 2-5. 면역계에서 T세포의 역할

보조T세포는 항원제공세포와 B세포에 의해 자극을 받아 사이토카인을 생성한다. 사이토카인은 식작용, 항체생성 및 자연살해세포와 세포독성T세포에 의한 표적세포의 살해와 같은 면역반응이 일어나도록 한다.

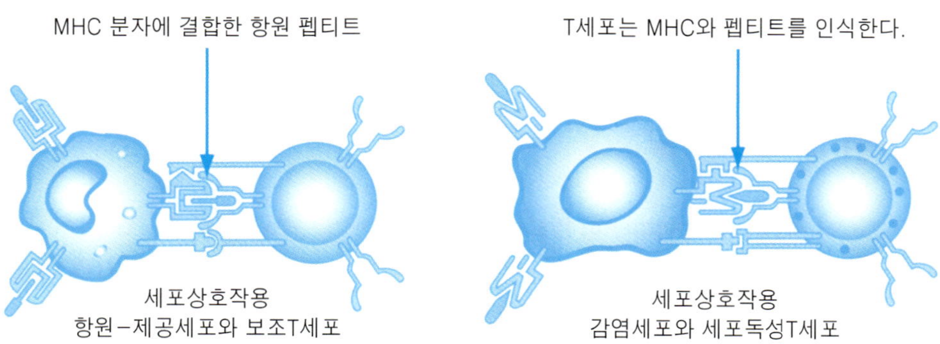

그림 2-6. T세포의 항원인식

보조T세포(T_H)와 세포독성T세포(T_C)는 주조직적합복합체(MHC) 분자를 통해 항원을 인식한다. 단백질은 항원-제공세포에 의해 T_H세포에 적용되며 감염세포나 이종세포(foreign cell)에 의해 T_C세포에 제공된다.

B세포와 달리, T세포는 항원이 **주조직적합복합체(major histo-compatibility complex, MHC)**의 펩티드-결합 홈 안에 둘러싸여 있을 때만 항원을 인식한다. MHC는 뒤에 기술한 인체백혈구항원(human leukocyte antigen, HLA)에서 더 자세히 설명하겠지만 일련의 유전자에 의해 만들어진다. 이 개념을 그림 2-6에 나타냈다. 림프구를 구분하기 위해, 특이한 막분자와 반응하는 시약을 사용하여 세포를 일반적인 **감별군(cluster of differentiation, CD)**으로 분류한다. 따라서 CD4를 가진 림프구는 CD8 림프구와는 다른 특수한 막분자를 갖고 있다.

용어설명

주조직적합복합체
(major histocompatibility complex)
인체백혈구항원 및 보체 단백질의 발현을 결정하는 6번 염색체에 위치한 유전자군.

감별군(cluster of differentiation)
인체 백혈구 아집단(human leukocyte subpopulation)을 구분하는 데 사용된 세포막 분자 ; 특수 단클론항체에 의해 결정된다.

CD4 T세포는 일반적으로 T_H세포로서 기능하고, CD8 T세포는 T_C세포로서 기능한다. T_C에 대한 T_H의 비율은 CD4와 CD8 T세포의 수를 측정하여 결정한다. 정상 말초혈액에서 이 비율은 2:1이지만, 후천면역결핍증이나 자가면역질환에서는 유의하게 변동될 수도 있다. T세포는 또한 B세포와 비슷한 기전으로 2차 감염에 의해 신호를 받는 기억반응을 갖고 있다.

3. 사이토카인

면역반응은 여러 세포들의 협력에 의한 상호작용의 결과로서 감염물질을 인식하고, 반응하고, 어떤 물질을 제공하기도 하여 궁극적으로는 감염물질이 제거될 수 있도록 조정된다. 이 세포들은 면역반응이 일어나는 동안 세포 간의 신호형성에 다양한 역할을 하는 사이토카인(cytokine)이라는 물질을 분비한다.

사이토카인은 여러 세포들의 활성과 증식을 자극하거나 억제함으로써 면역반응의 강도와 기간을 조절한다. 그들은 또한 염증 및 다른 사이토카인을 조절한다. 사이토카인의 종류를 표 2-2에 나타냈다. 면역반응은 병원체나 이물질에 따라 다양하게 일어나며, 또한 이전에 개체가 그 물질과 접촉했었는지의 여부도 중요하다.

용어설명

보체계(complement system)
효소적 다단계 폭포반응에 참여하는 혈청 단백질로 세포 용해를 일으키는 막공격복합체를 생성한다.

4. 보체 단백질

보체계(complement system)는 항원 제거, 세포 용해 및 혈관 확장과 관련된 여러 가지 생물학적 역할을 수행하는 혈청 단백질군이다(BOX 2-1). 이러한 단백질들은 정상적으로 불활성 또는 효소전구체(proenzyme) 상태로 순환한다. 그러다 어떤 자극에 의해 활성화되면 면역반응을 증진시키는 활성효소로 전환된다. 보체군은 적어도 9개의 성분으로 구성되며, 이들은 C1~C9으로 나타낸다. 활성이 일어날 때, 각 단백질은 분해되어 a 또는 b라는 단백질 분절로 전환된다(예를 들면, C3는 C3a와 C3b로 전환된다).

표 2-2. 사이토카인의 종류와 그 기능

사이토카인	기 능
인터루킨 1(IL-1)	보조T세포 활성화, 염증반응 및 발열 촉진
인터페론 알파(IFN-α)	바이러스 복제 억제
종양괴사인자(TNF-α)	종양세포 살해
인터루킨 6(IL-6) 및 집락자극인자(CSF)	조혈작용 촉진(세포 형성 및 분화)

IL : Interleukin, IFN : Interferon, TNF : Tumor necrosis factor, CSF : Colony stimulating factor

작은 분절이 a이고, 큰 분절이 b이다. 큰 분절 b는 세포에 결합하며, 작은 분절 a는 염증반응을 촉진시킨다. 이 분절들은 또한 효소 활성을 가진 복합체를 형성하기 위해 서로 반응한다. 그들은 숫자와 부호 위에 바(bar)를 붙인다. 예를 들면, $\overline{C4b2a}$는 C3 전환효소(convertase)가 된다. **막공격복합체(membrane attack complex)**가 최종적으로 형성되면, 이들은 세포막을 붕괴시켜 여러가지 세포(적혈구 등), 세균 및 바이러스를 용해한다.

적혈구의 **용혈(hemolysis)**도 이것의 좋은 예이다. 세포 표면에 보체 단백질 C5-C9으로 구성된 막공격복합체가 직접 부착되면 세포막에 구멍이 만들어져서 삼투용해가 일어난다. 만일 막공격복합체가 수혈된 적혈구에 부착하면 용혈이 일어나고 뒤이어 유리헤모글로빈이 방출된다. 보체 단백질의 활성화 초기 단계에서는 다음의 두 경로 중 어느 것이든 나타날 수 있다.

① **고전경로(classical pathway)**는 항체가 항원에 결합함으로써 활성화된다. 항체의 결합으로 인해 발생하는 적혈구의 파괴는 이 경로에 의해 일어난다.

② **대체경로(alternative pathway)**는 활성화를 위해 특별한 항체를 필요로 하지 않는다. 세균, 바이러스 및 이종단백질 또는 탄수화물과 같은 이종 세포-표면 구성 성분은 대체경로를 유발한다. 활성화 방법과 상관없이 세포 용해와 관련된 최종 단계는 양 경로에서 공통적이다. 더욱이 면역계의 중요한 증폭기로 작용하는 보체 활성화의 결과는 양 경로에서 공통적이다. 막공격단위(membrane attack unit)를 형성하는 동안 발생되는 펩티드는 다음과 같은 추가적인 기능을 갖고 있다(그림 2-7).

③ **아나필라톡신(anaphylatoxin)** C3a, C4a 및 C5a는 식세포의 동원과 염증의 촉진을 돕는다. 이 보체 단백질들은 비만세포(mast cell)에 붙어 **혈관활성아민(vasoactive amine)**의 방출을 촉진하여 특정 부위로 액체 및 세포가 혈관을 투과할 수 있게 해준다.

④ 게다가 C5a 단백질은 호중구에 대한 **화학주성분자(chemotactic molecule)**로서 호중구를 손상 부위로 유인한다.

⑤ 보체는 또한 식작용을 촉진하기 위해 항원에 결합하는 물질인 **옵소닌(opsonin)**으로서 작용한다. 식세포들은 일반적으로 비효율적이다. 만일 식세

용어설명

막공격복합체(membrane attack complex)
표적세포(target cell)에서 세포용해를 유도하는 보체계의 C5-C9 단백질.

용혈(hemolysis)
적혈구의 용해 및 붕괴.

고전경로(classical pathway)
항원-항체복합체에 의해 유발되는 보체의 활성화.

대체경로(alternative pathway)
이종세포의 표면 성분에 의해 유발되는 보체의 활성화 과정으로 부경로라고도 한다.

아나필라톡신(anaphylatoxin)
비만세포 및 호염구에서 과립(히스타민)의 방출을 유도하는 C3a, C4a, C5a와 같은 보체 분해산물. 이 물질은 평활근의 수축과 혈관의 투과성을 상승시킨다.

혈관활성아민(vasoactive amine)
호염기구, 비만세포, 혈소판에 의해 방출되는 히스타민과 같은 물질로 국소 혈관의 내피 및 평활근에 작용한다.

화학주성(chemotactic)
항원 자극이 있는 곳으로의 세포 이동.

옵소닌(opsonin)
항원에 결합하여 그 것의 식작용을 증진시키는 물질(항체 또는 보체 단백질).

BOX 2-1

보체 단백질의 생물학적 효과!!

- 혈관의 투과성 상승을 자극한다.
- 면역복합체를 제거한다.
- 막을 용해시켜 미생물을 죽인다.
- 혈소판 응집을 촉진시킨다.
- 항체반응을 촉진시킨다.
- 식작용을 촉진시킨다.
- 바이러스 중화작용을 돕는다.
- 호중구로부터 효소 방출을 촉진시킨다.

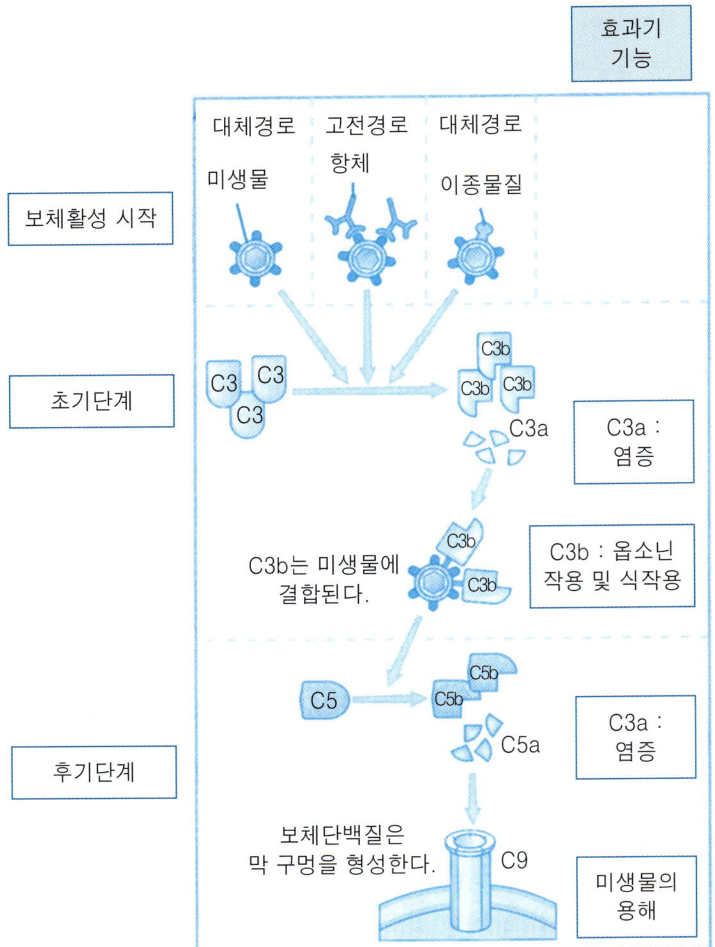

그림 2-7. 고전 및 대체 보체계의 비교

고전경로는 항원-항체반응에 의해 시작된다. 대체경로는 미생물의 막 성질에 의해 시작된다. C3 성분의 분해 이후에는 양 경로가 같다. 보체계의 3가지 주요 작용은 옵소닌작용, 표적세포 용해 및 염증 매개물질의 자극이다.

포들이 탐식하려는 물질들이 옵소닌으로 덮이면, 식작용은 매우 효율적으로 진행된다. 식세포의 표면에 있는 **수용체(receptor)**는 옵소닌에 대해 높은 친화성을 갖고 있다.

C3b와 항체는 옵소닌으로써 이들이 붙어있는 세균과 세포들은 쉽게 제거된다. 적혈구가 C3b 보체 성분으로 덮여 있는지의 여부는 적혈구 파괴를 조사하는 혈청학적 시험으로 확인할 수 있다(그림 2-8).

용어설명

수용체(receptor)
특별한 연결물질인 리간드(ligand)에 대해 높은 친화성을 갖는 세포 표면 분자.

Ⅲ. 항원의 특성

1. 일반적 성질

체내(in vivo)에서나 시험관내(in vitro)에서 항체와 결합하거나 또는 T세포와 결합하는 어떤 물질(보통 이물질)을 항원(antigen)이라고 한다. 항원은 병원체의 표면에 존재하는 분자이거나, 수혈 적혈구와 같은 이종세포일 수도 있고 또는 미생물에 의해 생성된 독소일 수도 있다. 이 용어는 종종 **면역원**(immunogen)과 동의어로서 오해되고 있다.

면역원은 체액성이나 세포성 또는 두 가지가 다 포함된 신체의 면역반응을 유도해 내는 일종의 항원이다. 분자의 몇 가지 중요한 특성이 면역원성을 결정한다(BOX 2-2). 예를 들면, 서로 다른 생물학적 물질들은 다양한 면역원성을 가진다. 면역원성은 단백질이 가장 강하고, 그 다음은 탄수화물, 지질 순이나 지질의 경우는 면역학적으로 불활성을 나타내는 경향이 있다. 게다가 단백질-탄수화물과 같은 복합물질은 단순분자보다 면역원성이 더 강하다. 수혈을 통해 비자기면역원(nonself immunogen)에 노출되면 사람 적혈구, 백혈구 및 혈소판에 존재하는 항원에 대한 항체를 생성할 수도 있다. 이들 세포에 존재하는 항원은 면역반응을 유도해내는 능력이 다양하다.

면역원 내에서 항체와 결합하는 부위를 에피토프(epitope) 또는 항원결정기(antigenic determinant)라고 한다. 항원결정기에 의해 항원의 특이성이 결정된다. 항원결정기의 특이한 형태는 상응하는 항체분자에 의해 인식된다. 항체는 면역원과 특이적으로 반응한다. 즉 일정한 면역원을 인식하여 면역계에 의해 생성된 항체는 특정한 분자하고만 결합한다. 면역원은 여러 개의 에피토프를 가지고 있어서 다양한 특이성을 가진 여러 종류의 항체를 생성할 수도 있다.

용어설명

면역원(immunogen)
체액면역반응이나 세포면역반응 또는 양 면역반응을 유도해 내는 항원.

BOX 2-2

면역원성에 영향을 미치는 인자, 항원의 성질!!

항원의 화학적 조성과 복잡성
단백질이 가장 좋은 면역원이고, 그 다음은 복합 탄수화물이다.

외래성(foreignness)의 정도
면역원은 비자기(nonself)이어야 한다. 자기와의 다름이 크면 클수록 면역반응을 유도하는 정도가 크다.

크기
분자량 10,000 달톤 이상의 분자량을 가진 분자가 더 좋은 면역원이 된다.

항원량 및 항원 농도
들어온 적혈구의 수 및 그들 중에 있는 항원의 양에 의해 면역반응이 결정된다.

자극 경로
항원 자극의 유도방법에 따라 다르며, 근육주사나 정맥주사가 면역반응을 더욱 효과적으로 유도한다.

용어설명

당단백질(glycoprotein)
탄수화물과 단백질 분자를 포함하고 있는 화합물.

당지질(glycolipid)
탄수화물과 지방 분자를 포함하고 있는 화합물.

2. 적혈구항원

현재까지 250종류 이상의 특이한 적혈구항원과 **29종류의 혈액형**이 알려져 있다. 적혈구항원은 많은 혈액형 유전자에 의해 결정된다. 모든 사람은 유전에 의해 결정된 특이한 일련의 적혈구항원을 갖는다. 다양한 혈액형 유전자의 유전 패턴으로 인해, 어떤 종족은 특수한 어떤 종류의 적혈구항원에 대한 빈도가 더 높다. 과학적 조사를 통해 많은 적혈구항원의 생화학적 특성과 적혈구막과의 관계가 규명되었다. 일반적으로 적혈구항원은 세포 표면에 3차원적 형태로 돌출해 있다.

적혈구 표면에서 이러한 항원의 방향성 때문에 응집반응 시 항원이 항체분자에 가까이 다가갈 수 있다. 생화학적 측면에서 보면 이러한 항원의 성분은 탄수화물과 단백질의 복합물질인 **당단백질(glycoprotein)**이거나 탄수화물과 지질의 복합물질인 **당지질(glycolipid)**이다. 어떤 적혈구항원은 다른 것보다 면역원성이 더 높기 때문에 수혈을 받는 환자와 조화가 잘 이루어져야 한다.

예를 들면, Rh 혈액형에서 D 항원은 다른 항원에 비해 높은 면역원성을 나타낸다. D 항원이 결핍된 사람이 D 항원을 갖고 있는 적혈구를 수혈받을 경우 항D 항체(anti-D antibody)가 생성될 확율이 높다. 그러므로 수혈받는 모든 환자는 항D 항체의 생성을 방지하기 위해 공혈자의 D 항원과 조화가 잘 이루어져야 한다. 다시 말하면 D 항원이 결핍된 환자는 D 항원이 결핍된 적혈구를 수혈받아야 한다.

3. 인체백혈구항원

백혈구 및 조직세포와 같은 유핵세포는 표면에 인체백혈구항원(human leukocyte antigens, HLAs)이라고 불리는 항원을 많이 갖고 있다. 이러한 항원은 유전적으로 다르거나 동종의(allogenic) 개체 속으로 들어가면 쉽게 면역반응을 일으킨다. 이러한 항원의 발현을 코드하고 있는 유전자는 MHC 유전자계의 일부이다. MHC계는 비자기의 인식과 세포성 및 체액성 면역의 조정과 이식거부에 있어서 중요하다.

BOX 2-3

HLA 검사와 응용!!

- 친자감별검사(부계검사)
- 골수 및 모세포(progenitor cell) 이식
- 질환 관련성
- 장기 및 조직 이식
- 혈소판 교차적합성

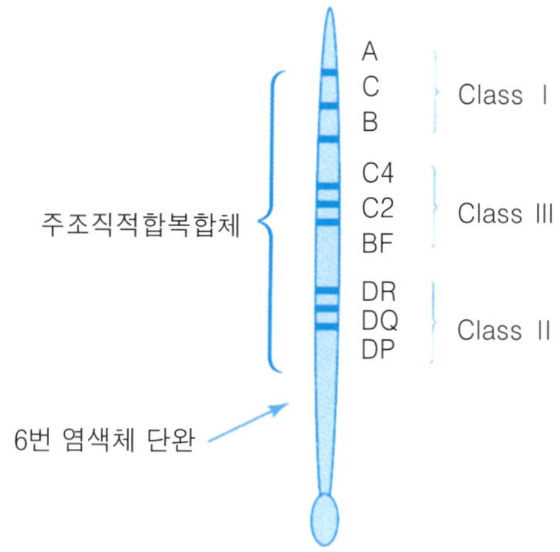

그림 2-8. 주조직적합복합체

용어설명

혈소판수혈불응증(refractoriness)
HLA 특이항체나 혈소판 특이항체 또는 열이나 패혈증에 의한 혈소판의 파괴로 인하여 일어나는 혈소판 수혈에 대한 무반응.

MHC 유전자 부위는 6번 염색체에 있으며 3개의 부류(class)로 나뉘어져 있다(그림 2-8). Class Ⅰ은 A, B, C 유전자 좌위를 포함하고 있고, Class Ⅱ는 DR, DP, DQ 유전자 좌위를 포함하고 있으며, Class Ⅲ는 보체 단백질에 대한 유전자 좌위를 포함하고 있다.

MHC 부위는 각 좌위에 많은 대립유전자를 가질 수 있기 때문에 다형부위(polymorphic region)라고 부른다. 따라서 두 개체가 동일한 HLA 항원을 가질 가능성은 매우 낮다.

수혈의학에서 HLA 항원과 항체의 규명은 몇 가지 측면에서 중요하게 이용되고 있다(BOX 2-3). 혈소판을 반복해서 수혈받은 환자에서 생성된 항체는 자주 HLA 항원과 관련이 있다. 이러한 항체가 혈소판과 결합하면 혈소판의 기능을 약화시킬 수 있으며 이것을 혈소판수혈불응증(refractoriness)이라고 한다. HLA 항체는 수혈받은 환자의 일부에서 오한과 발열을 일으키는 것으로 알려지고 있다.

장기, 조직, 골수 및 줄기세포를 이식하는 데 있어서 제공자(donor)와 피이식자(recipient) 사이에 HLA 항원이 유사해야 이식거부반응을 피할 수 있다. 특히 골수이식에 있어서 만일 HLA 항원이 유사하지 않으면 이식편대숙주병(graft-versus-host disease, GVHD)의 위험성이 증가한다. GVHD는 제공자로부터 이식된 면역적격세포(immunocompetent cell)가 숙주조직에 대해 면역반응을 일으킬 때 나타난다. 이러한 이식을 받은 환자는 자주 면역이 억제되기 때문에 이 반응이 더 잘 일어난다.

GVHD의 주요 증상은 발진, 설사, 황달, 구토 및 복통 등이며 만일 치료를 하지 않으면 사망에 이를 수도 있다(수혈 부작용 참조).

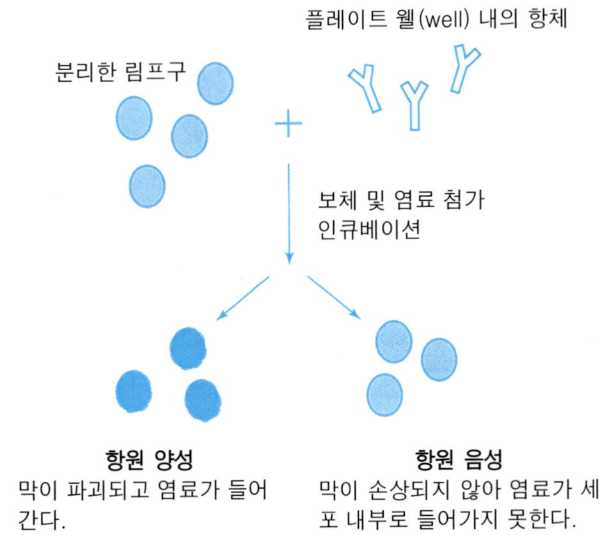

그림 2-9. 림프구독성시험

인체백혈구항원의 규명. 보체 존재 하에 항원, 항체가 결합하면 막이 손상되고, 그 곳을 통하여 색소가 들어간다.

용어설명

동종항체
(alloantibody or isoantibody)
같은 종의 다른 개체, 즉 자기 이외의 다른 개체의 항원과 반응하는 항체; 수혈 또는 임신에 의해 자극을 받아 생성된 항체.

림프구독성시험(lympho cytotoxicity test)은 HLA계의 항원이나 항체를 규명하는 데 이용되고 있다(그림 2-9). 이 시험은 항체-항원 인식, 즉 항원과 항체가 결합하면 보체의 존재하에 막이 손상됨으로써 염료가 세포 안으로 들어가는 것을 원리로 하는 시험이다.

4. 혈소판항원

혈소판은 면역반응을 일으킬 수 있는 유전성 막단백질을 갖고 있다(그림 2-10). 혈소판 항원은 사람들 사이에 변동성이 덜 하기 때문에 혈소판 항체가 자주 관찰되지는 않는다.

혈소판 항원에 대한 항체는 신생아동종면역혈소판감소증(neonatal alloimmune thrombocytopenia : NAIT)을 일으킬 수 있는 주요 요인이다. 이 질환에서 아버지로부터 유전된 항원에 대응하는 모성 동종항체(allo antibody)는 치명적인 혈소판 파괴를 일으킬 수 있다. 수혈을 받은 후 혈소판이 파괴되는 수혈후자색반병(posttransfusion purpura : PTP)은 혈소판 항체에 의해 일어난다. 또한 혈소판 항체는 혈소판 수혈 후 기대되는 혈소판 증가를 감소시킬 수 있다.

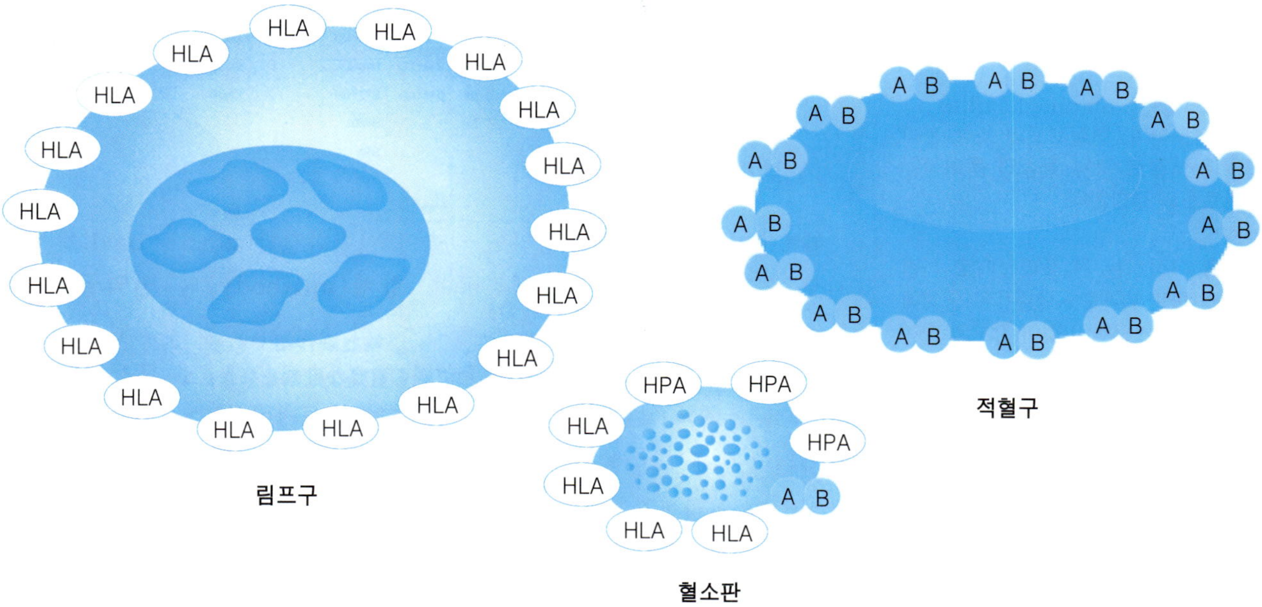

그림 2-10. 림프구, 적혈구, 혈소판 막 위의 동종항원

HLA : human leukocyte antigen

HPA : human platelet specific antigen

Ⅳ. 항체의 특성

1. 일반적 성질

1) 분자구조

항체분자는 4개의 폴리펩티드 사슬이 이황화결합(disulfide bond)에 의해 서로 연결되어 구성된 단백질이며, **항체(antibody)**와 **면역글로불린(immunoglobulin, Ig)**은 흔히 동의어로서 사용되고 있다(그림 2-11). 항체는 5종류로 분류되며, 이들은 IgG, IgA, IgM, IgD, IgE로 표시한다. 이들 5종류의 항체는 물리적, 화학적 및 생물학적 성질이 각각 다르다. 각 항체분자는 2개의 동일한 **중쇄(heavy chain)**와 2개의 동일한 **경쇄(light chain)**가 이황화결합(S-S)에 의해 서로 연결되어 있다. 이들 분자의 연결은 분자의 3차원적 형태에 유연성을 제공해준다. 5종류의 상이한 중쇄분자에 의해 5종류의 항체가 결정된다. 예를 들면, IgA는 알파(alpha) 중쇄를 가지고 있으며, 점막에만 존재한다. 경쇄에는 2종류, 즉 **카파(kappa, κ)**와 **람다(lambda, λ)**가 있다. 항체는 이 2종류의 경쇄 중 어느 한 가지만을 가지고 있다. 각각의 중쇄분자와 경쇄분자는 **가변부위(variable region)**와 **불변부위(constant region or domain)**를 갖고 있다. 중쇄의 불변부위는 보체의 활성화나 세포에의 부착과 같은 항체 특유의 기능을 담당한다. 이들 불변부위는 모든 면역글로불린에 있어서 동일하다. 중쇄와 경쇄의 가변부위는 항원과 결합하는 부위이며, **이디오타이프(idiotype,** 각 항체의 특이성을 결정하는 항체결정기 부분)를 포함하는 항체 부분이다. 이 부위

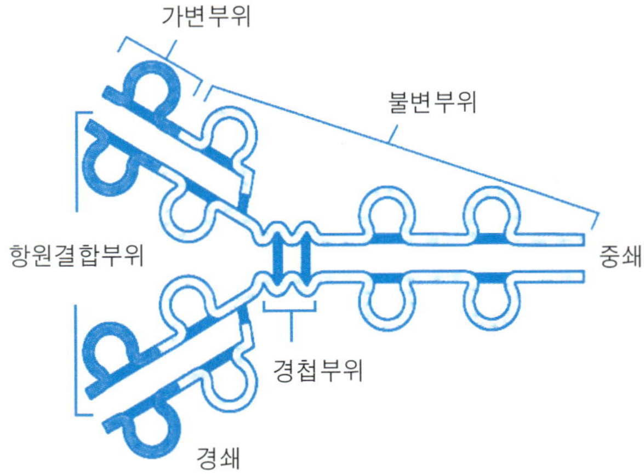

그림 2-11. 면역글로불린의 기본구조

용어설명

면역글로불린(immunoglobulin)
항체 성분이며, 형질세포에 의해 분비되는 단백질로 항원 물질의 특이적인 에피토프와 결합한다.

중쇄(heavy chain)
항체를 구성하는 큰 폴리펩티로 가변부위와 불변부위로 구성된다. 중쇄에는 5종류가 있으며 이것이 항체의 종류를 결정한다.

경쇄(light chain)
항체를 구성하는 작은 폴리펩티드로 가변부위와 불변부위로 구성된다. 사람에는 카파(kappa)와 람다(lambda) 2종류의 경쇄가 존재한다.

카파쇄(kappa chain)
면역글로불린을 구성하는 경쇄의 한 종류.

람다쇄(lambda chain)
면역글로불린을 구성하는 경쇄의 한 종류.

가변부위(variable region)
면역글로불린 및 T세포 수용체의 아미노기 말단으로 고도의 가변성을 가지며 항원에 대한 특이성을 나타낸다.

불변부위(constant region)
면역글로불린과 T세포 수용체의 중쇄 및 경쇄에서 변하지 않는 부분.

이디오타이프(idiotype)
각 항체 또는 T세포 수용체에 특징적인 항원결정기. 대부분 결합부위를 포함하고 있다.

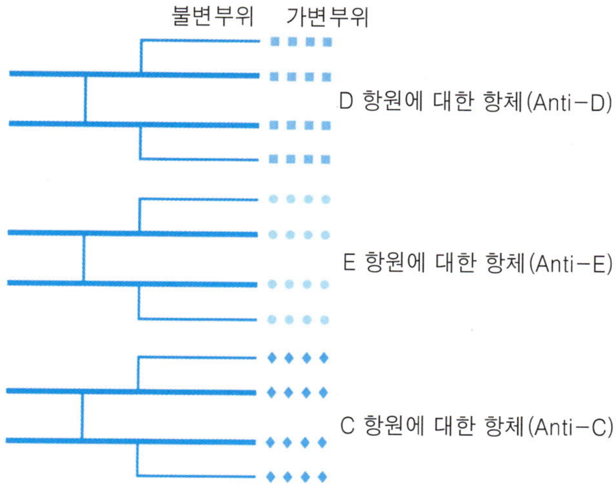

그림 2-12. 면역글로불린의 가변부위 및 불변부위

면역글로불린은 종류마다 동일한 불변부위를 갖는다.
특이성은 항원결정기에 꼭 맞는 특이한 가변부위에 의해 결정된다.

는 항원이 결합하는 항원결합부위(antigen binding site) 또는 주머니이다(그림 2-12). 항체분자의 **경첩부위(hinge region)**는 항체가 항원과 잘 결합할 수 있도록 유연성을 제공해 준다.

2) Fab 및 Fc 부위

앞에서 설명한 구조적 특징과 더불어 면역글로불린 분자를 효소로 분해하면 항원-결합분절(antigen-binding fragment, Fab)과 결정성분절(crystallizable fragment, Fc)이 생성된다. 이들 분절에 대한 연구는 면역글로불린의 구조 및 기능과 관련된 정보를 제공한다. Fab는 항원결정기와 결합하는 분자 부분이다. Fc는 이황화결합에 의해 연결된 2개의 중쇄 불변부위로 구성된다(그림 2-11). 대식세포, B세포 및 T세포와 같은 어떤 면역세포는 항체분자의 Fc에 대한 수용체(Fc 수용체)를 갖고 있다. 면역세포는 적혈구에 부착된 항체의 Fc 부분을 결합하여 체순환으로부터 그들의 제거를 도와준다.

2. IgM 항체와 IgG 항체의 비교

면역혈액학에서는 IgM과 IgG가 가장 의미가 있으므로 이들 두 면역글로불린에 대해서만 설명하고자 한다(표 2-3).

용어설명

경첩부위(hinge region)
면역글로불린 중사슬의 Fc(crystallizable fragment) 및 Fab(antigen-binding fragment) 부위. 두 항원결합부위가 독립적으로 작용할 수 있도록 분자에 유연성을 제공한다.

항체가(antibody valency)
면역원 분자당 항체의 에피토프 수. 즉 항체의 항원결합부위 수.

표 2-3. IgM과 IgG의 비교

특성	IgM	IgG
중쇄의 종류	뮤(Mu)	감마(Gamma)
경쇄의 종류	카파(Kappa) 또는 람다(Lambda)	카파(Kappa) 또는 람다(Lambda)
J쇄	있음	없음
분자량(달톤)	900,000	150,000
항체가	10	2
혈청 농도의 %	5%~10%	80%
혈청 반감기	5 ~6일	23일
태반 통과	통과 못함	통과함
보체의 고전경로 활성화	활성화함 : 매우 효율적임	활성화함 : 효율적이지 못함
면역혈액학시험에서의 최적온도	실온 또는 그 이하	37℃
항글로불린시험에서의 응집	비응집	응집
즉시원심에서의 응집	응집	일반적으로 비응집
반응온도에 따른 이름	한랭(냉식) 항체	온난(온식) 항체

1) IgM 항체

B세포가 이종항원(foreign antigen)과 면역학적으로 처음 반응하면, 그들은 먼저 IgM을 생성한다. IgM분자는 5개의 기본 면역글로불린 단위[2개의 뮤(mu) 중쇄와 2개의 경쇄]가 연결사슬(joining chain 또는 J chain)에 의해 연결되어 구성된다(그림 2-13). IgM은 구조적으로는 5량체(pentamer)이며, 10개의 잠재적인 항원결합부위(antigen-combining site) 또는 10개의 에피토프(epitope)를 갖는다(10가 항체).

IgM은 분자가 크고, **10가**이기 때문에 식염수(saline)에서 항원을 갖고 있는 적혈구와 직접 **응집반응(agglutination)**을 일으킬 수 있다. IgM 항체는 혈청 면역글로불린 전체의 5~10%를 차지하며, 5~6일의 비교적 짧은 **반감기(half-life)**를 갖고 있다. IgM 항체와 관련된 기능은 보체의 고전경로를 효율적으로 활성화하는 것이다. 고전경로를 통해 보체를 활성화하는 데는 한 분자의 IgM을 필요로 한다.

2) IgG 항체

IgG 항체분자는 2개의 감마(gamma, γ) 중쇄와 2개의 카파(kappa, κ)나 람다(lambda, λ) 경쇄로 구성된다(그림 2-11). 이렇게 4개의 폴리펩티드 사슬로 구성된 형태가 단량체(monomer)이다. IgG는 총 혈청 면역글로불린 농도의 약 80%를 차지한다. 이 항체는 혈액 외의 다른 체액에도 존재한다. 한 분자는 2개의 항원결합부위를 가지고 있으며, 따라서 IgG는 **이가체(bivalent)**이다.

용어설명

응집반응(agglutination)
적혈구와 같은 미립자의 항원이 항체와 반응함으로써 육안적인 덩어리를 형성하는 과정.

반감기(half-life)
물질의 농도가 반으로 감소하는 데 걸리는 시간.

항체가(valency)
항원 분자당 에피토프 수.

이가체(bivalent)
2개의 결합부위를 가짐.

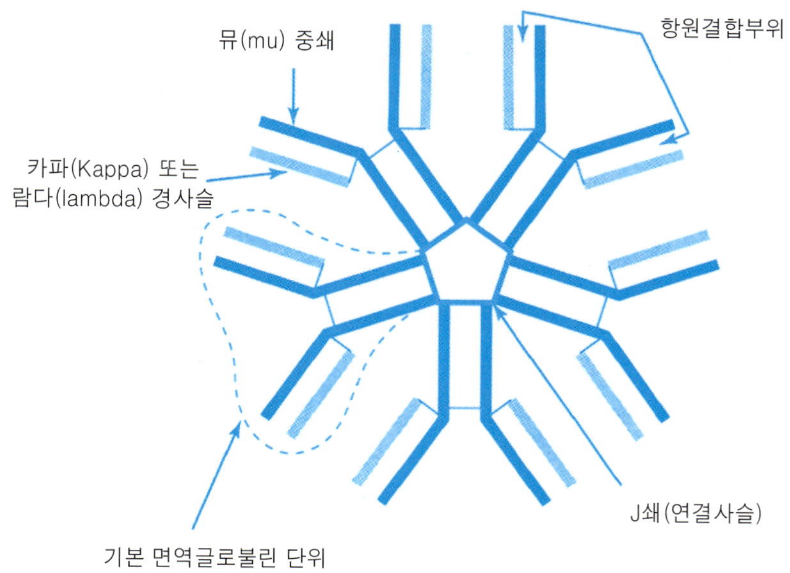

그림 2-13. IgM의 5량체 구조
10개의 항원결합부위를 가진 5개의 기본 면역글로불린 이 J 쇄에 의해 연결되어 있다.

IgG는 비교적 분자의 크기가 작고, 2가 구조이기 때문에 생리식염수에 부유되어 있는 항원 소유 적혈구를 육안적으로 응집하는 데 효과적이지 못하다. IgG 항체의 반감기는 23일이며, 태반을 통과할 수 있고, 보체계를 활성화할 수 있다. 하지만 면역글로불린의 구조 때문에 고전경로를 통해 보체를 활성화하기 위해서는 2분자의 IgG가 필요하다.

태반세포에는 Fc 수용체가 있어서 임신 동안 IgG 항체가 태반을 통과할 수 있다. 이렇게 엄마로부터 태아에게로 IgG 항체가 전달됨으로써 신생아가 감염되는 것을 막아준다. 엄마의 IgG 항체는 또한 태아신생아용혈질환(hemolytic disease of the fetus and newborn, HDFN)이라고 하는 과정에 의해 태아의 적혈구 파괴를 일으킬 수 있다. 만일 엄마가 수혈이나 이전 임신에 의해 적혈구항원에 대한 항체를 생성하고 태아가 이에 상응하는 항원을 갖고 있으면 태아의 적혈구가 파괴된다.

IgG의 아종(subclass)에는 IgG1, IgG2, IgG3, IgG4, 네 종류가 있는데, 이는 감마 중쇄의 작은 차이에 기인한다. 중쇄를 구성하는 아미노산의 차이가 분자의 생물학적 활성에 영향을 미친다.

용어설명

태아신생아용혈질환 (hemolytic disease of the fetus and newborn, HDFN)
모성 항체에 의해 태아 또는 신생아의 적혈구 파괴에 의해 일어나는 질환

용어설명

1차 면역반응
(primary immune response)
항원에 처음 노출됨으로써 일어나는 면역반응.

2차 면역반응
(secondary immune response)
항원에 두 번째로 노출됨으로써 일어나는 면역반응. 이 반응은 기억림프구를 활성화하여 빠르게 일어난다.

기왕반응(anamnestic response)
2차 면역반응을 가리킨다.

V. 일차 및 이차 면역반응

항원 노출에 따른 면역반응은 이물질에 대한 숙주의 기왕력에 의해 영향을 받는다. 면역반응에는 일차 및 이차 두 종류가 있다. **1차 면역반응(primary immune response)**은 이종항원에 처음 노출되었을 때 일어난다. 그것은 약 5~7일의 지연기(lag phase)를 가지며, 숙주의 항원 및 면역계의 특성에 의해 영향을 받는다(BOX 2-4). 지연기는 더 길어질 수도 있다. 이 기간 동안에는 생성된 항체의 농도는 적어서 숙주의 혈액에서 항체를 발견할 수는 없다. 이 기간 다음에는 항체의 농도가 증가하였다가 다시 감소한다. IgM 항체가 먼저 생성되고, 그 다음에 IgG 항체가 생성된다.

만일 동일한 항원과 두번째 접촉하면 노출 1~2일 이내에 **2차 면역반응**(secondary immune response, 이를 **기왕반응** anamnestic response 이라고도 함)이 일어난다. 동일한 항원에 두번째 접촉하면 노출 1~2일 이

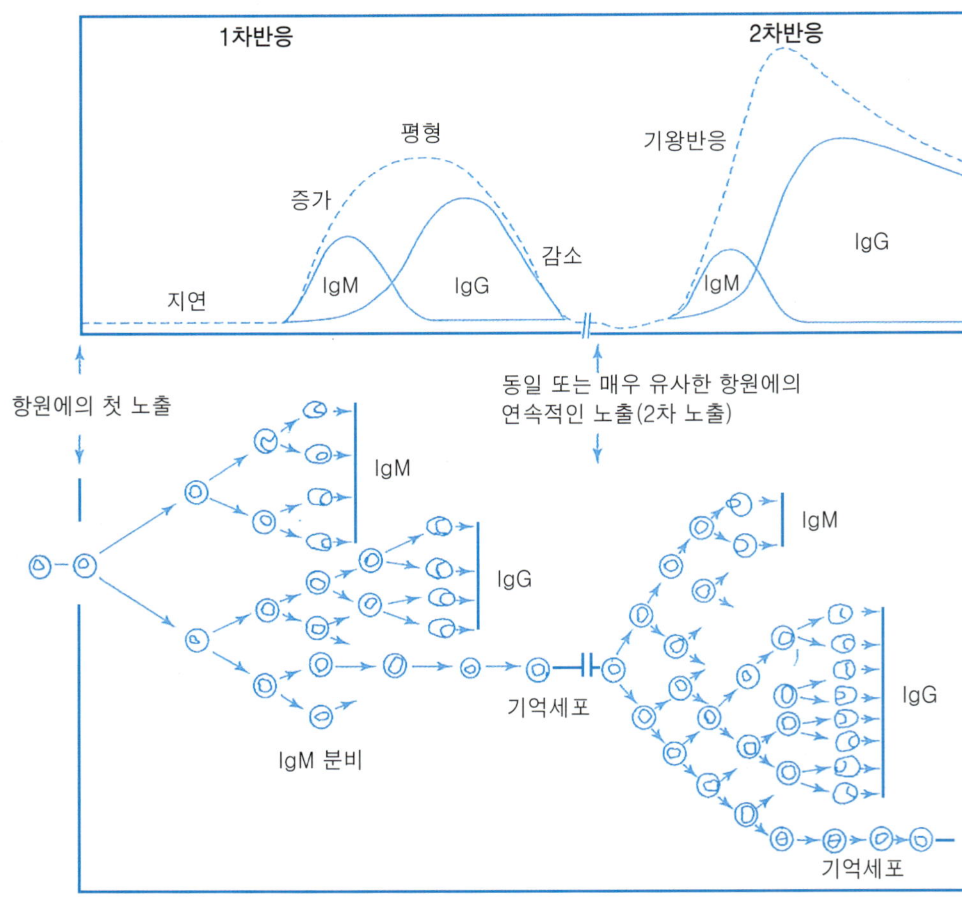

그림 2-14. 1차 및 2차 면역반응

BOX 2-4

면역반응에 영향을 주는 숙주 성질!!

- 연령
- 접종경로
- 유전요인
- 전반적 건강 상태 : 식사, 스트레스, 피로

내에 반응이 시작되며 처음 노출되었을 때 생성되었던 기억B세포(memory B cell)에 의해 순환 항체가 많이 생성되고 또한 장기간 유지된다. 많은 형질세포로 인하여 항체 농도는 100~1,000배나 더 높아질 수도 있다. 2차 면역반응에서 생성되는 주된 항체는 1차 면역반응과 달리 IgG이다. IgM 항체도 또한 2차 면역반응에서 생성된다(그림 2-14). 하지만 IgM의 생성량은 IgG에 비해 훨씬 적다.

Ⅵ. 항원-항체 상호작용

1. 결합에 영향을 주는 성질

항원과 항체의 결합은 질량작용의 법칙을 따르는 가역적 반응이다. 이 화학반응은 결합체가 평형상태에 도달할 때까지 계속 진행된다. 항원과 항체가 결합하면 항원-항체 복합체 또는 면역복합체(immune complex)가 생성된다. 항원-항체복합체가 형성되는 양은 반응의 결합상수에 의해 결정된다. 정반응률은 결합상수에 의해 그리고 역반응률은 해리상수에 의해 영향을 받는다.

정반응률이 역반응률보다 더 빠를 때 항원-항체복합체가 형성된다. 따라서 결합상수가 높으면 높을수록 평형상태에 이르는 면역복합체의 형성이 더 커진다(그림 2-15). 항원과 항체의 결합에 영향을 미치는 몇 가지 성질이 있다. 항원의 에피토프에 대한 항체의 적합성과 상보적 성질이 반응의 강도와 속도에 영향을 미친다.

항원의 크기, 형태 및 전하와 같은 요소들은 상보성 항체와의 결합을 결정한다. 이러한 항원-항체결합의 양호한 적합성의 개념은 마치 자물쇠와 열쇠의 관계와 같다(그림 2-16). 만일 항원의 형태가 바뀌면, 항체에 대한 항원의 적합성도 바뀐다. 마찬가지로 항원의 전하가 바뀌면, 항원과 항체

용어설명

면역복합체(immune complex)
항원에 1개 또는 그 이상의 항체분자가 결합하여 형성된 복합물질.

용어설명

친화성(affinity)
한 개의 항체와 항원의 에피토프 사이에 생기는 결합력.

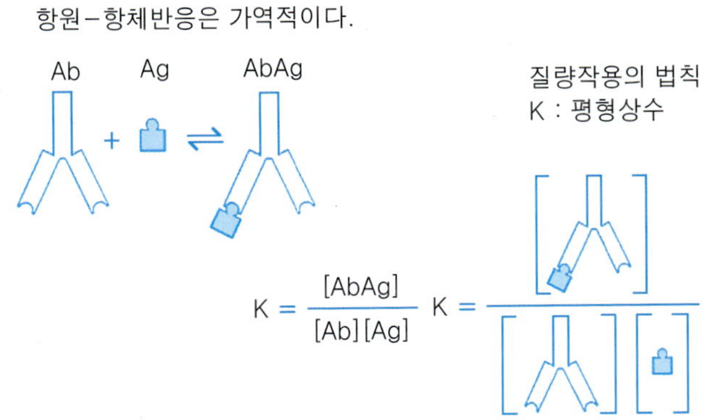

그림 2-15. 항원–항체반응의 동역학

정반응률과 역반응률의 비율에 의해 평형상수가 결정된다. Ab ; 항체, Ag ; 항원.

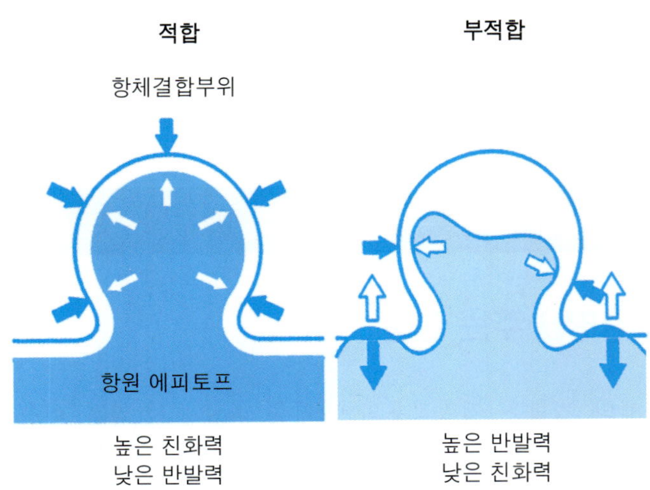

그림 2-16. 항원–항체 사이의 적합성

항원결정기와 항체분자의 항원결합부위 사이에 적합성이 양호하면 친화력이 높고 반발력이 낮으며, 적합성이 나쁘면 반발력이 높고 친화력이 낮다.

의 결합에도 영향을 미친다. 항체의 단일 결합부위와 항원의 에피토프 사이에 생기는 결합력을 친화성(affinity)이라고 한다.

일단 면역복합체가 생성되면, 복합체는 정전기힘(이온결합), 수소결합, 반데르발스힘(van der Waals force), 소수성결합과 같은 비공유결합에 의해 유지된다(BOX 2-5). 면역 복합체의 안정성은 이러한 작용에 의해 영향을 받는다. 이들 힘의 누적효과가 항원과 항체분자 사이의 결합을 유지시킨다.

BOX 2-5

항체에 대한 항원의 결합작용!!

정전기힘 electrostatic force(**이온결합** ionic bond)
반대 전하를 띠고 있는 두 분자 간의 인력; 어떤 분자에서 +전하를 띠고 있는 부위는 다른 한 분자의 −전하를 띠고 있는 부위에 이끌린다.

수소결합 hydrogen bond
H^+원자에 대한 두 개의 음전하기(X^-)의 인력

소수성결합 hydrophobic bond
항원-항체복합체로부터 물분자를 배제시킴으로써 형성된 약한 결합

반데르발스힘 van der Waals force
한 원자의 전자구름(−)과 다른 한 원자의 핵 속에 있는 양성자(+) 간의 인력

Ⅶ. 면역혈액학 : 체내에서의 항원-항체반응

1. 수혈, 임신 및 면역반응

혈액 및 혈액제제의 수혈 시 환자의 체내(in vivo)에서 항원-항체복합체가 형성될 가능성이 있는가는 혈액은행에 근무하는 임상병리사들의 주된 관심사항이다. 수혈하는 동안 환자는 다양한 면역원성을 지닌 적혈구, 백혈구 및 혈소판의 많은 잠재적인 이종항원에 노출된다.

혈액제제에 있는 다양한 이종항원에의 노출로 인하여, 환자의 면역계는 이들 항원에 대한 항체를 생성한다. 혈액제제의 수혈에 반응하여 생성된 항체는 동종항체로 분류된다. **항체선별시험**(antibody screen test)은 수혈 전에 환자에게 이미 어떤 적혈구 동종항체가 형성되어 있는지를 검출하기 위해 실시한다.

만일 어떤 적혈구 동종항체가 검출되면, 그 항체의 특이성이 어떤 것인지를 알기 위해 동정검사(identifying test)를 실시한다. 일단 특이성이 밝혀지면, 그에 대응하는 적혈구항원을 갖고 있지 않은 공혈자(헌혈자)를 선택해야 한다. 면역작용은 또한 임신 동안에 태아의 세포 성분이 모체의 혈액 속으로 들어옴으로써 일어난다.

출산 경험이 있는 **다산부**(multiparous women)에서 동종항체가 생성되면 태아의 적혈구, 백혈구 및 혈소판 항원과 면역반응을 일으킬 수도 있다. 여성은 또한 이미 형성된 적혈구 동종항체의 존재 여부에 대해 임신 3개월 이내에 기본적으로 검사를 받아야 한다.

용어설명

체내(in vivo)
체내에서의 반응.

항체선별시험 (antibody screen test)
동종항체의 존재를 결정하는 검사.

다산부(multipara)
출산 경험, 또는 여러 번 임신한 경험이 있는 여성.

용어설명

단핵식세포계 (mononuclear phagocyte system)
간, 비장 및 림프절과 관련된 단핵식세포계로 미생물과 손상된 세포를 제거한다.

시험관(in vitro)
시험관과 같은 인위적인 환경에서의 반응.

감작(sensitization)
적혈구에 항체 또는 보체 성분이 결합하는 것.

격자형성(lattice formation)
항체와 다가항원이 교차결합(cross-link)하여 육안적인 응집물을 만드는 것.

2. 항원-항체복합체의 제거

항원-항체복합체는 **단핵식세포계(mononuclear phagocyte system)**를 통하여 환자의 순환계로부터 제거된다. 이러한 단핵식세포계는 항원을 제거하는 필터로서 작용하고, 모든 이차 림프기관(비장 및 림프절), 골수, 간 및 폐에 존재한다. 가장 큰 림프기관인 비장은 혈액의 여과와 항원-항체복합체의 제거에 효과적인 장기이다.

Ⅷ. 면역혈액학 : 시험관에서의 항원-항체반응

1. 응집반응

검사 시 시험관(in vitro)에서 일어나는 항원-항체반응은 시험이 끝났을 때 적혈구의 응집이나 용혈을 육안으로 확인함으로써 검출된다. 면역혈액학검사에서 혈구응집이 없으면 시험에서 항원-항체복합체가 형성되지 않았다는 것을 의미한다. 혈구응집은 **감작단계(sensitization step)**와 **격자형성단계(lattice formation step)**라고 하는 두 단계로 나타난다. 적혈구의 표면에서 항원항체반응이 일어나는 것을 감작(sensitization)이라고 하며, 응집(agglutination)이란 하나의 적혈구항원과 결합한 항체가 근접해 있는 다른 적혈구의 동일 항원과도 결합하여 항원-항체결합물 덩어리를 만드는 것이다(그림 2-17).

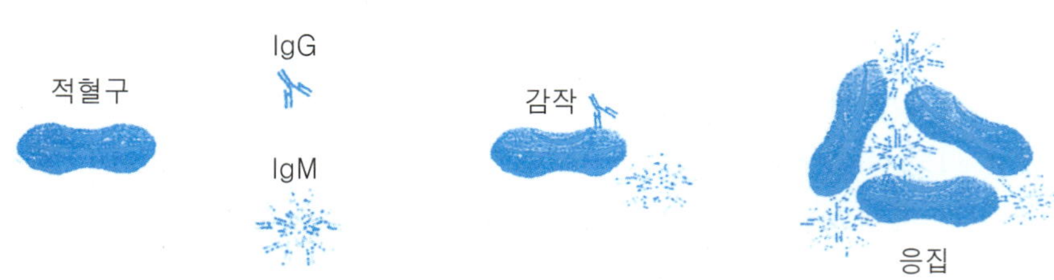

그림 2-17. 감작과 응집
감작이란 적혈구막 위의 항원과 항체가 결합하는 것이다. 응집이란 결합한 항체가 근접해 있는 다른 적혈구에 존재하는 동일한 항원과도 결합하여 항원-항체결합물 덩어리를 만드는 것이다.

2. 감작단계 : 적혈구에의 항체 결합

적혈구 응집의 첫 단계는 항체가 적혈구의 항원과 결합하는 것이다. 이 단계는 항원과 항체 사이의 면역학적 인식을 필요로 한다. 이러한 인식단계 동안 적혈구에 존재하는 항원결정기는 항체분자의 항원결합부위와 결합한다. 이 단계에서서는 육안적인 응집을 볼 수 없다.

항원과 항체의 물리적인 결합은 대부분이 우연히 두 구조가 짝을 이루면서 일어난다. 항원결정기가 항체의 결합부와 마주치는 것이 일반적이다. 항체 농도와 항원 수용체의 접근성 및 농도가 이러한 충돌의 가능성에 영향을 미친다. 항체 농도의 증가는 상응하는 항원과의 충돌 가능성을 증가시킬 것이다. 이러한 개념은 면역혈액학검사에서 **혈청대혈구비(serum to cell ratio)**의 전효과(overall effect)라고 한다.

시험관에 들어가는 혈청 농도를 증가시키면 적혈구항원에 결합할 수 있는 항체의 농도가 증가한다. 응집반응에서 환자의 혈청이 약한 반응을 나타낼 때, 이러한 단순 기술을 사용하면 응집반응을 증진시킬 수도 있다. 혈청대 혈구비와 더불어 어떤 환경적 요소들이 응집반응의 첫 단계에 영향을 미칠 수도 있다. 이러한 인자에는 다음과 같은 것들이 있다.

1) 반응 온도

수혈에 있어서 임상적으로 관련이 있는 대부분의 항체는 약 37℃에서 반응하는 IgG 항체이다. 항원과 항체를 포함하고 있는 시료들을 섞고, 이 온도에서 인큐베이션(incubation)을 하면 응집반응의 첫 단계가 증진된다. 반면에 IgM은 보다 낮은 온도인 실온(22℃)이나 그 이하에서 더욱 잘 반응한다.

2) 인큐베이션 시간

항원과 항체의 결합이 평형상태에 도달하도록 적당한 시간을 주면 응집반응의 첫 단계가 또한 증진된다. 최적의 항원-항체반응에 필요한 시간은 시험방법이나 시험에 사용되는 시약에 따라 다르다. 어떤 시험에서는 인큐베이션 없이 **즉시원심단계(immediate spin step)**를 거치는 경우도 있다.

3) pH

항체의 등전점(pI)은 약 7.5이다. 만일 pH를 항체의 등전점보다 낮게 설정하면 항체는 양성(+) 전하를 띤다. 따라서 (+) 전하를 띠는 항체와 (-) 전하를 띠는 적혈구 사이에 접근이 쉬워진다(그림 2-18). 혈구응집반응의

용어설명

혈청대혈구비(serum to cell ratio)
혈청 중의 항체에 대한 적혈구항원의 비율.

즉시원심(immediate spin)
인큐베이션을 하지 않고 원심 후 곧바로 응집반응을 판독하는 것.

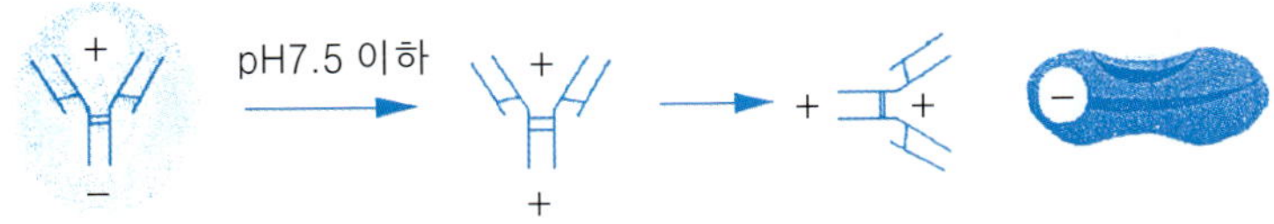

그림 2-18. pH의 조건

최적 pH는 생리적 pH인 약 7.0이다. 이 pH가 대부분의 중요한 적혈구항체의 최적 pH이다.

4) 이온강도

생리식염수와 같은 등장성 환경에서 Na^{+}와 Cl^{-} 이온은 반대전하를 띠는 항원과 항체분자로 끌려간다. 이러한 전해질의 유인으로 인해 항원과 항체의 결합이 억제된다. 만일 이온환경이 감소되면, 이러한 차폐효과는 감소되고 적혈구에 결합하는 항체의 양이 증가한다.

3. 격자형성단계 : 세포와 세포 간의 상호작용

용어설명

제타전위(zeta potential)
적혈구막과 같은 세포의 활면(이온층) 사이에서 측정된 전위.

적혈구가 항체분자와 감작된 후, 항체가 결합된 적혈구들 사이의 임의적 충돌을 통해 교차결합이 일어나 적혈구 덩어리, 즉 응집물을 형성한다. 육안적인 응집물은 적혈구들이 이웃한 적혈구의 항원결정기에 항체결합부위가 교차결합을 할 수 있을 만큼 근접해 있을 때 형성된다. 응집반응의 이 단계는 다음과 같은 요소들에 의해 영향을 받는다.

1) 적혈구 사이의 거리

생리식염수에서 적혈구 사이의 반발력 또는 **제타전위**(zeta potential, ζ)는 응집반응에 영향을 미친다. 생리식염수 부유액에서 적혈구 표면의 총전하는 막에 존재하는 시알산(sialic acid)의 카르복실기(carboxylic group)에 의해 음전하를 띤다. 이때 양이온들은(Na^{+}) 음전하로 몰려든다.

안정된 양이온층(cation cloud)이 각 세포를 둘러싸고 비슷한 전하를 띠는 두 분자 사이에 반발력이 형성된다. 이러한 반발력의 결과로 인해 적혈구 사이에는 일정한 거리가 형성된다. 양이온층은 양이온장벽(cation barrier)이라고도 하며, 이것을 제타전위라고 한다. 세포 사이의 이 거리는 제타전위와 비례한다(그림 2-19). IgM분자는 크고, 5량체(pentamer)이며, 다가(10개의 항원결합부위를 가짐)이기 때문에 IgM으로 감작된 이웃한 적혈구와의 응집이 생리식염수 부유액에서 용이하게 일어난다. 반면에 IgG항

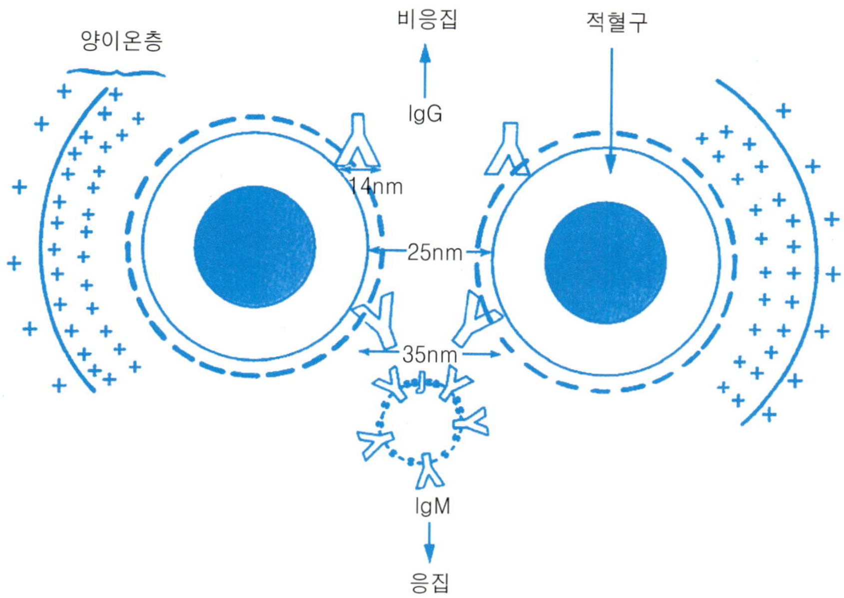

그림 2-19. 응집반응의 두 번째 단계에 대한 제타전위의 효과

체분자는 항원결합부위 사이의 거리가 작아서 제타전위에 의해 떨어져 있는 적혈구들을 서로 연결할 수 없다. 따라서 육안적인 응집이 없이 감작만 일어날 수도 있다.

2) 항원과 항체의 최적농도

최대 응집은 항원(적혈구)과 항체(혈청)의 농도가 **등지대(zone of equivalence)**에 있을 때 일어난다(그림 2-20). 항체 농도가 항원 농도보다 더 높을 때, 즉 항체과잉 또는 전지대(prozone)에서는 적혈구 응집물이 감소한다. 이와 대조적으로 항원과잉은 항원의 농도가 항체보다 높을 때 나타나며, 이 상태에서도 응집물이 감소한다.

면역혈액학검사는 등지대에서 반응할 수 있도록 고안되어 있다. 시판중인 항체는 검사에 따라 적정한 농도로 희석하여 사용한다. 적혈구는 최적의 항원 농도를 맞추기 위해 2~5% 부유액으로 만들어진다. 5% 이상의 적혈구 부유액을 사용하면 항원항체반응에 영향을 미쳐 음성을 초래할 수도 있다.

용어설명

등지대(zone of equivalence)
최대 응집 또는 침전이 일어나는 항원과 항체 사이의 결합 평형상태.

3) 원심분리의 효과

원심분리(centrifugation)의 시간과 속도는 적혈구 응집을 관찰하는 데 있어서 중요한 요소이다. 원심은 적혈구 사이의 거리를 보다 가깝게 하여 격자형성을 용이하게 해준다.

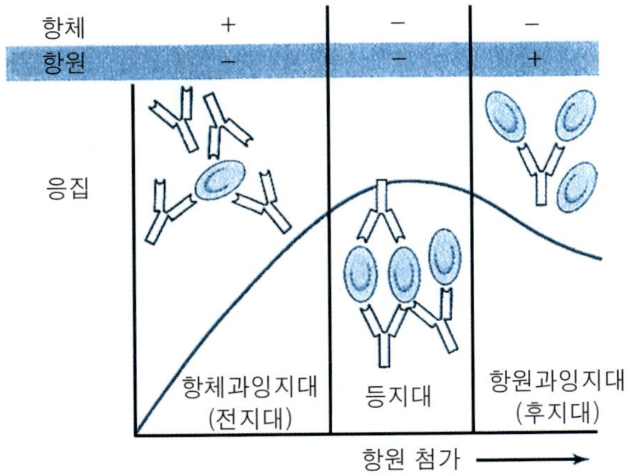

그림 2-20. 응집반응
최대응집은 항원항체의 농도가 등지대에 있을 때 관찰된다.

4. 응집반응의 판정

용어설명

상청액(supernatant)
원심 후 세포나 입자 위에 있는 액체. 이를 상층액이라고도 한다.

면역혈액학에서 항원항체반응은 정성적으로 측정된다. 항원항체반응의 존재는 적혈구 응집으로 검출하지만, 면역복합체의 농도는 정량적인 방법으로 결정하지 못한다. 응집반응은 시험관, 현미경용 슬라이드, 미량적정용 플레이트(microtiter plate), 마이크로튜브로 검사한다. 측정이 정성적이기 때문에 판독과 판정이 주관적일 수 밖에 없다. 따라서 검사를 수행하는 사람에 따른 주관성을 표준화하기 위한 응집반응의 판정 기준이 마련되어 있다. 시험관검사에 대한 전통적인 판정기준은 등급을 0~4+로 나누었다.

4+ : 적혈구 침전물이 단추 같이 한 개의 고형 응집물을 이루며, **상청액(supernatant)**의 배경이 투명하게 잘 보인다.

3+ : 적혈구 침전물이 몇 개의 큰 응집물로 부서지며, 상청액의 배경이 투명하게 잘 보인다.

2+ : 적혈구 침전물이 중간 크기의 응집물로 부서지며, 상청액의 배경이 투명하게 잘 보이고, 유리적혈구는 존재하지 않는다.

1+ : 적혈구 침전물이 중간 및 작은 크기의 응집물로 부서지며, 많은 유리적혈구들로 인하여 상청액이 혼탁해서 배경이 잘 보이지 않는다.

$+^{w}$: 적혈구 침전물이 육안적으로 거의 식별할 수 없을 정도로 작게 부서지며, 응집되지 않은 많은 적혈구들로 인하여 상청액이 혼탁하여 배경을 볼 수 없다.

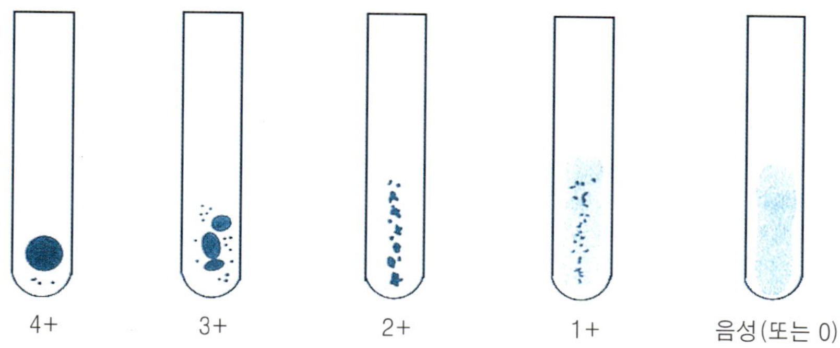

그림 2-21. 항원 · 항체반응의 결과 판정

용어설명

중화반응(neutralization)
항체결합부위의 차단과 그로 인한 음성 반응.

0 : 응집된 적혈구를 전혀 볼 수 없으며, 시험관을 기울이면서 판정할 때 적혈구 침전물이 흘러내린다(그림 2-21).

이러한 전통적인 판정기준은 검사실마다 약간씩 다를 수도 있다. 응집반응은 적혈구 침전물이 시험관의 바닥에서 없어질 때까지 흔들거나 기울이면서 판독한다. 음성 판정은 적혈구 침전물을 완전히 재부유시킨 후에 한다. 응집반응의 판정을 보다 정확하게 하기 위해 확대경이 달린 관찰램프(viewer lamp)를 사용하기도 한다.

Ⅸ. 항글로불린시험의 원리

1945년 Coombs, Mourant 및 Race는 그들의 연구를 통해 적혈구가 응집을 나타내지는 않지만 항체와 결합하고 있을지도 모른다고 제안하였다. 이들은 사람 글로불린과 반응하는 항체를 준비했으며, 이미 항체가 결합되어 있는 적혈구를 응집시키기 위해 이 시약을 사용했다. 그들은 이 시약을 항인체글로불린(antihuman globulin, AHG)으로, 그리고 이 검사방법을 항글로불린시험(antiglobulin test)이라고 명명하였다.

이 시험은 많은 혈액은행검사에 응용되어 왔으며, 또한 안전한 수혈을 하는 데 있어서 중요한 정보들을 제공하였다. 항글로불린시험은 체내 또는 시험관내에서는 적혈구와 결합해 있지만 시험에서는 응집을 나타내지 않는 IgG 항체나 보체 단백질을 검출하는 방법이기 때문에 중요하다. 항글로불린시험의 원리는 복잡하지 않다. 이 시험은 사람 항체분자와 보체 단백질을 동물(예: 토끼)에 주사하여 얻은 시약을 사용한다. 주사된 단백질은 동물에서 이종항원으로 인식되어, 면역계를 자극함으로써 사람 항체분자와 보체 단백질에 대한 항체를 생성한다.

다특이성의 AHG시약은 IgG분자에 대한 항체(항IgG)와 보체 단백질에 대한 항체(항C3)를 포함하고 있다. 이 AHG시약은 혈청에 유리되어 있거나 적혈구의 항원에 결합해 있는 사람 IgG 항체 및 보체 단백질과 반응할 것이다. 그러므로 AHG시약을 첨가하기 전에 적혈구에 붙어있는 어떤 비결합성 분자를 생리식염수로 세척하여 제거해야 한다. 항글로불린시험의 세척단계를 보면, 먼저 시험관에 적혈구를 넣고, 생리식염수를 채운 뒤, 위아래로 뒤집으면서 부드럽게 잘 혼합한다. 그 다음에는 생리식염수에 부유되어 있는 적혈구를 원심분리하여 침전시키고 상청의 생리식염수를 버린다. 이 과정을 두 번 더 반복한다. 세번째 세척이 끝나면 생리식염수를 버리며, 이때 생리식염수가 시험관에 거의 남아있지 않도록 최대한 제거한다. 만일 시험용 적혈구가 완전하게 세척되지 않으면, 혈청에 존재하는 어떤 비결합성 항체 및 보체가 AHG시약을 결합함으로써 적혈구에 결합되어 있는 항체나 보체 분자와의 반응을 억제한다. 이 효과를 AHG시약의 **중화(neutralization)**라고 한다. AHG시약의 중화는 양성 항글로불린시험을 은폐시키기 때문에 항글로불린시험에서 위음성을 일으키는 원인이 된다.

적혈구 세척이 끝나면, 그 다음에는 AHG시약이 첨가된다. 만일 적혈구가 IgG 및 보체에 감작되었으면, 적혈구는 AHG시약 첨가 시에 응집을 일으킨다. AHG시약 중의 항-IgG는 적혈구에 결합해 있는 IgG의 Fc부분에 결합하고, AHG시약 중의 항-C3는 적혈구에 결합해 있는 C3 분자와 결합하여 보체를 활성화시킬 것이다.

적혈구 응집물의 형성이 이 과정의 마지막 단계이다(그림 2-22). 응집이

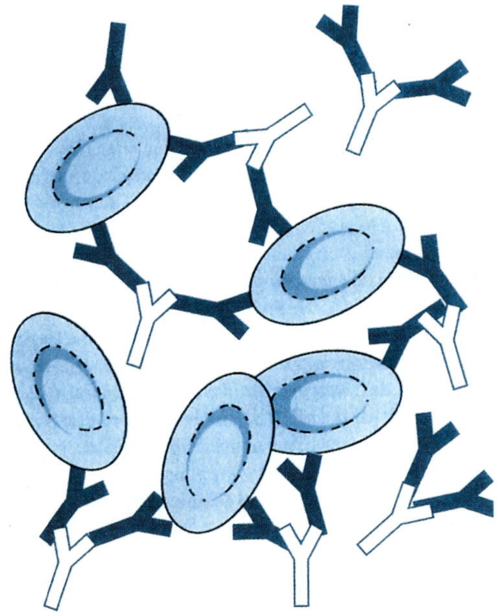

그림 2-22. 항글로불린시험

IgG분자(컬러)로 감작된 적혈구는 항-IgG(흰색) 시약이 첨가될 때 응집된다.

일어나면 양성 항글로불린시험으로 판정한다. 항글로불린시험이 끝난 후 응집이 없으면 항글로불린시험 음성으로 판정한다. 면역혈액학검사에서 시행되는 항글로불린시험에는 **직접항글로불린시험**(direct antiglobulin test, DAT)과 **간접항글로불린시험**(indirect antiglobulin test, IAT), 두 종류가 있다.

두 시험 모두 AHG시약을 사용하므로 두 시험 간의 차이점에 대해서 가끔 혼동을 일으키기도 한다. DAT는 체내(in vivo)에서 적혈구에 결합된 항체를 검출하는 시험이며, IAT는 시험관내(in vitro)에서 적혈구에 결합된 항체를 검출하는 시험이다.

1. 직접항글로불린시험

정상적인 상태에서, 적혈구는 체내에서 IgG나 보체 어느 것에도 감작되지 않는다. DAT는 어떤 임상 상태에서 환자의 세포에 결합된 IgG나 보체 단백질을 검출하는 데 그 목적이 있다. DAT의 주요 임상적 사례는 **자가면역용혈빈혈**(autoimmune hemolytic anemia), **태아신생아용혈질환**(hemolytic disease of the fetus and newborn, HDFN), 약물-관련 기전 또는 수혈 적혈구에 대한 항체반응 등이다.

양성 DAT는 체내에서 잠재적인 면역-매개성 적혈구 파괴의 중요한 지표가 된다. 적혈구의 파괴 기전을 보면, 먼저 환자의 적혈구에 IgG 및 보체 단백질이 결합하고, 그 다음 대식세포 및 다른 면역세포에 있는 Fc수용체와 항체로 피복된 적혈구가 결합함으로써 적혈구가 단핵식세포계 장기, 특히 비장에서 제거된다. DAT과정에서는 환자의 적혈구에 붙어있는 비결합성 단백질을 제거하기 위해 생리식염수로 몇 차례 세척한다. 세척 후에는 AHG시약을 첨가한다.

AHG시약을 첨가한 후 응집이 일어나면 IgG 항체나 보체 분자 또는 양자가 환자의 적혈구에 결합되어 있음을 가리킨다. AHG시약을 첨가한 후에 응집이 일어나면 양성 DAT로 판정하고, AHG시약을 첨가했는데도 응집이 일어나지 않으면 음성 DAT로 판정한다. 양성 DAT는 앞에서 언급했던 바와 같이 임상 상태로 인하여 항체나 보체가 적혈구에 결합되어 있음을 가리킨다(그림 2-23, 표 2-4). 양성 DAT의 임상적 의의는 환자의 병력 및 임상 상태와 관련하여 평가될 것이다.

DAT를 위한 시료는 항응고제의 하나인 에틸렌디아민테트라아세트산(ethylenediamine tetraacetic acid, EDTA)이 포함된 시험관에 채혈해야 한다. 시료가 저장될 때 보체가 비특이적으로 적혈구에 결합할 수 있으므로, 이 시험에서는 EDTA가 포함된 시험관에 채혈한 시료(적혈구)를 사용하는 것이 중요하다. EDTA는 시험관에서 보체경로의 활성화를 억제하기 때문에, 이 시험은 체내에서 적혈구에 결합된 보체만을 검출하게 될 것이다.

용어설명

직접항글로불린시험 (direct antiglobulin test)
체내에서 적혈구에 결합한 항체를 검출하는 데 사용하는 검사.

간접항글로불린시험 (indirect antiglobulin test)
시험관에서 적혈구에 결합한 항체를 검출하는 데 사용하는 검사. 다시 말하면 혈청에 있는 항체를 검출하는 시험이다.

자가면역용혈빈혈 (autoimmune hemolytic anemia)
자기 적혈구에 대한 면역 파괴.

임상증례	양성 DAT	양성 원인
수혈 반응	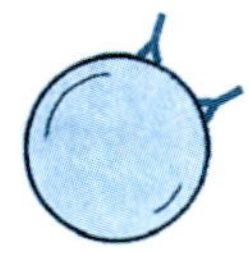 공혈자 적혈구	수혈자 항체
태아신생아용혈질환	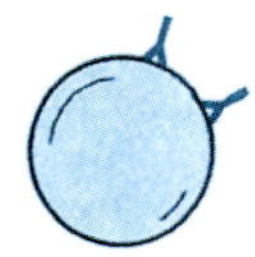 태아 적혈구	모성 항체
자가면역용혈빈혈	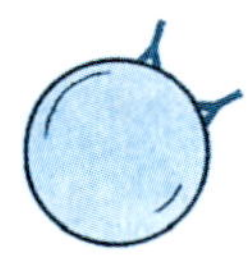 환자 적혈구	환자 자가항체
약물 관련 기전	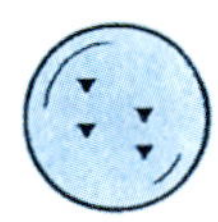 환자 적혈구	약물/항약물(▼) 복합체

그림 2-23. 양성 직접항글로불린시험의 임상증례

표 2-4. 양성 직접항글로불린시험을 일으키는 임상적 사례

임상적 상태	원 인	IgG의 기원
수혈반응(수혈 부작용)	IgG로 덮여있는 공혈자 적혈구	환자 항체
태아신생아용혈질환	IgG로 덮여있는 태아 적혈구	태반을 통과한 모성 항체
자가면역용혈질환	환자 적혈구에 있는 IgG나 C3	환자 자가항체
약물 · 관련 기전	적혈구에 결합된 IgG-약물복합체	약물로 형성된 면역복합체

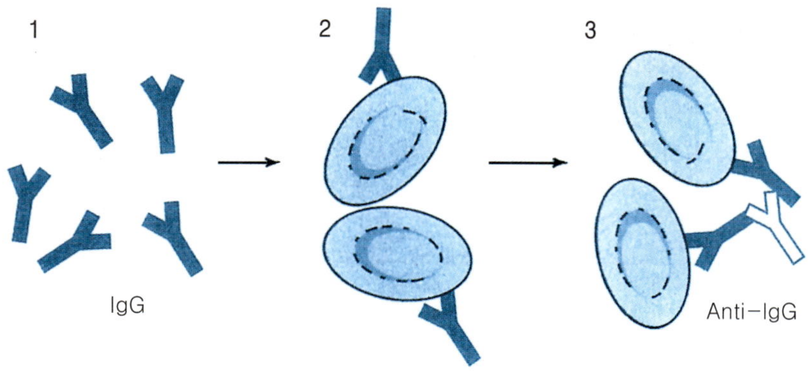

그림 2-24. 간접항글로불린시험

1. 혈액형 항체를 포함하고 있는 혈청
2. 혈청에 적혈구를 첨가하고 인큐베이션시킨다. 인큐베이션 동안 적혈구의 감작이 일어난다.
3. 감작된 적혈구는 항인체글로불린 시약에 의해 응집된다(anti-IgG).

2. 간접항글로불린시험

DAT와는 대조적으로 IAT는 적혈구의 감작을 시험관 내에서 검출하도록 고안되었다. 이 시험은 두 단계의 검사과정을 거친다. 먼저 항체가 인큐베이션 단계를 통해 시험관내에서 적혈구항원과 결합해야 한다. 첫 번째 단계는 혈청과 적혈구를 체온에서 인큐베이션을 하여 IgG 항체를 특수한 적혈구항원에 결합시키는 과정이다. 그 다음 적혈구 부유액을 생리식염수로 세척하여 결합하지 못한 항체나 보체 단백질을 제거한다. 두 번째 단계는 적혈구 세척 후, AHG시약을 첨가하고 응집을 관찰하는 과정으로서 DAT와 동일한 과정을 거친다.

이 단계에서 응집이 일어나면 양성 IAT로 판정한다. 양성 IAT는 혈청중의 항체와 적혈구항원 사이의 특이반응을 가리킨다(그림 2-24). 이 단계에서 응집이 없으면 음성 IAT로 판정한다. 면역혈액학에서 IAT는 환자와 공혈자 모두에 대해 기본적으로 시행하는 검사이다. 몇 가지 면역혈액학검사에서는 반응과정에 간접항글로불린 단계가 들어있기도 하다. 이러한 검사에는 항체선별시험, 항체동정시험, 교차적합시험, 항원검사 등이 있다(표 2-5). 표 2-6에 DAT와 IAT를 비교하였다.

표 2-5. 면역혈액학검사에서 간접항글로불린시험의 응용

방법	목적
항체선별시험	적혈구항원에 특이성을 가진 항체 검출
항체동정시험	적혈구항체의 특이성 규명
교차적합시험	수혈 전에 공혈자와 환자의 혈청학적 적합성 결정
항원검사	환자나 공혈자의 특이적 적혈구항원 동정

표 2-6. DAT와 IAT 과정의 비교

DAT	IAT
환자의 체내에서 적혈구에 결합되어 있는 IgG나 보체를 검출한다.	혈청에 존재하는 IgG나 보체를 시험관에서 적혈구에 결합시킨(감작) 후 검출한다.
1 단계 반응 : 응집	2 단계 반응 : 감작 → 응집
환자의 적혈구는 인큐베이션 단계 없이 항글로불린 시약을 첨가함으로써 끝난다.	항글로불린 시약을 첨가하기 전에 인큐베이션 단계를 필요로 한다.
임상적 의의 : 태아신생아용혈질환, 용혈수혈반응, 자가면역용혈질환	면역혈액학 검사의 항체 선별시험, 항체 동정시험, 교차적합시험, 항원 종류 검사 등의 과정에 이용된다.

DAT, direct antiglobulin test ; IAT, indirect antiglobulin test

용어설명

위음성(false negative result)
응집물의 결핍으로 인하여 음성반응으로 잘못 나타난 검사 결과.

위양성(false positive result)
응집물이나 용혈이 생겨서 양성반응으로 잘못 나타난 검사 결과. 이때 항원-항체반응은 전혀 일어나지 않았다.

3. 항글로불린시험의 오류 원인

항글로불린시험은 위음성이나 위양성을 초래할 수 있는 요소들에 직면하기 쉽다. **위음성(false negative result)**은 어떤 원인에 의해 음성반응이 잘못 나온 경우로서, 이 경우는 적혈구가 IgG나 보체에 감작되었지만 응집이 발견되지 않는다.

이와 반대로 **위양성(false positive result)**은 양성반응이 잘못 나온 경우이다. 이는 IgG나 보체가 적혈구에 감작되지 않았음에도 불구하고 응집이 일어난 경우이다. AHG시험에 보다 세심한 주의를 기울인다면 위음성이나 위양성 결과를 피할 수 있다. 항글로불린시험에서 발생할 수 있는 일반적인 오류의 원인들을 표 2-7과 2-8에 요약하였다.

표 2-7. 항글로불린시험에서 위양성 오류를 일으키는 일반적 원인

위양성	해 설
적혈구가 세척 및 항인체글로불린 시약을 첨가하기 전에 응집됨	환자에서 기원하는 강력한 한랭반응성 항체
오염된 초자기구의 사용	입자 또는 오염물질
부적당한 원심: 과도한 원심	과도한 원심으로 인해 적혈구 침전물이 단단하게 뭉쳐 비특이적인 덩어리가 풀어지지 않음

표 2-8. 항글로불린시험에서 위음성 오류를 일으키는 일반적 원인

위음성	해 설
AHG시약을 첨가하기 전에 부적당한 적혈구 세척	비결합 사람 혈청 글로불린이 AHG시약을 중화함
시험이 중단되거나 지연됨; 시약을 세척 후 곧바로 첨가하지 않았음	결합 IgG 또는 보체 분자가 적혈구로부터 떨어져 나옴
약양성반응을 간과함	기술적인 오류
시약의 활성 상실(변질)	부적당한 시약 저장, 세균 오염, 사람 혈청 오염
AHG시약의 첨가를 간과함	기술적인 오류
부적당한 원심: 과부족 원심	응집을 촉진하는 조건이 최적 상태가 아님
부적절한 적혈구 농도 : 적혈구 부유액의 농도가 2~5%를 벗어남	적혈구 농도가 반응에 영향을 미침

AHG, Antihuman globulin

X. 항체반응증강제의 원리

항체반응증강제(antibody potentiator 또는 enhancement media)는 응집을 촉진하기 위해 시험관검사의 환경을 조정하고자 할 때 선택하는 시약이다. 항체반응증강제는 항원-항체복합체의 형성을 높이기 위해 혈액은행검사에서 사용되고 있다. 이러한 역할에서, 반응증강제는 항체 섭취(응집의 첫 단계)를 높이거나 직접 응집(응집의 두 번째 단계)을 촉진시킬 수도 있으며 또는 양쪽 기능을 모두 포함할 수도 있다. 혈액은행검사에 사용되고 있는 네 가지 주요 반응증강제는 저이온강도용액(low-ionic strength solution, LISS), 소혈청알부민(bovine serum albumin, BSA), 폴리에틸렌 글리콜(polyehtylene glycol, PEG) 및 **단백질분해효소**(proteolytic enzyme, 예: 피신 ficin, 파파인 papain, 브로멜린 bromelin, 트립신 trypsin)이다. 이들 반응증강제와 작용 기전을 표 2-9에 요약하였다.

용어설명

항체반응증강제
(antibody potentiator)
항원-항체반응을 촉진시키거나 높여주는 시약 또는 방법.

단백질분해효소
(proteolytic enzyme)
어떤 단백질을 변성시키는 효소.

표 2-9. 항체반응증강제의 요약

반응증강제	작용기전
저이온강도용액	항체 섭취율 증가
소혈청알부민	응집의 두 번째 단계에 영향을 미침
폴리에틸렌 글리콜	저이온강도용액에서 항체를 농축시킴
단백질분해효소 (파파인, 피신, 브로멜린)	적혈구막으로부터 음전하를 제거하여 제타전위를 감소시킴

1. 저이온강도용액

이온이 감소된 환경에서 혈청과 적혈구를 인큐베이션하면 적혈구의 특이 항원수용체 부위에 항체의 결합율이 증가한다. 생리식염수의 나트륨이온과 염소이온은 항원과 항체분자 주위에 모여든다. 항원-항체복합체 형성은 반대 전하 사이의 인력에 의해 영향을 받으므로 이러한 유리나트륨이온 및 염소이온은 복합체 형성을 방해한다. 이온강도가 감소될 때, 항원 및 항체분자는 더 빠르게 결합할 수 있다. 1974년에 Low와 Messter는 적혈구 부유액의 매질로서 LISS를 사용하여 알려지지 않은 적혈구항체를 검출하는 데 사용하였다. 다른 연구가들도 또한 검사의 간접항글로불린 단계에서 LISS가 항체반응을 높인다는 것을 확인하였다.

▣ 저이온환경은 다음과 같은 경우에 필요하다.

LISS시약으로 적혈구 부유액을 만들 때
생리식염수 적혈구 부유액에 LISS시약을 첨가하여 사용할 때

LISS시약 안에는 염화나트륨, 글리신 및 염 함유량이 낮은 알부민이 포함되어 있다. 여기에 몇 가지 항체에 의한 항원 양성 적혈구의 직접 응집을 높이기 위해 거대분자의 첨가제가 포함될 수도 있다. 이온강도가 낮으면 항체 섭취율을 높이고, 시험과정 중의 항글로불린 단계에서 검출을 증진시킨다. 이러한 LISS의 작용을 요약하면, LISS는 응집반응 첫 번째 단계에서 감작을 촉진한다.

2. 소혈청알부민

소혈청알부민(BSA)은 소 혈청 또는 혈장으로부터 얻어지며, 22% 또는 30% 농도의 제품이 시판되고 있다. 이 시약은 보통 적혈구와 IgG분자의 직접 응집을 높이는 데 사용된다. LISS와 달리, 알부민은 응집반응에서 항체 섭취율을 촉진시키지는 않지만 항체-감작세포가 생리식염수에 있을 때보다 더 가까이 접근할 수 있도록 해준다. 다시 말하면, 용매에 양극성 단백질, 예를 들어 20% 이상의 알부민을 가하면 알부민의 (-)전하 부분이 적혈구 주위의 양이온과 결합하여 양이온을 제거함으로써 양이온 장벽이 축소되고 제타전위가 낮아져서 결국 적혈구 사이의 접근이 용이해 진다(그림 2-25). **반응시험관에 BSA의 첨가는 37℃ Rh 항체의 직접 응집을 검출하는 데 좋으며, 간접항글로불린시험의 감도를 높인다.**

BSA의 증강 성질을 설명하는 여러 이론들이 제시되어 있다. Pollack과 그의 공동 연구자들은 알부민이 음전하를 띤 적혈구를 둘러싸는 양이온들을 분산시킴으로써 제타전위를 감소시킨다고 제안하였다. 이 이론에 따르면, 알부민은 매질의 전하 소실 정도를 나타내는 절연상수(dielectric constant)를 증가시킨다. 다른 연구자들은 세포막에 결합된 알부민이 적혈구막 자체의 수화 정도에 영향을 주는 것으로 생각하기도 한다.

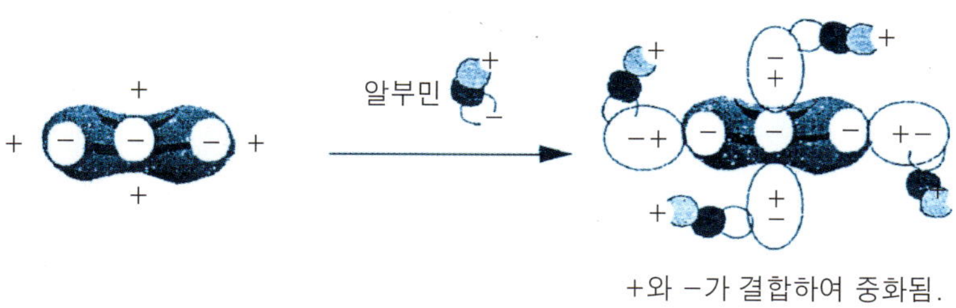

그림 2-25. 양극성 단백질인 알부민의 첨가

3. 폴리에틸렌 글리콜 첨가제

저이온강도 매질 속에 있는 PEG는 저이온강도의 환경이 항체섭취율을 증진시키는 동안 시험 혼합물에 있는 항체를 효과적으로 농축시킨다. PEG는 간접항글로불린시험에서 민감도를 증가시키는 것으로 알려져 있다. PEG시약은 물분자를 제거하여 항원과 항체 사이의 충돌 가능성을 높여준다. PEG는 적혈구가 모이는 데 직접적으로 영향을 줄 수 있으므로, 이 시약은 간접항글로불린시험에만 사용될 수 있다. PEG는 다특이적 AHG시약과 비특이적으로 응집반응을 나타낸다는 보고가 있기 때문에, 항IgG의 특이적 AHG시약만 제한적으로 사용해야 한다.

4. 단백질분해효소

용어설명

글리코포린(glycophorin)
적혈구 세포막에 포함되어 있는 단백질의 한 종류. 글리코포린의 시알산(sialic acid)은 적혈구 세포막의 바깥 부분이 음전하를 띠게 한다.

일반적으로 면역혈액학 검사에서 사용되는 단백질분해효소에는 파파인(papain), 피신(ficin), 트립신(trypsin) 및 브로멜린(bromelin)이 있으며, 이들은 모두 시중에서 구입할 수 있다. 이들 효소는 적혈구막으로부터 음전하를 띠는 글리코포린(glycophorin) 중의 시알산(sialic acid) 제거함으로써 적혈구막을 변화시키는 성질을 갖고 있다. 이들 음전하를 띠는 시알산의 소실은 생리식염수에 부유될 때 제타전위를 감소시키고 어떤 IgG분자의 응집을 높인다(그림 2-26). Rh, Kidd 및 Lewis 혈액형에서 적혈구항원에 대한 항체는 효소 단계에서 반응이 높아진다. 어떤 적혈구항원은 이들 단백질분해효소에 노출될 때 오히려 파괴된다. 이러한 적혈구항원으로는 M, N, S, Xg^a, Fy^a, Fy^b가 있다. 적혈구항체에 따라 효소의 사용은 항원-항체복합체의 형성을 증진시킬 수도 있고 감소시킬 수도 있으며, 또는 완전히 억제할 수도 있다. 따라서 혈액형에 대한 올바른 지식을 갖고 있어야 이들 효소시험을 해석하는 데 도움이 된다(표 2-10).

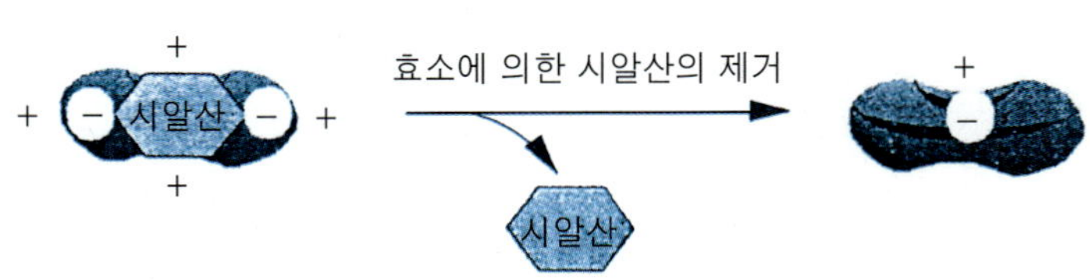

그림 2-26. 효소처리

표 2-10. 단백질분해효소 작용

촉진 항체	변성 항원
ABH, P 계통	M, N, S
Rh	Fy^a, Fy^b
Le^a, Le^b	Ch, Rg
Jk^a, Jk^b	Yt^a
한랭자가항체	Pr
온난자가항체	Tn

요 약

1. 면역계

1) 선천면역 또는 자연면역
   ① 성질 : 비특이적, 1차 방어선
   ② 장벽 : 피부, 점막, 정상세균총, 화학분비물
   ③ 제거 기전 : 염증, 보체 단백질, 식작용
2) 후천면역 또는 적응면역
   ① 성질 : 특이적 면역, 2차 노출 시 반응을 증가시키는 기억세포를 가짐
   ② T 및 B림프구와 항체가 포함되어 있음

2. 항원의 특징

1) 항원은 항체 또는 면역글로불린과 결합하는 이종분자이다. 항체와 결합하는 항원 부위는 에피토프 또는 항원결정기이다.
2) 적혈구, 백혈구 및 혈소판 항원은 수혈이나 임신 후에 면역반응을 일으킬 수 있기 때문에 면역혈액학에서 중요하다.

3. 항체의 특징

1) 항체는 중쇄(큰 폴리펩티드 사슬)와 경쇄(작은 폴리펩티드 사슬), 고정부위와 가변부위, 이황화결합(S-S) 및 경첩부위를 갖고 있다.
2) 면역글로불린(Ig)의 5종류는 IgM, IgG, IgA, IgD, IgE이다.
3) IgM분자는 10개의 항원-결합부위를 갖는 5량체이며 보체 단백질을 활성화하는데 가장 효율적이다.
   IgM은 항원 자극 시 가장 먼저 생성된다.
4) IgG는 2개의 항원-결합부위를 갖고 있으며 혈청 총 면역글로불린 농도의 약 80%를 차지한다. IgG는 2차 노출 시 더 높은 농도로 생성된다.

4. 항원-항체 상호작용

1) 면역복합체는 항원과 항체의 결합물이다. 면역복합체는 체내에서 형성되며, 결국에는 신체에서 제거된다.
2) 검사에서 면역복합체는 항원이나 항체의 종류를 규명하기 위해 그리고 수혈반응(수혈부작용)을 예측하기 위해 시험관에서 형성된다. 전형적으로 항원은 적혈구 위에 있으며 항체는 환자의 혈청이나 혈장 또는 시약에 있다.
3) 혈구응집은 2단계 과정을 통해 이루어지는데, 첫번째 단계는 적혈구와 항체가 결합하는 감작단계이고 두번째 단계는 감작혈구들이 서로 결합하여 격자를 형성하는 단계이다.
4) 항원과 항체의 결합 시 두 분자 사이의 적합성과 상보성의 정도에 따라 반응강도와 반응률이 결정된다.
5) 면역복합체는 정전기힘, 수소결합, 소수성상호작용, 반데르발스힘을 포함한 인력에 의해 유지된다.

5. 항글로불린시험의 원리

1) 적혈구에 붙어 있지만 육안적인 응집반응을 일으키지 않는 IgG와 보체를 검출하는 것이 이 시험의 목적이다.
2) 항글로불린시험에는 직접항글로불린시험(DAT)과 간접항글로불린시험(IAT)이 있다.
3) DAT는 체내에서 적혈구에 붙어 있는(감작) 항체와 보체를 검출한다.
4) IAT는 혈청에 있는 항체나 보체를 시험관에서 적혈구와 반응시킨(인큐베이션) 후 응집을 통하여 항체와 보체를 검출한다.

면역학 Self Check

[문제 1] 항체는 어디에서 생성되는가?

① 살해세포(killer cells) ② 비만세포(mast cells)
③ 골수줄기세포(marrow stem cells) ④ B세포(B cells)

☞ **해설** : 항체는 항원의 특별한 항원결정기(epitope)를 인식하는 단백질이며, 그 항원의 제거를 용이하게 해준다. B세포는 골수에서 성숙하여 형질세포로 분화하고 항체를 생성한다.
☞ **해답** : ④

[문제 2] 섭취한 미생물을 결합하여 죽일 수 있는 세포는?

① 호중구 ② 림프구 ③ 적혈구 ④ 호산구

☞ **해설** : 다형핵호중구(polymorphonuclear neutrophils)는 미생물과 결합하여(binding), 섭취하고(internalizing), 죽이며(killing), 섭취된 미생물은 호중구의 과립에 포함된 용해효소(lytic enzyme)와 살균물질(bactericidal material)에 의해 사멸된다.
☞ **해답** : ①

[문제 3] 상응하는 항체에 의해 인식되는 항원의 특수한 부위를 무엇이라고 하는가?

① 면역원(immunogen) ② 에피토프(epitope)
③ 결합성(avidity) ④ 클론(clone)

☞ **해설** : 면역원이란 면역반응(체액성 또는 세포성)을 유도해 내는 항원을 말한다. 에피토프는 항체와 결합하는 특유의 항원 결정기를 말한다.
☞ **해답** : ②

[문제 4] 항원물질로서 좋지 않은 것은?

① 단백질 ② 탄수화물 ③ 지질 ④ 당단백질

☞ **해설** : 가장 양호한 면역원물질은 단백질이며, 그 다음은 탄수화물, 그 다음은 지질이다. 지질은 면역학적으로 불활물질이다. 당단백질과 같은 복합물질은 단순 분자들보다 면역원성이 강하다.
☞ **해답** : ③

[문제 5] 항체의 화학적 조성은?

① 단백질 ② 지질 ③ 탄수화물 ④ 당단백질

☞ **해답** : ①

[문제 6] 혈구응집시험(hemagglutination test)에서 항원은 어디에 있는가?

① 적혈구막 ② 적혈구에 의해 분비됨
③ 적혈구핵 ④ 혈장 또는 혈청

☞ **해답** : ①

[문제 7] 적혈구 응집은 무엇에 의해 촉진될 수 있는가?

① 37℃ 이상으로의 온도 증가 ② 인큐베이션 시간
③ 항원 농도 증가 ④ pH 7 이상

☞ **해설** : 항원과 항체가 결합하여 평형상태에 이를 수 있도록 적당한 시간이 주어져야 혈구응집반응의 제1단계(감작단계)를 증진시킨다.
최적 시간은 검사 방법이나 시약의 종류에 따라 다르다. 수혈과 관련된 대부분의 항체는 약 37℃에서 반응하는 IgG이다. 반면에 IgM은 일반적으로 실온 또는 그 이하의 낮은 온도에서 잘 반응한다. 혈구응집에 대한 최적 pH는 7이다.

☞ **해답** : ②

[문제 8] 식작용에서 세균 섭취를 증진시키기 위해 항원에 결합해 있는 분자를 무엇이라고 하는가?

① 옵소닌(opsonin) ② 사이토카인(cytokine)
③ 합텐(hapten) ④ 아이소타이프(isotype)

☞ **해설** : 1) 옵소닌 : 항원에 결합하는 물질(항체 또는 보체 단백질)로서 식작용을 증진시킨다.
2) 사이토카인 : 세포간의 상호작용을 매개함으로써 면역반응의 강도와 지속기간을 조절하는 분비 단백질이다.
3) 합텐 : 스스로는 항원성이 없으나 단백질과 결합하면 항원성을 갖는 소분자로서 특정 항체의 생성을 자극할 수 있다.
4) 아이소타이프 : 면역글로불린의 불변부위(constant region)에 있는 항원결정인자에 의해 결정된다.

☞ **해답** : ①

[문제 9] 에피토프(epitope)를 무엇이라고도 부르는가?

① 결합부위 ② 동종이인자형(allotype)
③ 항원결정기 ④ 면역원

☞ **해답** : ③

[문제 10] 배경에 유리세포들이 있는 가운데 많은 작은 응집물이 보이는 시험관의 응집반응의 결과는 어떻게 판정하는가?

① 1+ ② 2+ ③ 3+ ④ 4+

☞ **해설** : 음성=비응집, 배경 매우 혼탁, 1+=수많은 소괴, 배경 매우 혼탁, 2+=중등도 덩어리, 배경 약간 혼탁, 3+=큰 덩어리, 배경 투명, 4+=밑바닥에 딱딱한 덩어리, 배경 투명

☞ **해답** : ①

[문제 11] 선천면역(자연면역)은 어느 것인가?

① 식작용 ② 이식거부 ③ 알레르기반응 ④ 항체 생성

☞ **해설** : 선천면역(innate immunity)이란 항원에 노출되기 전에 나타나는 비특이적 숙주방어로서 해부학적 반응 및 염증반응이 이에 속한다.
후천면역(acquired immunity)이란 항원에 노출됨으로써 림프구에 의해 매개되는 숙주 방어로서 특이성, 기억 및 자기/비자기 인식을 나타낸다.

☞ **해답** : ①

[문제 12] C3가 세포에 붙을 때 세포는 어떻게 되는가?

① 세포 용해를 일으킨다. ② 식작용에 의한 세포 제거를 증진시킨다.
③ 호중구를 유인한다. ④ 혈관 활성 아민을 생성한다.

☞ **해설** : C3b와 항체는 옵소닌으로써 작용하며 이들이 결합되어 있는 세균과 기타 세포들은 쉽게 제거된다.

☞ **해답** : ②

[문제 13] 직접항글로불린시험(direct antiglobulin test, DAT)에서 항인체글로불린(antihuman globulin, AHG) 시약을 첨가하기 전에 적혈구를 세척하는 이유는 무엇인가?

① 미량의 세균 단백질을 제거하기 위해
② 미량의 유리 헤모글로빈을 세척하기 위해
③ 추가적으로 항원을 노출시키기 위해
④ 비결합성 혈청 단백질을 제거하기 위해

☞ **해설** : DAT과정에서 환자의 적혈구를 생리식염수로 수회 세척하는 이유는 적혈구에 묻어있는 비결합성 단백질(unbound protein)을 제거하기 위함이다. AHG 첨가후에 응집이 있으면 DAT 양성이다. DAT 양성을 나타내는 대표적인 예는 수혈반응(수혈부작용), 태아신생아용혈질환, 자가면역용혈빈혈, 약물 관련 기전 등이다.

☞ **해답** : ④

[문제 14] 간접항글로불린시험(indirect antiglobulin test, IAT)은 37℃에서의 인큐베이션을 필요로 한다. 이 인큐베이션 단계의 목적은 무엇인가?

① IgM이 적혈구의 항원에 결합하는 시간을 주기 위해
② IgG가 적혈구의 항원에 결합하는 시간을 주기 위해
③ 항글로불린 시약이 적혈구와 반응하는 시간을 주기 위해
④ AHG시약의 중화하는 데 필요한 시간을 주기 위해

☞ **해설** : IAT는 2단계 과정을 거치는 데, 먼저 항체가 인큐베이션 단계를 통해 in vitro에서 적혈구와 결합한다. 피검자의 혈청을 적혈구와 체온에서 인큐베이션하는 것은 IgG가 특이적인 적혈구항원에 결합하는 시간을 주기 위해서다.

☞ **해답** : ②

[문제 15] 항체 섭취를 증가시키는 항체반응증강제(antibody potentiator)는?

① LISS　② BSA　③ PEG　④ 피신

☞ **해답** : ①

[문제 16] 응집반응을 촉진시키기 위해 PEG는 어떤 기능을 하는가?

① 매질의 절연상수 증가　② 적혈구의 음전하 감소
③ 항체의 농축　④ 시험용액의 pH 감소

☞ **해설** : 위의 표

☞ **해답** : ③

[문제 17] 피신은 어떻게 항원-항체복합체의 형성을 촉진시키는가?

① 적혈구막으로부터 음전하 제거　② 시험용액의 이온강도 감소
③ 감작적혈구 사이의 다리 형성　④ 시험용액의 pH 감소

☞ **해설** : 위의 표

☞ **해답** : ①

[문제 18] 피신으로 처리된 패널혈구와 반응을 하지 않는 혈액형 항체는?

① 항D　② 항B　③ 항K　④ 항M

☞ **해설** : 피신, 파파인, 브로멜린은 면역혈액학검사에 사용되는 단백질가수분해효소로 적혈구막으로부터 음성 전하를 띤 분자를 제거함으로써 적혈구막을 변조시킨다. 따라서 제타전위가 감소하며, 생리식염수에서 어떤 IgG의 응집을 증진시킨다. Rh, Kidd, Lewis 혈액형에서는 항원에 대한 항체의 반응을 증진시키지만, M, N, S, Xg^a, Fy^a, Fy^b를 포함한 적혈구항원은 이 효소에 노출될 때 파괴된다.

☞ **해답** : ④

[문제 19] 응집반응에 영향을 주는 항원과 항체의 최적 농도를 설명하시오.

☞ **해답** : 최대 응집은 항원과 항체의 농도가 등지대(equivalence zone)에 있을 때 발견된다. 항체가 과잉(이를 전지대 prozone 라고 함)일 때는 위음성 반응을 일으킨다.

[문제 20] 다음의 설명에 해당하는 면역글로불린을 보기에서 고르시오.

a. lgA	b. lgG	c. lgM

① 10개의 항원결합부위를 가짐 (　　　)
② 면역반응 초기에 생성됨 (　　　)
③ 점막에서 발견됨 (　　　)
④ 태반 통과 (　　　)
⑤ 가장 효율적으로 보체 다단계반응을 활성화함 (　　　)
⑥ 5량체 (　　　)
⑦ 혈청 및 혈장에 가장 높은 농도로 존재함 (　　　)

☞ **해답** : ① c ② c ③ a ④ b ⑤ c ⑥ c ⑦ b

제3장

혈액은행시약

학습목표

1. 면역혈액학검사실(혈액은행)에서 수행되고 있는 일상검사의 기본적인 원리를 기술하라.
2. 검사에 사용되고 있는 항원과 항체의 원천을 밝히라.
3. 면역혈액학검사실에서 수행되고 있는 기본적인 검사 항목을 열거하라.
4. 혈액은행에서 사용되고 있는 시약의 효능과 특이성을 기술하라.
5. 다클론과 단클론 항체를 비교 설명하라.
6. 다특이와 단특이 항글로불린시약의 조성과 용도를 비교 설명하라.
7. ABO 혈액형검사에 사용되는 시약을 기술하라.
8. D 혈액형검사에 사용되는 시약을 기술하라.
9. Rh 대조를 정의하고, 그것의 목적을 기술하라.
10. 혈액은행에서 사용되는 일반적인 렉틴을 정의하고 용도를 기술하라.
11. 적혈구시약의 종류와 목적을 기술하라.
12. 겔검사법과 고상적혈구부착법의 원리를 기술하라.

여기서는 시험관내(in vitro)에서의 항원-항체반응의 기본적인 원리가 혈액은행에 어떻게 적용되는지를 설명하였으며, 그리고 환자 및 공혈자 검체에 대한 검사의 기본 과정과 사용되는 주요 시약을 소개하였다. 아울러 항원-항체반응을 검출하는 데 전통적으로 사용되고 있는 시험관법과 다른 검사기법인 겔검사법(gel testing) 및 고상적혈구부착법(solid phase red blood cell adherence)을 간단히 소개하였다.

Ⅰ. 혈액은행(면역혈액학)의 기본검사

혈액은행에서 실시하는 검사의 기본 과정은 항원-항체반응을 검출하기 위해 항원과 항체를 반응시키는 다양한 반응조건에 의해 결정된다. 검체중의 미지항원(unknown antigen)을 검출하기 위해서는 기지항체(known antibody)를 포함하고 있는 시약을 사용하며, 검체 중의 미지항체(unknown antibody)를 검출하기 위해서는 기지항원(known antigen)을 포함하고 있는 시약을 사용한다.

항원(Ag) + 항체(Ab) ⇄ 항원 – 항체반응(Ag – Ab Reaction)
(미지검체 또는 기지시약)　　　(응집, 용혈)

만일 환자 적혈구상의 ABO 혈액형 항원 같은 미지항원을 검출하기 위해 항A 같은 기지항체를 사용하여 반응시켰을 때, 응집이 있으면 A 항원을 검출한 한 것이고, 응집이 없으면 A 항원을 검출하지 못한 것이 된다.

미지Ag(환자 적혈구) + 기지Ab(anti–A) = 응 집

↙ ↘

예	아니오
A 항원 검출	A 항원 검출 안 됨

용어설명

항체동정시험 (antibody identification)
항체선별시험에서 검출된 적혈구 항체를 상품화된 패널셀(panel cell)을 사용하여 그 종류를 결정하는 과정이다.

교차적합시험(crossmatching)
공혈자와 환자 사이의 혈청학적 적합성(compatibility)을 결정하기 위해 공혈자의 적혈구와 환자 혈청을 반응시키는 과정이다.

표 3-1. 면역혈액학검사에 사용되는 항원과 항체

	기지원(시약)	미지원(검체)
항원	적혈구시약	환자 적혈구
항체	항혈청시약	환자 혈청 / 혈장

1. 검사를 위한 항원과 항체의 유래

혈액은행검사에 사용되는 항원과 항체는 환자 검체에 해당하는 미지원(unknown source)과 시약에 해당하는 기지원(known source)이 있으며, 기지항원으로는 적혈구시약(reagent red blood cell)이, 기지항체로는 상품화된 항혈청(commercial antiserum)이 사용되고, 이들은 각각 미지원(unknown source)에 해당하는 환자 혈청 및 혈장 내의 항체와 환자 적혈구상의 항원을 검출하는 데 사용된다(표 3-1).

2. 혈액은행의 기본검사

혈액은행검사실에서는 수혈 전에 환자 검체와 공혈자 검체(또는 수혈될 혈액제제)에 대해 기본적으로 다음과 같은 검사들을 일상적으로 실시한다.

① ABO/Rh 혈액형검사(ABO/Rh typing) : A, B, D 항원을 검출한다.
② ABO 혈청형검사(ABO serum testing) : ABO 항체인 항A와 항B를 검출한다.
③ 기타 혈액형검사 : 환자와 공혈자 검체 내의 기타 혈액형계통의 적혈구 항원을 검출한다(예: 공혈자 혈액 내의 Rh 혈액형계통의 E 항원 검출).
④ 항체선별시험(antibody screen) : 수혈 및 임신을 통하여 사전에 적혈구에 노출됨으로써 어떤 적혈구 항원에 대해 형성된 항체를 검출한다.
⑤ 항체동정시험(antibody identification) : 항체선별시험이 양성으로 나왔을 때 그 항체가 어떤 적혈구 항원에 대응하는 항체인가, 즉 항체의 종류를 밝혀낸다.
⑥ 교차적합시험(crossmatching) : 수혈 전에 공혈자 혈액(헌혈 혈액)과 환자 혈액 간의 적합성(compatibility) 여부를 보기 위해 공혈자 적혈구와 환자 혈청을 반응시키거나(주교차시험 major crossmatching) 공혈자 혈청과 환자 적혈구를 반응시키는(부교차시험 minor crossmatching) 과정이다.

이들 검사에 사용되고 있는 항원과 항체 재료를 표 3-2에 요약하였다.

표 3-2. 혈액은행의 주요 기본검사

검사 종류	목 적	Ag	Ab
ABO/Rh 혈액형검사(혈구형검사)	A, B, D 항원검출	환자의 적혈구	anti-A, anti-B, anti-D 시약
ABO 혈청형검사	ABO 항체 검출	역혈액형검사혈구 (A_1, B)	환자 혈청 또는 혈장
항체선별시험	적혈구 항원에 특이성을 가진 항체 검출	스크리닝혈구 (적혈구시약)	환자 혈청 또는 혈장
항체동정시험	적혈구 항체의 특이성 동정	패널혈구 (적혈구시약)	환자 혈청 또는 혈장
교차적합시험	수혈 전 공혈자와 환자 간의 혈청학적 적합성 판단	공혈자 적혈구	환자 혈청 또는 혈장

Ⅱ. 상품화된 항혈청시약

1. ABO 혈액형검사용 항혈청

항A(anti-A) 및 항B(anti-B) 항혈청시약은 어떤 사람의 적혈구가 ABO 혈액형계통의 A 또는 B 항원을 소유하고 있는지를 결정하는 데 사용된다. 공혈자 또는 환자의 적혈구(미지항원)와 항혈청시약(기지항체)을 반응시켜 응집 유무를 관찰한다. 응집은 적혈구에 해당 항원이 있는 것이고, 비응집은 해당 항원이 없는 것이다(표 3-3).

검사의 결과에 기초하여 환자 또는 공혈자의 ABO 혈액형이 결정된다. ABO 혈액형계통에는 4종류의 혈액형, 즉 A, B, AB, O형이 있다. A형인 사람은 A 항원을 가지고 있고, B 항원은 없다. B형인 사람은 B 항원을 가지고 있고, A 항원은 없다.

표 3-3. ABO 적혈구검사(혈구형검사)

ABO 혈액형	Anti-A	Anti-B
A	+	○
B	○	+
AB	+	+
O	○	○

+ : 응집, ○ : 비응집

용어설명

다클론항혈청
(polyclonal antisera)
항체를 분비하는 몇 개의 서로 다른 B세포 클론.

단클론항혈청
(monoclonal antisera)
항체를 분비하는 단일 B세포 클론.

즉시원심단계
(immediate spin phases)
면역혈액학적(혈액은행) 검사에서 항원과 항체를 섞고, 즉시 원심하여 응집을 관찰하는 과정을 말한다.

AB형인 사람은 A 항원과 B 항원을 둘 다 가지고 있으며, 반면에 O형인 사람은 A 항원과 B 항원을 둘 다 갖고 있지 않는다. ABO 혈액형을 결정하기 위한 과정을 ABO 혈액형검사(ABO typing)라고 한다. 항혈청시약을 사용하여 적혈구 항원을 검사하는 이러한 과정을 ABO 혈구형검사(ABO red blood cell testing) 또는 ABO 전면검사(forward typing 또는 front typing)이라 부르기도 하며, 특히 용어에 있어서 "type"이라는 말 외에 "group"이라는 용어를 관습적으로 사용하기도 했으나 미국혈액은행협회(American Association of Blood Banks, AABB)를 비롯한 세계적 추세는 "group"보다는 "type"이라는 용어를 사용하고 있다. 그러나 아직도 시약병에는 "ABO grouping reagent"라는 용어를 쓰고 있다.

ABO 혈액형계통이 발견된 이래 ABO 혈액형검사는 사람 혈장으로부터 얻은 **다클론항혈청(polyclonal antisera)**으로 실시해 왔다(그림 3-1). 그러나 최근에는 이 시약을 점차 사용하지 않고 있다. 그 이유는 1985년에 쥐 **단클론항혈청(murine monoclonal antisera)**의 출현과 다클론항체 생성을 위해 주사할 수 있는 A와 B 물질이 부족하기 때문이다. 단클론항체를 사용함으로써 약한 A 및 B 항원을 검출할 수 있게 되었고, 오염을 일으키는 항체를 없앨 수 있게 되었고, 비용의 효율성을 높일 수 있게 되었고, 사람에 의존하지 않고 시약을 이용할 수 있게 되었다.

항체는 보통 6% 미만의 소알부민 희석액에 부유된다. 검사는 **즉시원심단계(immediate spin phase)**로 실시한다. 항A시약에는 항상 청색 염료(blue dye)가, 항B시약에는 황색 염료(yellow dye)가 포함되어 있다. 이러한 염료를 사용하는 것은 검사과정에서 발생할 수 있는 잠재적인 오류를 방지하는 데 그 목적이 있다. 다시 말하면, 판정 시 배경색을 통해 항A와 항B를 확실히 구분하고자 염료가 첨가된 것이다(그림 3-2).

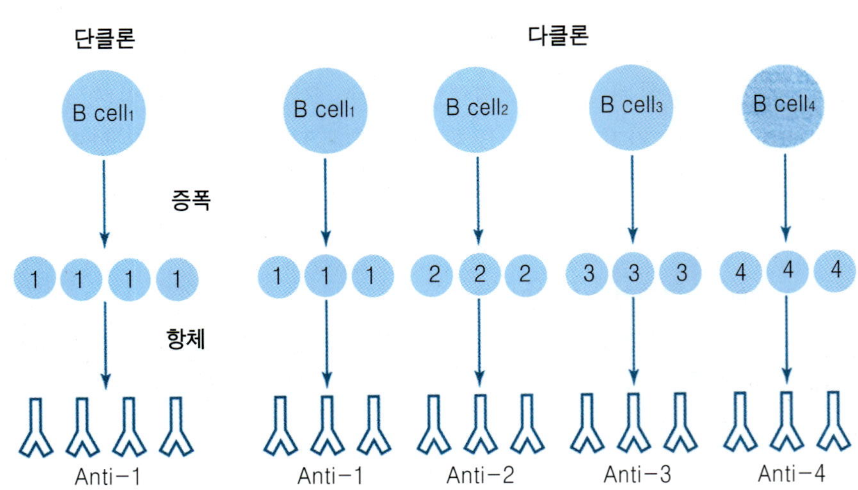

그림 3−1. 단클론 및 다클론 항혈청의 비교

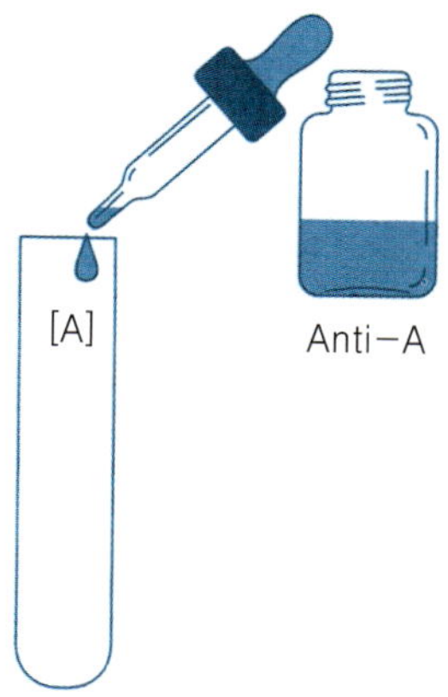

■ 쥐 단클론 anti-A 및 anti-B
슬라이드, 시험관, 마이크로플레이트 검사용
쥐 하이브리도마(hybridoma) 세포로부터 조제
Anti-A,B = 단클론 anti-A 및 anti-B 혼합물

■ Anti-A = 청색(FD & C Blue No. 1)
Anti-B = 황색(FD & C Yellow No. 5)
Anti-AB = 무색 투명

■ 시약함유성분(ORTHO사)
① 면역글로불린(anti-A, anti-B, anti-AB)
② 0.1% 질화나트륨(sodium azide) : 방부제
③ 인산나트륨, ④ 염화나트륨, ⑤ EDTA
⑥ 소알부민 및 반응증강제

■ 보관
2~8°C, 사용 중에는 실온(15~30°C)

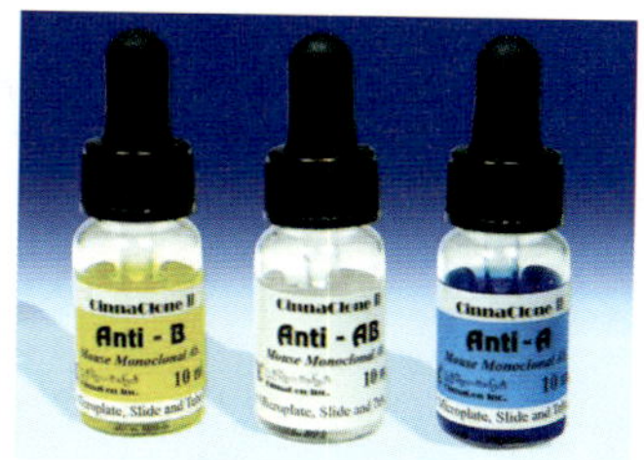

Anti-B, Anti-AB, Anti-A
[B]

그림 3-2. ABO시약(A : 성분, B : 시약)

표 3-4. 환자 또는 공혈자 적혈구의 D 항원 판정기준

D 종류	Anti-D	Rh대조
D - 양성	+	○
D - 음성	○	○
판정보류	+	+

+ : 응집, ○ : 비응집
Rh대조(control) : Anti-D가 없고 단백질 첨가제만 포함되어 있다.

2. Rh 혈액형검사용 항혈청

Rh 혈액형계통의 항원 중 혈액은행에서 가장 중요한 것은 D 항원이다. 이는 D 항원이 용혈수혈반응(hemolytic transfusion reaction) 및 태아신생아 용혈질환(hemolytic disease of the fetus and newborn, HDFN)을 포함한 수혈부작용과 밀접한 관련이 있기 때문이다.

혈액형 항원으로서 그것은 면역원성이 강하기 때문에 환자 및 공혈자에 대하여 반드시 D 항원을 검사해야 한다. D 항원 검사는 항D(anti-D)시약으로 환자 및 공혈자의 적혈구를 반응시켜 응집 유무로 판정한다. 응집이 일어나면 D 항원이 있는 것이고 응집이 일어나지 않으면 항원이 없는 것이다(표 3-4).

용어설명

하이브리도마(hybridoma)
골수세포와 항체생성세포의 융합에 의해 형성된 잡종세포(hybrid cell)로 단클론항체를 생성하는 데 사용된다.

미국혈액은행협회(American Association of Blood Banks, AABB)
혈액은행 및 수혈에 대한 교육 및 기술 지침을 인증하고 제공하는 전문기구이다.

ABO 항체(ABO antibodies)
Anti-A, anti-B 및 anti-A,B로서 환자는 자신의 적혈구에 없는 ABO 항원에 대응하는 항체를 갖고 있다(예를 들면, A형인 사람은 anti-B를 갖고 있다).

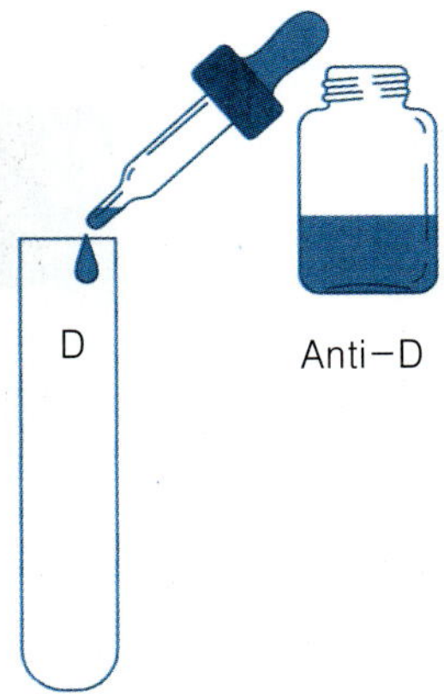

이 시약은 Rh 혈액형계통의 C, E, c, e 항원 검사에도 이용할 수 있다.

■ 다클론

슬라이드 또는 변형 시험관용

제품 : 응집을 증진시키기 위하여 거대분자 첨가제를 가진 고단백질 희석액으로 희석된 인체 IgG, 희석 콘트롤을 필요로 함.

■ 단클론-다클론 혼합액

슬라이드, 시험관 또는 마이크로플레이트 검사용

제품 : 사람 다클론 IgG anti-D와 사람-쥐 이형잡종세포(heterohybridoma)에 의해 분비된 IgM anti-D의 혼합액

총단백질 농도 : 3% 미만

■ 단클론 혼합액

슬라이드, 시험관, 또는 마이크로플레이트 검사용

제품 : 두 개의 사람-쥐의 하이브리도마의 혼합액

하이브리도마 : 한 세포 계열의 IgM과 다른 세포 계열의 IgG 혼합액

총단백질 : 7% 미만

■ 시약함유성분

① 항D(항Rh_0), ② 0.1% 질화나트륨(방부제)

③ 인산나트륨, ④ 염화나트륨

⑤ 카프릴산 나트륨(sodium caprylate : 안정제)으로 희석한 6~8% 소알부민(반응증강제)

■ 보관

2~8°C, 사용 중에는 실온(15~30°C)

그림 3-3. D 항원 표현형 검사시약

D 혈액형을 완전하게 결정하기 위해서는 고단백질시약(high-protein reagent), 생리식염수 IgM시약(saline IgM reagent), 화학적으로 변조된 IgG 및 단클론시약과 같은 것을 필요로 한다. 각 시약병에는 용도와 특이성이 기록되어 있다. 예를 들면, 항D 시약병에는 "슬라이드, 시험관 및 마이크로플레이트용"이라고 표기되어 있다.

항D시약으로는 화학적으로 변조된 IgG와 생리식염수 IgM시약이 이용되고 있기도 하지만 현재는 단클론 시약으로 교체되고 있다(그림 3-3). D 혈액형검사 외에도 C, E, c, e 같은 Rh 계통의 혈액형검사에도 비슷한 시약이 이용되고 있다.

Rh시약들 중에서 가장 혼동하기 쉬운 것 중의 하나가 Rh 혈액형검사에 사용되는 Rh음성대조(콘트롤) 희석액(Rh negative control diluent)이다. 이 음성 대조는 Rh대조(Rh control)로도 불리고 있다. Rh대조는 D 항원 검사 시 몇 가지 위양성 반응을 검출하는 데 사용된다. Rh대조는 항D시약으로

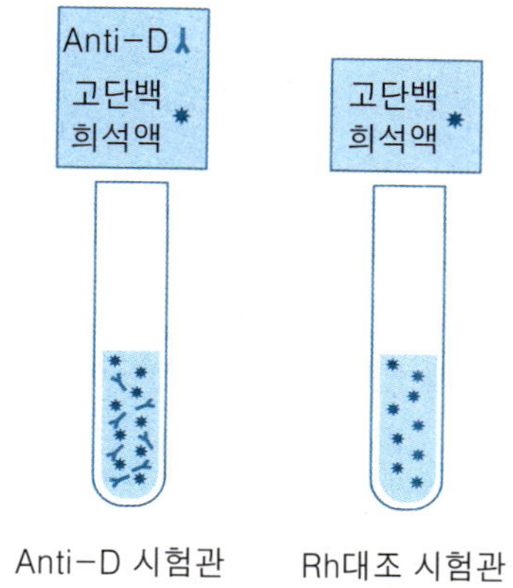

그림 3-4. **Anti-D 및 Rh대조(control) 시험관**

Anti-D 시험관은 고단백희석액에 Anti-D가 현탁되어 있다. Rh대조 시험관에는 희석액만을 포함한다.

D 항원을 검사할 때 필요하다. 항D시약에는 응집을 촉진시키기 위하여 고단백질의 농축액에 항D와 거대분자 첨가제가 포함되어 있다. 그러나 Rh대조 시약에는 D 항체가 포함되어 있지 않고 거대분자 첨가제만이 포함되어 있다. Rh대조는 D 항체를 포함하고 있지 않기 때문에 시험관에서 응집이 일어나지 않을 것이다(그림 3-4). 이것이 Rh 혈액형검사에 사용되는 음성대조이다.

음성 대조가 중요한 이유는 고단백시약을 사용할 경우 몇 가지 상황에서 위양성이 나올 수 있기 때문이다. 위양성 반응이 나오면 D 항원을 판정하는 데 오류를 일으킨다. 실제로 D 항원과 상관없이 Rh대조시약에서 응집이 일어나는 일이 있는데, 그 예는 다음과 같다.

① 환자의 적혈구가 **자가항체(autoantibody)**에 의해 체내(in vivo)에서 감작되어 있을 때는 위양성을 일으킬 수 있다. 다시 말하면 환자의 적혈구에 부착된 자가항체로 인하여 직접항글로불린시험이 양성으로 나타난다. 고단백희석액에 이러한 적혈구를 부유시키면 응집반응이 촉진된다.

② 혈청에 비정상 단백질을 포함하고 있는 환자 또는 공혈자의 적혈구는 위양성을 일으킬 수 있다. 세척하지 않은 환자 검체를 사용할 때는 **연전형성(rouleaux)**이나 위응집(pseudoagglutination)이 일어날 수도 있다.

이러한 상황에서 검사 희석액은 응집을 촉진시켜 D 항원 또는 C, c, E, e와 같은 항원검사 시에 오류를 일으킬 가능성이 있다. Rh대조검사에서 양성반응이 나오면 D 혈액형의 판정을 보류한다. 양성 Rh대조에 대한 검사는 D 항원으로 결정하기 전에 마쳐야 한다.

용어설명

자가항체(autoantibody)
자기항원에 대한 항체

연전현상(rouleaux)
환자에 비정상 단백질이 존재함으로써 일어나는 적혈구의 응집; 적혈구는 동전을 늘어놓은 것처럼 보인다.

1) 고단백질 D 항원 검사시약

고단백질 D 항원 검사시약에는 응집반응성을 높이기 위한 약 20% 소알부민과 첨가제가 희석액 속에 포함되어 있으며 다클론항체가 포함되어 있다. 항D는 고역가를 가진 사람의 혈장으로부터 정제되어 얻어진다. 이 시약은 위양성의 가능성이 높을 수 있다. 따라서 이 시약을 사용할 때는 음성 또는 희석대조(이를 Rh대조라고 함)를 사용하여 관리해야 한다.

2) 저단백질 D 항원 검사시약

단클론 항D시약은 쉽게 이용할 수 있어서 현재 대부분의 검사실에서 D 항원을 검출하기 위해 이 시약을 사용하고 있다. 단클론 항D시약의 희석액은 ABO시약(약 6% 소알부민)의 희석액 단백질 농도와 비슷한 단백질 농도로 구성되어 있다. 저단백질 희석액은 고단백질 희석액처럼 위양성 응집을 일으키지 않는다.

따라서 이 시약을 사용할 때는 별도의 RH대조검사가 필요없다. 만일 강한 한랭 자가항체나 비정상 단백질이 존재할 때는 위양성이 일어날 수 있지만 이러한 것은 ABO검사에서 설명될 것이다.

Ⅲ. 항글로불린시약

항글로불린시험은 적혈구에 부착되어 있지만 가시적인 응집을 일으키지 못하는 IgG 항체와 보체 단백질을 검출하기 위한 시험이다. 항글로불린 시약에는 다특이 및 단특이 항글로불린 시약이 있다.

1. 다특이항인체글로불린시약

다특이항인체글로불린(polyspecific AHG)시약은 주로 생체내에서 적혈구에 IgG나 보체가 부착되어 있는지를 보는 직접항글로불린시험(direct antiglobulin test, DAT)에 사용된다. 이 시약은 항IgG와 항C3 항체를 모두 포함하고 있어서 적혈구상의 IgG와 C3를 검출할 수 있다. 이들 단백질의 검출은 적혈구 항원-항체복합체 형성이 임상적 유의성이 있을 수 있음을 가리킨다. 시약중의 이들 항체는 다클론 또는 단클론으로부터 얻은 다특이 시약을 이용할 수 있다. 이들 시약의 필요조건은 그림 3-5와 같다.

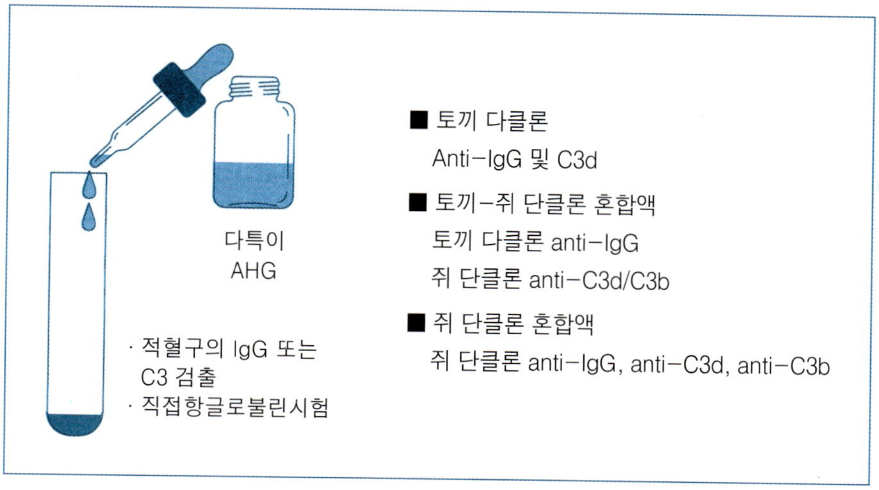

그림 3-5. 다특이항인체글로불린 시약

2. 단특이항인체글로불린시약

단특이AHG시약(monospecific AHG reagents)은 주로 직접항글로불린시험(DAT)이 양성일 때 적혈구에 부착된 분자의 성질을 알아보기 위해 사용된다. 환자의 적혈구가 IgG나 보체 또는 이들 모두에 감작되었는 지를 구분하는 감별DAT(differential DAT)는 각각의 항IgG 및 항C3를 포함하는 단특이 AHG시약으로 실시한다(표 3-5).

항IgG 단특이AHG시약은 사람 IgG를 구성하는 중쇄(heavy chain)인 감마쇄에 대한 항체를 포함하고 있다. 그들은 다클론 또는 단클론으로 제품화되어 있다. 이들 시약에는 "중쇄 특이적"이라는 표시가 있는데, 이는 항혈청시약에 IgG의 감마 중쇄에 대한 항체를 포함하고 있다는 것을 가리킨다. 이 표시가 없는 시약에는 면역글로불린의 경쇄에 대한 항체도 포함되어 있을 수 있다.

1장 면역학에서 기술한 바와 같이 면역글로불린의 경쇄(카파와 람다)는 모든 면역글로불린에 공통적으로 존재한다. 항IgG 시약은 양성 DAT의 조사 외에도 항체검출, 항체동정 및 교차적합시험을 비롯한 많은 검사에 사용되고 있다. 단특이항IgG시약의 특성은 그림 3-6과 같다.

항C3b 및 항C3d 단특이시약은 사람 면역글로불린 분자와는 반응하지 않는다. 이들 시약은 보체 고전경로의 활성화로 인하여 적혈구 표면에 부착한 보체 단백질을 검출하는 데 사용된다. 보체경로의 활성화는 **혈관내용혈**(intravascular hemolysis)이나 **혈관외용혈**(extravascular hemolysis)을 통하여 체내에서 적혈구 파괴를 일으킬 수 있다. 체내에서 어떤 보체 단백질이 결합되어 있는가를 검출하려면 시약은 C3d 분절에 대해 특이적이어

용어설명

혈관내용혈
(intravascular hemolysis)
면역 또는 비면역 기전을 통하여 혈관 안에서 적혈구가 파괴되고 혈색소가 유리되는 상태를 말한다. ABO 계통의 항체를 이러한 용혈을 일으킬 수 있다.

혈관외용혈
(extravascular hemolysis)
세포질그물계통 또는 세망내피계(간 및 비장)의 식세포에 의해 순환혈액으로부터 적혈구가 제거되는 것을 말한다.

표 3-5. 감별 직접항글로불린시험 과정

해 석	단특이anti-IgG	단특이anti-C3
IgG로 감작된 환자 적혈구	+	○
IgG 및 C3로 감작된 환자 적혈구	+	+
C3로 감작된 환자 적혈구	○	+

+ : 응집, ○ : 비응집

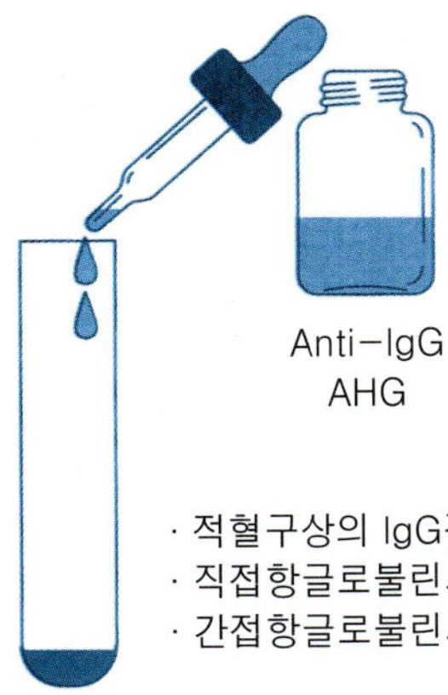

그림 3-6. 단특이 항-IgG 항인체글로불린 시약

야 한다. 이러한 보체 분절은 보통 환자의 적혈구에 부착된 채로 남아있는 단백질이다. 항C3d는 단클론이나 다클론으로부터 얻을 수 있다(그림 3-7).

3. IgG 감작혈구 : 체크혈구 또는 쿰스 대조혈구

미국 AABB의 혈액은행 및 수혈에 관한 기준에 따르면 항글로불린시험을 음성으로 판정하기 위해서는 IgG 감작혈구를 사용한다. 이 혈구를 쿰스 대조혈구 또는 체크혈구(check cell)이라고도 한다. IgG 감작혈구를 사용하는 목적은 위음성 반응을 관리하는 데 있다. 하지만 IgG 감작혈구를 사용하더라도 모든 위음성을 찾아낼 수는 없다. 일반적으로 다음과 같은 세 가지 원인은 IgG 감작혈구에 의해 검출된다.

① 검사과정 중에 실수로 항글로불린시약을 첨가하지 않은 경우
② 첨가된 항글로불린시약이 반응하지 않는 경우
③ 적혈구를 적절하게 세척하지 않은 경우

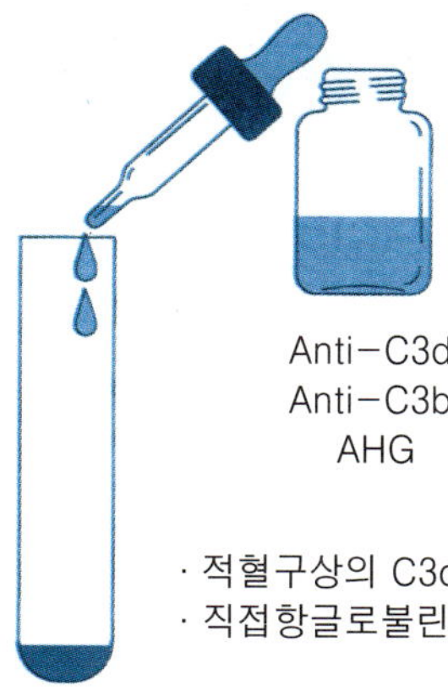

그림 3-7. 단특이 anti-C3d 및 anti-C3b AHG시약

Ⅳ. 적혈구시약

1. ABO 혈청형검사용 A_1 및 B 혈구

A_1형 및 B형 적혈구로 환자의 혈청이나 혈장을 검사하는 목적은 환자 적혈구의 ABO 혈액형을 확정하는 데 그 의의가 있다. 이러한 ABO 혈액형의 혈청형검사(serum typing)를 역혈액형검사(reverse grouping) 또는 이면혈액형검사(back typing)라고도 부르며, 이 검사의 목적은 ABO 항체를 검출하는 데 있다. 사람은 자기 적혈구에 없는 항원에 대한 항체만을 소유한다. 예를 들면, 적혈구에 A 항원이 있으며 B 항원이 없는 사람은 혈장에 항B만을 가지고 있다. 그러므로 A형인 사람의 혈청은 B형 적혈구시약은 응집시키지만 A_1형 적혈구시약은 응집시키지 못한다. 반면에 적혈구에 B 항원을 가지고 있으며 A 항원이 없는 사람의 혈장에는 항A가 있기 때문에, 이런 사람의 혈청은 B형 적혈구는 응집시키지 못하지만 A_1형 적혈구는 응집시킨다. 혈청형 검사는 항A 및 항B 항혈청시약으로 적혈구 항원을 검사할 때 함께 실시하며 혈액형을 확정하는 데 필요하다(표 3-6).

ABO 혈청형검사용 A_1형 적혈구와 B형 적혈구시약은 보통 세트로 판매되고 있다. 시약 제조는 한 사람으로부터 얻은 적혈구를 가지고 만들 수 있고 또한 여러 사람의 적혈구를 혼합하여 만들 수도 있다. 공혈자로부터 얻은 모든 적혈구는 제조 과정에서 혈액형 항체를 제거하기 위하여 세척되며 유효기간 동안 용혈과 항원성 상실을 최소화하기 위해 완충보존용액으로 2~5%가 되게 재부유시킨다. **이러한 적혈구시약은 Rh 항원(D,**

용어설명

감별DAT(differential DAT)
다특이. 항글로불린 시약을 사용한 DAT에서 양성으로 나온 경우 그 원인을 알기 위하여 단특이 anti-IgG 및 단특이 anti-C3를 사용하는 면역혈액학 검사이다.

표 3-6. ABO 혈청형검사(역혈액형검사)

ABO 혈액형	A형 적혈구	B형 적혈구
A	ㅇ	+
B	+	ㅇ
AB	ㅇ	ㅇ
O	+	+

+ : 응집, ㅇ : 비응집

C, E)이 음성인 혈구를 사용하여 만든다. 적혈구시약의 색조가 짙어지거나 저절로 응집이나 용혈이 생기면 폐기해야 한다.

2. 선별혈구(스크리닝혈구)

선별혈구 또는 스크리닝혈구(screening cell)는 항체선별시험(antibody screen test)에 사용된다(그림 3-8). 이 검사는 환자 및 공혈자 검체에서 적혈구 항원에 특이성을 나타내는 항체를 찾는 데 그 목적이 있다. 이전에 수혈을 받았거나 임신에 의해 이종 적혈구 항원에 노출되었던 환자와 공혈자는 적혈구 항원에 대한 항체가 생성되어 있을 수도 있다. 환자와 공혈자 검체에서 이렇게 이전에 형성된 적혈구 항체를 검출하는 것은 수혈에 있어서 매우 중요하다. 적혈구시약은 O형 적혈구로 제조한다. O형 적혈구를 사용하는 이유는, O형 적혈구에는 A 항원과 B 항원이 없어서 환자 또는 공혈자의 혈청 또는 혈장에 존재하는 ABO 항체(항A 및 항B)와 반응하지 않기 때문이다. 따라서 환자와 공혈자의 혈청 또는 혈장에 어떤 ABO 항체가 존재하더라도 아무런 간섭없이 검사를 수행할 수 있다.

미국 AABB의 혈액은행 및 수혈에 관한 가이드라인에 따르면 수혈자의 검체에서 수행하는 항체검사는 비혼합선별혈구(unpooled screening cell)를 사용도록 되어 있다. **수혈자(recipient)** 검사는 약한 반응성을 가진 항체를 검출하기 위해 감도가 높아야 한다. 하지만 혼합적혈구시약은 약한 반응성 항체에 대한 검출 능력을 감소시키기 때문에, 보통 이 시약은 수혈자 검체에 대한 검사에는 추천되지 않고 있다. 혼합선별혈구는 공혈자의 적혈구 항체를 선별하는 데 사용되고 있다.

각각의 선별혈구시약 세트(보통 2 또는 3 바이알이 들어있음)에는 항원 종류(프로필)가 기록된 **안티그램(antigram)**이 들어있다. 미국의 경우 FDA에서 허가한 선별혈구에는 임상적으로 유의한 적혈구 항체를 검출할 수 있는 다음과 같은 항원이 포함되어 있어야 한다 : D, C, E, c, e, M, N,

용어설명

수혈자(recipient)
수혈을 받는 환자.

안티그램(antigram)
선별혈구(screening cell) 및 패널혈구(panel cell)를 만들 때 제공된 공혈자의 항원 프로필(존재하는 항원 종류가 표시되어 있음).

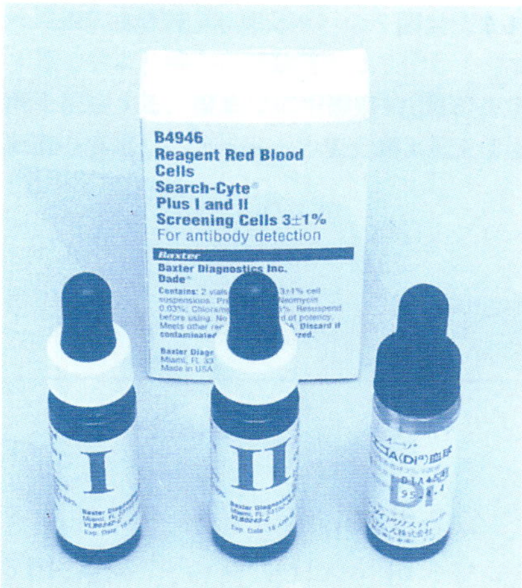

그림 3-8. 불규칙 항체 선별혈구
O형 혈구로 많은 항원이 포함되어 있는 혈구를 수 종류 이용한다.

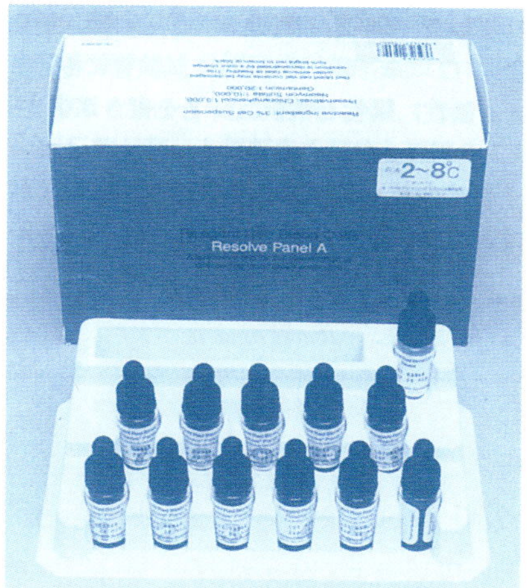

그림 3-9. 불규칙 항체 동정혈구(패널혈구)
특이적으로 반응하는 항원을 여러 종류씩 조합시켜 항체 동정이 가능하도록 되어 있다.

S, s, P_1, Le^a, Le^b, K, k, Fy^a, Fy^b, Jk^a, Jk^b. 유효기간에 가까울수록 시약의 반응성이 감소된다. 유효기간이 넘은 것은 항원이 분해되었을 수 있으므로 사용해서는 안 된다. 또한 유의한 용혈이 있거나 변색 또는 응집이 있으면 오염된 것일 수 있다.

3. 패널혈구

패널혈구(panel cell)는 적혈구 항체의 특이성을 결정하는 검사인 항체동정시험(antibody identification test)에 사용된다(그림 3-9). 따라서 이 혈구를 동정혈구라고도 한다. 이 적혈구시약은 선별혈구와 마찬가지로 O형 적혈구로 만든다. 항체동정혈구는 제조회사에 따라 조금씩 다르지만 대부분은 10개 또는 그 이상의 바이알이 한 세트로 판매되고 있다. 선택되는 적혈구에는 출현빈도가 높은 항원이 대부분 포함되어 있다. 패널혈구를 제공한 공혈자의 항원 종류가 각 패널혈구에 표시되어 있다. 선별혈구 및 패널혈구의 사용법은 12장에 기술하였다.

4. 렉 틴

렉틴(lectins)은 혈액형검사 시 항혈청을 대신하여 사용된다. 렉틴으로 알려진 몇 가지 씨앗 추출물은 어떤 적혈구 항원에 대해 특이성을 갖고

용어설명

렉틴(lectins)
혈액은행시약으로 사용되는 식물 추출물로서 어떤 적혈구 항원의 탄수화물과 결합하여 적혈구를 응집시킨다.

표 3-7. 혈액은행에서 사용되는 렉틴

렉 틴	항원 특이성
Dolichos biflorus	A_1
Ulex europaeus	H
Vicia graminea	N
Iberis amara	M

있다. 이들 추출물은 단백질을 포함하고 있으며, 이 단백질은 항체와 동일한 방법으로 작용하지만 성분은 면역글로불린이 아니다. 렉틴은 어떤 적혈구에 존재하는 탄수화물 결정기와 특이적으로 결합한다. 따라서 렉틴은 항체가 아니지만 환자 또는 공혈자의 적혈구에 존재하는 항원을 밝혀내는데 유용하게 사용된다. 표 3-7은 혈액형검사에 사용되는 주요 렉틴의 종류와 그것의 항원 특이성을 나타낸 것이다.

Ⅴ. 기타 항원-항체반응 검출법

혈액은행에서 사용하는 시약들은 주로 시험관에서 응집을 검출하는 방법에 사용되어 왔다. 최근에는 기술의 발달로 인하여 겔-충전 플라스틱카드(gel-filled plastic cards, 이를 카세트 cassette라고도 함) 및 미량적정플레이트(microtiter plates)를 사용하여 항원-항체반응을 검출하고 있다.

1. 겔검사법

겔검사법(gel technology method)은 칼럼응집법(column agglutination technique)이라고도 하며 혈액은행에 도입된 새롭고 독특한 방법이다. 1985년 Lapierre에 의해 개발된 이 방법은 희석액 또는 시약과 결합한 덱스트란아크릴아미드겔입자(dextran acrylamide gel particle)를 미리 충전시킨 카드를 사용한다. 각 카드에는 6개의 미량시험관을 갖고 있으며, 6개의 시험을 동시에 시행할 수 있다. 이 다공성의 겔 입자는 구상의 구슬로서 반응매질 및 여과체로서 작용한다. 적혈구 응집물은 여기에 걸린다.

항IgG 겔카드는 항체선별시험, 항체동정시험 및 교차적합시험에서 DAT 및 IAT를 수행할 수 있도록 상품화되어 있다. ABO 및 Rh 혈액형검사도 이 카드를 이용할 수 있다. 겔법을 이용한 항체선별시험의 과정을 간략히 요약하면 다음과 같다.

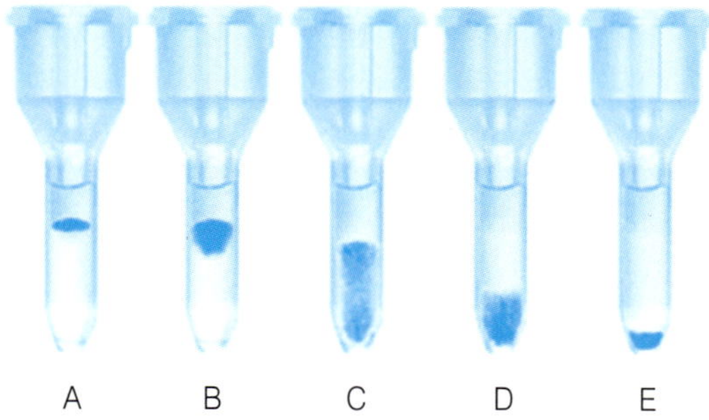

그림 3-10. 겔검사법(칼럼응집법)의 응집 결과 판정
A : 4+, B : 3+, C : 2+, D : 1+, E : 0

① 희석선별혈구(diluted screening cell) 일정량을 항IgG 겔 카드에 넣는다.
② 그 다음에는 일정량의 환자 혈청을 겔카드에 첨가한다.
③ 겔카드를 정해진 시간 동안 37℃에 방치한 후 원심한다.
④ 원심분리 후 결과를 판독하여 등급을 정한다. 여기서는 항글로불린시험에서 행하는 세척단계가 필요없다.

큰 응집물은 겔칼럼의 상부에서 걸리며 원심분리를 하더라도 겔을 통과해 아래로 내려가지 못한다. 반면에 응집물이 작을수록 겔칼럼의 아래로 이동한다. 응집하지 않은 적혈구는 칼럼의 바닥에 모인다(그림 3-10).

2. 고상적혈구부착법

혈액은행에서 사용하는 또 하나의 혈청학적 방법으로 고상적혈구부착법이 있다. 상품화된 고상법은 1980년대 이후로 적혈구와 혈소판 항체를 검출하는 데 이용되어 왔다. 적혈구 항체를 검출하는 과정은 다음과 같다.

① 선별혈구의 적혈구막이 폴리스티렌(polystyrene) 미량적정용(마이크로타이터) 플레이트의 표면에 결합한다.
② 환자 또는 공혈자의 혈청을 이들 웰(well)에 첨가하면 적혈구막은 일정시간 동안 혈청 중의 IgG 항체를 포획한다.
③ 결합하지 못한 항체는 세척을 통해 제거한다.
④ 표지혈구(항IgG를 부착시킨 적혈구)를 웰에 첨가한다.
⑤ 미량적정용 플레이트를 원심분리하면, 결합항체와 접촉한 부분에 표지혈구들이 분포한다.

음성이면 웰 바닥에 적혈구들이 작은 하나의 점으로 모인다. 양성반응에서는 표지혈구들이 웰 바닥과 측면에 넓게 퍼진다. 이 상태를 적혈구가 웰에 부착되었다고 말한다(그림 3-11).

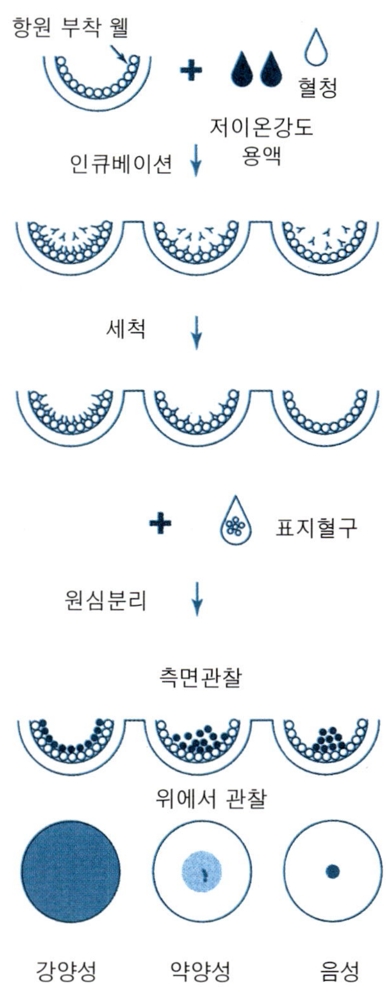

그림 3-11. 고상적혈구부착법

요 약

1. 면역혈액학검사(수혈검사)에서 시약은 항원-항체반응을 검출하는 데 사용되고 있다. 기본검사의 원리는 검사 환경에서 항원을 갖고 있는 물질과 항체를 갖고 있는 물질의 조합에 기초하고 있다.
2. 혈액은행시약은 네 개의 기본군으로 분류된다.
   a. 알려진 특이성의 항원을 소유하고 있는 적혈구시약
   b. 알려진 특이성의 항체를 소유하고 있는 항혈청
   c. 적혈구에 붙어있는 IgG와 보체를 검출하는 항글로불린시약
   d. 항체 검출을 높이는 반응증강제
3. 면역혈액학검사에 사용된 시약의 목적
   a. 공혈자와 환자의 ABO 및 Rh 혈액형 결정
   b. 수혈과 임신을 통해 적혈구에 노출되었던 환자나 공혈자에 의해 생성된 항체의 검출
   c. 항체선별과정에서 검출된 항체의 특이성 동정
   d. A, B, O 항원과 더불어 적혈구에 추가적인 항원의 존재 유무 결정
   e. 수혈 전에 공혈자와 환자의 혈청학적 적합성을 평가하기 위한 교차적합시험 수행
4. 검사 담당자는 시약의 적절한 사용 및 규제 사항을 잘 인지해야 한다. 그래야 검사 결과를 정확히 해석할 수 있으며, 이는 궁극적으로 전체적인 수혈의 안전에 영향을 미친다.

혈액은행시약

Self Check

【문제 1】 저단백질 항D시약을 사용하여 검한 결과 AB형, Rh양성으로 나왔다. 이를 판정하고자 할 때 Rh대조를 검사하는 이유는?

① 위양성 응집반응을 검출하기 위하여
② 위음성 응집반응을 검출하기 위하여
③ D 검사결과를 확정하기 위하여
④ ABO검사결과를 확정하기 위하여

☞ **해설** : 저단백질 항D시약은 위양성을 일으키지 않는다.
☞ **해답** : ③

【문제 2】 단특이 AHG시약에 대한 설명 중 옳은 것은?

① 시험관 또는 체외(in vitro)에서 절연성 상수를 증가시킨다.
② 항IgG나 항C3 항체 특이성을 포함한다.
③ 양성 DAT를 일으키는 단백질을 동정하는 데 유용하지 않다.
④ 사람 IgG나 보체분자를 포함한다.

☞ **해답** : ②

【문제 3】 다특이 AHG시약에 존재하는 항체는?

① 항IgG ② IgG 및 C3
③ 항IgG 및 항C3 ④ 항C3

☞ **해설** : 다특이 AHG시약에는 항IgG와 항C3가 포함되어 있다.
☞ **해답** : ③

【문제 4】 환자의 적혈구 부유액에 단클론항체인 항D를 첨가한 후, 응집이 관찰되었다. 이 결과를 어떻게 판정해야 하는가?

① D 음성 ② D 양성
③ 해석할 수 없음 ④ 불충분한 결과

☞ **해설** : 응집이 있으면 양성
☞ **해답** : ②

【문제 5】 O형 적혈구가 선별혈구(스크리닝혈구)로서 사용되는 이유는?

① 항A가 검출되기 때문에
② 항D가 대부분의 O형 적혈구와 반응하기 때문에
③ A형의 아형이 O형 적혈구와 반응하기 때문에
④ ABO 항체는 O형 적혈구와 반응하지 않기 때문에

☞ **해설** : O형 표현형(phenotype)은 A 및 B 항원을 가지고 있지 않으므로, 이들 적혈구는 환자 또는 공혈자의 혈청에 존재하는 ABO 항체와 반응하지 않는다. 그러므로 어떤 혈액형의 혈청이라도 ABO 항체의 간섭 없이 항체선별시험을 할 수 있다.

☞ **해답** : ④

【문제 6】 환자의 혈청 중의 비예기항체(unexpected antibody), 즉 불규칙항체를 검출하는 데 사용되는 시약은?

① A_1 및 B 혈구
② 패널셀
③ 쿰스 대조혈구
④ 선별혈구

☞ **해설** : 불규칙항체의 존재 유무를 검출하는 것은 선별혈구(screening cell)이고, 항체의 종류를 규명하는 것은 패널혈구(panel cell)이다.

☞ **해답** : ④

【문제 7】 환자 시료 중의 적혈구 항원을 검출하는 데 사용되는 항체는 어느 것을 사용하는가?

① 시판 적혈구
② 시판 항혈청
③ 환자 혈청
④ 환자 혈장

☞ **해설** : 판매되고 있는 항혈청(commercial antisera)을 사용한다.

☞ **해답** : ②

【문제 8】 식물 추출물로부터 유도된 시약은 무엇인가?

① 패널셀
② 시판 항B
③ 렉틴
④ 항글로불린시약

☞ **해설** : 렉틴(lectin)은 혈액은행시약으로서 유용한 식물 추출물이다. 렉틴은 어떤 적혈구 항원의 탄수화물과 결합하여 적혈구를 응집시킨다.

☞ **해답** : ③

【문제 9】 항원-항체반응에서 큰 응집물과 작은 응집물을 분리하는 데 사용하는 것은?

① 겔검사법(gel technology)
② 고상흡착(solid phase adherence)
③ 마이크로플레이트(microplate)
④ 이상 모두 아님

☞ **해답** : ①

【문제 10】 환자 검체에서 적혈구 항체의 존재를 결정하기 위해 사용되는 적혈구는 어느 것을 사용하는가?

① 상품화된 시약 적혈구　　② 상품화된 항혈청
③ 환자 혈청　　④ 환자의 적혈구

☞ **해답** : ①

【문제 11】 간접항글로불린시험(IAT)이 음성으로 나온 후 IgG-감작혈구(쿰스 대조혈구)를 첨가하고 응집을 관찰하였다. 이 혈구를 첨가함으로써 관리되지 않는 상황은 무엇인가?

① 환자 혈청의 첨가 여부　　② AHG 시약의 첨가 여부
③ 혈구 부유액의 적당한 세척 여부　　④ AHG 시약의 효력

☞ **해답** : ①

제14장

혈액은행의 유전원리

학습목표

1. 표현형과 유전형의 차이점을 설명하라.
2. 다음의 용어를 정의하라: 유전자, 대립유전자, 반수체형, 다형적
3. 동형접합과 이형접합의 차이점을 기술하고, 혈액형계통 대립유전자를 예로 들어 이를 설명하라.
4. 양적효과를 정의하고, 이것이 검사에서 갖는 의미를 설명하라.
5. 시스와 트랜스의 차이점을 설명하라.
6. 열성, 우성 및 공동우성 유전의 차이점을 기술하라.
7. 표현형의 빈도를 설명하라.
8. 멘델의 독립분리법칙(분리법칙)과 독립분배법칙(독립법칙)이 혈액형 항원 유전에 어떻게 적용되는지 설명하라.
9. 연관과 교차를 정의하라.
10. 억제유전자와 무형유전자의 효과를 논하라.
11. 친자감별시험(부계검사)에서 직접배제와 간접배제의 차이점을 설명하라.
12. 제한단편길이다형성분석과 중합효소연쇄반응을 비교 설명하라.
13. 혈액은행에서 분자생물학검사는 어떤 검사에 응용되는지 기술하라.
14. 직접 및 간접 항글로불린시험을 비교하고 차이점을 설명하라.

면역반응을 유도해 낼 수 있는 분자로서의 항원에 대한 개념은 1장에서 소개하였다. 면역혈액학과 관련된 항원은 적혈구막의 일부이다. 이러한 항원은 유전학적 및 혈청학적 성질에 기초한 혈액형계통(blood group system)으로 분류된 특징이나 형질로서 유전된다.

혈액형계통에 대한 연구는 유전학의 원리와 용어에 대한 이해를 필요로 한다. 각각의 혈액형계통은 유전적 조절에 의해 적혈구에 존재하는 항원의 구조와 위치, 그들에 의해 유도된 항체, 그리고 항원 발현이 특별하게 결정된다. 이러한 혈액형계통의 특별한 성질은 혈청학적 및 분자유전학적 방법에 의해 설명될 수 있기 때문에 각 혈액형계통은 혈청학적으로 그리고 유전학적으로 정의된다고 말할 수 있다. 일부 혈액형계통은 항원을 생성하는 유전자의 분자구조가 밝혀짐에 따라 분류도 변경되었다.

Rh 혈액형계통과 같은 어떤 혈액형계통은 Rh 유전자가 직접 적혈구막에 단백질을 만들고 있다. 반면에 어떤 혈액형계통은 몇 종류의 유전자들이 상호작용하여 적혈구에 특별한 단백질을 만들고 있다. 예를 들면, ABO 항원의 발현은 *ABO*, *Hh* 및 *Se* 유전자들의 상호작용을 필요로 한다.

본 장에서는 면역혈액학 분야에 응용되는 분자유전학(molecular genetics)에 대해 다시 살펴보았다. 분자유전학은 혈액형 항원의 분자에 대한 이해를 증진시켰으며, 함께 공혈자의 바이러스 항원검사에 대한 보다 민감한 방법을 제공했으며, 그리고 친자감별을 더 정확하게 하는 데 기여하였다.

용어설명

혈액형계통(blood group system)
혈청학적 성질 및 유전패턴으로 분류된 적혈구막 위의 항원군.

염색체(chromosome)
DNA를 포함하고 있는 핵 속의 구조물.

체세포분열(mitosis)
동일한 염색체 수를 갖는 체세포의 세포분열.

감수분열(meiosis)
체세포에 존재하는 염색체의 수가 반으로 줄어드는 배우자의 세포분열.

Ⅰ. 혈액형 유전학

1. 유전용어(Genetic terminology)

유전자(genes)는 어떤 형질 또는 육안적인 특징을 암호화하고 있는 유전단위이다. 유전정보는 **염색체**(chromosome)로서 알려진 DNA 이중나선 구조에 포함되어 있다.

사람은 23쌍의 염색체를 가지고 있으며, 그중 22쌍은 상염색체(autosomes)이고, 나머지 1쌍은 성염색체(sex chromosomes)이다. 세포내의 유전물질은 세포분열을 통해 복제되어 동일한 염색체가 딸세포에 전달된다. 이것은, 체세포에서는 **체세포분열**(mitosis)이라는 과정을 통해, 그리고 정자와 난자 같은 배우자(gamete)에서는 **감수분열**(meiosis)을 통해 일어난다.

유전자와 DNA에 대한 지식이 정립되기 전에는 유전이론들이 어떤 검출가능한 형질의 유전형태를 관찰함으로써 확립되었다. 이러한 이론들이 혈액형 유전학의 연구에 적용되었다.

용어설명

표현형(phenotype)
유전형질의 관찰 가능한 발현.

유전자형(genotype)
실질적인 유전구성, 가계연구에 의해 결정됨.

가계도(pedigree chart)
가계연구에서 형질의 유전패턴을 설명하는 도식법.

푸네트사각형(Punett square)
자손 중 서로 다른 표현형과 유전형의 빈도를 계산하는 데 사용되는 사각형의 표.

2. 표현형과 유전자형

적혈구상에 항원이 존재하는지의 유무는 혈청학검사에 의해 결정된다. 유전형질의 육안적 발현인 **표현형**(phenotype)은 기지의 항혈청으로 적혈구를 반응시키고 혈구응집의 유무를 관찰함으로써 결정된다. 예를 들면, 검사할 적혈구를 항A 또는 항B 시약과 반응시키면 이 사람이 A 항원 또는 B 항원을 갖고 있는지를 결정할 수 있다. 만일 항A나 항B 어느 것과도 응집이 일어나지 않으면 그 혈구는 O형으로 분류된다. 이러한 결정을 표현형이라고 한다.

부모로부터 물려받은 실질적 유전자인 **유전자형**(genotype)은 표현형으로부터만 추론될 수 있다. 가족에 대한 조사도 실질적인 유전자형을 결정하는 데 필요하다. 예를 들면 어떤 사람의 표현형이 A이면 유전자형은 *A/O*나 *A/A*일 수 있다. *A/A*는 양친으로부터 *A* 유전자를 물려받은 것을 가리키고, *A/O*는 한쪽 부모로부터는 *A* 유전자를 그리고 다른 한쪽 부모로부터는 *O* 유전자를 물려받았다는 것을 가리킨다. *O* 유전자는 검출가능한 생성물을 가지지 않으므로 *A/O* 유전자형이 유전되면 A 항원만 발현된다. 만일 *A/O*인 사람이 O형 아이를 갖는다면 그 사람은 *O* 유전자를 물려준 것이다. 따라서 A형인 두 사람이 표현형은 같지만 서로 다른 유전자형을 가질 수 있다.

3. 가계도와 푸네트사각형

가족력검사는 유전패턴의 조사에 있어서 중요한 한 부분이다. **가계도**(pedigree charts)를 통하여 유전패턴을 육안적으로 알 수 있고 유전자형과 표현형의 차이를 설명할 수 있다. 그림 4-1은 성, 교배, 접합성, 영향 받은 사람 및 보인자 상태를 나타내는 기호들이다. 그림 4-2와 그림 4-3은 ABO 혈액형계통과 MNS 혈액형계통에 대한 유전자형과 표현형의 예를 나타낸 것이다.

MNS계통은 적혈구막 위에 발현된 항원의 집합이며 이것은 ABO 유전자와 상관없는 유전자들에 의해 만들어진다. **푸네트사각형**(Punett Square)은 기지 또는 추론 유전자형으로부터 표현형의 가능성을 설명하고 있다. 그것은 잠재적인 자손의 유전자형이나 부모의 가능성있는 유전자형을 육안적으로 나타낸다. 그림 4-4는 푸네트사각형을 통한 가능성 있는 ABO계통의 유전자를 나타내고 있다. 2명의 A형 부모로부터 O형 아이가 생길 수 있다는 것을 이 그림을 통해 쉽게 알 수 있을 것이다. 또한 AB형인 아이의 부모는 A형, B형 또는 AB형일 수는 있지만 O형일 수는 없다는 것도 알 수 있을 것이다.

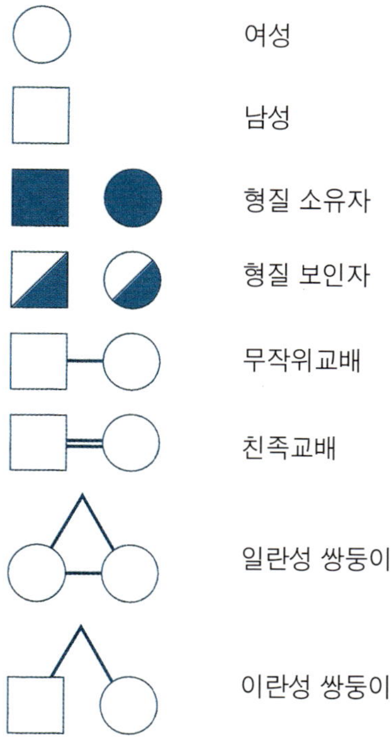

그림 4-1. 가계도의 기호

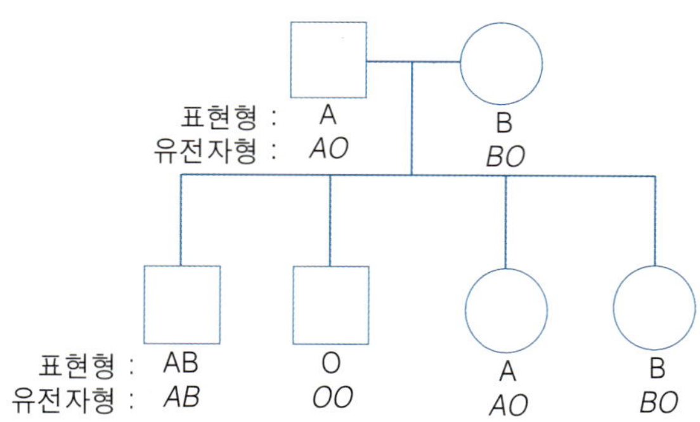

푸네트사각형

	A	O
B	AB	BO
O	AO	OO

그림 4-2. 가계도, ABO 유전형태

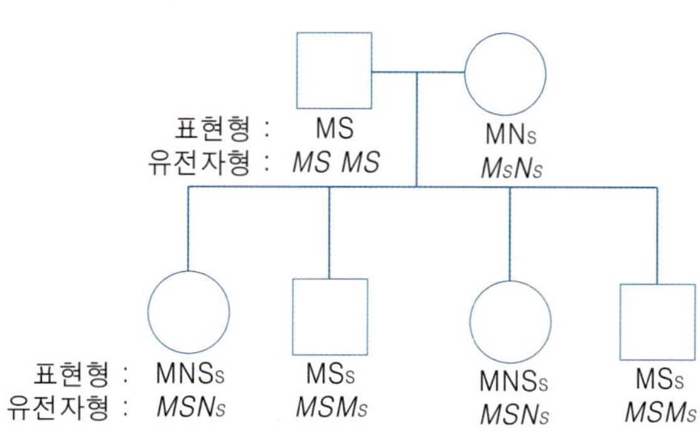

푸네트사각형

	MS	MS
M_s	M_s/MS	M_s/MS
N_s	N_s/MS	N_s/MS

그림 4-3. 가계도, MNS 유전형태

	A	B
O	AO	BO
O	AO	BO

	A	B
A	AA	AB
B	AB	BB

	A	O
O	AO	OO
O	AO	OO

	B	B
O	BO	BO
O	BO	BO

	A	A
B	AB	AB
B	AB	AB

	A	O
A	AA	AO
O	AO	OO

그림 4-4. ABO 유전을 나타내는 푸네트사각형

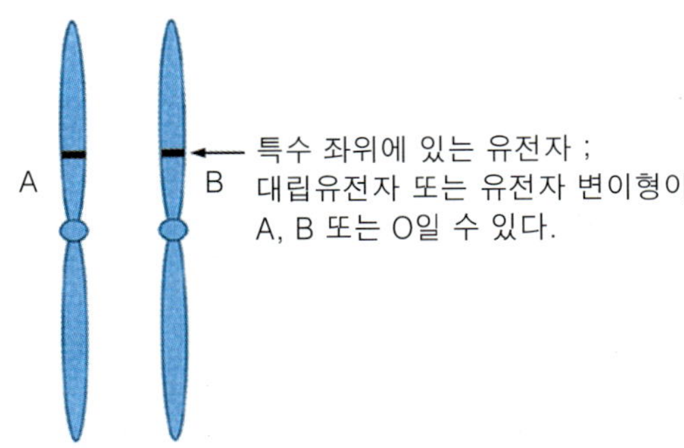

그림 4-5. 대립유전자

용어설명

유전자(gene)
염색체상의 유전 기본단위.

유전자 좌위(genetic loci)
염색체상의 유전자 자리.

대립유전자(alleles)
상동염색체의 주어진 유전자 좌위에서 대응 형태로 나타나는 유전자.

대조(antithetical)
반대 대립유전자.

다형적(polymorphic)
둘 또는 그 이상의 표현형을 발현하는 유전계통.

4. 유전자, 대립유전자 및 다형성

염색체의 유전 기본단위인 **유전자(genes)**는 **유전자 좌위(genetic loci)**라고 불리는 특별한 위치에 놓여있다. **대립유전자(alleles)**라고 하는 몇 가지 다른 형태의 유전자가 각각의 유전자 좌위에 존재할 수도 있다(그림 4-5). 예를 들면, A, B 및 O는 ABO 유전자에 대한 대립유전자들이다.

반대(opposite)를 뜻하는 대조적(antithetical)이라는 용어는 가끔 대립유전자에 의해 생성된 항원을 가리킬 때 사용된다. 예를 들면 Kp^A 항원은 Kp^b 항원에 대한 대조 항원이다. **다형적(polymorphic)**이라는 용어는

ABO 혈액형계통과 같이 주어진 유전자 좌위에 둘 또는 그 이상의 대립유전자를 갖고 있음을 의미한다. 어떤 혈액형계통은 상대적으로 더 다형성일 수 있다. 즉 주어진 유전자 좌위에 더 많은 대립유전자가 존재한다. Rh 혈액형계통은 ABO 계통에 비해 고도로 다형적이다. 개체군에서 특별한 표현형의 빈도는 혈액형계통이 얼마나 다형적인가에 달려있다. 고도로 다형성을 나타내는 대표적인 예는 인체백혈구항원(human leukocyte antigen, HLA)을 만드는 유전자이다. 골수 및 장기 이식은 HLA 적합성을 필요로 하므로 HLA 다형성은 적합한 공여자를 찾는 데 필요하다.

용어설명

열성(recessive)
양친에 의해 유전될 때만 발현되는 유전자 생성물.

우성(dominant)
다른 하나의 유전자를 억제시키고 발현되는 유전자 생성물.

무형유전자(amorphs)
검출될만한 생성물을 발현하지 못하는 유전자를 가리킴.

5. 유전양상

대부분의 경우에 혈액형 항원은 공동우성발현(codominant expression)이나, 양쪽에서 유전된 대립유전자의 동등한 발현으로 유전된다. 각 대립유전자의 생성물은 공동우성 형질로써 유전될 때 동정될 수 있다. 만일 한쪽 부모가 *A* 유전자를, 다른 한쪽 부모가 *B* 유전자를 물려주면 A 항원과 B 항원이 모두 적혈구상에 동등하게 발현될 것이다.

열성유전(recessive inheritance) 또는 **우성유전**(dominant inheritance) 패턴은 혈액형계통 유전학에서는 보기 드문 현상이다. 열성유전은 양친으로부터 똑같이 열성 대립유전자를 물려 받은 경우이고, 우성발현은 대립유전자 중 하나만 우성이면 된다. 형질이 우성인가 아니면 열성인가를 설명하기 위해서는 유전자의 생성물을 검출하는 방법에 의해서도 좌우된다. *O* 유전자는 열성이다. 양친으로부터 *O* 대립유전자를 물려 받았을 때만 발현된다.

O 유전자의 생성물은 막단백질에 영향을 주지 않는다. 이러한 유전자의 발현은 열성이라기보다 오히려 **무형유전자**(amorphs)라고 표현하는 것이 적절하다. 우성, 열성 및 공동우성 형질이 표 4-1과 그림 4-6에 요약되었다.

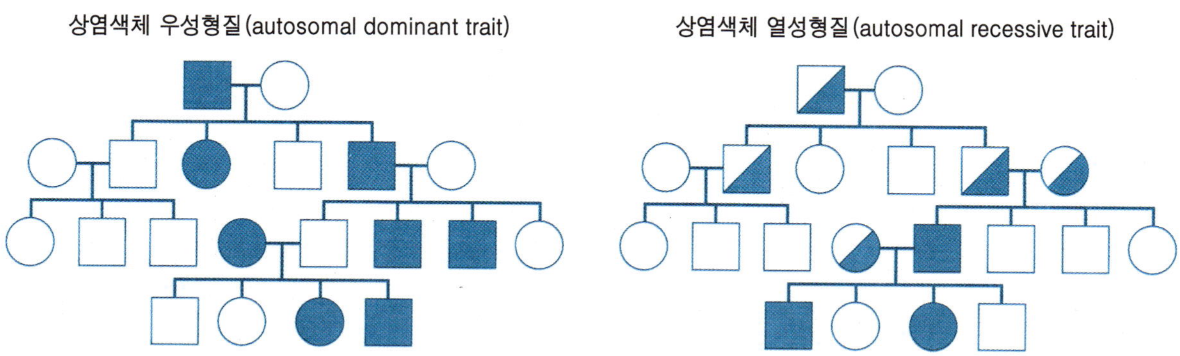

그림 4-6. 유전양상

상염색체 우성형질은 대립유전자가 존재할 경우 각 세대에서 발견될 수 있다. 상염색체 열성형질에서 두 보인자(이형접합)는 형질을 물려줄 수 있다. 후세에 형질을 발현하기 위해서는 두 명의 열성인이 배우자가 되거나 또는 열성인과 보인자가 배우자가 될 때 나타날 수 있다.

표 4-1. 유전양상의 특징

유전양상	특 징
상염색체 우성	형질은 대립유전자가 존재할 때마다 나타난다. 만일 대립유전자가 가족 중에서 나타나면 각 세대에서 발견될 수 있다. 남성과 여성이 같은 빈도로 영향을 받는다.
상염색체 열성	형질이 발현되기 위해서는 대립유전자가 동형접합자이어야 한다. 남성과 여성이 동등한 빈도로 나타나고, 형질이 발현되지 않은 양친은 열성 대립유전자에 대해 보인자 이거나 이형접합자이어야 한다.
성연관 우성	아버지에서 아들로 형질의 전달이 없다. 아버지에서 딸에게로 전달되어 발현된다. Xg^a 혈액형계통이 이것의 한 예이다.
성연관 열성	남성은 보인자 어머니로부터 형질을 물려 받는다. 영향을 받은 남성과 대립유전자를 결핍한 여성의 자녀들의 경우 아들은 정상이고 딸은 보인자가 될 것이다. 형질은 남성에서 거의 절대적으로 나타난다. 대표적인 예가 A형 혈우병이다.
공동 우성	이형접합자가 양 대립인자의 생성물을 발현한다. 대표적인 예가 혈액형계통의 유전이다.

6. 멘델법칙

멘델(Gregor Mendel)의 초기 유전실험에서 관찰됐던 유전 형태는 후에 혈액형계통의 유전학 연구에 응용되어 왔다. 그의 **독립분리법칙(law of independent segregation : 보통 이를 분리법칙이라고 함)**은 한 세대로부터 다음 세대로 예상할 수 있는 형태로 형질이 전달되는 것을 말한다. 이러한 개념은 앞에서 ABO 혈액형계통 유전자를 사용하여 푸네트사각형으로 설명했었다. 즉 각 부모는 특별한 형질에 대한 한쌍의 유전자를 가지고 있으며 그 중 어느 것이든 다음 세대로 전달될 수 있다는 것이다. 유전자가 분리하여 각 부모로부터 한 개의 유전자만이 각 자손에 전달된다. 다른 하나의 중요한 유전법칙인 **독립분배법칙(law of independent assortment : 보통 이를 독립법칙이라고 함)**은 다른 염색체에서 유전된 혈액형 항원들은 서로 별개로 발현된다는 것을 말한다. 그림 4-7은 1번 염색체에 위치한 ABO 혈액형계통 유전자와 7번 염색체에 위치한 Kell 혈액형계통 유전자는 서로 독립적으로 유전되는 것을 설명하고 있다.

용어설명

독립분리
(independent segregation)
각 부모로부터 자손에게 하나의 유전자가 전달됨.

독립분배
(independent assortment)
자손에게 혼합 유전물질을 초래하는 감수분열 동안 각각의 염색체에 있는 유전자의 무작위 행동

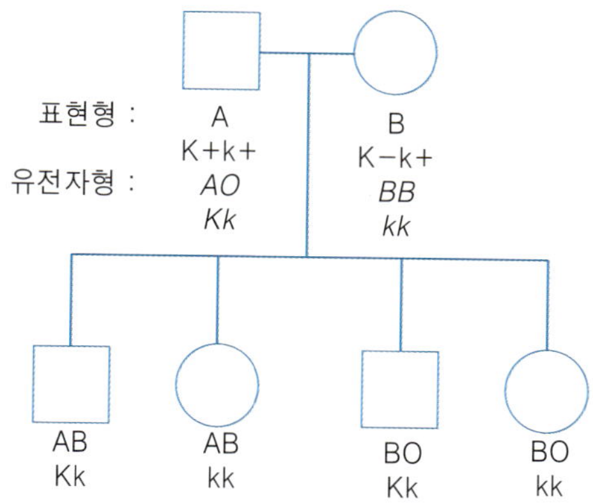

그림 4-7. 독립법칙

ABO 계통 유전자는 Kell 계통 유전자와 상관없이 별도로 유전된다.

7. 염색체

혈액형계통 유전자의 유전자 좌위는 대부분 밝혀졌다. 표 4-2는 일반 혈액형계통에 대한 염색체를 나타내고 있다. Xg^a 및 Xk 혈액형계통처럼 성염색체와 관련된 소수를 제외하고 혈액형계통과 관련된 유전자의 대부분은 상염색체에 있다.

용어설명

상염색체(autosomes)
성염색체 이외의 염색체

표 4-2. 혈액형계통 유전자의 염색체

혈액형계통	염색체 번호
Rh	1
Duffy	1
Gerbich	2
MNS	4
Chido / Rodgers	6
Kell	7
ABO	9
Diego	17
Kidd	18
Lewis	19
Landsteiner–Wiener	19
Lutheran	19
Hh	19
P	22

용어설명

동형접합(homozygous)
주어진 형질에 대한 두 개의 대립유전자가 동일하다.

이형접합(heterozygous)
주어진 형질에 대한 두 개의 대립유전자가 다르다.

양적효과(dosage effect)
적혈구 항원이 동형접합 유전자로부터 발현될 때 더 강한 응집을 나타냄.

8. 동형접합과 이형접합

어떤 사람의 유전자형이 *AA*, *BB*, *OO*와 같이 동일한 유전자로 구성될 때 이를 **동형접합(homozygous)**이라고 하며, *AO*, *AB*, *BO*와 같이 각 부모로부터 서로 다른 대립유전자를 물려받았을 때 이를 **이형접합(heterozygous)**이라고 한다(그림 4-8). 혈청학검사에서 동형접합과 이형접합 유전의 개념은 일부 혈액형 항원에서 중요하다. 즉 이러한 차이에 의해 응집반응의 강도가 달라진다. 이러한 변동은 항체의 강도나 적혈구에 존재하는 항원 밀도에 기인한다.

항원 밀도가 사람에 따라 다른데 그것은 가끔 항원 발현을 책임지고 있는 유전에 기인한다. 각 부모로부터 서로 다른 혈액형계통 대립유전자를 물려받으면(*Kk*) 적혈구상에 그 항원은 '단일량 single dose'을 갖는다. 이 경우에는 항원 발현이 약하거나 항원 밀도가 낮아 응집반응에서는 약하게 응집물을 형성한다.

만일 동일한 대립유전자를 양친으로부터 물려받으면(*KK* 또는 *kk*) K 또는 k 항원의 '이배량 double dose'이 적혈구에 존재하기 때문에 보다 강력한 적혈구 항원이 생성될 것이다. 대립유전자 수의 존재로 인한 항원 발현의 변동을 **양적효과(dosage effect)**라고 한다(표 4-3). 모든 혈액형계통 항원이 양적효과를 나타내는 것은 아니다.

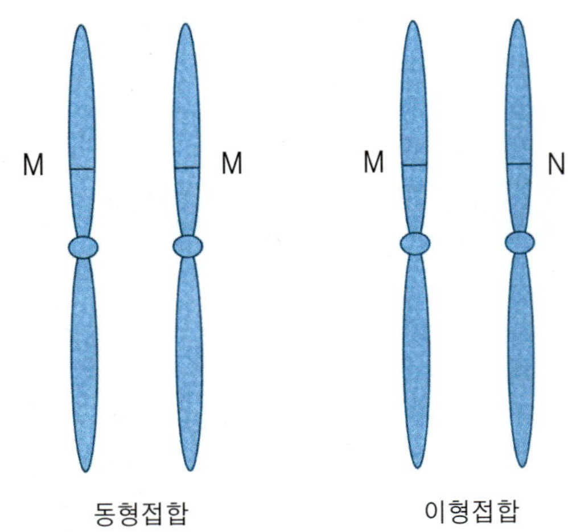

그림 4-8. 동형접합과 이형접합

표 4-3. 양적효과

유전자형	항원 발현의 양적효과
동형접합 : MM	anti-M과의 응집 반응 : 4+
이형접합 : MN	anti-M과의 응집 반응 : 2+

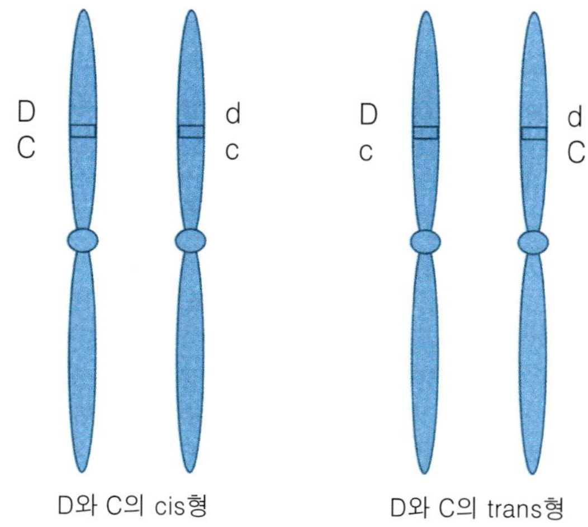

그림 4-9. 시스(cis)와 트랜스(trans) 위치의 유전자

용어설명

시스(cis)
한 쌍의 상동염색체에서 같은 염색체에 있는 둘 또는 그 이상의 유전자.

트랜스(trans)
한 쌍의 상동염색체에서 반대쪽 염색체에 유전된 유전자.

연관유전자(linked genes)
두 개의 유전자가 염색체 상에서 매우 근접해 있어서 함께 유전되는 유전자

반수체형(haplotype)
염색체상에서 유전자들이 근접성 때문에 함께 유전되는 연관 유전자들의 셋트

9. 유전자 상호작용

유전자는 때때로 그들이 **같은 염색체(cis형)**에서 물려받든가 혹은 반대 염색체에서 물려 받아 상호작용할 수 있다. 이러한 상호작용은 유전자에 의해 만들어지는 항원의 발현을 약하게 할 수도 있다. 예를 들면 Rh 계통의 C와 D 유전자는 서로 다른 유전자 좌위로부터 전달된다. C가 D에 **트랜스(trans)** 형태로 유전될 때 적혈구상의 D 항원 발현은 약해질 것이다(그림 4-9).

10. 연관과 반수체형

멘델은 식물의 잡종교배실험으로부터 독립분배법칙의 원리를 설명했다. 그의 이론은 완두콩 식물의 여러 특징들에 대한 통계에 근거를 두고 있다. 그는 많은 형질들은 서로 독립적으로 유전되며, 이 형질들은 함께 나타나지 않는다는 것을 통계적 데이터에 근거하여 확정하였다. 독립분배법칙은 다른 염색체에서 유전된 형질이 자주 관찰된다. 일부 혈액형계통에서 항원은 같은 염색체에 위에 있는 둘 또는 그 이상의 유전자에 의해 만들어진다. 유전자가 매우 가까이 있을 때, 그들은 하나의 단위로서 각 부모로부터 전달된다. 이렇게 하나의 단위로서 유전되는 염색체 위에 근접해 있는 유전자를 **연관유전자(linked gene)**라고 한다. 유전자가 연관되어 있을 때는 독립법칙이 나타나지 않는다. 이러한 유전자 단위를 **반수체형(haplotype)**이라고 한다. 예를 들면 MNSs 혈액형계통에서 *M*과 *N*은 하나의 유전자에 대하여 대립유전자이고 S와 s는 다른 하나의 유전자에 대

해 대립유전자이다. 유전자들이 매우 가까이 있기 때문에 그들은 반수체형으로서 유전된다 : *MS, Ms, NS, Ns*(그림 4-10).

연관불균형(linkage disequilibrium)은 그들이 연관유전자에 의해 유전되는지 또는 불연관유전자에 의해 유전되는지에 따라서 사람들 사이에서 다른 빈도로 나타나는 항원의 현상을 말한다. 다시 말하면, 만일 *M*과 *S* 유전자가 연관되어 있지 않다면 사람들 사이에서 M과 S 항원의 예상되는 빈도는 약 17%일 것이다. 연관불균형때문에 MS반수체형의 관찰 빈도는 실제로 24%이다.

HLA 계통에서 A와 B 유전자 좌위 사이의 연관은 이들 유전자 좌위 사이가 매우 가깝기 때문에 나타난다. HLA 유전자는 하나의 A와 하나의 B 유전자 좌위의 반수체형으로서 유전된다(그림 4-11). 각 형제들 간에는 적어도 하나의 반수체형을 공유하며, 부모로부터 하나씩 갖는다. 이러한 이유때문에 기관이나 골수 이식 시에 형제들끼리 잘 맞는 것 같다.

용어설명

연관불균형 (linkage disequilibrium)
예상보다 더 자주 함께유전되는 일련의 유전자들의 출현

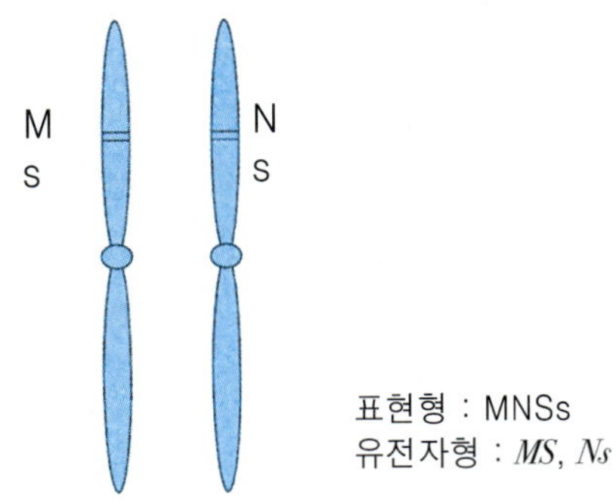

그림 4-10. 반수체형

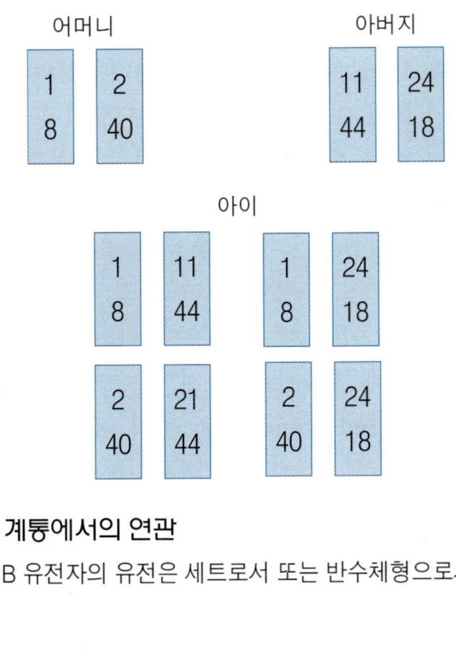

그림 4-11. HLA 계통에서의 연관

HLA 계통에서 A와 B 유전자의 유전은 세트로서 또는 반수체형으로서 나타난다.

11. 교 차

만일 같은 염색체에서 두 개의 유전자가 재조합하면 멘델의 독립분배법칙에 있어서 하나의 예외가 된다. **교차(crossing over)**란 염색체 쌍이 복제된 후 감수분열을 하는 동안 유전물질이 교환되는 것이다(그림 4-12). 결과적으로 유전자가 교환는 것이며 소실되는 것은 아니다. 재조합(recombination)은 두 개의 새롭고 다른 염색체를 생성한다. 교차는 같은 염색체에 있는 유전자들과 함께 발견될 수 있지만 보통 유전자들이 너무 근접해 있을 때는 일어나지 않는다. 혈액형계통을 발현하는 유전자는 근접해 있거나 다른 염색체에 존재하므로 교차는 혈액형계통의 유전에 거의 영향을 미치지 못한다.

용어설명

교차(crossing over)
쌍으로 된 염색체 사이에서 감수분열이 일어나는 동안 발생하는 유전물질의 교환

무표현형(null phenotype)
적혈구막에 어떤 특별한 혈액형계통이 없음

12. 침묵유전자

일부 혈액형계통의 유전자는 검출 가능한 항원을 생성하지 못한다. 이들 "침묵유전자(silent gene)"는 무형유전자(amorphs)라고도 한다(표 4-4). 무형유전자가 양친으로부터 유전되면 특이한 표현형을 초래할 수 있다. 이 표현형은 혈액형계통 항원의 발현이 분명하지 않기 때문에 "무형(null type, 여기서 null은 제로를 의미함)"이라고도 한다.

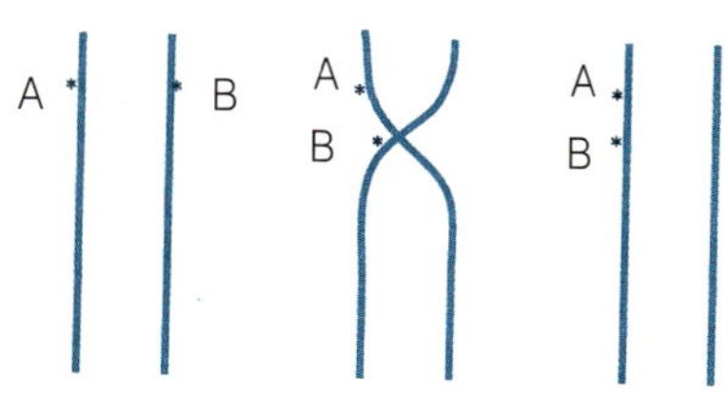

그림 4-12. 감수분열 동안 일어나는 불균형 교차

표 4-4. 혈액형에서의 무형유전자 및 억제유전자

혈액형계통	무형/억제 유전자	동형접합 시의 표현
H	*h*	Bombay
Rh	r/X^0r	Rh_{null}
Kell	K^0	$Kell_{null}$
Lutheran	*Lu/In(Lu)*	Lu(a−b−)
Kidd	*Jk*	Jk(a−b−)
Duffy	*Fy*	Fy(a−b−)

용어설명

억제유전자(suppressor genes)
다른 하나의 유전자의 발현을 억제하는 유전자

부계지수(paternity index)
검사받지 않는 사람이 아버지일 확률에 비해 친부주장자가 생물학적 아버지일 확률.

무작위 남성(random man)
표현형을 모르는 검사받지 않는 남성, 유전자빈도는 같은 종족의 일반 인구의 것과 같다.

직접배제(direct exclusion)
아이가 아버지의 어느 형질도 가지지 않았을 때 부계의 제외.

친부용의자(alleged father)
생물학적 아버지임으로 피소된 사람.

절대부성유전자 (obligatory paternal gene)
친부라고 입증할 수 있는 아버지로부터 물려받은 유전자.

예를 들면, Rh_{null}인 사람은 모든 Rh 계통의 항원을 결핍하고 있다. 특이한 표현형이 또한 **억제유전자(suppressor gene)**나 조절유전자(regulator gene)의 작용으로부터 초래될 수도 있다. 이들 유전자는 다른 하나의 유전자의 발현을 억제한다. 적혈구 항원의 발현에 영향을 미치는 억제유전자는 거의 나타나지 않는다. 따라서 Null 표현형은 무형유전자 이거나 억제유전자에 의해 초래될 수 있다.

II. 친자감별시험(부계검사)

적혈구와 HLA 항원은 쉽게 동정이 가능하고 멘델의 유전법칙을 따르기 때문에 친자감별에 유용하다. 비록 분자 생물학적 기법이 친자의 가능성에 더 높은 확률을 제공하기 때문에 친자감별검사(paternity analysis 또는 parentage testing)에 더 자주 사용되고 있지만 적혈구와 백혈구 마커에 대한 연구가 유전원리를 설명하는 데 유용하기 때문에 알아 둘 필요가 있다.

대립유전자 수가 큰 혈액형일수록 친자감별을 결정하는 데 유용하다. HLA 계통은 높은 다형성이므로 700개 이상의 반수체형과 약 18,000개의 표현형의 동정이 가능하다. 혈액형계통의 다형성이 클수록 동일한 두 사람을 찾을 가능성은 더 적어진다.

친자감별시험에서 **직접배제(direct exclusion)**는 다음의 예와 같이 아이가 엄마와 **친부용의자(alleged father)**에 모두 없는 마커를 가지고 있는 경우이다. 아이는 친부용의자에 존재하지 않는 *B* 대립유전자를 물려받았다. 아이는 엄마로부터 *B* 대립유전자를 물려받지 않았기 때문에 *B* 유전자는 **절대부성유전자(obligatory paternal gene)**, 즉 아버지에게서 전달된 유전자라고 불린다.

	어머니	친부용의자	아이
표현형 유전자형	O형 *O/O*	A형 *A/A, A/O*	B형 *B/O*

HLA 계통에서 A와 B 유전자 좌위는 반수체형으로서 유전된다. 아래의 예는 HLA 계통에서 친부용의자의 배제를 보여주고 있다.

어머니	친부용의자	아이
A 3, 30 B 18, 35	A 1, 31 B 8, 39	A 3, 31 B 35, 51

비록 친부용의자가 아이와 A 31 항원을 공동으로 소유하고 있지만 아이가 엄마로부터 물려받지 않은(A 30, B 18) 반수체형은 검사받고 있는 사람에 기인하지 않는다. 이러한 반수체형은 HLA 계통에서 절대유전자에 해다한다.

간접배제(indirect exclusion)에서 아이는 아버지가 그의 자손 모두에게 전달해야 할 유전 마커를 결핍하고 있다. 아버지가 그 유전자에 대해 동형접합일 때 아이에서 기대되는 유전마커를 찾는 데 실패하는 것은 분명히 직접배제와 같지 않다.

용어설명

간접배제(indirect exclusion)
친부용의자가 분명히 유전자에 대해 동형접합일 때 아이에서 예상되는 마커를 발견하는 데 실패하는 경우.

	어머니	친부용의자	아 이
표현형 유전자형	JK(a+b−) Jk^a/Jk^a	JK(a−b+) Jk^b/Jk^b	JK(a+b−) Jk^a/Jk^a

친부용의자는 Jk^b 대립유전자에 대해 동형접합을 나타내고 있다. 그러나 아이는 Jk^b를 물려 받지 않았다. 검출할 수 없는 무형 대립유전자 또는 무효 대립유전자의 존재는 부정확하게 간접배제의 결론을 만들 수 있다. 이러한 경우에 아버지는 동형접합 Jk^bJk^b가 아닐 수도 있다.

그는 검출가능한 생성물을 발현하지 못하는 무형성 Jk 대립유전자를 소유하고 있을 수도 있다. 그 경우에 유전자형은 Jk^bJk일 것이다. 이러한 이유로 인하여 간접배제는 부친을 배제하기 위한 유일한 마커로서 사용되지 않는다. 두개의 독립적 계통에서 간접배제의 발견은 친부가 아니라는 결론에 도달하기 위한 충분한 증거가 된다.

만일 친자감별시험(부계검사)에서 아무런 배제가 발견되지 않는다면 친부의 가능성을 결정하기 위한 확률계산을 만든다. 유전자 빈도표는 부계지수(paternity index)의 계산에 사용된다. 부계지수는 친부용의자가 절대유전자를 전달했을 가능성을 같은 종족의 무작위 남성이 전달했을 가능성으로 나눈 것이다.

예를 들어 부계지수가 210이면 친부용의자가 부작위 남성에 비해 아버지일 가능성이 210배가 높은 것이며 이것을 퍼센트로 하면 아버지일 확률이 99%이다. 검사 수행과 관계없이 아버지일 확률이 100%가 되는 것은 성립될 수 없다.

용어설명

제한단편길이다형성(restriction fragment length polymorphism)
주어진 개체군에 대해 하나의 유전자를 제한 효소로 절단하여 다양한 길이를 가진 단편을 형성하는 것.

중합효소연쇄반응(polymerase chain reaction)
특별한 표적이 되는 DNA 배열을 증폭시키는 기법

뉴클레오티드(nucleotide)
인산, 당 및 염기로 구성된 단량체로 이것은 핵산은 DNA와 RNA를 구성하는 기본단위가 된다.

Ⅲ. 분자유전학

1. DNA검사의 기초

DNA와 RNA의 검출이나 분석은 일반적인 생물과학 분야 뿐만 아니라 조직형검사(tissue typing)와 친자감별시험(paternity testing)을 하는 혈액은행에도 중요한 기여를 하였다. 여기서는 핵산 분석에 가장 흔하게 사용되는 두 가지 방법, 즉 **제한단편길이다형성**(restriction fragment length polymorphism, RFLP)분석과 **중합효소연쇄반응**(polymerase chain reaction, PCR)의 원리를 간단히 기술하였다. RFLP분석은 혈액은행에서 조직형검사와 친자감별시험에 자주 사용되고 있다.

PCR은 일상적인 기본검사에 응용되고 있는 비교적 새로운 기법이다. PCR은 핵산에 기초하여 검사를 하는 모든 분야와 특히 감염병의 인자를 검출하는 데 중요한 역할을 한다. RELP와 PCR을 논의하기 위해서는 먼저 핵산의 구조에 대한 이해가 필요하여 요약하여 기술하였다.

2. 핵산의 구조

핵산을 구성하는 기본단위는 5 종류의 뉴클레오티드(nucleotide)이며, 각 뉴클레오티드는 인산기, 당(DNA는 디옥시리보오스, RNA는 리보오스), 염기, 세 가지 성분으로 구성된다.

뉴클레오티드를 구성하는 5 종류의 염기는 아데닌(adenine, A), 구아닌(guanine, G), 티민(thymine, T), 시토신(cytosine, C) 및 우라실(uracil, U)이며, 이들은 보통 약자로 표기한다(그림 4-13). 이들 약자는 때때로 뉴클레오티드를 가리키기도 한다. DNA를 구성하는 뉴클레오티드는 A, C, G, T이며, RNA를 구성하는 뉴클레오티드는 A, C, G, U이다.

손상되지 않은 원형 그대로인 DNA분자는 수천~수백만 개의 뉴클레오티드로 구성된 폴리펩티드 사슬 두 가닥이 서로 꼬여있는 이중나선(double helix)의 형태를 띠고 있다(그림 4-14). 폴리펩티드는 한 뉴클레오티드의 디옥시리보오스 5′탄소에 있는 인산기와 인접해 있는 다른 한 뉴클레오티드의 디옥시리보오스 3′탄소에 있는 수산화기가 결합하여 형성된다.

이러한 폴리펩티드의 사슬의 시작은 5′(five prime)이고 끝은 3′이다. 이것은 보통 5′ → 3′으로 나타내며 이와 상보적인 다른 한 사슬은 3′ → 5′이 된다. 두 가닥 사이에는 상보성 염기들 사이의 수소결합에 의해 연결되어 있다. 아데닌은 티민과 짝을 이루고 구아닌은 시토신과 짝을 이룬다.

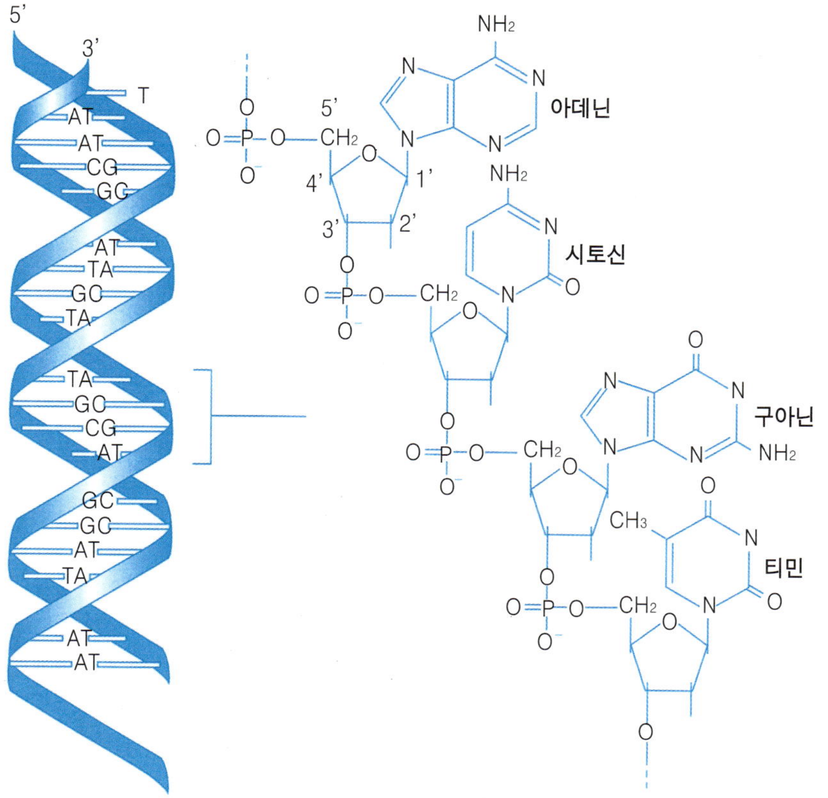

그림 4-13. DNA의 구조

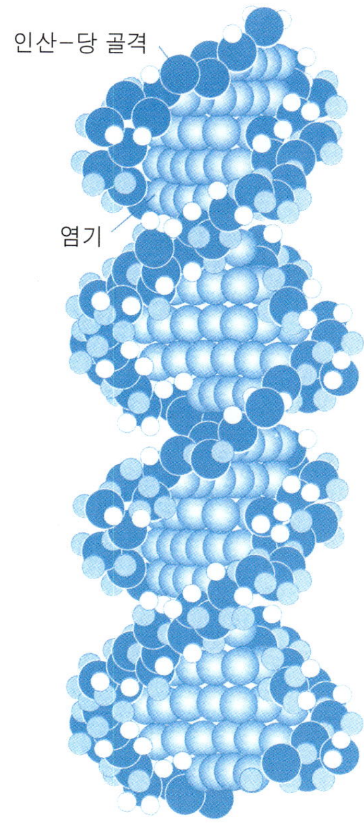

그림 4-14. DNA의 이중나선모델

3. 제한단편길이다형성(RFLP)분석

RFLP는 제한효소(restriction enzyme)인 제한핵산내부가수분해효소(restriction endonuclease, RE)로 DNA를 절단하여 만들어진 길이가 다른 단편 혼합물이다. RE는 세균에서 기원하며 특정한 뉴클레오티드 배열을 인식한다. 전형적인 RFLP는 4~6개의 뉴클레오티드로 구성되어 있다.

써던블롯팅(Southern blotting)을 사용하는 RFLP분석을 요약하면 다음과 같다.

① 제한효소에 의한 DNA 절단
② 아가로오스겔에 의한 단편혼합물의 전기영동
③ 블롯팅(여지, 니트로셀룰로오스, 나일론에 옮김)
④ 방사성 DNA 탐지자(probe)에 의한 보합 결합
⑤ 검출(방사선 사진)

전반적인 과정을 그림 4-15에 나타냈다.

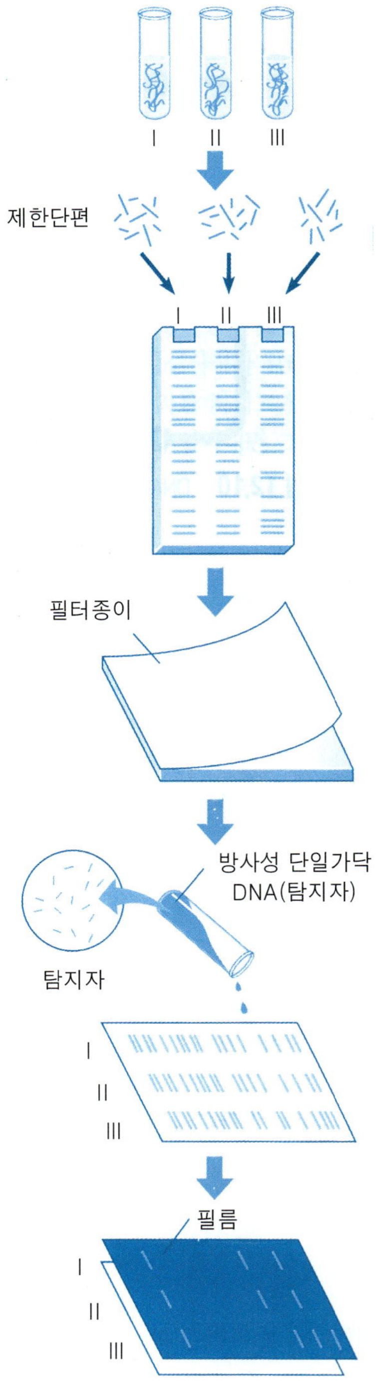

❶ 제한단편 조각준비

대상자 Ⅰ, Ⅱ, Ⅲ의 혈액에서 DNA를 추출한다. 대상자는 Ⅰ은 질병 보인자를 갖고 있다. 제한효소를 세 시료에 처리하여 단편 조각을 만든다.

❷ 겔전기영동

제한단편의 혼합물은 전기영동으로 분리한다. 각 개인에서 온 시료는 특징적인 띠 패턴을 형성한다(혈액세포의 모든 DNA가 사용되므로 여기서 보여주는 것 이상으로 많은 띠가 존재한다).

❸ 블롯팅

이중가닥 DNA를 분리하기 위한 처리를 하고, 단일가닥이 된 각 DNA 띠는 특수한 종이 여과지에 블롯팅으로 이동시킨다.

❹ 방사성 탐지자

알아보고자 하는 유전자와 상보적인 서열을 가진, 단일가닥 방사성 DNA탐지자가 들어 있는 용액에 종이 블롯은 담근다. 탐지자가 상보적 DNA 제한단편과 염기쌍을 이룬다(탐지자가 동일통로에 있는 여러 띠에 결합할 수도 있다).

❺ 방사성 탐지(방사선 사진)

부착되지 않은 탐지자는 씻어내고, 필름을 종이 위에 얹는다. 탐지자의 방사성은 필름 위에 띠에 해당하는 상을 만든다. 예를 들어, 개인 Ⅰ과 Ⅱ는 동일하고 개인 Ⅲ은 다른 모양이다. 개인 Ⅰ이 질병보인자를 가지고 있으므로, 개인 Ⅱ 역시 보인자를 가지고 있고 Ⅲ은 가지고 있지 않은 것을 알 수 있다.

그림 4-15. 제한단편길이다형성 분석과정

4. 중합효소연쇄반응(PCR)

PCR은 DNA 단편을 반복적으로 대량 복제하여 증폭하는 기술로 그 원리는 매우 간단하다. PCR의 장점은 감도가 우수하다는 것이다. 즉 DNA를 대량으로 증폭시켜 소량의 생체물질에 대한 연구를 가능하게 해준다.

PCR을 이용하려면 우선 증폭시킬 DNA의 배열을 결정해야 하고 그 다음은 화학적으로 합성된 올리고뉴클레오티드 프라이머(primer)가 있어야 한다. 증폭될 DNA는 95℃에서 가열하여 변성시키고, 그 다음에 프라이머를 10℃에서 DNA에 결합시킨다. 그 다음은 37℃에서 Taq중합효소(Taq polymerase)를 첨가하여 DNA를 합성한다. 반응은 시료를 혼합한 후 자동으로 가열과 냉각을 반복적으로 하는 온도순환장치(thermal cycler)에 넣고 20~40회 반복한다. 한번 순환할때마다 생성물이 2배 증폭하므로 몇 시간이면 표적 DNA가 몇 백만 배 이상으로 증폭될 수 있다. 본 반응에서 마그네슘은 Taq중합효소의 활성을 위해 첨가된다. PCR에 의해 생성된 증폭 표적 DNA를 증폭산물(amplicon)이라고 한다. PCR의 전반적인 과정은 그림 4-16과 같다.

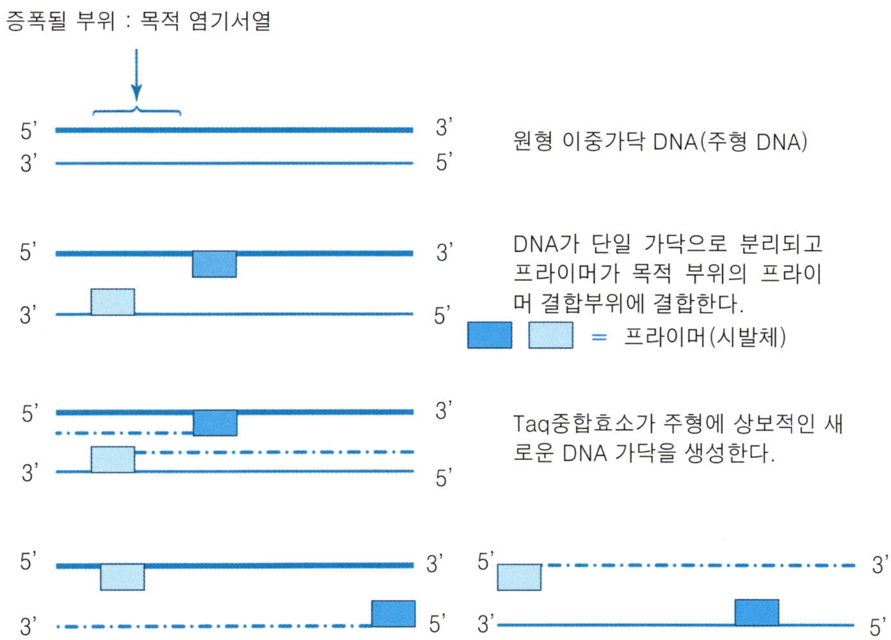

프라이머는 4곳에 작용할 수 있다. Taq중합효소는 다른 한 세트의 DNA 가닥을 합성한다.
각 주기마다 목적 DNA 농도는 2배가 되므로 원래의 DNA는 기하급수적으로 증가한다.

그림 4-16. 중합효소연쇄반응

혈액은행의 유전원리 Self Check

【문제 1】 대부분의 혈액형 유전 발현은 다음 중 어느 것에 의하는가?

① 우성 ② 열성 ③ 성-연관 ④ 공동우성

☞ **해설** : 대부분의 경우, 혈액형 항원은 공동우성(codominant)의 발현으로 유전된다. 공동우성이란 두 개의 서로 다르게 유전된 대립유전자의 동등한 발현을 가리킨다.

☞ **해답** : ④

【문제 2】 다음의 적혈구 표현형 중 어느 것이 항Jk[a]와 가장 강하게 반응하는가?

① Jk(a-b+) ② Jk(a+b-) ③ Jk(a+b+) ④ Jk(a-b-)

☞ **해설** : Jk(a+b-)가 가장 강하게 반응한다. 유전자형 Jka의 표현형은 Jk(a+b-)이고 이것의 항체는 항Jka이므로 이들이 특이적으로 강하게 반응한다.

☞ **해답** : ②

【문제 3】 검출 가능한 생성물을 만들지 못하는 유전자를 무엇이라고 하는가?

① 조절유전자 ② 대립인자 ③ 무유전자(null gene) ④ 무형유전자

☞ **해설** : 무형유전자(amorph)란 검출 가능한 생성물을 발현하지 못하는 유전자이며, "null"형이란 혈액형계통 항원의 발현이 분명하지 못하여 붙여진 이름이다.

☞ **해답** : ④

【문제 4】 다음 중 친자감별시험을 위한 표지자로서 가져야 할 중요한 사항은 어느 것인가?

① 모든 종족은 같은 유전자 빈도를 가진다.
② 유전계통은 다형적이다.
③ 무형유전자가 없다.
④ 재조합(recombination)이 일반적이다.

☞ **해설** : 다형적(polymorphic)이란 둘 또는 그 이상의 표현형을 발현하는 유전계통이다. 혈액형계통의 다형적이 클수록 동일한 두 사람을 발견하는 것은 더 어렵다. 대립유전자를 많이 갖고 있는 혈액형이 친자관계를 결정하는 데 유리하다.

☞ **해답** : ②

【문제 5】 각각의 부모로부터 유전된 유전자가 같은 형태일 때 이를 무엇이라고 하는가?

① 동형접합 ② 대립인자 ③ 이형접합 ④ 신테니

☞ **해설** : A/A, B/B, M/M 등과 같이 대립유전자가 같을 때 이를 동형접합이라 한다. 신테니(synteny)란 연결되기 쉬운 2개 또는 그 이상의 유전자좌가 근접도에 상관없이 같은 염색체에 존재하는 것을 말한다.

☞ **해답** : ①

【문제 6】 아이가 친부용의자(alleged father)로부터 형질을 유전받지 못했을 때의 배제(exclusion)는 어떤 것인가?

① 직접 ② 간접 ③ 검사의 오류 ④ 약한 시약의 사용

☞ **해설** : 직접배제(direct exclusion)는 아이가 부모 중 어느 누구의 형질도 갖지 않았을 때 부자관계를 배제하는 것이고, 간접배제(indirect exclusion)는 친부용의자가 분명히 동형접합인데 아이에서는 기대되는 마커가 발견되지 않는 경우이다.

직접배제의 예

	엄마	친부용의자	아이
표현형	O형	A형	B형
유전자형	*O/O*	*A/A* 또는 *A/O*	*B/O*

간접배제의 예

	엄마	친부용의자	아이
표현형	Jk(a+b−)	Jk(a−b+)	Jk(a+b−)
유전자형	*Jka/Jka*	*Jkb/Jkb*	*Jka/Jka*

친부용의자는 무형 *Jk* 대립유전자를 갖고 있어서 검출 가능한 산물을 발현하지 못했을 수도 있다.

☞ **해답** : ②

【문제 7】 상동염색체의 주어진 유전자 좌위에 유전자가 대응형태를 보이는 것을 무엇이라고 하는가?

① 대립유전자 ② 앰플리콘 ③ 뉴클레오티드 ④ 무형유전자

☞ **해설** : 증폭산물(amplicon)이란 PCR에 의해 생성된 DNA의 증폭된 목표 염기배열을 말한다.

☞ **해답** : ①

【문제 8】 다른 하나의 유전자를 억제할 수 있는 유전자를 무엇이라고 하는가?

① 무형유전자 ② 시스유전자 ③ 무유전자 ④ 억제유전자

☞ **해답** : ④

【문제 9】 DNA와 RNA를 구성하는 인산, 당, 염기를 무엇이라고 하는가?

① 증폭산물(앰플리콘) ② 중합효소
③ 뉴클레오티드 ④ 안티코돈

☞ **해답** : ③

【문제 10】 가계도에서 사각형 기호는 무엇을 나타내는 것인가?

① 남성 ② 여성 ③ 쌍둥이 ④ 사산아

☞ **해설** : 남성은 사각형, 여성은 원형으로 나타낸다.
☞ **해답** : ①

【문제 11】 같은 염색체에서 멀리 떨어진 곳에 위치한 유전자 사이에 일어나기 쉬운 현상은?

① 반수체형 유전 ② 교차 ③ 연관 ④ 상호 억제

☞ **해답** : ②

【문제 12】 형질이 아버지로부터 그의 모든 딸들에게는 전달되고 아들들에게는 전달되지 않을 때, 그 형질을 무엇이라고 부르는가?

① X-연관 우성 ② X-연관 열성
③ 상염색체 우성 ④ 공동 우성

☞ **해답** : ①

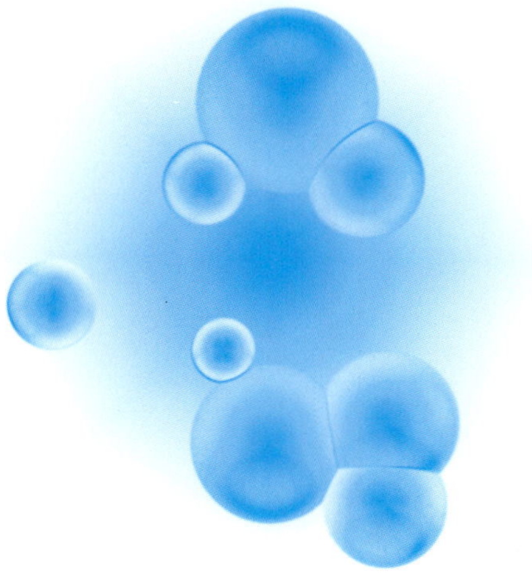

제3편
주요 혈액형계통

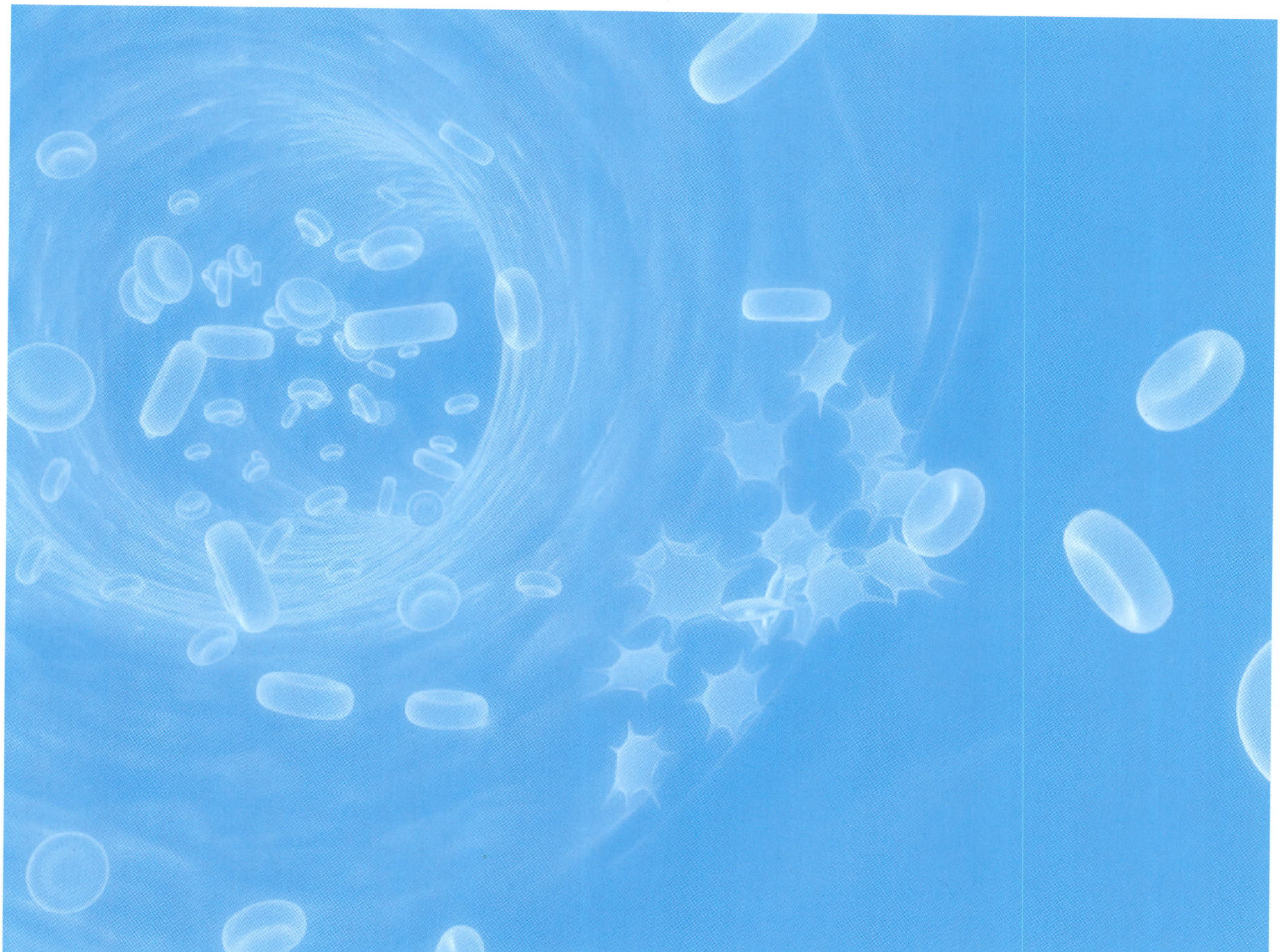

제15장

ABO 및 H 혈액형계통

학습목표

1. 혈액형 항원 및 그들의 유전과 관련하여 혈액형계통을 정의하라.
2. 란트슈타이너법칙을 설명하라.
3. ABO 항원이 존재하는 세포, 체액, 분비물을 열거하라.
4. *ABO*, *H*, *Se* 유전자 사이의 관계를 기술하라.
5. 1형과 2형 올리고당 구조의 차이점을 설명하라.
6. 유전자 생성물로부터 H 항원의 형성 과정과 그것과 ABO 항원 발현의 관계를 설명하라.
7. *A*, *B*, *O*, *H* 대립유전자로부터 생성되는 글리코실기전이효소 및 면역결정기당을 열거하라.
8. A_1과 A_2 표현형의 항원 구조 및 혈청학적 검사의 차이점을 비교 설명하라.
9. A_3, A_x, A_{el}을 혈청학적 검사로 어떻게 구분하는지 기술하라.
10. ABO 표현형을 나타낼 수 있는 ABO 유전자형을 결정하라.
11. ABO 혈액형계통 항체의 면역글로불린 종류, 임상적 의의 및 시험관에서의 혈청학적 반응을 기술하라.
12. 수혈에 있어서 전혈, 적혈구 및 혈장제제를 어떤 경우에 선택하는지 논하라.
13. 만능공혈자와 만능수혈자를 정의하고, 적혈구 및 혈장제제에 어떻게 적용하는지 설명하라.
14. ABO 불일치를 초래할 수 있는 기술적 오류(기술오차)를 열거하라.
15. ABO 항원이 결여되거나 약하게 발현되는 이유를 들고, 이러한 불일치를 해결하기 위한 방법을 열거하라.
16. 봄베이 표현형의 유전경로, 혈청학적 반응, 수혈에 대해 기술하라.
17. 분비자와 비분비자를 정의하라.

'혈액형계통은 단일 유전자 좌위(genetic locus)나 거의 유전교차(genetic crossing over)가 일어나지 않을 정도로 매우 근접해 있는 유전자 좌위에서 생성된 항원으로 구성된다. 혈액형 항원은 주로 적혈구막에 위치해 있으며, 그것은 생화학적으로 단백질과 탄수화물(당지질, 당단백질)로서 분류된다. 혈액형 항원은 해당 항원을 갖고 있지 않은 개체에 적당하게 면역학적으로 노출되었을 때 대응하는 항체의 생성을 유도한다. 1980년에 국제수혈학회(International Society of Blood Transfusion, ISBT)에서는 유전에 기초하여 혈액형 항원의 기호와 번호를 표준화했으며, 1991년 23개, 2003년 25개, 2009년 현재 29개의 혈액형계통이 알려져 있다(표 5-1). ABO 혈액형계통은 ISBT번호 1번이고, 하나의 항원으로 구성된 H 혈액형계통은 18번이다.

용어설명

혈액형계통(blood group system)
혈액형 종류를 항원에 의해 체계적으로 분류한 것이다. 'ABO 혈액형계통'은 간단히 'ABO식'이나 'ABO계'라고도 부른다.

표 5-1. ISBT 혈액형계통

혈액형계통명	ISBT 기호	ISBT 번호
ABO	ABO	001
MNS	MNS	002
P	P1	003
Rh	RH	004
Lutheran	LU	005
Kell	KEL	006
Lewis	LE	007
Duffy	FY	008
Kidd	JK	009
Diego	DI	010
Cartwright (Yt)	YT	011
Xg	XG	012
Scianna	SC	013
Dombrock	DO	014
Colton	CO	015
Landsteiner–Wiener	LW	016
Chido/Rodgers	CH/RG	017
Hh	H	018
Kx	XK	019
Gerbich	GE	020
Cromer	CROM	021
Knops	KN	022
Indian	IN	023
OK	OK	024
RAPH	MER2	025
JMH	JMH	026
I	I	027
Globoside	GLOB	028
GIL	GIL	029

용어설명

란트슈타이너법칙
(Landsteiner's rule)
정상적이고 건강한 사람은 그들의 적혈구에 없는 ABO 항원에 대한 항체를 소유한다는 것을 설명하는 법칙.

I. ABO 혈액형에 대한 역사적 고찰

1900년 Karl Landsteiner에 의한 ABO 혈액형의 발견은 현대 혈액은행과 수혈의학의 출발점이 되었다. 란트슈타이너는 여섯 명의 적혈구 부유액과 혈청을 다양하게 조합하여 혼합한 후 응집의 관찰을 통해 사람의 혈청에는 자신의 적혈구 ABO 항원에 대응하지 않는 응집항체가 존재한다는 것을 발견하였는데, 이후 이 발견을 **란트슈타이너법칙(Landsteiner's rule)**이라고 하였다. 예를 들면, 적혈구에 A 항원만 있고 B 항원이 없는 사람은 혈청에 항B 항체를 갖고 있다.

각각의 ABO 표현형과 관련된 항원 및 항체를 그림 5-1에 설명하였다. 이들 4가지 표현형은 A형, B형, AB형, O형이다. ABO 혈액형은 수혈과 관련하여 가장 중요한 혈액형이다. 안전한 수혈을 위해서는 무엇보다 먼저 공혈자와 수혈자 사이에 ABO 혈액형이 정확하게 일치해야 한다.

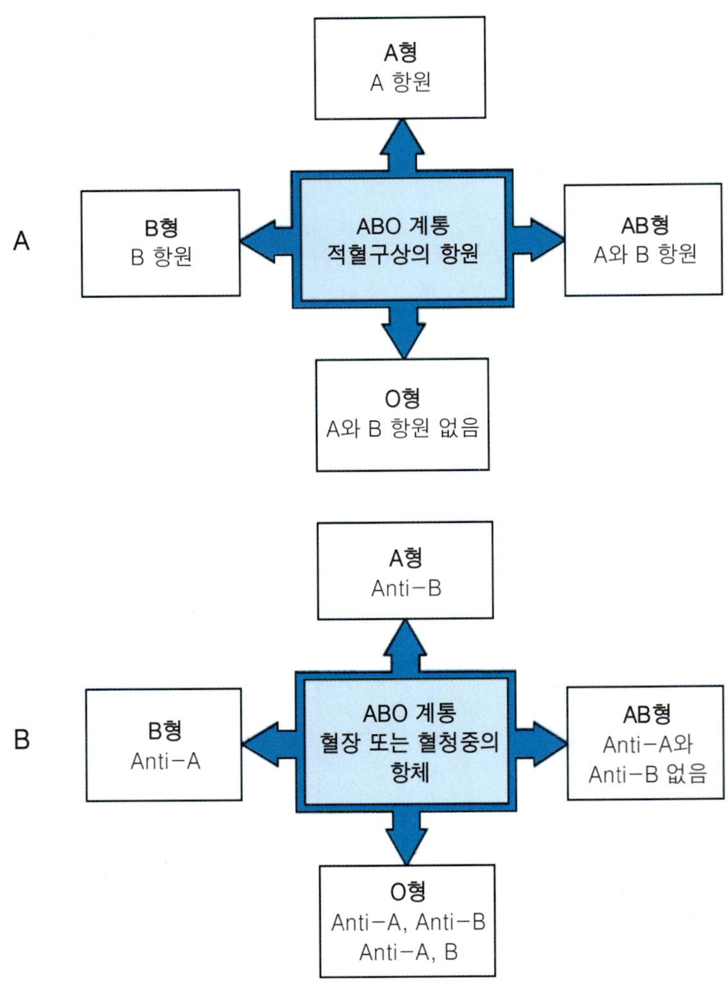

그림 5-1. ABO 항원(A)과 항체(B)

수혈자에게 부적합한 ABO 혈액을 수혈하면 혈관내용혈 및 **급성용혈수혈반응(acute hemolytic transfusion reaction)**과 같은 심각한 부작용을 초래할 수도 있다. ABO 혈액형을 보다 구체적으로 이해할 수 있도록 그림 5-2에 ABO계통 혈액형검사를 소개하였다. O형은 항A와 항B 어느 것에 의해서도 응집이 일어나지 않는다. O형의 O는 본래 영(zero)을 가리키며, 이를 사용하게 된 동기가 항A와 항B에 의해 응집되지 않는데서 연유한 것이다. 그러나 읽을 때는 영어의 O(오)로 부르면 된다. O형을 정확하게 증명하기 위해서는 항H의 사용이 필요하다.

용어설명

급성용혈수혈반응 (acute hemolytic transfusion reaction)
발열, 오한, 혈색소뇨증 및 저혈압 등의 증상들이 빠르게 나타나는 수혈 합병증. 주요 합병증으로는 비가역성 쇼크, 신부전 및 파종혈관내응고(disseminated intravascular coagulation)를 포함한다.

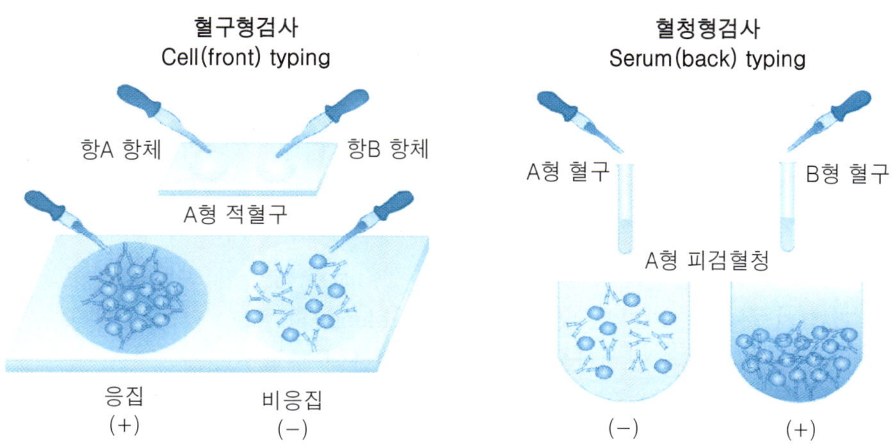

ABO 계통 혈액형	[혈구형검사] 사용 항체				[혈청형검사] 시약 적혈구		
	항H	항(A+B)	항A	항B	O형	A형	B형
O형	++	−	−	−	−	++	++
A형	+	+	++	−	−	−	++
B형	+	+	−	++	−	++	−
AB형	+	+	+	+	−	−	−

그림 5-2. ABO 계통 혈액형검사

혈구형검사란 적혈구의 항원검사이다(그림 좌측). A형 피검혈구에 기지의 항 A 항체 및 항 B 항체를 첨가하여 항 A 항체의 의한 응집을 확인하다. 혈청형검사란 피검혈청 중의 항체검사이다(그림 우측). A형 피검 혈청에 기지의 A형 및 B형 혈구를 첨가하여 B 혈구에 의한 응집을 확인한다.

용어설명

탯줄혈액(cord blood)
태아의 배꼽동맥 또는 배꼽정맥으로부터 얻어진 혈액. 탯줄혈액은 제대혈액이라고도 부른다.

Ⅱ. ABO 및 H 계통 항원

1. ABO 항원의 일반적 특징

ABO 항원은 광범위하게 분포하고 있으며 적혈구, 림프구, 혈소판, 조직세포, 골수 및 신장과 같은 장기에 존재한다. 용해성 ABO 계통 항원은 또한 조직세포에 의해 합성되고 분비될 수 있다. 따라서 ABO 항원은 세포막에 결합해 있거나 용해된 형태로 존재한다. 용해성 항원은 뇌척수액을 제외한 분비물 및 모든 체액에서 발견된다. 적혈구막에 내재되어 있는 ABO 항원의 성분은 당단백질 또는 당지질 분자이다. 반면에 용해성 항원은 당단백질이다.

태아의 ABO 항원은 5~6주 정도부터 적혈구 표면에 나타난다. 출생시에는 항혈청을 이용하여 혈액형을 결정할 수 있다. 그러나 이때 혈청중에는 항체가 존재하지 않는다. 생후 3개월쯤 되면 면역조직계가 성숙하여 항체가 생성되기 시작한다. 신생아의 적혈구당 항원 수는 성인보다 더 적다. 예를 들면, 성인의 적혈구 한 개에는 610,000~830,000개의 B 항원이 있으나 신생아의 적혈구에는 성인보다 훨씬 적은 200,000~320,000개의 B 항원이 있다.

신생아의 적혈구는 수량뿐만 아니라 성인처럼 충분히 발달된 항원을 갖고 있지 못하다. 따라서 **탯줄혈액**(cord blood)의 ABO 항원은 약하다. 항원 발달은 느려서 2~4살은 되어야 성인수준에 도달한다.

한국인을 비롯한 미국인과 일본인의 ABO 표현형 빈도 분포를 표 5-2에 나타냈다. 여기서 특징적인 것은 B형의 경우 흑인과 한국 및 일본을 포함하는 아시아계 사람들이 백인보다 더 높은 빈도를 나타낸다는 것이다.

표 5-2. ABO 표현형의 빈도분포(%)

ABO 표현형	한국인	미국 백인	미국 흑인	아시아계	일본인
A	34	40	27	28	38
B	27	11	20	27	22
AB	11	4	4	5	11
O	28	45	49	40	29

*Blaney KD, Howard PR : Cocepts of Immunorematology, St. Louis, 2000, Mosby
*대한적십자사 혈액사업본부 : www.bloodinfo.net

2. A, B 및 H 항원의 유전과 발달

ABO 항원의 유전과 형성을 논의하려면 먼저 ABO 항원과는 별도로 유전되는 H 항원에 대한 이해가 필요하다. H 항원의 생성은 유전적으로 ABO 유전자 좌위와는 다른 염색체에 위치한 *H* 유전자에 의해 조절된다. ABO 및 *H* 유전자와 더불어 용해성 ABO 항원의 발현은 *Se* 유전자의 영향을 받는다. *Se* 유전자는 유전적으로 타액, 눈물 및 기타 체액에서 ABO 항원의 형성에 영향을 준다. 따라서 ABO 항원의 출현과 유전자 좌위는 세 개의 독립 좌위, 즉 *ABO*, *H*, *Se*의 영향을 받는다. ABO 항원은 H, Lewis, I/i 및 P_1 항원의 형성에 기초가 되는 공통의 탄수화물로부터 만들어진다. 결과적으로 이 공통 탄수화물로부터는 한 가지 혈액형계통 이상의 항원 발현이 가능하다(그림 5-3).

용어설명

올리고당쇄
(oligosaccharide chain)
소수의 단순 탄수화물 분자에 의해 형성된 화합물.

1) A, B 및 H 항원의 공통구조

A, B 및 H 항원의 공통구조(항원 구성 단위 antigen building block)를 보면 단백질 또는 지질 운반체 분자에 **올리고당쇄(oligosaccharide chain)**가 결합해 있다. 올리고당쇄는 선상이거나 가지를 가진 복합구조로 네 개의 당으로 구성된다. 두 개의 말단 당인 D-갈락토오스(D-galactose, Gal)와 N-아세틸글루코사민(N-acetylglucosamine, GlcNAc)은 두 가지 형태로 연결되어 있다.

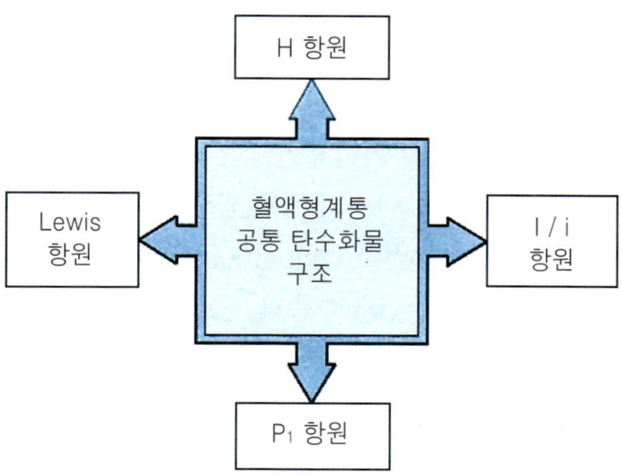

그림 5-3. 일부 혈액형 항원의 형성

몇 가지 혈액형계통의 항원은 같은 탄수화물 전구체로부터 형성된다.

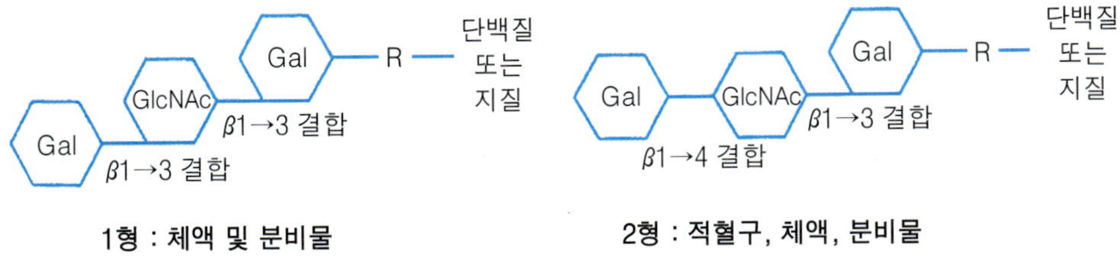

그림 5-4. 1형 및 2형 올리고당쇄 구조

2형 사슬의 대부분은 적혈구에 위치한다. Gal: galactose, GlcNAc: N-acetylglucosamine

D-갈락토오스의 1번 탄소가 N-아세틸글루코사민의 3번 탄소에 연결될 때 그 결합을 β1→3(1형)이라고 하며, D-갈락토오스의 1번 탄소가 N-아세틸글루코사민의 4번 탄소에 연결될 때 그 결합을 β1→4(2형)라고 한다(그림 5-4). 적혈구막에 있는 당지질이나 당단백질과의 결합은 2형구조이며, 체액 속에 있는 구조는 1형이다. 일부 2형 당단백질구조는 체액이나 분비물 중에도 있는 것으로 알려져 있다.

2) H 항원의 발달

H 항원은 H 혈액형계통에만 있는 항원이다. 이 혈액형계통은 19번 염색체에 유전자 좌위를 갖고 있으며 *Se* 좌위와 매우 가까이 있다. *H* 좌위는 두 개의 유의한 대립유전자, 즉 *H*와 *h*를 갖고 있다. *H* 대립유전자는 고빈도(99.99%)의 우성 대립유전자이며, 반면 *h* 대립유전자는 거의 나타나지 않는 무형유전자이다. *H* 대립유전자의 유전자 생성물은 글리코실기(glycosyl group)의 전이를 촉매하는 **글리코실기전이효소(glycosyltransferase)**이다. H 항원을 형성하는 데 있어서 글리코실기전이효소는 1형이나 2형의 공통 올리고당쇄에 당 분자인 L-푸코오스(L-fucose, Fuc)를 전이한다. 이 효소의 생화학적 이름은 L-푸코오스전이효소(L-fucosyltransferase)이다. 1형 및 2형 사슬의 말단 갈락토오스에 첨가된 L-푸코오스는 H 특이성을 부여하므로 H 항원의 **면역결정기당(immunodominant sugar)**이라고 한다(그림 5-5). 따라서 H 항원의 형성은 효소반응의 생성물이라고 할 수 있다. 이러한 H 항원의 형성은 A 및 B 항원의 발현에도 중요한데, 이는 *ABO* 대립유전자의 유전 생성물이 수용체분자로서 H 항원을 필요로 하기 때문이다.

h 대립유전자는 검출 가능한 유전자 생성물을 생성하지 못하는 무형유전자이므로, *h*동형접합자(*hh*)를 갖고 있는 적혈구는 **봄베이 표현형(Bombay phenotype)**으로 분류된다. 희귀한 봄베이 표현형의 적혈구에는 H 항원과 ABO 항원이 모두 없다. 봄베이형과 파라봄베이형은 각각 40만 명과 30만 명당 1명의 빈도로 나타난다.

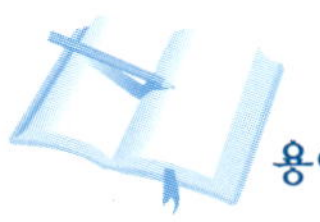

용어설명

글리코실기전이효소 (glycosyltransferase)
생화학적 반응에서 글리코실기(단순 탄수화물 단위)의 전달을 촉매하는 효소.

면역결정기당 (immunodominant sugar)
특이성을 부여해 주는 당 분자.

봄베이 표현형 (Bombay phenotype)
유전적으로 동형접합의 hh 대립유전자가 유전된 사람의 희귀한 표현형. 이러한 사람의 적혈구에는 H 및 ABO 항원이 결여되어 있다.

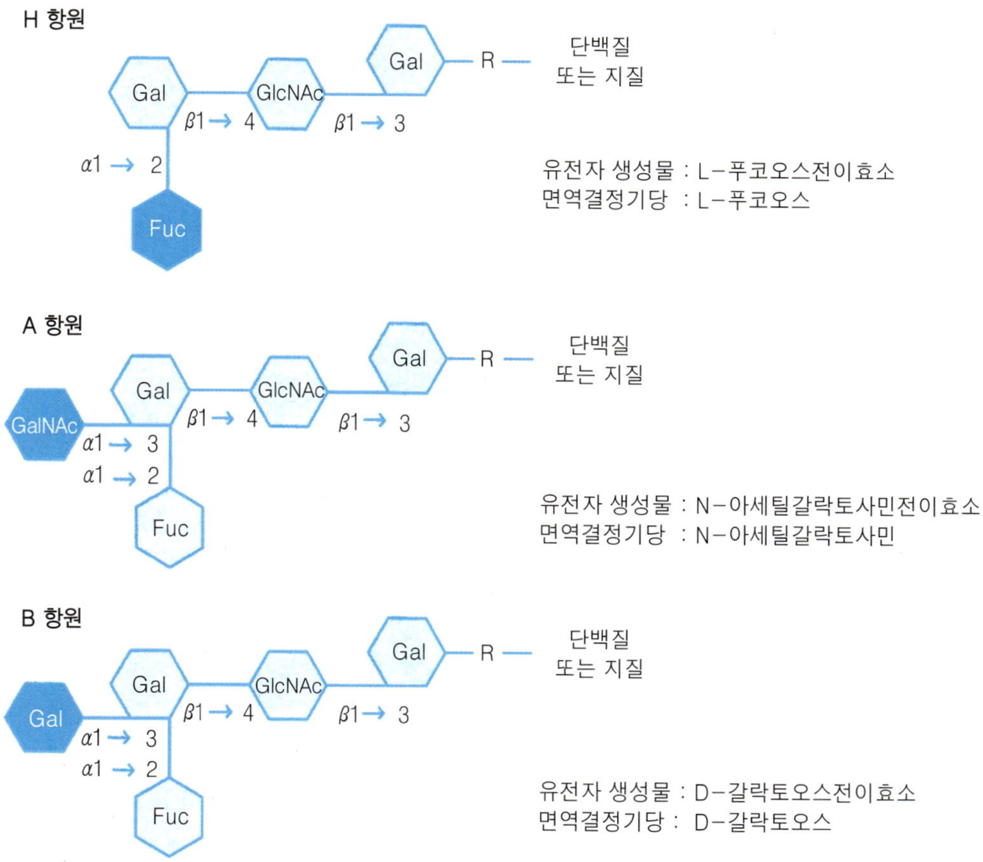

그림 5-5. H, A 및 B 항원의 생화학적 구조

Gal: D-galactose, GlcNAc: N-acetylglucosamine, Fuc: L-fucose, GalNAc: N-acetylgalactosamine.
인용문헌: Vengelen-Tyler V, editor: Technical manual, ed 12, Bethesda, Md, 1996, American Association of Blood Banks.

봄베이형인 사람은 H 유전물질을 유전하지 않기 때문에 당연히 적혈구막 위에는 H 물질이 존재하지 않는다. 봄베이형인 사람은 A 또는 B 유전자를 가지고 있지만, H 물질이 없기 때문에 A 항원과 B 항원의 각각의 유전자 생성물인 N-아세틸갈락토사민전이효소(N-acetylgalactosaminyl-transferase)와 D-갈락토오스전이효소(D-galactosyltransferase)가 작용하지 못하여 A 항원과 B 항원이 생성될 수 없다. 봄베이형의 적혈구는 항A, 항B, 항H 및 항A+B 항체와 반응하지 않기 때문에 O형으로 표현된다. 그러나 H 항원을 가진 보통의 O형 적혈구와 다르게 봄베이형의 적혈구막 위에는 H 항원이 존재하지 않는다. 파라봄베이형에는 미량의 H 물질이 존재하는 경우와 타액에만 존재하는 경우가 있다. 봄베이형과 파라봄베이형의 발생기전은 *H* 유전자의 변이에 의한 것으로 판명되었다.

3) A 및 B 항원의 발달

A 및 B 항원의 유전 조절은 9번 염색체에서 이루어진다. 세 가지 주요 대립유전자, 즉 *A*, *B*, *O* 대립유전자는 *ABO* 좌위에 존재한다. *H* 대립유전자와 마찬가지로 *A* 및 *B* 대립유전자의 유전 생성물은 글리코실기전이효소이다. *A* 대립유전자는 N-아세틸갈락토사민전이효소(N-acetylgalac-tosaminy-transferase)를 생성하며, 이 효소는 H 항원으로 전환되었던 올리고당쇄에 N-아세틸갈락토사민(N-acetylgalactosamine)을 전이한다. *B* 대립인자는 D-갈락토실기전이효소(D-galactosyltransferase)를 생성한다. 이 효소는 H 항원으로 전환되었던 올리고당쇄에 D-갈락토오스를 전이한다(그림 5-5). 따라서 N-아세틸갈락토사민(GalNAc)은 A 항원 특이성을 나타내는 면역결정기당이며, D-갈락토오스는 B 항원 특이성을 나타내는 면역결정기당이다.

O 대립유전자의 유전 생성물은 불활성 효소이므로 비기능성 유전자인 것으로 생각된다. O형의 DNA는 A형의 DNA와 염기배열이 같지만 261번째의 염기가 결핍되어 있기 때문에 구조 변화가 일어나고 117번째의 코돈(codon)이 정지 코돈으로 되어 O형 유전자의 생성물은 효소활성이 없다. 그 때문에 O형인 사람은 H 물질을 그대로 적혈구에 갖고 있다. 따라서 O형 적혈구는 A나 B 항원은 없지만 전환되지 않은 H 항원은 풍부하다. 성인의 O형 적혈구는 적혈구당 약 1.7백만 개의 H 항원을 가지고 있으며, 적혈구당 H 항원 농도가 가장 높다.

기타 ABO 표현형에는 H 항원이 적다. 이는 H 항원이 A 및 B효소에 대한 수용체 분자로서 작용하기 때문이다. A 및 B 표현형은 H 항원의 수가 가장 적다.

그림 5-6은 ABO 표현형에 있어서의 H 항원의 농도 변동을 나타낸 것이다. Yamamoto 등(1990)은 ABO 표현형의 분자구조를 밝혀냈으며, 또한 ABO 좌위의 글리코실기전이효소 유전자에 소수의 돌연변이가 존재한다는 것을 밝혀냈다. 분자수준에서 A 및 B 글리코실기전이효소는 그들의 핵산 구성에 약간의 차이가 있는 것으로 밝혀졌다.

A와 B 항원은 일차적인 유전자 생성물이 아니다.

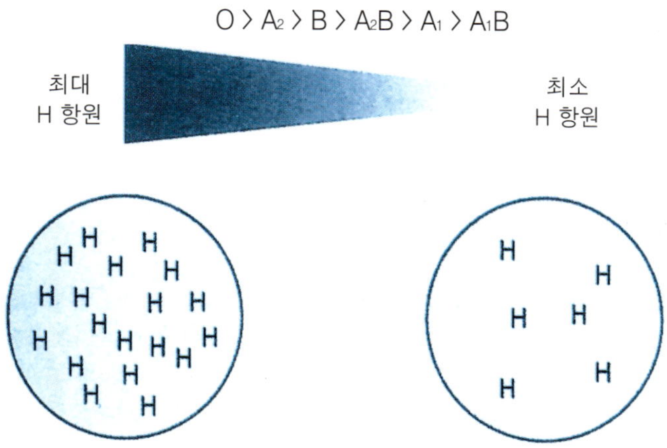

그림 5-6. ABO 표현형에서 H 항원 농도의 변동
O형 적혈구가 H 항원을 가장 많이 갖고 있고 A_1B형 적혈구가 H 항원을 가장 적게 갖고 있다.

3. ABO 아형

1) A_1 및 A_2 표현형의 비교

ABO 표현형은 더 세분화된 아형(subgroup)으로 분류할 수 있다. 아형에 따라 적혈구막에 발현된 항원의 양이 다르다(그림 5-7). 이러한 항원 발현의 차이를 뒷받침하는 증거들이 있다. 어떤 아형은 구조적으로 가지를 많이 가지며 복잡하다. 반면에 어떤 것은 선형으로 단순하다. A형의 주요 아형은 A_1과 A_2이다. A^1 및 A^2 유전자에 의해 통제되는 글리코실기전이효소 간에 H 항원을 A 항원으로 전환시키는 능력에 있어서 약간의 차이를 나타낸다. A^1 유전자에 의해 발현되는 A_1 표현형이 A형의 약 80%를 차지한다.

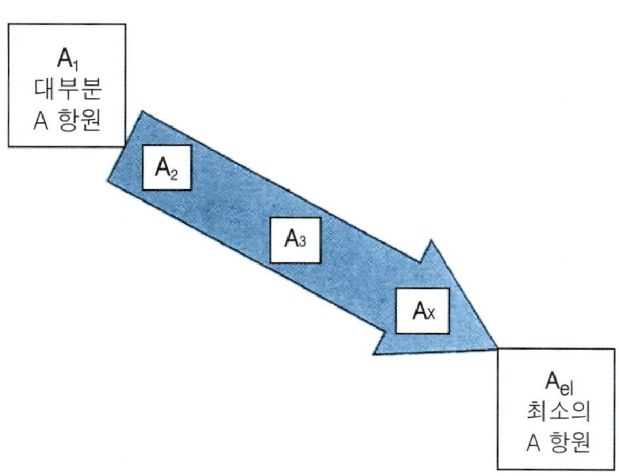

그림 5-7. A 아형의 항원 구배 : A 항원 수

용어설명

Dolichos biflorus
A_1 항원에 특이성을 가진 식물 렉틴.

Ulex europaeus
H 항원에 특이성을 가진 식물 렉틴.

A_1 표현형에서 A 항원은 가지 및 선형의 올리고당쇄에 고도로 집중되어 있다. A^1 유전자는 A 항원의 생성을 위해 H 항원에 효과적으로 작용한다. A^2 유전자에 의해 발현되는 A_2 표현형은 A형의 약 20%를 차지한다. A_2 표현형에서의 A 항원 수는 A_1보다 적다. 동종항체 항A_1은 A_2의 1~8%, A_2B의 22~35%에서 검출된다.

일반적인 ABO 혈액형검사에서 A_1 및 A_2 적혈구는 둘 다 시판되고 있는 항A 시약에 응집한다. 따라서 A_1과 A_2는 *Dolichos biflorus* **렉틴**(lectin)이라는 시약에 의한 혈청학적 검사를 통해서만 구분할 수 있다. 이 렉틴은 *Dolichos biflorus*라는 식물의 씨앗으로부터 추출되며 항A_1 특성을 가진다. 이를 희석한 항A_1 렉틴은 A_1 적혈구만 응집하고 A_2 적혈구는 응집하지 않는다. 하지만 항A_1 렉틴은 일반적인 공혈자 및 수혈자의 ABO 혈액형검사에는 사용되지 않는다. 왜냐하면 수혈 목적으로는 이들을 구분할 필요가 없기 때문이다. A_1과 A_2 표현형의 차이를 그림 5-8에 나타냈다.

2) A 및 B의 추가 아형

A_1 및 A_2 외에도 A 아형에는 A_{int}, A_3, A_x, A_m, A_{end}, A_{el} 및 A_{bantu}가 있다. 이들 중 A_3, A_x, A_{el} 아형의 혈청학적 특징을 표 5-3에 나타냈다.

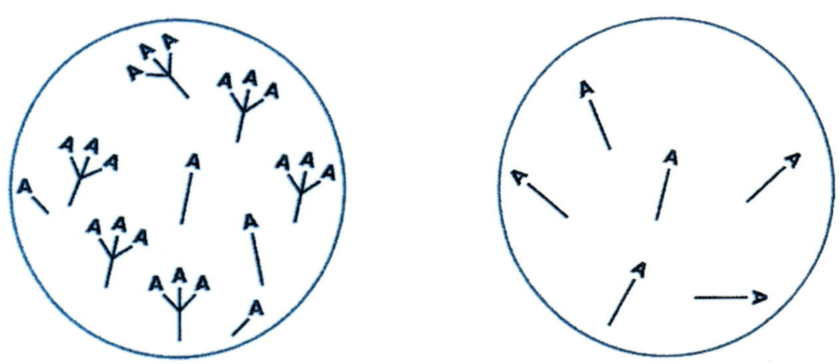

A_1 표현형	A_2 표현형
가지형 A 항원	선형 A 항원
성인 적혈구당 2백만 개의 A 항원	성인 적혈구당 5십만 개의 A 항원
Anti-A에 양성	Anti-A에 양성
Anti-A_1 렉틴에 양성	Anti-A_1 렉틴에 음성

그림 5-8. A_1 및 A_2 적혈구의 비교

A_1 표현형이 A형의 80%를 차지하고 A_2 및 약 A 표현형이 20%를 차지한다.

(1) A_3 아형

A_3 적혈구의 응집양상의 특징은 혼합시야(mixed field)이다. 인체 다클론 항A 및 항A, B와 A_3 적혈구의의 혼합시야반응은 비응집 적혈구들 사이에서 작은 응집물을 형성하는 반응이다. A_3 적혈구는 항A_1 렉틴에 음성이다.

(2) A_x 아형

A_x 적혈구는 전형적으로 인체 다클론 항A와 약한 응집 반응을 나타낸거나 아예 반응을 하지 않으며, 인체 다클론 항A, B시약과 더 강한 반응을 나타낸다. A_x인 사람의 혈청에는 대부분 항A가 포함되어 있다.

(3) A_{el} 아형

인체 다클론 및 단클론 항A와 인체 다클론 항A,B는 A_{el} 적혈구를 응집시키지 못한다. A 항원의 존재를 확인하려면 흡착(adsorption) 및 해리(elution) 시험을 해야 한다. 보통 A_{el}인 사람의 혈청에는 항A_1이 포함되어 있다.

(4) B 아형

B 아형은 A 아형보다 더 드물다. 이러한 아형들은 전형적으로 항B에 약하게 반응하거나 전혀 반응하지 않는다.

용어설명

A_3아형(A_3 subgroup)
인체 다클론 anti-A 및 anti-A, B와 반응하여 응집되지 않은 적혈구들 사이에서 작은 응집물을 나타내는 아형. 이러한 응집형태를 혼합시야(mixed field)라고 한다.

A_{el}아형(A_{el} subgroup)
인체 다클론 및 단클론 anti-A와 인체 다클론 anti-A, B에 응집하지 않으며 해리(elution)의 특수기법을 사용해야 존재가 확인되는 아형.

흡착(adsorption)
용액으로부터 적혈구 항체를 제거하기 위하여 기지 항원을 갖고 있는 적혈구를 사용하는 면역혈액학적 기법.
A형 적혈구는 용액으로부터 항A를 제거할 수 있다.

해리/용출(elution)
적혈구상의 항원-항체 복합체를 분리시키는 과정, 유리된 IgG 항체는 특이성을 검사한다.

혼합시야(mixed field)
응집한 적혈구와 응집하지 않은 적혈구가 섞여있는 응집형태.

표 5-3. A_3, A_x, A_{el} 아형의 혈청학적 특징

아 형	Anti-A	인체 Anti-A, B	Anti-H 렉틴[1]	Anti-A_1 렉틴[2]	타액 중의 용해성 항원[3]	혈청 중의 Anti-A
A_3	++mf	++mf	+++	0	A와 H	저빈도
A_x	약/0	+/++	++++	0	H	고빈도
A_{el}	0	0	++++	0	H	중등도
A_m	±/0	±/0	++++	0	A와 H	
A_{end}	±mf	±mf	++++	0	H	

mf, Mixed field; ++++, 4+;+++, 3+;++, 2+;+, 1+
1) *Ulex europaeus*, 2) *Dolichos biflorus*, 3) 분비자일 경우

항 A_1 렉틴은 A_1 적혈구만을 응집시킨다.

Ⅲ. ABO 계통의 유전 양상

9번 염색체의 *ABO* 좌위에 있는 유전자의 유전은 멘델의 유전법칙을 따른다. 사람은 각 부모로부터 한 개씩 두 개의 *ABO* 유전자를 받는다. ABO 계통의 세 가지 주요 대립유전자는 *A*, *B*, *O*이다. *A* 유전자는 A^1과 A^2로 구분된다. *A*와 *B* 유전자는 공동우성형이고, 반면에 *O* 대립유전자는 열성형이다. 주요 ABO 표현형과 그 표현형에 상응하는 가능한 유전자형을 표 5-4에 나타냈다. 또한 앞서 설명했듯이 ABO 유전양상을 나타낸 가계도를 그림 5-9에 나타냈다.

표 5-4. ABO 표현형과 가능한 유전자형

표현형	가능한 유전자형
A_1	A_1A_1 A_1A_2 A_1O
A_2	A_2A_2 A_2O
B	*BB* *BO*
A_1B	A_1B
A_2B	A_2B
O	*OO*

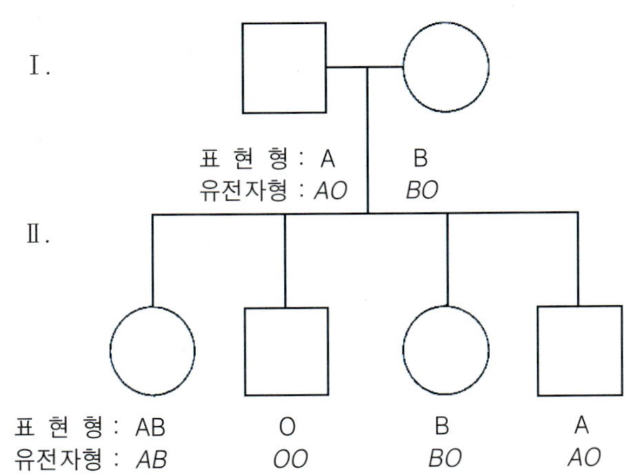

	A	O
B	AB	BO
O	AO	OO

그림 5-9. ABO 유전양상(가계도)

Ⅳ. ABO 계통 항체

란트슈타이너는 사람은 자신의 적혈구에 없는 ABO 항원에 대응하는 ABO 항체를 혈청에 갖고 있다고 인식했다. 건강한 사람에게는 ABO 항체가 존재하기 때문에 란트슈타이너 법칙은 혈액제제를 선택하는 데 있어서 매우 중요한 조건이 되고 있다. ABO 항체는 어떤 혈액이나 혈액제제에 전혀 노출되지 않은 사람에도 존재하므로 본래 "자연발생 naturally occuring"하는 것으로 생각된다. 따라서 이를 자연항체(natural antibody)로 분류하기도 한다. 그러나 항원의 자극이 없이 항체가 생성된다는 것은 생각하기 어렵다. 최근에는 이러한 명명이 잘못되었다는 주장들이 제기되고 있다. 자연계에는 ABO형 물질 또는 그것과 항원성이 같은 물질이 광범위하게 존재한다.

A 및 B 항원과 유사한 생화학적 구조를 가진 분자가 세균, 식물 및 꽃가루에 존재한다고 가정하면, 이러한 환경에 노출된 사람은 이들 항원에 면역학적으로 반응하여 혈장과 혈청에 검출 가능한 항체를 생성하게 된다. 따라서 "자연발생"이라는 말 보다는 "**비적혈구자극(non-red blood cell stimulated)**"이란 말이 ABO 항체를 설명하는 데 있어서 더 타당한 것으로 생각된다.

하나의 가설이지만, 사람의 장에 존재하는 여러 종류의 세균에는 ABO 계통 혈액형의 A, B, H 항원을 가진 살모렐라균이나 대장균이 있다. 페스트균(pasteurella pestis)은 H 항원을 가지고 있다. 아마도 개체는 세균류를 방어하기 위해 그들에 대한 항체를 생성하기 시작하고, 자신의 적혈구막 위에 없는 항원에 대한 항체를 갖는 것으로 생각할 수 있다(그림 5-10).

ABO 항체는 생후 3~6개월 전까지의 신생아 혈청에서는 검출되지 않는다. 최대 **역가(titer)**는 5~10세의 소아에서 나타난다. ABO 항체의 역가는 연령의 증가와 함께 감소하는 경향을 나타낸다. 신생아나 노인의 ABO 혈액형검사에서는 이러한 항체의 낮은 역가로 인해 검사에 오류를 일으키기도 한다(BOX 5-1).

용어설명

비적혈구자극
(non-red blood cell stimulated)
항체를 생성하는 면역학적 자극이 적혈구와 상관없는 것.

1. 인체 항A 및 항B의 일반적 특징

1) 면역글로불린의 종류

B형인 사람에서 생성되는 항A(anti-A)와 A형인 사람에서 생성되는 항B(anti-B)의 면역글로불린 성분은 주로 IgM이지만 IgG도 소량 존재한다. 반면에 O형인 사람의 혈청에서 발견되는 항A와 항B 항체의 주성분은 IgG이다.

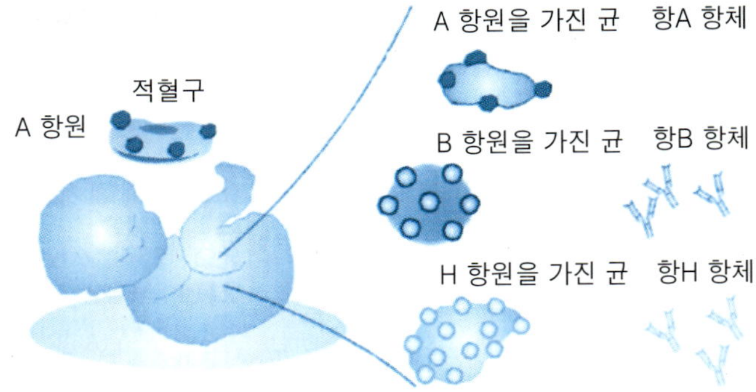

그림 5-10. 혈액형 항체 생성 가설

신생아는 자기 이외의 혈액형의 적혈구에 감작되지 않더라도 항A 또는 항B 등을 생성할 수 있다. 장에는 ABO형 물질 혹은 그것과 같은 항원성을 가진 세균이 존재한다. 예를 들면, 살모넬라균이나 대장균은 A, B 또는 H 항원을 가지고 있는 것으로 알려지고 있다. 신생아는 세균류를 방어하기 위해 이들에 대한 항체를 생성하기 시작하고, 이렇게 해서 자신의 적혈구막에 없는 항원에 대한 항체를 갖는 것으로 생각할 수 있다.

BOX 5-1

ABO 항체 역가가 감소하는 상태!!

연령

- 신생아, 노인

병리학적 원인

- 만성 림프구성 백혈병
- 면역억제 요법
- 선천 또는 후천 저감마글로불린혈증
- 골수이식
- 선천 또는 후천 무감마글로불린혈증
- 다발성 골수종

용어설명

역가(titer)
항원을 응집시킬 수 있는 능력을 상실하기 전의 항체희석 배수.

2) 용혈성 성질과 임상적 의의

항A와 항B, 즉 IgM 또는 IgG는 둘다 보체를 활성화하고 결합하기 때문에 체내에서나 체외(시험관내)에서 적혈구를 용혈시킬 수 있다. ABO 항체는 단계적인 보체 활성화를 통해 적혈구를 용혈시키기 때문에 수혈의학에서 매우 중요하게 취급되고 있다. 수혈자의 ABO 항체와 수혈된 적혈구의 ABO 표현형 간의 항원-항체반응은 보체를 활성화하고 수혈된 공혈자의 적혈구를 파괴시켜 다양한 임상징후와 급성용혈수혈반응 같은 증상을 일으킨다. 만일 A형 수혈자에게 B형 혈액이 수혈되면 수혈자 혈청에 있는 항B가 공혈자 적혈구의 B 항원을 인식하여 결합한다. 그리고 보체계가 쉽게 활성화되어 수혈된 적혈구의 생존을 감소시킨다.

V. 수혈을 위한 ABO-적합 적혈구 및 혈장의 선택

일상적인 수혈은 수혈자와 동일한 ABO 표현형의 공혈자 제제(적혈구 및 혈장)가 이용되고 있다. 이러한 수혈의 선택을 ABO-동일 혈액(ABO-identical blood) 또는 ABO-특이 혈액(ABO-specific blood)이라고 한다. 만일 동일한 ABO 표현형을 이용할 수 없는 상황에서는 ABO-적합 혈액(ABO-compatible blood)이 수혈자에게 공급된다.

적혈구 수혈을 위한 수혈자와 공혈자 간의 ABO적합성(compatibility)은 수혈자 혈청에 존재하는 ABO 항체와 공혈자의 적혈구에 발현된 ABO 항원 간의 혈청학적 적합성을 의미한다. 예를 들면, 혈청에 항B를 갖고 있는 A형 수혈자는 A형이나 O형 공혈자의 적혈구와는 반응하지 않을 것이다.

만일 이 사람이 B형 또는 AB형 공혈자의 적혈구를 수혈 받으면 수혈자의 항B 항체가 적혈구의 B 항원을 인식하여 항원-항체 복합체를 형성하고, 이를 통해 보체계가 활성화되고, 뒤이어 급성 용혈성 수혈반응의 징후나 증상이 일어난다.

ABO적합성은 적혈구에만 적용되며, 전혈에는 적용되지 않는다. 전혈 수혈의 경우에는 혈장과 적혈구가 제제에 둘 다 포함되어 있기 때문에 오직 ABO-동일 혈액이 공급되어야 한다. 혈장이나 적혈구 제제의 수혈을 위한 ABO적합성을 표 5-5에 나타냈다.

O형 적혈구에는 A와 B 항원이 둘 다 없어서 어떤 ABO 혈액형에든 수혈이 가능하여 O형 적혈구를 **만능공혈자**(universal donor)라고 부르며, AB형 수혈자는 항A와 항B를 둘 다 갖고 있지 않아 어떤 ABO 적혈구이든 다 받을 수 있어서 **만능수혈자**(universal recipient)라고 부른다.

용어설명

만능공혈자(universal donor)
적혈구 수혈에 대한 O형 공혈자. O형 적혈구에는 A와 B 항원이 없기 때문에 어떤 ABO 혈액형에도 수혈될 수 있다.

만능수혈자(universal recipient)
어떤 ABO 혈액형의 적혈구를 수혈 받을 수 있는 AB형 수혈자.
수혈자는 혈장에 ABO 항체를 가지고 있지 않기 때문에 모든 ABO형 적혈구를 받을 수 있다.

표 5-5. 실제적용 : 전혈, 적혈구, 혈장 수혈을 위한 ABO적합성

수혈자 표현형	전 혈	공혈자 적혈구	공혈자 혈장
A	A	A, O	A, AB
B	B	B, O	B, AB
AB	AB	AB, A, B, O	AB
O	O	O	O, A, B, AB

적혈구 수혈의 만능공혈자 : O형, 혈장 수혈의 만능공혈자 : AB형

Ⅵ. ABO 및 H 혈액형계통과 관련된 특별한 토픽

1. 고전봄베이 표현형

고전봄베이 표현형(classic Bombay phenotype)은 ABO 및 H 혈액형계통과 관련된 희귀한 유전에 의해 발생한다. 1952년 인도 봄베이에 살고 있는 어떤 가족에서 발견되어 그러한 이름을 사용하게 되었다. 이 가족의 적혈구에는 H 항원이 결여되었고 따라서 어떠한 ABO 항원도 발현되지 않았다. 흥미롭게도 적혈구와 분비액 모두에서 H 및 ABO 항원이 발현되지 않았다. 혈구형 및 혈청형 혈액형검사에서는 O형과 비슷했다. 이 가족의 혈청에서는 ABO 항체인 anti-A, anti-B 및 anti-A, B 외에 anti-H가 발견되었다. 봄베이 표현형에 있는 anti-H는 37°C에서 보체를 활성화하여 용혈을 일으킬 수 있기 때문에 임상적인 의의가 있다.

현재 130건 이상의 봄베이 표현형이 보고되었는데 인도에서의 발생이 상대적으로 높게 나타났다. *h* 대립유전자에 대해 동형접합(*hh*) 갖고 있는 사람은 봄베이 표현형을 나타낸다. *hh* 유전형은 H 항원을 형성하기 위해 면역결정기당인 푸코오스(fucose)를 막에 올리고 당쇄에 전달해 주는데 필요한 L-푸코오스전이효소를 생성하지 못한다. 그 결과 H 항원이 적혈구에 모이지 못한다. H 항원은 A와 B 항원의 발달에 필요한 기본 구조물이기 때문에 ABO 대립유전자가 유전되었더라도 A와 B 글리코실전이효소가 작용할 기질이 없어서 상응하는 항원이 만들어지지 못한다. 그 결과 표현형은 H 항원과 ABO 항원이 모두 없다. 이러한 사람에 대한 수혈은 봄베이 표현형만 적합하기 때문에 어려움이 많다.

봄베이 표현형인 사람이 만일 수혈이 필요하다면 자가헌혈로 저장했던 혈액을 사용하거나 형제 또는 희귀공혈자로부터 봄베이 표현형의 혈액을 제공받아야 한다.

2. 분비자

분비자(secretor) 좌위에는 2개의 대립유전자인 *Se*와 *se*가 있다. *Se* 대립유전자의 생성물은 우선적으로 1형 올리고당쇄에 푸코오스를 전달해주는 L-푸코오스전이효소이다.

H 유전자는 우선적으로 2형 올리고당쇄에 푸코오스를 붙여준다. *Se* 유전자는 타액과 같은 분비물에 있는 당단백질에 용해성 *H* 물질이 직접 발현되도록 한다. 동형접합(*SeSe*)이든 이형접합(*Sese*)이든간에 *Se* 대립유전자를

물려받은 사람은 분비자(secretor)로서 분류된다. 약 80%의 사람들은 *Se* 대립유전자를 유전하고 있으며 분류자로서 분류된다. 이러한 사람들은 분비물에 용해성 형태의 H 항원을 나타내며 이것은 A 및 B 글리코실기전이효소에 의해 A 또는 B 항원으로 전환된다. 이러한 용해성 항원은 타액, 소변, 눈물, 담즙, 양수, 젖, 삼출액 및 소화액에서 발견된다. *SeSe* 유전자를 가진 사람은 비분비자(non secretor)로서 분류되며 약 20%의 사람이 이에 속한다. *Se* 대립유전자는 무형유전자(amorph)이다. 동형접합자는 당단백질 항원 전구체를 용해성 H 물질로 전환시키지 못하여 체액에 용해성 H 항원과 A 또는 B 항원 어느 것도 갖지 못한다.

그림 5-11은 *ABO*, *H* 및 *Se* 유전자 좌위의 유전적 상호작용을 설명하고 있다.

유전자				항원 발현	
				적혈구	타액
AB	*HH*	*SeSe*	→	*A, B, H*	*A, B, H*
AB	*HH*	*SeSe*	→	*A, B, H*	없음
				적혈구	타액
OO	*HH*	*SeSe*	→	*H*	*H*
OO	*HH*	*SeSe*	→	*H*	없음

그림 5-11. 타액에서 용해성 항원의 발현에 관련된 ABO, H 및 분비자 유전자의 상호작용

용어설명

분비자(secretor)
Se 대립유전자를 유전하고 분비물 속에 H 항원이 용해된 형태로 발현되어 있는 사람.

비분비자(nonsecretor)
*sese*를 유전하고 분비물 속에 용해된 H 항원이 발현되어 있지 않은 사람.

ABO 및 H 계통 항원!!

항원 분포	적혈구, 조직, 체액, 분비물
생화학 조성	당지질/당단백질
공통구조	1형과 2형 올리고당쇄
유전자 생성물	글리코실기전이효소(glycosyltransferase)
면역결정기당	H 항원: L-푸코오스 A 항원: N-아세틸갈락토사민 B 항원: D-갈락토오스
항원 발현	탯줄(제대)혈구-매우 약함
유전자 좌위	ABO 계통-9번 염색체, H 계통-19번 염색체
주요대립유전자	A^1, A^2, B, O H, h
봄베이 표현형	유전자형 *hh*, H 또는 ABO 항원이 없음
분비자 상태	*Se* 대립인자: 용해성 H 및 ABO 항원

ABO 및 H 계통 항체!!

란트슈타이너법칙	정상적이고 건강한 사람은 자신의 적혈구에 없는 ABO 항원에 대한 항체를 갖고 있음
항체 생성	생후 첫 몇 개월 내에는 검출되지 않으며, 노인에서 감소함
면역글로불린	IgM 및 IgG
체외반응	실온 또는 그 이하
보체결합	결합함, 일부 용혈성
임상적 의의	있음

ABO 불일치(ABO Discrepancies)의 원인*

1. 혈구형검사의 문제점

1) 특수 항원(extra antigen)
   후천성 B형, B(A) 표현형, 다중응집, 연전형성
2) 결핍 또는 약화 항원(missing or weak antigen)
   ABO 아형, 병적 원인
3) 혼합시야반응(mixed field reaction)
   A, B,AB형에 O형 수혈, 골수 또는 줄기세포 이식, A_3 표현형

2. 혈청형검사의 문제점

1) 특수 항체(extra antibodies)
   anti-A_1을 가진 A 아형, 한랭동종항체, 한랭자기항체, 연전현상
2) 결핍 또는 약화 항체(missing or weak antibody)
   신생아, 고령자, 병적 원인

* 자세한 내용은 ABO 및 Rh 혈액형검사 참조

ABO 및 H 혈액형계통 *Self Check*

【문제 1】 ABO 혈액형검사 결과 다음과 같은 결과를 얻었다. 어떻게 판정할 것인가?

ABO 혈액형검사 결과			
환자 적혈구		환자 혈청	
Anti-A	Anti-B	A_1형 시약적혈구	B 형 시약적혈구
4+	4+	1+	0

① O형 ② AB형 ③ A 항원과 항A를 가진 불일치
④ B 항원을 가지고 있으나 항B는 없음

☞ **해설** : 혈구형검사와 혈청형검사가 일치하지 않음
☞ **해답** : ③

【문제 2】 A와 B 유전자의 생성물은 무엇인가?

① 당지질 ② 당단백질
③ 올리고당 ④ 전이효소

☞ **해설** : 글리코실기전이효소(glycosyltransferase)
☞ **해답** : ④

◈ 아래의 ABO 혈액형검사 결과에 대한 3~5번 질문에 답하시오.

ABO 혈액형검사 결과			
환자 적혈구		환자 혈청	
Anti-A*	Anti-B*	A_1형 시약적혈구	B형 시약적혈구
0	0	4+	4+

* 단클론 항혈청

【문제 3】 ABO 판정은 무엇인가?

① O형 ② A형 ③ B형 ④ AB형

☞ **해답** : ①

【문제 4】 질문 3의 환자가 적혈구 수혈을 받고자 할 때 적합한 ABO 표현형은?

① AB, O, A, B형 ② O, B형 ③ AB, O형 ④ O형만

☞ **해답** : ④

【문제 5】 이 환자가 신선동결혈장을 수혈받고자 할 때 적합한 ABO 표현형은?

① AB, O, A, B형 ② O, B형 ③ AB, O형 ④ O형만

☞ **해답** : ①

【문제 6】 환자 적혈구의 ABO 항원을 검출하기 위해 기지의 항혈청으로 하는 검사는?

① Rh 혈액형검사 ② 혈청형검사
③ 직접항글로불린시험 ④ 혈구형검사

☞ **해답** : ④

【문제 7】 적혈구 혈액형검사가 다음과 같이 나왔을 때, 결과의 불일치(discrepancy)를 잘 설명한 것은?

ABO 혈액형검사 결과

환자 적혈구		환자 혈청	
Anti-A	Anti-B	A_1형 적혈구	B형 적혈구
0	4+	0	0

① B형 적혈구와 음성반응 ② 항B와의 양성반응
③ A_1 적혈구와 음성반응 ④ 불일치 없음

☞ **해답** : ③

【문제 8】 다음의 결과를 얻었다면 환자의 혈청에는 어떤 항체가 있겠는가?

환자 적혈구	
Anti-A*	Anti-B*
0	4+

* 단클론 ABO 항혈청

① 항B ② 항A ③ 항A 및 항B ④ 없음

☞ **해답** : ②

【문제 9】 란트슈타이너 법칙에 따르면, 환자가 혈청검사 후 ABO 항체를 갖고 있지 않을 경우 환자의 적혈구에 존재하는 ABO 항원은 무엇인가?

① A ② B ③ A와 B ④ 없음

☞ **해답** : ③

【문제 10】 한국인의 ABO 표현형을 빈도가 높은 것부터 순서대로 나열한 것은?

① A, B, O, AB ② O, A, B, AB
③ B, A, AB, O ④ A, O, B, AB

☞ **해설** : 한국인의 ABO 혈액형 빈도(%)는 A형 34%, O형 28%, B형 27%, AB형 11% 순이다.
☞ **해답** : ④

【문제 11】 ABO 항체 생성에 관한 다음 설명 중 옳은 것은 어느 것인가?

① ABO 항체는 신생아에 존재한다.
② ABO 항체 역가는 일생을 통해 일정하다.
③ ABO 항체는 세균 및 다른 환경 요인에 의해 자극된다.
④ 이상 모두 옳다.

☞ **해답** : ③

【문제 12】 ABO 항체와 관련된 주된 면역글로불린은 어느 것인가?

① IgA ② IgG ③ IgE ④ IgM

☞ **해설** : B형인 사람에서 생성되는 항A와 A형인 사람에서 생성되는 항B는 주로 IgM이고 IgG도 소량 존재한다. 반면에 O형인 사람의 혈청에 존재하는 항A와 항B의 주성분은 IgG이다.
☞ **해답** : ④

【문제 13】 B형을 결정하는 면역결정기(immunodominant)인 당은 무엇인가?

① D-갈락토오스 ② L-푸코오스
③ N-아세틸갈락토사민 ④ L-글루코오스

☞ **해설** : H형→푸코오스, A형→GalNAc, B형→갈락토오스
☞ **해답** : ①

【문제 14】 어떤 사람의 유전형이 *AO, hh*였다. 이 사람의 적혈구 항원은?

① A만 ② A 및 H ③ A 및 O ④ 이상 모두 아님

☞ **해설** : 유전적으로 *hh* 동형접합자를 가진 사람은 봄베이 표현형으로서 분류되며, 적혈구에는 H 항원과 ABO 항원이 없다.

☞ **해답** : ④

【문제 15】 타액에 용해성 H 항원의 존재를 조절하는 유전자는?

① *H* ② *A* ③ *Se* ④ *B*

☞ **해설** : H 항원은 H 혈액형의 유일한 항원이다. 이 혈액형은 19번 염색체에 위치하고 Se와 밀접하게 관련되어 있다.

☞ **해답** : ③

【문제 16】 A_1 적혈구를 응집하는 렉틴은 어느 것인가?

① *Dolichos biflorus* ② *Ulex europaeus*
③ *Dolichos europaeus* ④ *Ulrex biflorus*

☞ **해설** : A_1 및 A_2 적혈구는 상업적으로 이용할 수 있는 항A 시약에 응집한다. 이들 적혈구는 Dolichos biflorus라는 렉틴(lectin)을 사용하여 혈청학적으로 구분할 수 있다. 즉 Dolichos biflorus 렉틴은 A_1은 응집하지만 A_2는 응집하지 못한다.

☞ **해답** : ①

【문제 17】 H 항원을 결정하는 면역결정기는 무엇인가?

① D-갈락토오스 ② L-푸코오스
③ N-아세틸갈락토사민 ④ L-글루코오스

☞ **해답** : ②

【문제 18】 혈청검사에서 ABO 불일치(discrepancy)를 초래하는 상황은 어느 것인가?

① 신생아 ② 저감마글로불린혈증
③ 한랭동종항체 ④ 이상 모두

☞ **해설** : ①, ②, ③ 모두 해당됨

☞ **해답** : ④

【문제 19】 *AB*, *HH*, *SeSe* 유전형을 가진 사람의 타액에서 검출될 수 있는 용해성 항원은 어느 것인가?

① 없음 ② H만 ③ A, B, H ④ A, B

☞ **해답** : ③

【문제 20】 다음 표에 나타난 ABO의 불일치를 가장 잘 설명한 것은?

ABO 혈액형검사 결과			
환자 적혈구		환자 혈청	
Anti-A*	Anti-B*	A_1형 적혈구시약	B형 적혈구 시약
4+	0	2+	4+

* 단클론 ABO 항혈청

① 고령 환자
② A의 아형
③ 시약의 변성
④ 저감마글로불린혈증

☞ **해설** : 이러한 불일치는 A형의 아형으로 볼 수 있다.
☞ **해답** : ②

【문제 21】 ABO 혈액형에 대해 틀린 것은(2개)?

① ABO형 항원을 규정하는 단백질은 적혈구 막상의 단백질이다.
② ABO 3종류의 유전자는 9번 염색체에 있다.
③ ABO형 적혈구 응집소는 lgG에 속한다.
④ 항 A, 응집소는 37℃에서 활성이 저하된다.
⑤ 분비형에서는 ABO형 항원이 정액 중에 존재한다.

☞ **해설** : ABO 항원을 규정하는 것은 적혈구막상에 있는 당쇄이며, A형은 N-아세틸갈락토사민, B형은 갈락토오스가 결정기이다. 또한 ABO형 적혈구 응집소는 IgM에 속한다.
☞ **해답** : ①, ③

【문제 22】 O형, Rh_o(D) 음성인 사람의 혈액은 '봄베이 혈액'을 갖고 있는 사람에게 수혈될 수 없다. 공혈자의 적혈구에 어떤 항원을 갖고 있기 때문인가?

① I 항원 ② H 항원 ③ '봄베이' 항원 ④ O 항원

☞ **해답** : ②

제6장

Rh 혈액형계통

학습목표

1. D 항원이 어떻게 Rh로 불리게 되었는지 설명하라.
2. Rh 계통 항원에 대한 현재 인정되고 있는 유전이론을 기술하라.
3. Rh 계통의 유전자 생성물과 항원 구조에 대해 설명하라.
4. 피셔-레이스와 뷔너 유전이론의 차이점을 비교 설명하라.
5. 피셔-레이스 및 뷔너 명명법과 로젠필드 및 국제수혈학회(ISBT) 명명법을 비교하라.
6. Rh 표현형에 대한 유전자형을 예측하라.
7. 약D를 정의하라.
8. 약D에 대한 검사방법 및 임상적 의의를 논하라.
9. G 항원의 유전과 임상적 의의를 기술하라.
10. Rh_{null}의 의의를 설명하라.
11. Rh 계통 항체의 특징과 수혈 및 태아신생아용혈질환과 관련한 그들의 임상적 의의를 기술하라.
12. Rh 혈액형계통과 LW 혈액형계통을 비교 설명하라.

Rh 혈액형계통은 매우 복잡하고 다양하며 ABO 계통 다음으로 중요한 혈액형계통이다. 1939년 D 항원이 발견된 이래로 50가지 이상의 관련 항원이 이 계통에 추가되었다. 그렇지만 중요한 것은 D, C, E, c, e인데, 그것은 이들 항원에 대응하는 항체들이 수혈에 중요한 임상적 의의를 갖기 때문이다.

Ⅰ. D 항원의 발견에 대한 역사적 고찰

적혈구에 Rh 항원이 존재하면 Rh 양성이고, 없으면 Rh 음성이다. ABO 계통과 달리, 적혈구에 Rh 항원이 없더라도 혈장에는 Rh 항체가 존재하지 않는다. Rh 항체는 Rh 음성인 사람이 Rh 양성 적혈구에 의해 자극될 때 면역반응에 의해 생성된다. 이러한 노출은 수혈이나 Rh 부적합성 임신에 의해 나타날 수 있다.

많은 다른 혈액형계통과 마찬가지로 Rh 계통의 발견은 수혈부작용 및 태아신생아용혈질환(hemolytic disease of the fetus newborn, HDFN)의 조사를 통해 이루어졌다. 사산아를 분만한 부인(O형)이 다량의 출혈로 인하여 남편(O형)으로부터 수혈을 받았는데, 수혈 후 부인에게서 부작용이 발생했다. 1939년 레빈(Levine) 등은 이 부인의 혈청에서 104개의 O형 적혈구 샘플 가운데 80개를 응집하는 항체를 발견하고, 혈액에는 ABO 혈액형 이외의 다른 혈액형도 존재한다는 것을 지적하였다(그림 6-1, 좌측).

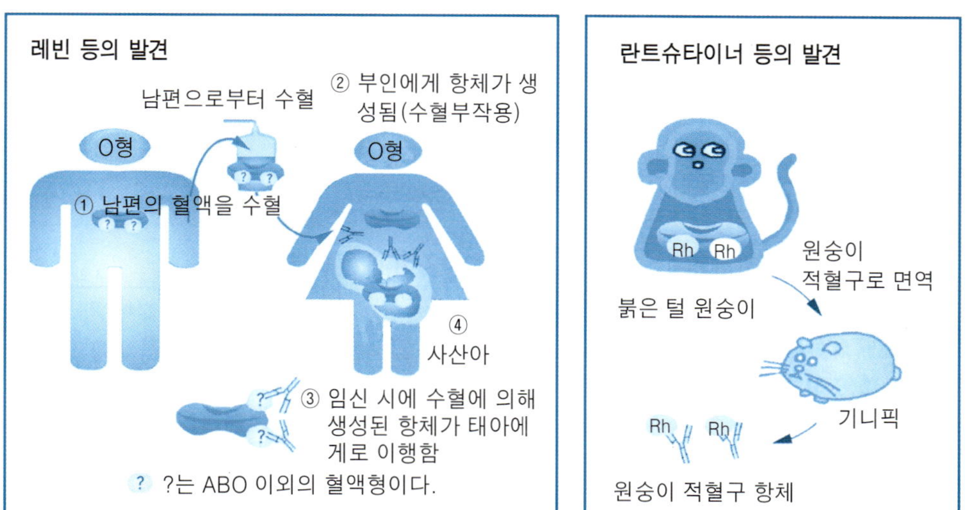

그림 6-1. Rh식 혈액형

레빈 등(1939)은 부인의 혈청을 검색하여 ABO형 이외의 새로운 항체를 검출하였다. 남편으로부터 태아로 유전되었으며 부인에게는 없는 미지의 항원이 부인을 면역하여 생성된 항체가 태아의 적혈구와 항원항체반응을 일으켜 사산에 이르렀다고 추정하였다(좌측). 그림 중의 번호는 그 추이를 나타낸다. 그 다음 해 란트슈타이너 등은 붉은 털 원숭이뿐만 아니라 백인의 적혈구 검체도 응집하는 항원을 발견하고 Rh 혈액형이라 이름을 붙였다. 이 면역항체에 응집하는 적혈구를 Rh(+)형, 응집하지 않는 적혈구를 Rh(−)형이라 하였다. 레빈 등이 경험한 수혈부작용은 Rh 항원에 의한 것으로 추정하였다.

1940년 레빈 등은 HDFN의 원인이 Rh 계통과 관련이 있다는 것을 밝혀냈다. Rh라는 이름은 붉은 털 원숭이(Rhesus monkey) 세포로 기니픽(guinea pig, 일명 모르모트) 및 토끼를 자극하여 만들어진 항체와 이 항체가 유사하여 부르게 되었다. 이 항체는 사람 적혈구의 약 85%를 응집하고, 나머지 15%를 응집하지 않는다는 것이 란트슈타이너(Landsteiner)와 뷔너(Wiener)에 의해 밝혀졌다(그림 6-1, 우측).

Ⅱ. 유전학 및 생화학

Rh 항원 발현의 유전조절을 설명하는 최근의 이론은 적혈구막에 있는 단백질을 구성하는 아미노산의 배열을 규명함으로써 더욱 인정받게 되었다. **티펫(Tippet)**이 처음 정립한 이 이론에서는 1번 염색체에 2개의 근접한 유전자 *RHD*와 *RHCE*가 있다고 기술하고 있다. *RHD*는 적혈구의 표면에 D 항원의 발현을 결정한다. D-음성인 사람은 이 유전자 좌위에 유전자가 없다. 이론적으로 *d* 대립유전자가 있을 것 같지만 실제는 없다.

RHD 유전자 좌위에 인접해 있는 *RHCE* 유전자는 C, c, E, e 항원을 결정한다. 이 좌위에 있는 대립유전는 *RHCE, RHCe, RHcE, RHce*이다(그림 6-2). 이들 유전자는 적혈구 항원 CE, Ce, cE, ce에 대한 코드를 갖고 있다. *RHCE* 유전자는 두 가지의 유사한 폴리펩티드를 생성한다. 아미노산 배열에서 C, c 및 E, e는 각각 한 개의 아미노산이 다를 뿐이다(그림 6-3). Rh 계통의 항원은 여러 가지 이름으로 불리고 있으며, 그중 자주 접하는 항원은 표 6-1과 같다.

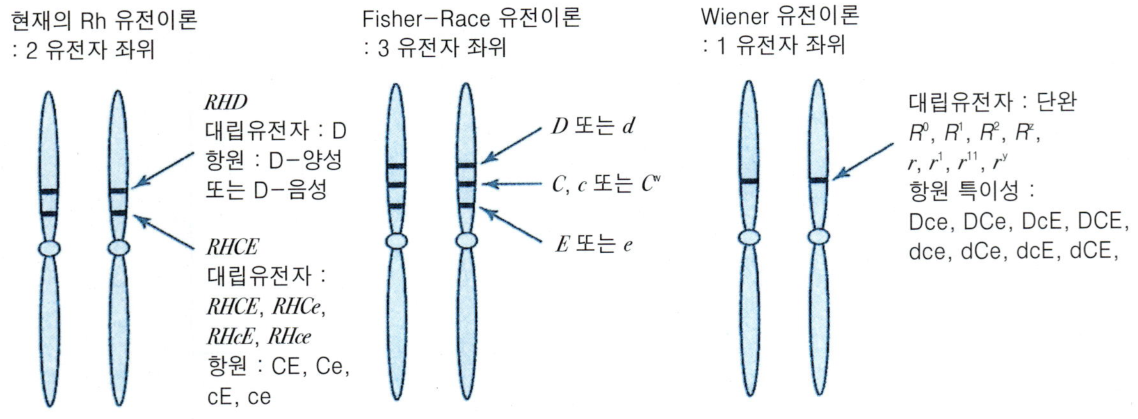

그림 6-2. Rh 유전 이론의 비교

Rh 계통의 명명에 영향을 준 세 가지 이론의 비교

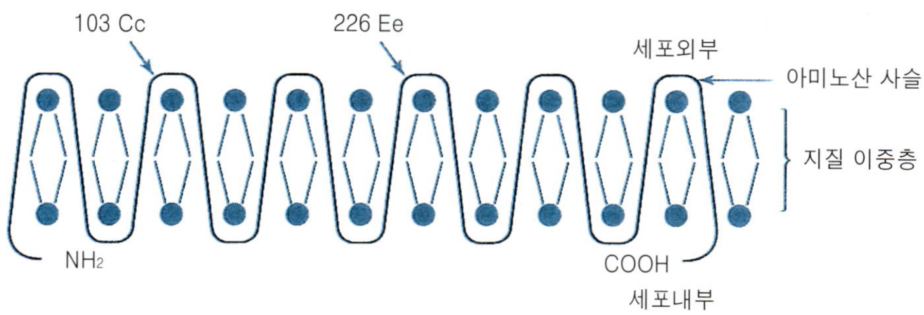

항원	아미노산	번호
C	세린	103
c	프롤린	103
E	프롤린	226
e	알라닌	226

그림 6-3. Rh 폴리펩티드

RHCE 유전자에 의해 생성된 항원들은 동일한 구조이지만 아미노산 배열에 차이가 있다.
세린 : serine, 프롤린 : proline, 알라닌 : alanine

표 6-1. Rh 계통의 일반 항원 : 동일 항원에 대한 여러 가지 명명법

번 호	피셔-레이스	뷔너	기타 이름	ISBT 번호
Rh1	D	Rh_o	Rh+	004001
Rh2	C	rh′		004002
Rh3	E	rh′′		004003
Rh4	c	hr′		004004
Rh5	e	hr′′		004005
Rh6	ce	hr	cis-ce or f	004006
Rh7	Ce	rh_i	cis-Ce	004007
Rh8	C^w	rh^{w1}		004008
Rh9	C^x	rh^x		004009
Rh10	Ce^s	hr^v	V	004010
Rh12	G	rh^G		004012

RHD 및 *RHCE* 유전자의 생성물은 416개의 아미노산으로 구성된 단백질로 세포막 바깥에 작은 고리를 형성하며 막을 12번 관통한다. 대부분의 다른 혈액형 관련 단백질과 달리 Rh 계통 폴리펩티드는 탄수화물을 갖고 있지 않다.

Rh 항원은 적혈구막에 있을 때만 검출할 수 있고, 일단 막에서 분리되면 항체에 의해 인식되지 않는다. 적혈구에서 Rh 항원은 양이온의 수송과 막 통합작용을 한다. Rh_{null}과 같이 Rh 계통 항원이 결핍된 상태에서는 막의 기형으로 인해 적혈구의 생존이 단축된다.

Ⅲ. 명명법의 종류

1. Rh 명명법

Rh 명명법 중 가장 잘 알려져 있던 피셔-레이스(Fisher-Race)법과 뷔너(Wiener)법은 분자유전학이 발달하기 이전에 만들어진 이론들이다. 이들 명명법은 혈청학적 관찰과 가족력에 대한 연구를 통해 만들어진 유전이론에 바탕을 두고 만들어졌다. 이들 명명법은 서로 간에 교환하여 사용했기 때문에 이들의 관계를 이해하는 것이 필요하다. 최근에는 컴퓨터에 알맞는 공용 언어의 필요성으로 인해 두 가지 추가적인 명명법이 개발되었다(표 6-1).

2. Fisher-Race 명명법

1940년대에 두 명의 영국인인 Fisher와 Race에 의해 제안된 이론에 따르면 유전자 좌위는 세 개이며, 대립유전자로는 *D*/*d*, *C*/*c*, *E*/*e*가 포함되어 있다.

3. Wiener 명명법

이 이론에 따르면 유전자 좌위는 한 개이며, 대립유전자로는 R^0, R^1, R^2, R^z, r, r', r'', r^y가 포함되어 있다. 유전자와 그들이 나타내는 항원 또는 인자를 표 6-2에 나타냈고, Fisher-Race 명명법을 Wiener 명명법으로 전환할 때의 상호 관계를 표 6-3과 그림 6-4에 나타냈다.

4. Rosenfield 명명법

다음과 같이 숫자로 나타낸다.

D=Rh1, C=Rh2, E=Rh3, c=Rh4, e=Rh5

5. 수혈국제학회(ISBT) 명명법(표준)

Rh 계통은 004로 시작하며 Rh 항원에 따라 004뒤에 세자리 숫자를 붙인다. 예를 들면 D 항원의 ISBT 번호는 004001이며, C 항원의 ISBN 번호는 004002이다(표 6-1).

표 6-2. Wiener 이론: 유전자와 그 유전자가 나타내는 인자 및 항원

유전자	항 원 (Fisher-Race)	유전자	항 원 (Fisher-Race)
R^0	cDe	r	ce
R^1	CDe	r′	Ce
R^2	cDE	hr″	cE
R^z	CDE	r^y	CE

뷔너 용어의 인자 ; D=Rh
C=rh′ ; E=rh″c=hr′ ; e=hr″

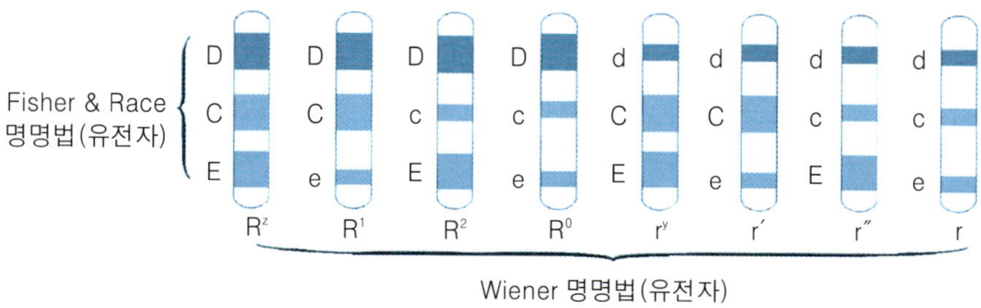

그림 6-4. Rh 혈액형 유전자의 명명법

표 6-3. Fisher-Race 명명법과 Wiener 명명법의 상호관계

Fisher-Race 항 원	R (D^+)	r (D^-)
C	1	′
E	2	″
CE	Z	y
ce	0	

R은 D항원의 존재를 가리키고 r은 D항원의 부재를 가리킨다. 1′, 2″, O, I, y는 C, E, c, e 항원의 존재나 부재를 의미한다.

표 6-4. Rh 표현형과 유전자형의 종류

항혈청과의 반응결과					표현형	유전자형		유전자형 빈도	
Anti-D	-C	-E	-c	-e		CDE	Rh-hr	백인	흑인
+	+	−	+	+	CcDe	*CDe/ce*	R_1r	31	9
						CDe/cDe	R_1R_o	3	15
						Ce/cDe	$r'R_o$	<1	2
+	+	−	−	+	CDe	*CDe/CDe*	R_1R_1	18	3
						CDe/Ce	R_1r'	2	<1
+	−	+	+	+	cDEe	*cDe/ce*	R_2r	10	6
						cDe/cDe	R_2R_o	1	10
+	−	+	+	−	cDE	*cDe/cDE*	R_2R_2	2	1
						cDE/cE	R_2r''	<1	<1
+	+	+	+	+	CcDEe	*CDe/cDE*	R_1R_2	12	4
						CDe/cE	R_1r''	1	<1
						Ce/cDE	$r'R_2$	1	<1
+	−	−	+	+	cDe	*cDe/ce*	R_or	3	23
						cDe/cDe	R_oR_o	<1	19
−	−	−	+	+	ce	*ce/ce*	rr	15	7
−	+	−	+	+	Cce	*Ce/ce*	$r'r$	<1	<1
−	−	+	+	+	cEe	*cE/ce*	$r''r$	<1	<1
−	+	+	+	+	CcEe	*Ce/cE*	$r'r''$	<1	<1

Ⅳ. Rh 표현형과 유전자형

Rh 표현형에 따른 유전자 조합과 그 빈도를 표 6-4에 나타냈다.

Ⅴ. Rh 계통의 항원

1. D 항원

D 항원이 Rh 계통의 주된 면역원성 항원(immunogenetic antigen)이다. 면역원성(immunogenecity)이란 면역반응을 유도하는 항원의 능력을 말한다. D-양성 적혈구를 수혈받은 D-음성인 사람의 80% 이상은 항D 특이성을 가진 항체를 생성한다. 그림 6-5는 표현형에 따른 D 항원의 농도 변화를 나타낸 것이다.

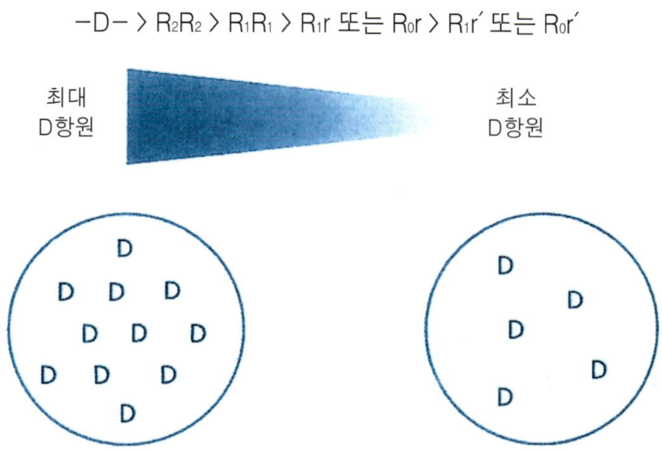

그림 6-5. D 항원 농도

D 항원 농도는 *RHCE* 유전자에서 유전된 항원에 따라 변동한다. 만일 반대편 염색체에서 유전될 경우 C 유전자는 D의 발현을 약화시킨다. R_2R_2(cDE/cDE)세포는 RR(CDe/CDe)세포보다 더 강하게 D발현을 나타낸다.

표 6-6. 약D(D^u)시험 해석

Anti-D	Rh 대조	해 석
+	−	약D 양성
−	−	D 음성
+	+	판정보류(추가검사)

1) 약D(weak D 또는 D^u)

대부분의 적혈구는 항D(anti-D) 시약으로 직접 D 항원의 존재를 확인할 수 있다. 비록 D 항원에 대한 항체가 IgG이기는 하지만, 시약회사에서는 항 A 및 항 B로 ABO 혈액형을 검사할 때 Rh 혈액형도 동시에 검사할 수 있도록 항D 항혈청을 개발했다.

만약 적혈구에 D 항원이 약하게 발현됐을 때, 그것의 검출은 간접항글로불린시험(indirect antiglobulin test, IAT)을 필요로 한다. IAT에 의해서만 D 항원이 양성인 적혈구를 약D(weak D)라고 한다. 표 6-6은 이 시험의 해석을 나타낸 것이다. 만일 대조가 양성이면 추가적인 혈청학적 검사를 필요로 한다. 과거에는 약D를 D^u(unknown D)로 나타냈다. 비슷한 의미로 부분D(partial D)가 있는데, 이것은 전형적인 항원구조의 일부가 결핍된 경우를 가리킨다.

용어설명

약D(weak D, D^u)
검출을 위해 IAT를 필요로 하는 D항원의 약한 형태.

부분D(partial D)
전형적인 항원 구조의 일부가 결여된 D항원.

(1) 약D 검출과정

약D 적혈구 + 항D
↓
원심분리
↓
직접 응집이 안 일어남
↓
37℃, 15분 인큐베이션
↓
감작(약D와 항D의 결합)
↓
세척 후 AHG 첨가, 원심 분리
↓
응집(약D 존재)

(2) 약D : 유전

일부 *RHD* 유전자는 D 항원의 발현이 약하다. 이러한 *RHD* 유전자의 양적변동은 인종에 따라 다른데, 백인보다는 흑인에서 더 자주 나타나며, 그리고 그것은 자주 *cDe*(R^0) 반수체형이다. 이러한 형태의 D 항원은 항D를 사용하는 IAT로 검출된다.

(3) 약D : 위치효과

C 항원이 D 항원과 트랜스(trans)로 유전될 때는 D 항원의 발현이 시스(cis)형일 때보다 약해진다(그림 6-6). *CDe*(R^1) 또는 *cDe*(R^0)와 짝을 이룬 *Cde*(r')은 D의 발현을 약화시킨다. 이러한 형태의 D 항원이라도 단클론성 시약의 감도 증가로 인해 다른 추가적인 검사없이 항D를 사용하는 IAT로만으로도 검출이 가능하다.

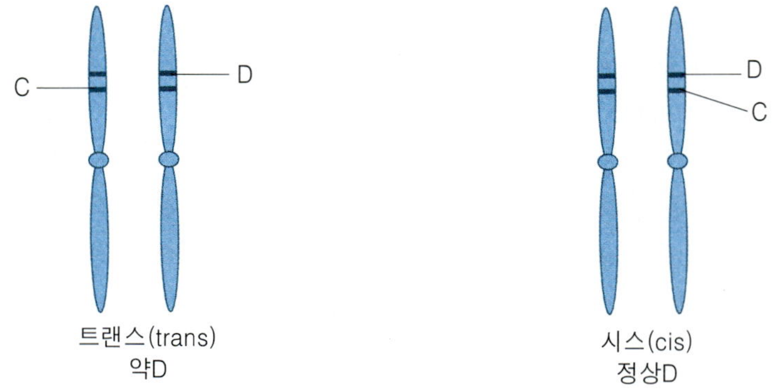

그림 6-6. 트랜스로 유전된 C에 의해 발생된 약D

2) 부분D(Partial D)

비록 드물기는 하지만, D 항원이 양성인 어떤 사람들은 D 양성 적혈구에 노출된 후 항D로 생각되는 동종항체를 만들었다. 이 현상을 조사한 결과, 어떤 D 양성 혈구는 D 항원 복합체의 일부를 갖고 있지 않은 것으로 밝혀졌다. 이러한 사람들이 '완전 D(whole D)' 항원에 노출될 경우 결핍 부분의 항원에 대한 항체를 생성한다. 과거에는 부분D를 D 변이형(D varient) 또는 D모자이크형(D mosaic)이라고 불렀다.

부분D 표현형을 나타내는 대부분의 적혈구는 완전 D 항원으로 자극하여 생성된 단클론성 항D 시약과 강하게 반응한다.

2. 기타 Rh 계통 항원

D, C, E, C 및 e 항원 이외의 Rh 계통 항원은 *RHD* 및 RhCE 유전자에 의해 생성된 대체형 또는 변이형이다.

표 6-7에 희귀성의 Rh 계통 항원과 항체의 특성을 나타냈다.

표 6-7. 희귀성 Rh 계통 항원 및 항체

항 원	항원 특성	항체 특성
f 또는 ce	cis-산물항원; c와 e가 반수체형으로 유전될 때 나타난다.	희귀성 항체; HTR과 HDFN의 원인이 될 수 있다. c- 또는 e- 혈액은 f-이다.
Ce 또는 rhi	cis-산물항원; C와 e가 반수체형으로서 유전될 때 나타난다.	항Ce가 항C를 만든 D+ 환자에 의해 자주 만들어진다.
C^W	백인의 2%와 흑인에서는 거의 나타나지 않는 저빈도 항원; 대부분의 C^W+는 또한 C+ 이다.	자연적으로 나타날 수 있다; 면역으로 나타난 항체는 HDFN과 HTR을 일으킬 수 있다.
C^X	저빈도(0.01% 미만); C^X+는 C+ 이다.	희귀하며 중등도의 HTR과 HDFN을 일으킬 수 있다.
V 또는 Ce^S	흑인의 30%와 백인의 1% 미만에서 발견된다.	자주 다른 항체와 함께 발견된다. HTR을 일으킬 수 있지만 HDFN은 일으키지 않는다.
G 또는 rh^G	대부분의 D+ 및 모든 C+ 혈구에 존재한다.	항체는 항D 및 항 C 일 것으로 생각된다. HDFN과 HTR을 일으킬 수 있다.
Rh29 또는 총(total) Rh	Rh_{null} 세포를 제외한 모든 적혈구에 존재한다.	항총 Rh는 Rh_{null}(무정형 및 조절자)인 사람에 의해 만들어진다.
RH:17	-D-혈구(D 결실)를 제외하나 모든 적혈구에 존재한다.	-D-인 사람에 의해 만들어진 항체
hr^S, hr^B	e를 만드는 모든 Rh 유전자에 의해 생성된 e-유사 항원(e 변이형); hr^S 또는 hr^b 항원은 약 e 항원 혈액형과 관련이 있다.	항체는 e+인 사람이 분명한 항e를 만들 때 발견된다.

1) 복합항원

Rh 계통에서 복합항원(compound antigen) 또는 시스-산물항원(cis-product antigen)은 Rh6(cis ce 또는 f), Rh7(cis Ce 또는 rhi), Rh27(cis cE) 및 Rh22(cis CE)를 포함하고 있다.

시스 산물항원은 두개의 유전자가 같은 염색체에서 유전될 때 형성된 추가적인 항원산물이다. 예를 들면, c와 e가 반수체형(cde 또는 cDe)으로서 유전될 때 "f"라 불리는 다른 하나의 항원 결정군 또는 에피토프(epitope)가 유전된다. f 항원은 유전형이 CDe/cDE일 때는 나타나지 않는다.

복합항원에 대한 항체도 드물다. 만일 그러한 항체가 동정되면, 그에 대응하는 항원이 없는 혈액을 찾아야 하는데, 이때는 항E, 항C, 항c 및 항e와 같은 일반적인 Rh 항혈청을 사용한다. 예를 들어, 만일 항f가 동정되었다면, c 음성 또는 e 음성인 적혈구를 찾아야 하는데, 이것은 또한 f 항원에 대해서도 음성을 나타낸다.

2) G 항원

C 또는 D 항원을 코드하고 있는 대부분의 모든 유전자는 또한 G 항원을 코드하고 있다. 다시 말하면, C와 D 항원이 음성인 혈구는 G 항원도 음성이다. 항G는 항D와 항C를 닮았다. D 음성인 사람은 C+에 의해 면역이 되면, 그들이 항G를 만들 때 D 음성인 적혈구가 때때로 항D와 함께 항C를 생성하는 것으로 나타났다.

C가 음성이고 D가 양성인 사람은 또한 항D와 항C인 것으로 생각되어 항체를 만들 수 있다. 항G, 항D 및 항C의 구별은 흡착(adsorption)과 해리(elution) 반응에 의해 얻어진다. 항G를 만들고 있는 사람은 D와 C 항원이 모두 음성인 적혈구를 수혈 받아야 한다.

3. 이상 표현형

1) Rh_{null} 표현형

Rh_{null} 표현형은 Rh 항원을 전혀 가지지 않는다. R_{null} 형태의 적혈구는 막의 기형으로 인해 수명이 짧아지고 다양하게 용혈성 빈혈을 일으킨다. Rh_{null} 세포는 S, s, U 및 LW와 같은 항원들도 음성이다.

Rh_{null} 표현형의 유전은 조절유전자(regulator gene, $X^{o}r$) 또는 무형유전자(amorphic gene, $\bar{\bar{r}}$)에 의해 일어난다. 정상 조절유전자($X^{1}r$)는 Rh 유전자와는 별도로 유전되며 정상 Rh 항원 발현을 일으킨다. 동형접합 $X^{o}r$ 유전자

가 대신 유전되면 Rh 항원이 전혀 발현되지 않는다. 무형 r R_{null} 표현형은 *RHD* 유전자가 없으며, *RHCE* 유전자의 발현이 결핍되어 있다.

2) D-결손표현형

RHCE 좌위의 유전물질이 결손되었거나 양도되는 경우가 있다. C/c나 E/e 항원이 결핍된 적혈구는 더 강한 D 항원 활성을 나타낸다(그림 6-5). 이렇게 C/c나 E/e 항원이 결핍되었을 때 "-D- 또는 D-"로 나타내며, 이를 D-결손표현형(D-deletion phenotype)이라고 한다. D-결손표현형인 사람은 단특이성(anti-Hr_0 또는 anti-Rh17)이나 항C 및 항e와 같은 개별적 특이성으로서 반응하는 항체를 생성한다. 항Rh17을 생성하는 사람은 D-결손 적혈구를 수혈받아야 한다. 여기서 "D-결손"은 D 항원이 없다는 것을 의미하는 것이 아니라 D 항원 이외의 다른 항원들이 없는(D-) 것을 의미한다.

용어설명

Rh 면역 글로불린 (Rh immune globulin)
Rh 음성인 사람에 의해 항D가 형성되는 것을 억제하기 위하여 투여되는 항D로 구성된 면역 혈청 글로불린.

Ⅵ. Rh 항체의 특징

항체는 수혈 또는 Rh 부적합 임신을 통한 적혈구의 자극에 의해 생성된다. 면역글로불린은 IgG이며, 보통 IgG1과 IgG3이다. 항체는 37℃에서 결합하며(온난항체, warm antibody), 간접항글로불린시험을 사용하면 응집을 볼 수 있다. 이 반응은 단백질분해효소, 알부민 및 폴리에틸렌 글리콜과 같은 반응증강제를 사용하면 촉진된다. Rh 항체는 보체와 결합하지 않는다. 어떤 Rh 항체는 IgM(anti-E)일 수도 있고 또는 수혈이나 임신 경험이 전혀 없는 사람에게도 발견될 수 있다(anti-C^W). 항C, 항c, 항E 및 항e는, 비록 항D와 같이 전형적인 양적효과(또는 유전자량 효과)를 나타내지는 않지만, 동형접합에 의해 발현된 항원과 더 강하게 반응하는 성질이 있다. 이 항체는 지연수혈반응과 태아신생아용혈질환(HDFN)을 일으킬 수 있다.

HDFN은 D-양성 아버지와 D-음성 어머니 사이에서 태어난 아기에서 처음 발견되었다. 첫 임신 때는 보통 영향을 받지 않으나, 두 번째 임신부터 아기는 종종 사산되거나 심한 빈혈과 황달이 일어난다. 첫 임신시 정확하게 말하면 분만과정에서 태아의 혈액이 모체의 혈액으로 들어가면 혼합되면서 어머니는 태아의 D-양성 적혈구의 자극에 의해 항D를 생성한다.

두 번째 임신에서는 이 항D가 태반을 통과하여 태아의 적혈구에 결합함으로써 용혈이 일어난다.

Ⅶ. Rh 항체의 검출

항Rh 항체는 주로 IgG이다. ABO 혈액형 항원에 대한 항체는 주로 IgM이기 때문에 적혈구 주위를 둘러싼 양이온 장벽(cation barrier)을 통과하며 여러 개의 적혈구를 결합하여 응집시킬 수 있다. 그러나 Rh 혈액형 항체는 IgG 항체이기 때문에 적혈구막 위의 항원과는 결합할 수 있지만 양이온 장벽을 관통하지 못하여 응집을 일으킬 수 없다. 따라서 사람 IgG에 대한 항체, 즉 항인체글로불린(antihuman globulin ; AHG, 쿰스 *Coombs* 항체라고도 부름)을 첨가하면 AHG 항체가 적혈구와 결합해 있는 IgG들을 결합시켜 응집반응을 일으킬 수 있다. 이 방법에는 직접항글로불린시험(직접쿰스시험)과 간접항글로불린시험(간접쿰스시험)이 있다. 전자는 적혈구가 체내에서 IgG에 감작되어 있는지를 검사하는 방법이고, 후자는 피검혈청에 IgG가 존재하는가 하는지를 검사하는 방법이다(그림 6-7).

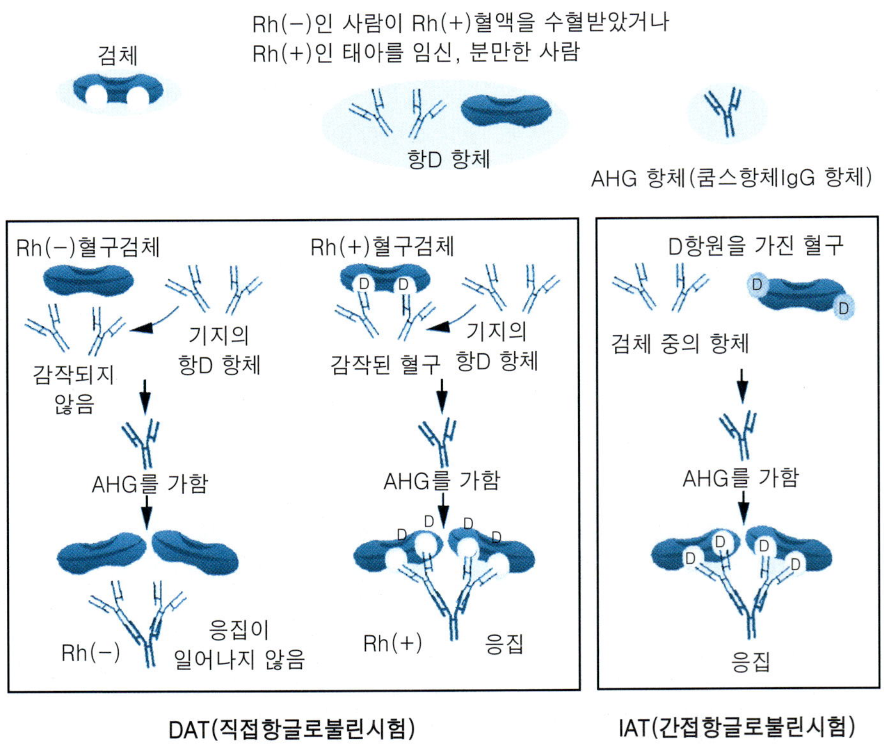

그림 6-7. Rh 계통 혈액형검사

DAT : direct antiglonulin test
IAT : indirect antiglobulin test

요 약

■ Rh 계통 항원!!

생화학 조성 : 탄수화물 잔기가 없는 폴리펩티드

유전자 생성물 : 막을 12번 관통하는 416개의 아미노산

현재의 유전이론 : 2개의(*RHD*와 *RHCE*), 대립유전자에는 *RHCE*, *RHCe*, *RHcE*, *RHce*가 있다.

Fisher-Race 이론 : 3개의 유전자, 대립유전자에는 *D/d*, *C/c*, *E/e*가 있다.

Wiener 이론 : 1개의 유전자, 대립유전자에는 R^0, R^1, R^2, R^z, r, r', r'', r^y 가 있다.

Rosenfield 명명법 : 번호, D=Rh1, C=Rh2, E=Rh3, c=Rh4, e=Rh5

국제수혈학회의 표준번호 : Rh 계통은 004이며, 각 항원은 Rosenfield 계통의 번호를 붙인다.

유전자 좌위 : 1번 염색체

G항원 : D 또는 C항원이 있을 때마다 존재함

약D(D^u) : 간접항글로불린시험에 의해서만 검출될 수 있는 D항원

Rh_{null} 표현형 : r 무형유전자 또는 X^0r 조절유전자로부터 초래됨. Rh항원이 전혀 없음, 비정상적인 적혈구막을 가짐

■ Rh 계통 항체!!

항체 생성 : 수혈 또는 Rh 부적합 임신을 통한 적혈구의 자극

면역글로불린 종류 : IgG, 보통 IgG1과 IgG3

체외(시험관)반응 : 37℃에서 결합(온난 반응성), 간접항글로불린시험을 사용해야 응집을 볼 수 있음

증강제 : 단백질가수분해효소, 알부민 및 폴리에틸렌 글리콜

보체결합 : 없음

임상적 의의 : 있음, 지연수혈반응과 태아신생아용혈질환을 일으킴.

양적효과 : 동형접합 발현이 더 강하게 반응함.

Rh 혈액형계통 *Self Check*

【문제 1】 Rh 유전자형 CDE/cDE를 Wiener 명명법으로 나타내면?

① R^0R^1 ② R^yR^2 ③ R^2R^1 ④ R^zR^2

☞ **해답** : ④

【문제 2】 Rosenfield 명명법에서 공혈자의 표현형이 Rh: 1, −2, −3, 4, 5로 표시될 수도 있다. 이를 Fisher–Race 명명법으로 표현하면?

① cDe ② CcDe ③ CcDE ④ CDEe

☞ **해답** : ①

【문제 3】 약D 항원 검사에 포함되는 것은?

① 간접항글로불린시험(IAT) ② 직접항글로불린시험(DAT)
③ 항Du 검사 혈청 ④ LISS 증강제를 첨가한 항D 항혈청

☞ **해답** : ①

【문제 4】 Rh 계통 항원에 대한 항체의 특징은?

① 자연발생의 IgM ② 면역 IgG
③ 면역 IgM ④ 자연발생의 IgG 및 IgM

☞ **해답** : ②

【문제 5】 일반적인 항D 시약을 사용한 검사는 Rh 음성이었다. 그러나 항글로불린시험 또는 약D 시험은 양성이었다. 이러한 적혈구는 어떻게 판정하는가?

① Rh 양성 ② Rh 음성
③ Rh 변종 ④ 혈액은행 검사실에 따라 다름

☞ **해답** : ①

【문제 6】 본래 Rh 계통으로 동정되었으나 현재는 다른 계통으로 분류된 것은?

① Kell ② Lutheran ③ Lewis ④ LW

☞ **해설** : LW 혈액형계통의 항원과 항체는 혈청학적 성질이 Rh 계통과 비슷하지만 유전학적인 연관성은 없다. 항LW는 D-양성 세포와는 강하게 반응하지만 D-음성 세포와는 약하게 반응한다. Rh_{null}은 LW항원을 갖고 있지 않다. LW 유전자 좌위는 19번 염색체에 있다.

☞ **해답** : ④

【문제 7】 항G는 다음의 어느 적혈구와 반응하여 음성을 나타내는가?

① R^ot ② rr ③ R^zr ④ $r'r$

☞ **해설** : G항원은 적혈구에 D 또는 C항원이 있을 때마다 나타난다.

☞ **해답** : ②

【문제 8】 아버지와 어머니가 모두 이형접합 D-양성일 때 D-음성 아이가 태어날 확률은?

① 1% 미만 ② 가능성 없음 ③ 25% ④ 75%

☞ **해답** : ③

【문제 9】 Rh식 혈액형검사에서 항D, 항C 및 항e 혈청에서 응집이 일어났으며, 항c 및 항E 혈청에서 응집이 일어나지 않았다. 생각할 수 있는 표현형은?

① CCDee ② CcDEe ③ CCDEE ④ ccDee

☞ **해설** : 항체로 응집이 확인되었다는 것은 그 항원을 가지고 있는 것이며, 응집이 확인되지 않았다는 것은 그 항원을 가지고 있지 않다는 것을 의미한다. 따라서 이때에는 D, C, e를 가지고 있으며, c, E는 가지고 있지 않다. 즉 CCDee로 된다.

☞ **해답** : ①

【문제 10】 DCe 표현형과 동등한 것은?

① Rh_o, rh′, hr″ ② Rh_o, hr′, rh″
③ Rh_o, hr′, rh″ ④ Rh_o, hr′, hr″

☞ **해답** : ①

【문제 11】 Rh 항체의 일반적인 특징을 잘 표현한 것은?

① IgG, 37℃에서 가장 잘 반응하며, HTR과 HDFN을 일으킬 수 있다.
② IgG, 실온에서 가장 잘 반응하며, HTR과 HDFN을 일으킬 수 있다.
③ IgM, 37℃에서 가장 잘 반응하며, HTR과 HDFN을 일으킬 수 있다.
④ IgG, 37℃에서 가장 잘 반응하며, HTR과 HDFN을 일으킬 수 있다.

☞ **해답** : ①

【문제 12】 R^2r인 어머니와 R^1r인 아버지로부터 나올 가능성이 없는 것은?

① *DcE* / *DcE* ② *DcE* / *ce* ③ *DCe* / *DcE* ④ *ce* / *ce*

☞ **해설** : R^2r은 *DcE* / *ce*, R^1r은 *DCe* / *ce*이므로 푸네트사각형으로 조합하면 다음과 같다.

	DcE	*ce*
DCe	*DCe*/*DcE*	*DCe*/*ce*
ce	*DcE*/*ce*	*ce*/*ce*

☞ **해답** : ①

【문제 13】 C항원에 대해 이형접합인 유전형은?

① R^1r ② R^2R^2 ③ R^1R^1 ④ r^1r^1

☞ **해답** : ①

【문제 14】 Rh_{null} 표현형과 관련이 있는 것은?

① D항원 발현의 증가
② LW항원 발현의 증가
③ 봄베이표현형
④ 적혈구막의 기형

☞ **해답** : ④

【문제 15】 DAT 양성인 환자에서 약D시험의 결과는?

① 체크혈구(check cell)가 양성인 한 정확하다.
② 면역글로불린이 이미 혈구에 있기 때문에 신뢰할 수 없다.
③ 만일 고알부민 항D를 사용했다면 신뢰할 수 있다.
④ 항체 중화로 인해 위음성이 나타난다.

☞ **해답** : ②

제7장

기타 혈액형계통

학습목표

1. 기타 혈액형계통으로 분류된 주요 항원을 열거하라.
2. 각 혈액형계통의 항원에 대한 생화학적 특징을 기술하라.
3. 각 혈액형계통의 항원이 어떻게 유전되는지 기술하라.
4. 각 혈액형계통의 항체에 대한 혈청학적 특징 및 임상적 관련성을 비교 설명하라.

Ⅰ. 기타 혈액형은 왜 연구해야 하는가?

적혈구에는 ABO 및 Rh 혈액형계통의 항원 외에도 약 200여 종류 이상의 특수한 항원이 존재한다. 국제수혈학회(ISBT)는 2009년 현재 29개의 혈액형계통을 정해놓고 있다. 수혈에 있어서 가장 중요한 항원은 ABO 및 Rh 계통의 항원이다. ABO 및 Rh 계통의 항원에 대한 항체들은 수혈된 적혈구의 생존률을 감소시킬 수 있으며, 태아신생아용혈질환(HDFN)을 일으키는 주된 역할을 한다.

기타 혈액형계통에 해당하는 항원은 수혈 또는 임신에서 면역반응을 유도한다. 이렇게 생성된 항체의 일부는 수혈의학에서 임상적 의의를 갖는 것으로 밝혀졌다. 혈액형계통에 관한 지식은 복잡한 항체 문제를 해결할 수 있도록 논리적이고 효율적인 방법을 제공하고 있다.

전통적으로 혈액형 항원은 적혈구 동종항체 또는 자가항체의 표적으로 생각해 왔다. 면역작용에 의한 적혈구의 파괴는 항원-항체복합체의 형성으로부터 비롯된다. 따라서 혈액은행에서는 이러한 병태생리학과 관련된 제반 문제를 해결하기 위해 모든 노력을 기울여 왔다. 병태생리학적 역할과 더불어 혈액형 유전자의 클로닝은 이들 항원의 일차적인 기능을 규명하는데 중요한 역할을 해왔다. 혈액형계통은 적혈구막의 다음과 같은 기능과 밀접한 관련이 있는 것으로 최근의 연구를 통해 밝혀지고 있다(BOX 7-1).

이러한 생리적 기능 외에도 적혈구 항원은 감염된 미생물의 수용체로서도 작용한다. Duffy 항원인 Fy^a 및 Fy^b는 어떤 말라리아의 결합부위로서 작용한다. 혈액형계통의 특수한 기능들을 정리하면 다음과 같다.

① 글리코실기전이효소: ABO, P, Le wis, H 혈액형계통
② 적혈구와의 구조적 관련: MNS, Diego, Gerbich 혈액형계통
③ 막수송단백질: Rh, Kidd, Diego, Colton, Kx 혈액형계통
④ 보체경로활성화분자: Chido/Rodgers, Cromey, Knops 혈액형계통
⑤ 점착분자: Lutheran, Xg, Landsteiner-Wiener, Indian 혈액형계통
⑥ 미생물 수용체: MNS, Duffy, P, Lewis, Cromer 혈액형계통
⑦ 생물학적 수용체: Duffy, Knops, Indian 혈액형계통

BOX 7-1

혈액형계통의 생리적 기능!!

적혈구막을 통한 수용성 분자(영양분 및 노폐물)의 수송
보체경로에서 작용하는 분자
적혈구 형태를 유지하기 위해 막구조단백질로서 작용하는 분자
효소활성을 지닌 분자

Ⅱ. KELL 혈액형계통

1. 항원 명명 및 종류

Kell(켈) 항원은 1946년 쿰스(Coombs)와 그의 동료들이 항글로불린시험을 통해 발견했으며, 이 항원의 **항체는 HDFN과 관련이 있고**, 엄마의 IgG 항체(항Kell)가 감작되면 태아 적혈구의 생존률이 감소한다. Kell 항원과 그의 출현빈도를 요약하면 다음과 같다. 이 혈액형계통은 McLeod증후군 및 만성육아종병(chronic granulomatous disease)으로 알려진 백혈구질환과 관련되어 있다.

1) 대조 항원 : 고빈도 및 저빈도

① K(K1), k(K2)
② Kp^a(K3), Kp^b(K4), Kp^c(K21)
③ Js^a(K6), Js^b(K7)
④ Cote(K11), Wk^a(K17)
⑤ K14, K24

(1) 고빈도 항원

Ku(K5), K12, K13, K16, K,18, K19, K20, K22

(2) 저빈도 항원

Ul^a(K10), K23, K25(VLAN)
K8과 K9는 사용을 안 하며 K15(K_x)는 Kell 계통에 포함시키지 않는다.

2. 항원 생화학

Kell 혈액형계통의 항원은 당단백질이며 적혈구막을 구성하고 있다. K24를 제외한 모든 Kell 항원은 이 당단백질의 잔기에 나타난다. Kell 항원은 적혈구당 4,000~8,000개가 있다. Kell 항원은 2-메르캅토에탄올(2-mercaptoethanol, 2-ME), 디티오트레이톨(dithiothreitol. DTT) 또는 2-아미노에틸이소티오우로늄브로미드(2-aminoethylisothiouronium bromide, AET)와 같은 **황화수소(sulfhydryl, SH)시약**의 처리에 민감하다. 이러한 물질들은 단백질의 이황화결합(disufide bond, s-s)을 파괴한다.

3. Kell 혈액형계통의 유전학

Kell 혈액형계통의 유전자 좌위는 7번 염색체에 위치해 있다. *Kell* 유전자 좌위는 Kell 혈액형계통의 항원을 생성하는 서로 다른 *Kell* 유전자들의 자리이다. Kell 혈액형계통의 대조 항원을 생성하는 4쌍의 대립유전자들이 *Kell* 유전자 좌위에 존재한다. 이들 대립유전자들은 다음과 같다.

① *K*와 *k*
② Kp^a와 Kp^b
③ Js^a와 Js^b
④ *KEL11*과 *KEL17*(Wk^a)

*KEL14*와 *KEL24*도 대립유전자일 것으로 의심되지만 아직 확정된 것은 아니다.

4. Kell 항체의 특성

대부분의 Kell 계통 항체는 다음과 같은 특성을 갖고 있다.

① 면역글로불린의 종류는 IgG이다.
② 수혈 또는 임신으로 인한 항원 노출에 반응하여 생성된다.
③ 항체는 간접항글로불린시험(IAT)에서 최적으로 반응한다.
④ 보체를 결합하지 않는다.
⑤ 효소를 처리하더라도 반응은 영향을 받지 않는다.
⑥ 반응증강제인 LISS시약의 첨가에 의해 항K의 반응이 저하한다.

Ⅲ. DUFFY 혈액형계통

1. 항원의 종류

Duffy(더피) 혈액형계통은 1950년 여러 번 수혈을 받았던 혈우병환자인 Duffy에게 이전에는 보지 못했던 항체가 발견됨으로써 항원이 규명되었고, 이 항원을 Fy^a라고 불렀다. 또한 그것의 대조 항원을 Fy^b라고 명명하였다. **Fy(a-b-) 표현형은 말라리아 중 *Plasmodium knowlesi* 및 *P. vivax*에 대해 저항성을 나타내나 *P. falciparum*에는 저항성을 나타내지 않는다.** 항원별 특성은 표 7-1과 같다.

표 7-1. Duffy 혈액형계통의 항원과 그 특징

Fy^a 및 Fy^b	대조 항원 피신(ficin) 및 파파인(papain)에 민감함 탯줄혈구에 발현함 *Plasmodium vivax* 및 *Plasmodium knowlesi*의 수용체
Fy3	탯줄혈구에 발현함 피신 및 파파인에 저항함 Fy(a−b−)인 적혈구는 또한 Fy:−3이다.
Fy4	탯줄혈구에 발현함 피신 및 파파인에 저항함
Fy5	탯줄혈구에 발현함 피신 및 파파인에 저항함 백인에 많음 Rh_{null} 표현형에서 변형 발현함 Duffy와 Rh 단백질간의 항원 상호작용이 가능함
Fy6	탯줄혈구에 발현함 Fy(a−b−)인 적혈구는 또한 Fy:−6이다. 피신 및 파파인에 민감함 항원은 쥐의 단클론항체에 의해 규명됨. 사람 anti-Fy6는 기술된 바가 없다.

2. Duffy 혈액형계통의 유전학

용어설명

신테니성(Syntenic)
연결되지 않았지만 같은 염색체에 매우 가까이 위치한 유전자를 가리키는 유전학 용어

1968년에 Donahue 등은 *Fy* 좌위는 1번 염색체에 위치한다는 것을 밝혀냈다. *Fy* 좌위는 Rh 좌위와 신테니성(syntenic)이며, 대립유전자로 구성된다.

① 공동우성의 대립유전자 Fy^a와 Fy^b는 각각 Fy^a와 Fy^b 항원을 생성한다.
② Fy^X 대립유전자는 약한 Fy^b 항원을 코드하고 있다.
③ *Fy* 대립유전자는 동정될 수 없는 Duffy 항원을 코드하고 있다.

3. Duffy 항체의 특성

여기서는 항 Fy^a와 항 Fy^b의 일반적인 특성만을 설명하였다.

① 항체는 수혈 또는 임신을 통해 항원에 노출됨으로써 생성된다.
② 응집반응은 간접항글로불린시험(IAT)에서 가장 잘 관찰된다.

③ 면역글로불린의 종류는 IgG이다.
④ 보통 보체와는 결합하지 않는다.
⑤ 이 항체는 수혈시 임상적 의의가 있으나 HDFN은 보통 일어나지 않는다.
⑥ 효소처리에 의해 항원이 분해되기 때문에 항체와 반응을 일으키지 않는다. 항Fy^a 및 항Fy^b는 효소로 처리된 적혈구를 응집시키지 못한다.
⑦ 항Fy^a가 항Fy^b보다 더 자주 발견된다.

Ⅳ. KIDD 혈액형계통

1. Kidd 항원의 특성과 생화학

Kidd(키드) 혈액형계통은 Rh 및 Kell 혈액형계통과 다르게 비교적 혈청학적 및 유전적 수준이 모두 복잡하지 않다. **Kidd 항체는 지연용혈수혈반응에서 나타나는 혈관외용혈과 자주 관련되어 있다.** 항체로 감작된 적혈구는 세포질그물계통세포(세망내피계세포)에 의해 쉽게 제거된다. Kidd 혈액형계통의 항원으로는 Jk^a, Jk^b, *Jk*3 3종류가 알려져 있다.

Jk^a 및 Jk^b 항체는 1950년대에 발견되었으며, 그후 Jk(a-b-) 표현형, 즉 $Kidd_{null}$ 표현형이 발견되었다. Jk(a-b-) 표현형은 항Jk3를 생성할 수도 있다. Kidd 항원은 태아 초기에 발달하며, 태아 적혈구에서 발견된다. 이 항원은 단백질가수분해효소에 노출되어도 변성되지 않는다. Jk(a-b-) 적혈구가 Jk^a 또는 Jk^b보다 2몰(mole, M) 요소용액에 저항성이 더 크다.

2. Kidd 혈액형계통의 유전학

Kidd 혈액형계통은 18번 염색체에 유전자 좌위가 있다. 좌위 안에 있는 대립유전자의 특성은 다음과 같다.

① Jk^a 대립유전자는 Jk^a와 *Jk3* 항원을 코드하고 있으며, Jk^b 대립유전자와 공동우성이다.
② Jk^b 대립유전자는 Jk^b와 *Jk3* 항원을 코드하고 있으며, Jk^a 대립유전자와 공동우성이다.
③ *Jk* 대립유전자는 Jk^a와 Jk^b 어느 것도 생성되지 않는 침묵 대립유전자(silentallele)이다. 이 대립유전자는 필리핀인, 중국인 및 폴리네시아인에게 많다. *JkJk* 유전형은 *Jk*(a−b−) 표현형을 초래한다.
④ *Jk*(a−b−) 표현형은 또한 우성의 억제유전자 *In*(*Jk*)의 작용에 의해 유도될 수 있다.

3. Kidd 항체의 특성

면역자극 후 항체의 역가는 증가하지만, 감소 속도도 검출할 수 없을 정도로 빠르다. 지연용혈수혈반응과 혈관외용혈은 보통 이 혈액형계통과 관련되어 있다. 항*Jk^a^* 및 항*Jk^b^*의 혈청학적 특성은 다음과 같다.

① 면역글로불린은 IgG이다.
② 응집은 간접항글로불린시험(IAT)에 의해 가장 잘 발견된다.
③ 항체는 적혈구에 존재하는 최적량의 항원을 검출한다. 소수의 예이기는 하지만 응집반응은 이형접합발현[Jk(a+b+)] 항원보다 동형접합 발현 [JK(a−b+) 또는 Jk(a+b−)] 항원에서 더 강하게 일어난다.
④ 항체는 보체분자를 결합한다.
⑤ 항체는 수혈이나 임신을 통해 항원에 노출되었을 때 이에 반응하여 생성된다.
⑥ 항체 검출에는 효소시약, LISS, 폴리에틸렌글리콜(PEG)과 같은 반응증강제가 도움이 된다.
⑦ 항체는 잘 저장되지 않으며, 체내에서 그 농도가 빠르게 감소한다.
⑧ 항체는 보통 다른 적혈구 항체를 가지고 있는 사람의 혈청에서 다수의 항체와 협력하여 나타난다.

Kell, Duffy 및 Kidd 혈액형 항원에 대한 항체는 임상적 의의가 크므로, 항체 동정시험으로 그들을 찾아내야 환자에게 항원-음성의 공혈자 적혈구를 공급할 수 있다. 이들 혈액형계통의 중요한 특성을 표 7-2에 나타냈다.

표 7−2. Kell, Duffy 및 Kidd 혈액형계통의 항체 특성

특 성	Kell 계통	Duffy 계통	Kidd 계통
적혈구 자극	있음	있음	있음, 약한 항체
면역글로불린	IgG	IgG	IgG
IAT단계	응집	응집	응집
효소단계	효과 없음	무반응	상승
임상적 의의	있음	있음	있음
특징	· Anti−K가 가장 많다. · Anti−Js^b는 흑인에게 많고, anti−Kp^b는 백인에게 많다.		· 지연용혈수혈반응의 가장 일반적 원인 · 보체를 결합한다.

Ⅴ. LEWIS 혈액형계통

1. 항원의 특성

다른 혈액형 항원과 달리 Lewis(루이스) 항원은 조직세포에서 만들어져 체액 속으로 분비된다. Lewis 항원은 주로 분비물과 혈장에서 발견되며 적혈구막에 흡수된다. Lewis 항원은 Kell, Duffy, Kidd 항원과 대조적으로 적혈구막에 통합되어 있지 않다. Lewis 항원의 발달은 6살까지 계속된다. Lewis 계통의 항원 발달은 3개의 독립된 유전자에 의해 이루어진다는 점에서 ABO 계통과 비슷하다.

2. Lewis 항원의 생화학

Lewis 유전자의 생성물은 L-푸코오스전이효소(L-fucosyltransferase)로서, 이 효소는 1형 전구체의 N-아세틸글루코사민(N-acetylglucosamine) 4번 탄소에 L-푸코오스(L-fucose)를 전이한다. 이 구조는 Le^a 특이성을 갖으며, 적혈구막에 흡수되어 Le(a+) 표현형을 탄생시킨다. 또한 만일 1형 H 구조가 분비물 속에 존재하면, Lewis 전이효소가 이 구조에 C-푸코오스를 첨가한다. 이러한 생성물이 Le^b로서, 이것은 적혈구막 위에 있는 Le^a 당단백질에 우선적으로 흡수된다. 1형과 2형 구조 간의 차이점은 전구체 사슬에서 갈락토오스와 N-아세틸글루코사민 간의 결합방식이 다른데 있다. 2형 사슬의 경우 4번 탄소에는 푸코오스가 결합하지 못한다. 따라서 2형 H쇄는 결코 Lewis 항원 활성을 나타내지 못한다(그림 7-1).

신생아의 적혈구는 Le(a-b-) 표현형을 갖는다. Lewis 항원이 발달을 시작하여 Le(a-b+)로 이행이 완성될 때까지 세포는 Le(a+b+)로 유지된다. 분비물 중의 Lewis 항원은 당단백질이지만 혈장 중의 Lewis 항원은 당지질이다. 적혈구는 당지질만 섭취하고 당단백질은 섭취하지 않는다.

3. Lewis 계통 항원의 유전

Lewis 계통에서 Lewis 항원은 세 유전자인 *Hh*, 분비유전자(*Se*), Lewis (*Le*)에 의해 생성된다. 분비유전자(secretor)는 분비물 속에서 이용할 수 있는 H 전이효소를 생성한다. *le*, *h*, *se*는 무형유전자(amorph)이고 검출 가능한 생성물을 만들지 못한다.

만일 *Se* 유전자가 *Le* 유전자에 첨가되어 유전되면 Lewis 전이효소는 H 구조를 Le^b로 전환한다. *Le* 유전자가 유전되면 Le^a 항원이 분비액 속에서

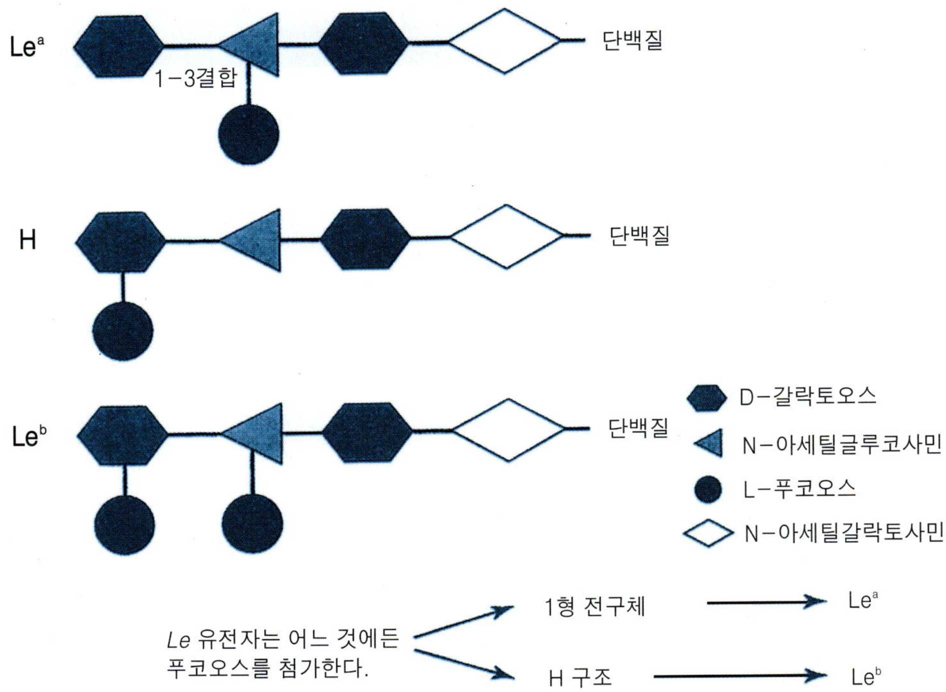

그림 7-1. Lewis 항원의 구조

발견되고 분비유전자의 상태와 관계없이 적혈구에 흡수된다. Le와 le는 대립유전자나 Le^a와 Le^b는 대립유전자가 아니다. Le(b+) 적혈구 표현형은 *Le*, *se*, *h* 유전자에 의해 형성된다. Le(a+b-)인 사람은 분비유전자가 아니다.

4. Lewis 항체의 특성

Lewis 항체는 거의 절대적으로 Lewis 항원을 갖고 있는 적혈구의 자극이 없어도 Le(a-b-)인 사람의 혈청에 나타난다. Le(a-b+)인 사람은 항Le^a를 생성하지 못한다. Le(a+b-)인 사람에서 항Le^b를 발견하는 것도 매우 힘들다. 항Le^a와 항Le^b는 Le(a-b-)인 사람에서 발견될 수 있다. Lewis 항체는 IgM이기 때문에 태반을 통과하지 못하며 따라서 태아신생아용혈질환(HDFN)을 일으키지 않는다.

수혈에서 공혈자의 혈장에 용해되어 있는 Lewis 항원이 수혈자의 항체를 중화한다. 또한 수혈자자의 Lewis 항체가 공혈자의 적혈구로부터 Lewis 항원을 제거하므로 임상적으로도 문제가 없다(그림 7-2).

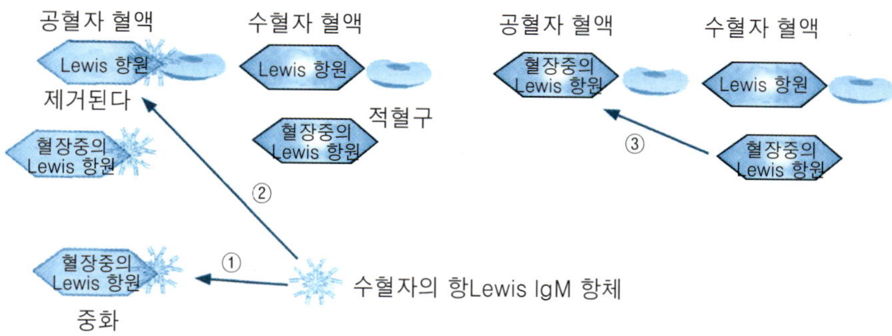

그림 7-2. 수혈 시 Lewis 항원과 항체의 반응

① 공혈자의 Lewis 항원은 수혈자의 항Lewis 항체에 의해 중화된다.
② 공혈자 혈구에 결합해 있는 Lewis 항원은 수혈자의 항Lewis IgM에 의해 적혈구부터 떨어진다.
③ 공혈자 혈구는 곧바로 수혈자 혈구의 Lewis 표현형으로 된다.

1) Lewis 항체의 혈청학적 특성

① 응집은 즉시원심(immediate spin, IS), 37℃, 항글로불린단계에서 관찰된다.
② 응집은 잘 부서지며, 쉽게 분산된다.
③ 효소는 anti-Le^b의 반응성을 증진시킨다.
④ 특별히 신선한 혈청을 사용하면 때때로 용혈이 시험관에서 관찰된다. 이는 anti-Le^a가 보체를 효율적으로 결합하기 때문이다.

Ⅵ. Ii 혈액형군(collection)

I 혈액형은 두 종류의 항원, 즉 I와 i로 구성된다. 이들 항원은 글리코실기전이효소를 만드는 다중유전자(multiple gene) 생성물의 연속작용에 의해 형성된다. I와 i는 대조 항원이 아니다. i 항원은 신생아의 탯줄혈구에 발현되며, I 항원은 성인에서 발현된다. 일반적으로 항I는 한랭온도(4℃)에서 최적반응을 나타내는 자가항체(autoantibody)이다. 이 항체는 수혈이나 임신에서 적혈구를 파괴하지 않기 때문에 임상적 의의는 없다.

1. I 및 i 구조의 생화학

I 및 i 항원은 A, B 및 H 올리고당쇄를 전구체로 하여 여기에 결합해 있다. I 항원은 가지형 사슬이며, i 항원은 선형 사슬이다(그림 7-3). I 및 i 항원은 적혈구막의 당지질과 당단백질 양쪽에 존재한다. 이들은 혈장이나 체액에서 용해성 당단백질 항원으로서 발견되기도 한다.

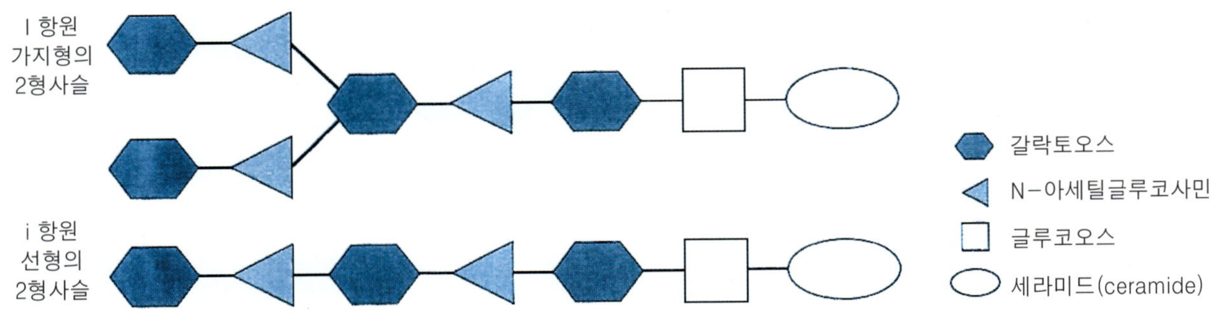

그림 7-3. I 및 i 항원의 구조

용어설명

사전가온법

(prewarming technique)
실온에서 결합하고 보체를 활성화하는 한랭항체의 반응을 억제하기 위하여 환자 혈청과 시약 적혈구가 결합하기 전에 이들을 별도로 사전에 가온하는 기법.

한랭적혈구응집소병

(cold hemagglutinin disease)
37℃ 이하의 한랭온도에서 가장 잘 반응하는 자가항체에 의해 발생되는 자가면역용혈빈혈(autoimmune hemolytic anemia).

2. 자가항-I(auto anti-I)의 혈청학적 특징

항I는 보통 한랭반응성이며 임상적으로 의미가 없는 IgM의 자가항체이다. 대부분의 사람들은 4℃에서 검출될 수 있는 자가항I를 가지고 있다. 항I는 실온에서 검사할 때도 자주 검출된다. 항I는 보체와 결합하기 때문에 다특이항글로불린시약을 사용하면 적혈구에 붙어있는 C3 보체를 검출할 수도 있다. 일단 항I가 검출되면 그것의 반응을 피하기 위해 **사전가온법**(prewarming technique)을 실시한다.

3. 질환관계

강한 자가항I는 폐렴의 원인균인 *Mycoplasma pneumoniae* 및 **한랭적혈구응집소병**(cold hemagglutinin disease)과 관련되어 있다. 항i는 전염단핵구증(infectious mononucleosis), 림프세포증식질환(lymphporoliferative disease), 그리고 가끔 한랭적혈구응집소병과 관련이 있다.

Ⅶ. MNS 혈액형계통

1. M 및 N 항원

MNS 계통은 주로 적혈구에 발현되는 40여 종류의 항원을 포함하고 있다. 분자유전학의 발달을 통하여 여러 MNS 계통 항원의 유전학적 특성이 규명되었다. 다시말하면 교차(crossing over), 유전자재조합(gene recombination), 치환(substitution) 등의 수단에 의해 특성이 밝혀졌다.

2. 유전학 및 생화학

MNS 계통의 항원에 대한 유전정보를 갖고 있는 두 개의 유전자는 4번 염색체에 있다. 그들은 가까이 있어서 보통 반수체형으로 유전된다. 하나의 유전자는 M 또는 N의 유전정보를 갖고 있고, 다른 것은 S 또는 s의 유전정보를 갖고 있다. 유전자 *GYPA* 및 *GYPB*는 각각 글리코포린 A (glycophorin A, GPA) 및 글리코포린 B(GPB)에 대한 유전정보를 갖고 있다. GPA는 M과 N 항원에 대한 유전정보를 갖고 있으며, GPB는 S와 s에 대한 유전정보를 갖고 있다.

MNS 혈액형계통의 항원은 당단백질이며, 주요 당은 시알산(sialic acid)이다. 따라서 막구조를 시알로당단백질(sialoglycoprotein)이라고 한다. MN 시알로당단백질(GPA)과 Ss 시알로당단백질(GPB)의 항원구조는 유사하다. 다만 이들은 아미노산 배열에 약간의 차이가 있다(그림 7-4).

1) GPA : M 및 N 항원

M과 N 항원의 특성은 다음과 같다.

① GPA는 총 131개의 아미노산으로 구성되며, 총 131개의 아미노산으로 구성되며, 그 중 72개는 세포막 바깥에 있다.

② M과 N 항원은 1번과 5번의 아미노산이 서로 다르다(그림 7−4).
M 항원의 1번과 5번 아미노산은 각각 세린과 글리신이며, N 항원은 루신과 글루탐산이다.

③ 동형접합 상태[(M+N−) 또는 (M−N+)]로 M이나 N이 유전되면 항원 발현의 강도가 매우 커진다(양적효과).

2) GPB : S, s 및 U 항원

S, s 및 U 항원의 특성은 다음과 같다.

① GPB는 총 72개의 아미노산으로 구성되며, 그중 43개는 세포막 바깥에 있다.

② S와 s 항원은 29번 아미노산이 서로 다르다. S 항원은 메티오닌이고 s 항원은 트레오닌이다(그림 7−4).

③ U 항원은 막 근처에 위치하며, S와 s가 유전될 때 항상 나타난다.

④ GPB 발현이 없던가 변동되며 적혈구 표현형이 S−s−U−로 된다.

3. MNS 혈액형계통의 항체

MNS 계통에 포함된 항원에 대한 항체는 임상적 의의와 혈청학적 성질이 다양하다. MNS 계통의 항체 특성을 표 7-3에 요약했다.

용어설명

글리코포린(glycophorin)
적혈구막에 돌출된 당단백질로 많은 혈액형 항원을 나른다.

시알산(sialic acid)
적혈구의 단백질에 붙어 있는 당 성분으로 적혈구막이 음전하를 띠게 한다.

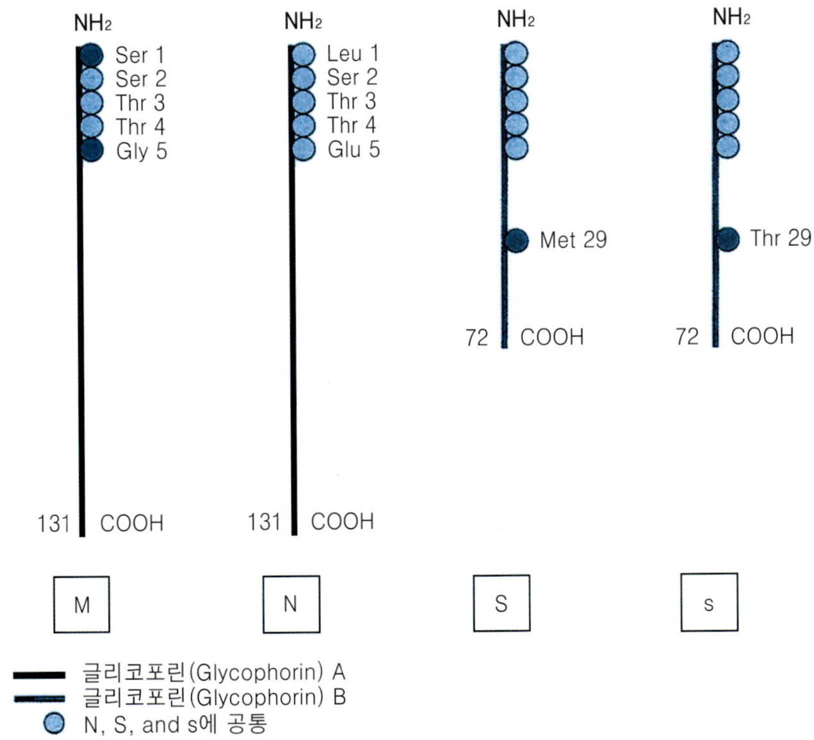

그림 7-4. MN 및 Ss 시알로당단백질의 구조 비교

NH_2, 아미노기 말단; 1, 아미노산 1; 131, 아미노산 131; Ser, serine; Thr, threonine; Gly, glycine; Leu, leucine; Glu, glutamic acid; Met, methionine; COOH, 카르복실기 말단

표 7-3. MNS 계통의 항체 특성

항 체	면역글로불린	임상적 의의	피신의 효과	특 성
M	IgM*	없음	제거됨	HDFN 또는 HTR의 원인으로 보고된 바가 거의 없다. 동형접합의 세포와 더 강하게 반응한다.
N	IgM	없음	제거됨	약함, 한랭반응성
S	IgG	있음	변동	
s	IgG	있음	변동	
U	IgG	있음	저항	모든 S+ 또는 s+ 적혈구와 반응한다. U-음성 세포는 흑인에서만 발견된다.

HDFN, hemolytic disease of the newborn ; HTR, hemolytic transfusion reaction; * 때때로 완전히 IgM이거나 또는 부분적으로 IgG일 수 있다.

1) 항M

항M(anti-M)의 성분은 IgM과 IgG이다. 항M은 자연적으로 나타나며 임상적으로 유의성이 없는 것으로 밝혀졌다. 사전가온 후 항글로불린단계에서 반응하는 항M의 경우는 임상적으로 유의성이 있는 것으로 생각될 것이다. 항M은 HDFN과 거의 관련되어 있지 않다. 항M은 보존제의 pH 때문에 패널셀(동정혈구)이나 스크리닝셀(선별혈구)와 제조사에 따라 다양하게 반응할지도 모른다.

2) 항N

항N(anti-N)은 임상적으로 유성이 없는 매우 드물게 직면하는 IgM 한랭반응성 항체이다. 포름알데히드(formaldehyde)로 멸균처리된 투석막을 사용하는 투석환자에서 N-유사항체가 더 자주 발견된다. 하지만 이러한 N-유사항체도 임상적으로 유의성은 없다.

3) 항S, 항s, 항U

항S, 항s 및 항U는 임상적으로 유의한 IgG 항체로서 적혈구 생존률을 감소시키고 HDFN을 일으킬 수 있다. 항S나 항s가 만들어진 환자에 대해 적합한 혈액을 찾는 것은 어렵지 않다. 미국 백인의 경우 S와 s의 항원 빈도는 각각 55%와 89%이다. U 항원은 백인의 99.9%, 흑인의 99%에서 발견되는 매우 빈도가 높은 항원이다. 항U는 드물지만 이전에 수혈이나 임신경험이 있는 흑인의 혈청에서 발견되곤 한다. 항U가 존재할 가능성은 S-와 s-인 사람에서 나올 수 있다.

Ⅷ. LUTHERAN 혈액형계통

1. Lutheran 항원의 특성 및 생화학

Lutheran(러테란) 항원은 LU1부터 LU20까지 번호를 붙였는데, LU10과 LU15가 삭제되어 현재는 18종의 항원이 존재한다. Auberger(아우베르게르) 항원인 Au^a와 Au^b가 각각 1961년과 1989년에 처음 보고된 이래, 최근에 LU19와 LU20이 추가되었다. Lutheran 항원은 림프구, 과립구, 단핵구 및 혈소판에 없다. 또한 탯줄혈구에도 약하게 발현된다.

두 가지 주요 항원은 대조 항원인 Lu^a(LU1)과 Lu^b(LU2)이다. 이들 항원에 대한 항체가 가끔 환자의 시료에서 발견되고 있다. Lu^a(LU1)와 Lu^b(LU2) 항원은 적혈구의 피신 및 파파인 처리에 저항성을 보인다. 대부분의 사람들에서 나타나는 표현형은 Lu(a-b+)이며, Lu_{null} 표현형인 Lu(a-b-)는 희귀하지만 다음과 같은 기전에 의해 일어난다. Lutheran 항원은 막성 당단백질이다. 생물학적 중요성은 아직 밝혀지지 않았다.

① 열성 : 참 Lu_{null} 표현형, LU 좌위에 희귀한 열성 무형유전자 Lu에 대한 동형접합
② 우성 억제유전자 또는 In(Lu) 표현형 : 희귀한 우성 억제유전자의 이형접합
③ X-결합 억제유전자 : 열성 방법으로 유전됨

2. Lutheran 혈액형계통의 유전학

LU 좌위는 19번 염색체에 있으며, Se(분비자) 좌위와 연결되어 있다. *H*, *Le* 및 *LW* 유전자 좌위도 또한 19번 염색체에 위치해 있다. Lu^a 및 Lu^b 공동우성 대립유전자는 유전적으로 저빈도 항원인 Lu^a와 고빈도 항원인 Lu^b의 생성을 코드하고 있다.

3. Lutheran 항체의 특성

Lutheran 항체의 주요 혈청학적 특성은 다음과 같다.

1) 항Lu^a

① 항Lu^a면역 적혈구의 자극이 없이도 존재할 수 있다.
② 면역글로불린은 IgM과 IgG이다.
③ 시험관에서의 최적 응집반응은 실온에서 관찰된다.
④ 임상적 의의는 없다.

2) 항Lu^b

① 항Lu^b는 항원의 발생률이 높기 때문에 매우 희귀한 항체이다.
② 면역글로불린은 IgG이다.
③ 항Lu^b의 대부분은 항글로불린단계 내에서 응집한다.
④ 항Lu^b는 수혈반응 및 경증의 HDFN과 관련되어있다.

IX. P 혈액형계통

이 계통과 관련된 항원은 P1(ISBT 003)과 GLOB 군(ISBT 209) 두 계통에 존재한다. P1 계통의 항원은 P1이고, “글로보시드군(globoside collection)”으로 나타낸 항원은 P, P^k, Luke(LKE)를 포함한다.

1. P 계통 항원

P 혈액형계통의 항원은 구조적으로 ABH 항원과 밀접한 관련이 있으며, 당단백질 및 당지질로서 존재한다. 이 항원은 글리코실기전이효소의 작용에 의해 형성된다. 표현형에는 P_1, P_2, P_1^k, P_2^k, P가 있으며, 이 중 가장 일반적인 것은 ABH 계통의 A_1과 A_2 표현형과 유사한 P_1과 P_2이다. P_1 표현형인 사람의 적혈구에는 P 와 P_1 항원을 둘 다 갖고 있다.

P_2 표현형인 사람의 적혈구에는 P 항원만 있으며 항P_1을 생성할 수도 있다. P_1 항원은 출생시에는 거의 발달하지 않지만 성인에서는 다양하게 발현된다. 항원의 발현은 적혈구의 저장에 의해 감소된다. P_1 항원은 용해성 형태로 존재하며, 혈장 및 **포충낭액(hydatid cyst fluid)**에서 검출될 수 있다. P, P^k, LKE 항원은 고빈도 항원들이다.

용어설명

포충낭액(hydatid cyst fluid)
개조충의 포낭으로부터 얻은 액체.

2. 유전학 및 생화학

P 계통의 항원은 두 개의 독립적으로 유전된 유전자들로부터 발현된다. 첫 번째 유전자 좌위에 있는 대립유전자는 P^{1k}, P^k, P이고, 두 번째 유전자 좌위에 있는 대립유전자는 P^2 및 $P^{2.0}$이다. 이들 두 유전자에 의해 생성된 전이효소의 상호작용에 의해 P 계통의 항원이 만들어진다. P_1 항원은 H 항원과 동일한 파라글로보시드(paragloboside) 전구체로부터 형성된다. 글로보시드군 항원에 대한 전구체는 락토실세라미드(lactosylceramide)이다(그림 7-5).

3. P 계통 항체

1) 항P_1

항P_1은 P_2인 사람의 혈청에서 자주 볼 수 있으며, 적혈구의 면역자극을 필요로 하지 않는다. 이 항체는 효소에 의해 반응이 촉진되는 IgM 한랭반응성 응집소이다. 상품화된 P_1 물질이 항체의 유무를 분별하는 데 이용되기도 한다. 이 물질은 항체를 중화하여 반응을 소실시킨다.

용어설명

발작한랭혈색소뇨증(paroxysmal cold hemoglo binuria)
한랭노출에 의해 일어나는 용혈과 혈뇨(hematuria)가 특징적인 희귀한 자가면역성 질환.

이상성용혈소(biphasic hemolysin)
용혈을 위해 보체가 결합하도록 한랭과 가온의 인큐베이션을 필요로 하는 Donath−Landsteiner 항체와 같은 항체.

항P_1은 적혈구 생존률을 거의 감소시키지 않는다. 만일 P_1 양성 적혈구가 37℃, 항글로불린단계에서 적합하면 공급되어도 무방하다.

2) 자가항P

자가항P는 **발작한랭혈색소뇨증(paroxysmal cold hemoglobinuria, PCH)**이라고 하는 면역용혈빈혈과 관련되어 있다. 자가항P는 Donath-Landsteiner(도나트-란트슈타이너) 항체로서 알려진 IgG 항체이다. 이러한 **이상성용혈소(biphasic hemolysin)**는 매우 낮은 온도에서 P-양성(P_1,

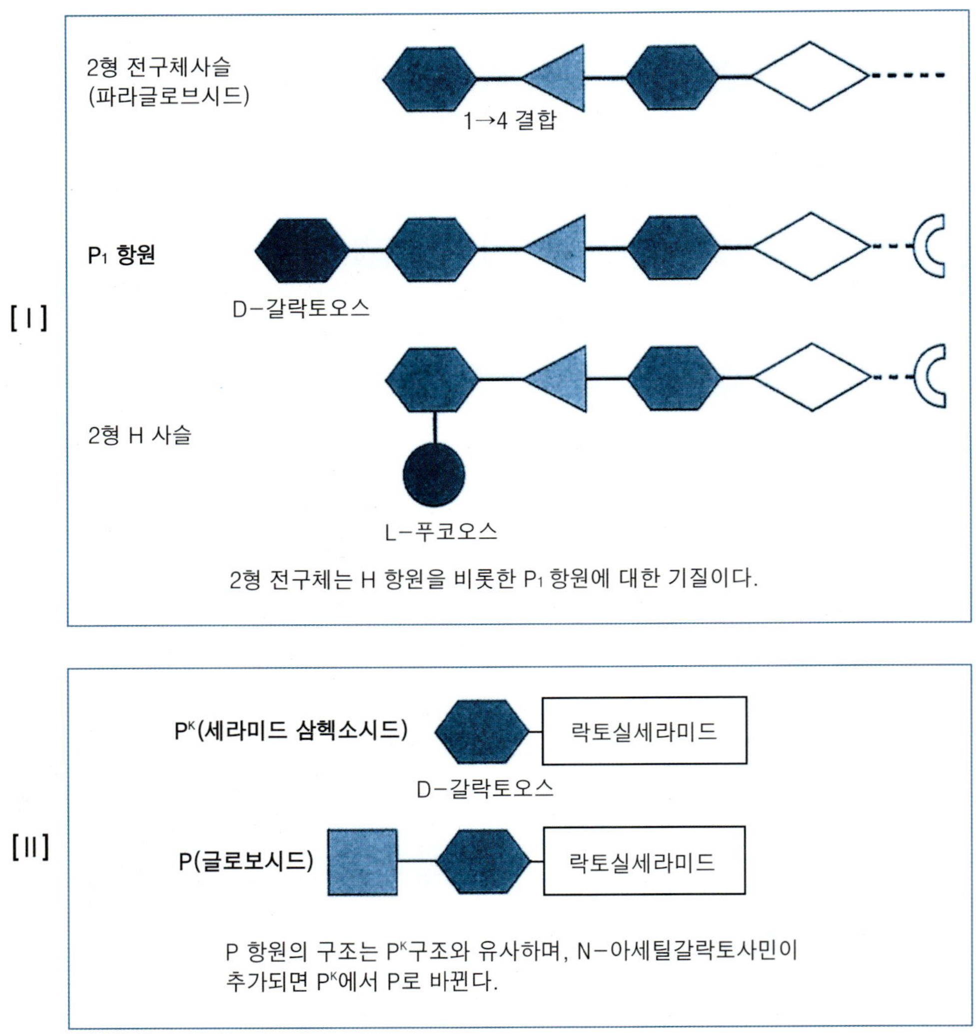

그림 7−5. P 계통 항원 구조. I : P_1 항원, II : P^k 및 P 항원 구조

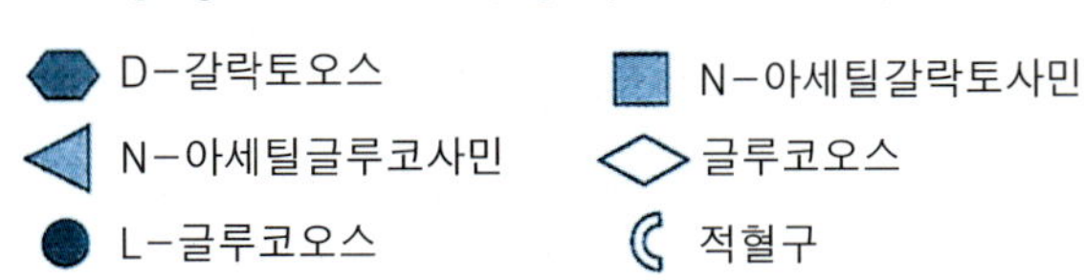

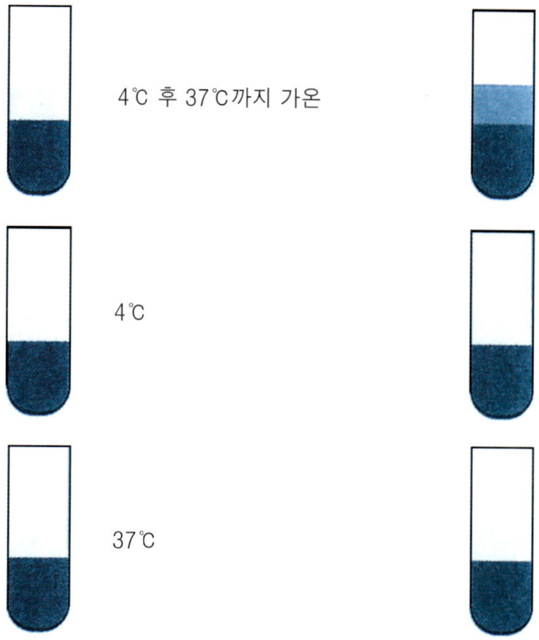

그림 7-6. Donath-Landsteiner 시험

환자의 신선한 혈청과 적혈구를 혼합한 후에 저온에서 인큐베이션하면 보체가 결합하며, 계속해서 시험관을 37℃까지 가온시키면 용혈이 일어난다.

P2) 적혈구와 결합한다. 보체가 결합된 적혈구를 계속 37℃에서 가온하면 용혈이 일어난다(그림 7-6). 이 희귀한 자가항체는 바이러스에 감염된 어린이나 매독에 걸려 3기상태에 있는 성인에서 발견된다.

자가항P를 가진 환자는 보체가 결합되어 있기 때문에 직접항글로불린시험에서 약양성을 나타낸다. 이러한 적혈구로부터 해리시켜 얻은 용출물질(eluate)은 시약 적혈구와 반응하지 않는다. 수혈이 필요할 경우 반드시 P-음성인 혈액을 필요로 하지 않는다. 수혈 적혈구를 **혈액가온기(blood warmer)**로 가온하면 문제가 없다.

X. 그밖의 다양한 혈액형계통

여기서는 기본 수혈의학에서 별로 접하지 못하는 혈액형을 간단히 표 7-4에 소개하였다. 이들 혈액형계통의 항체들은 임상적 의의가 알려져 있지 않거나 관련 자료가 부족하여 잘 정리가 되어 있지 않다.

용어설명

혈액가온기(blood warmer)
수혈전에 공혈자 혈액을 37℃로 가온시키는 장치.

용출물질(eluate)
항체 동정시험을 하기 위해 용액 중으로 해리하여 용출시킨 항체.

혼합시야(mixed field)
일부 적혈구는 응집하고, 나머지는 응집하지 않은 상태로 있는 응집 양상을 말한다.

표 7-4. 그밖의 다양한 혈액형

이름	기호	ISBT번호	항원	특성
Diego	DI	010	Di^a Di^b Wr^a Wr^b Wd^a Rb^a WARR	Di^a는 남아메리카 인디언에 많다. 항 Wr^a는 보통 다른 항체와 함께 발견된다.
Cartwright	YT	011	Yt^a Yt^b	효소에 민감하고, DTT에 민감하다.
Xg	XG	012	Xg^a	X염색상으로 유전된다. 빈도가 성에 따라 변동한다.
Sianna	SC	013	SC:1 SC:2 SC:3	
Dombrock	DO	014	Do^a Do^b Gy^a Hy Jo^a	Hy 표현형은 흑인에서만 발견된다. 항 Do^a와 항 Do^b 항체는 단일 특이성으로서 거의 발견되지 않는다.
Colton	CO	015	Co^a Co^b Co3	항 Co^b는 단일 특이성으로서 거의 발견되지 않는다.
Chido/Rodgers	CH/RG	017	ChRg	항원은 효소에 민감하며 혈장에서 발견된다. 항체는 HTLA 특성을 갖고 있다.
Gerbich	GE	020	Ge2 Ge3 Ge4 Wb Ls^a An^a Dah	Ge4를 제외한 모든 항원들은 효소에 민감하다.
Cromer	CROM	021	Cr^a Tc^a Tc^b Tc^c Dr^a Es^a IFC WES^a WES^b UMC	항원은 혈장에서도 발견된다. 감퇴촉진인자 위에 위치해 있다.
Knops	KN	022	Kn^a Kn^b McC^a Sl^a Yk^a	SLE, PNH 및 AIDS에서 항원 저하 : 항원은 피신(ficin) 처리에 의해 약해진다. 항체는 HTLA 특성을 갖고 있다.
Cost	COST	205	Cs^a Cs^b	계통이라기 보다는 오히려 혈액형군의 일부다.
Vel	Vel	901. 001	Vel	적혈구상에 항원발현의 변동이 크다. IgG와 IgM 두 항체 모두 용혈반응과 관련되어 있다. 항체는 효소로 처리한 적혈구와 가장 잘 반응한다.
JMH	JMH	900. 007	JMH	자가항-JMH는 항원 발현이 없거나 약한 고령환자에서 자주 발견된다. 항체는 HTLA 특성을 갖고 있다. 항원은 효소와 DTT에 민감하다.
Sd^a	Sd^a	901. 012	Sd^a	항원은 기니픽(guinea pig) 및 사람 요에서 발견된다. 항체는 전형적으로 약하고, 응집반응은 혼합시야(mixed field)를 나타낸다. 임신 중에는 Sd^a 발현이 저하한다.

HTLA, High-titer, low-avidity(고역가, 저결합력) ; SLE, systemic lupus erythmatosus(전신홍반루푸스) ; PNH, paroxymal nocturnal hemoglobinurea(발작야간혈색소뇨증) ; AIDS, acquired immunodeficienoy syndrome(후천면역결핍증후군) ; DTT, dithiothreitol(디티오트레이톨).

요 약

■ 혈액형계통의 임상적 의의!!

임상적 의의	혈액형계통
보통 임상적 의의가 있는 것	A와 B, Rh, Kell, Kidd, Duffy, S, s, U
때때로 임상적 의의가 있는 것	LW
37℃에서 반응할 때 임상적 의의가 있는 것	A_1, H, Le^a, Lutheran, M과 N, P_1
보통 임상적 의의가 없는 것	Le^b

■ 기타 혈액형계통의 항원 특성!!

혈액형계통		ISBT 기호	ISBT 번호	임상적 의의	항 체	최적온도	반응양상	효소단계
Kell		KEL	006	있음	IgG	37℃	AHG	효과 없음
Duffy		FY	008	있음	IgG	37℃	AHG	응집 없음
Kidd		JK	009	있음	IgG	37℃	AHG	응집 상승
Lutheran		LU	005	있음(Lu^b)	IgG/ IgM	37℃ RT	RT AHG	효과 없음
Lewis		LE	007	없음	IgM	37℃ RT	IS,37℃, AHG	응집 상승
Ii		I	207	없음	IgM	37℃	IS,4℃, RT	응집 상승
P		P1	003	없음	IgM	37℃	IS,4℃, RT	응집 상승
MNS	MN	MNS	002	없음	IgM	37℃, RT	IS,37℃, AHG	응집 없음
	Ss	MNS	002	있음	IgM	37℃	AHG	응집 변동

RT(room temperature): 실온, IS(immediate spin): 즉시원심
AHG(antihumanglobulin): 응집반응이 간접항글로불린시험에서 증진됨.
효소단계: 효소처리한 적혈구의 응집반응

기타 혈액형계통 *Self Check*

【문제 1】 Js^b 및 Kp^a 항원을 갖고 있는 혈액형은?

① Duffy ② Lutheran ③ Kell ④ Kidd

☞ **해답** : ③

【문제 2】 지연수혈반응과 관련된 항체는?

① 항Lu^a ② 항S ③ 항Jk^b ④ 항M

☞ **해답** : ③

【문제 3】 Kell 계통 항원을 파괴하는 시약은?

① 피신 ② 알부민 ③ 폴리에틸렌글리콜 ④ DTT

☞ **해답** : ④

【문제 4】 말라리아에 저항하는 표현형은?

① Fy(a-b-) ② Jk(a-b-) ③ Le(a-b-) ④ Lu(a-b-)

☞ **해답** : ①

【문제 5】 한랭자가항체는 다음 중 어느 것과 특이성을 나타내는가?

① I ② M ③ P1 ④ S

☞ **해답** : ①

【문제 6】 다음 중 시험관에서 항글로불린시험을 필요로 하는 것은?

① 항M ② 항P_1 ③ 항U ④ 항I

☞ **해답** : ③

【문제 7】 글리코포린 A(glycophorin A)와 B는 어느 혈액형계통에 있는가?

① Duffy ② Kidd ③ Lewis ④ MNS

☞ **해답** : ④

【문제 8】 항체동정에 사용된 효소처리 적혈구는 다음 중 어느 항체를 제외한 반응을 높이는가?

① 항M　② 항Lea　③ 항Jk^b　④ 항C

☞ **해답** : ①

【문제 9】 다음 항체 중 전형적으로 IgM인 것은?

① 항K　② 항S　③ 항U　④ 항N
⑤ 항Le^b　⑥ 항Jk^b　⑦ 항P_1

☞ **해답** : ④, ⑤, ⑦

【문제 10】 Lu(a−b−)로서 판정될 가능성은?

① 백인에서는 희귀하지만 흑인에서는 그렇지 않다.
② 흑인에서는 희귀하지만 백인에서는 그렇지 않다.
③ 인종을 초월하여 모든 사람들에서 희귀하다.
④ 인종을 초월하여 모든 사람들에서 일반적이다.

☞ **해답** : ③

【문제 11】 다음 중 특별한 임상적 의의가 없는 항체를 고르시오.

① 항Kp^b　② 항S　③ 항Le^b　④ 항Fy^a

☞ **해답** : ③

【문제 12】 다음 중 탯줄혈구에 잘 발현되지 않는 항원은?

① K1　② M　③ Le^b　④ D

☞ **해답** : ③

【문제 13】 다음 중 수혈이나 임신 경력이 없음에도 불구하고 환자에서 발견 가능한 항체들을 묶어놓은 것은?

① 항I, 항S, 항P_1　② 항M, 항c, 항B
③ 항A, 항I, 항D　④ 항B, 항I, 항Le^a

☞ **해설** : 항I, 항Le^a, 항P_1, 항A, 항B는 면역 자극이 없어도 존재한다.
☞ **해답** : ④

【문제 14】 Lewis 계통 내에서 대립유전자는?

① *Le, le* ② Le^a, Le^b ③ *Le, Se, H* ④ *Le, Le*

☞ **해답** : ①

【문제 15】 항체 혼합물에서 항Fy^a와 항Jk^a를 구분하는 데 도움이 되는 방법은?

① 환자 혈청의 pH를 낮춘다. ② 티올 시약을 사용한다.
③ 항체동정용 패널셀을 사용한다. ④ 피신-처리 패널셀을 사용한다.

☞ **해답** : ④

【문제 16】 말라리아에 저항성을 나타내는 혈액형계통은?

① ABH ② Duffy ③ Kell ④ Kidd

☞ **해답** : ②

【문제 17】 항M은 때때로 양적효과(dosage effect)를 나타낸다. 어느 항원이 가장 강하게 반응하는가?

① MN ② NN ③ MM ④ MNSs

☞ **해답** : ③

【문제 18】 만성 육아종병과 관련이 있는 혈액형계통은?

① ABH ② Duffy ③ Kell ④ Kidd

☞ **해답** : ③

【문제 19】 모든 탯줄혈구의 Lewis형은?

① Le(a+b-) ② Le(a-b+) ③ Le(a-b-) ④ Le(a+b+)

☞ **해답** : ③

【문제 20】 Lu 기호가 가리키는 혈액형계통은?

① Landsteiner ② Lewis ③ Lutheran ④ Lumberg

☞ **해답** : ③

제4편
헌혈자 선택 및 혈액제제

제8장 … 헌혈 및 헌혈자 선택

제9장 … 헌혈자 혈액검사

제10장 … 혈액성분제제의 제조와 요법

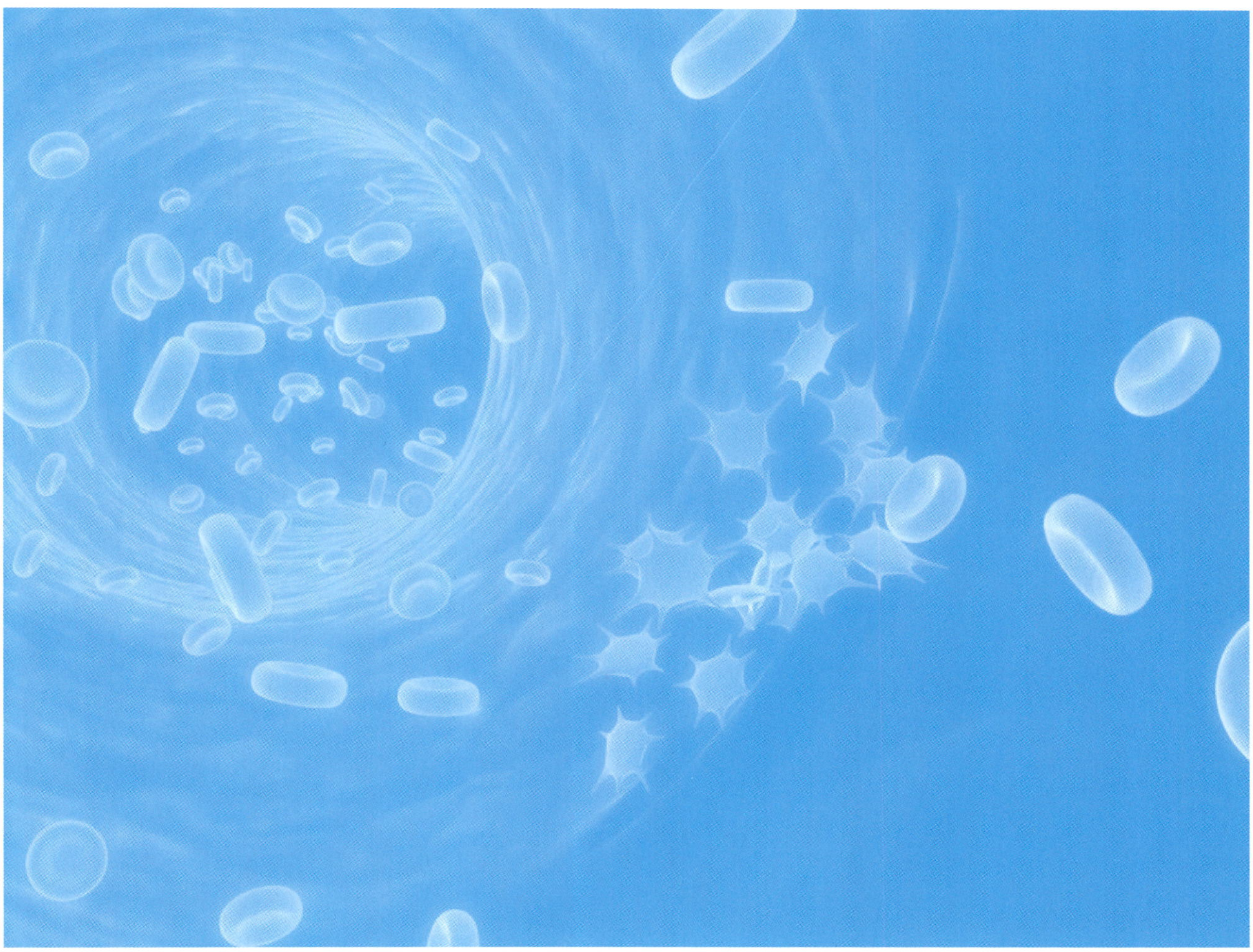

제8장

헌혈 및 헌혈자 선택

학습목표

1. 한국의 헌혈자에 대한 적격 및 부적격 채혈기준을 설명하라.
2. 자가헌혈, 지정헌혈, 혈액성분채집술에 대해 설명하라.
3. 채혈 시 일어날 수 있는 부작용 및 대처방법에 대해 설명하라.
4. 헌혈에 대해 AABB에서 규정한 허용약물과 일시적 및 영구적 유예기준을 설명하라.

수혈의 전제조건은 공혈이며, 공혈이 보상을 통해 이루어질 때 이를 매혈이라고 하고, 보상 없이 기증될 때 이를 헌혈(blood donation)이라고 한다. 현재는 매혈은 법으로 금지되어 있다. 현재 인공혈액이 개발되고는 있지만 아직 걸음마 단계에 있으며 성분별로 인공혈액을 만들기가 어렵기 때문에 수혈은 전적으로 헌혈에 의존하고 있다.

우리나라의 혈액공급은 거의 적십자 혈액원을 통해 이루어지고 있다. 2008년 현재 전체 헌혈자 수는 2,265,592명으로, 그 수는 1998년(2,529,302명) 이후 별로 증가하지 않았고 오히려 감소하는 경향을 보이고 있다(표 8-1). 헌혈자의 성별, 연령별 분포를 보면 2005년 헌혈자의 성별 비율을 보면 남성 75.8%, 여성 24.2%를 나타냈고, 연령별 분포에서는 30세 미만이 82.1%를 나타냈다(표 8-1). 한편 2002년에는 전체 헌혈자 2,512,285명 중 20대가 129만 여명으로 51.2%, 10대(16세~19세)가 85만 여명으로 33.8%를 차지해 10대와 20대가 전체 헌혈자의 85%를 차지하였다.

일본의 경우는 10대와 20대가 차지하는 비중이 42.8%로 한국의 절반 수준이다. 특히 2001년 한국의 경우 헌혈자의 79.7%가 남성이고, 여성은 20.3%로 남녀 간에 현격한 차이를 나타냈다. 이에 반해 일본과 호주의 여성 헌혈 비중은 각각 41.4%와 53%로 우리나라의 2배 이상을 나타냈다.

국내 헌혈이 10대와 20대에 편중돼 있는 것은 군부대와 학교의 단체헌혈 비중이 높기 때문인데, 2004년과 2005년의 군부대 헌혈 비율은 각각 전체의 21.6%와 24.6%이며, 학교 헌혈은 각각 43.8%와 17.4%였다. 요약하면 우리나라 헌혈의 특징은 남성, 10대와 20대의 젊은 층, 그리고 단체에 편중되어 있다는 것이다. 따라서 여성과 중장년층의 개별적인 헌혈 참여가 절실히 요망된다.

표 8-1. 우리나라 헌혈자의 연도별, 성별, 연령별 분포

연 도	헌혈자 수	남 성	30세 미만
2008	2,265,592		
2007	2,028,684		
2005	2,316,446	80.6%	85%
2004	2,274,336	75.8%	82.1%
2003	2,535,343	80.6%	85%
2002	2,512,285	80.8%	84%
2001	2,491,487	79.7%	85%
1998	2,529,302	79%	86%
1990	1,154,241	90%	87%
1981	485,814	63%	95%

자료 : 대한적십자사 혈액관리본부(www.bloodinfo.net) 통계 연보
헌혈에 관한 상세한 정보는 www.bloodinfo.net에 접속하여 자료실(간행물)의 e-book을 참조하기 바람

Ⅰ. 한국의 채혈기준

참 고

2005년 헌혈 종류별 비율
(총헌혈자 수 : 2,274,336명)
320mL : 23.0%
400mL : 52.6%
성분헌혈 : 24.5%

혈액관리법 시행규칙 제7조에 규정되어 있다. 채혈금지대상자(제7조관련)는 다음의 공통기준과 개별기준에 의해 결정된다.

1. 공통기준

1. 건강진단관련 요인
   가. 체중이 남자는 50킬로그램 미만, 여자는 45킬로그램 미만인 자
   나. 체온이 섭씨 37.5도를 초과하는 자
   다. 수축기혈압이 90밀리미터(수은주압) 미만 또는 180밀리미터(수은주압)이상인 자
   라. 이완기혈압이 100밀리미터(수은주압) 이상인 자
   마. 맥박이 1분에 50회 미만 또는 100회를 초과하는 자
2. 질병관련 요인
   가. 전염병
      1) B형간염, C형간염, 후천성면역결핍증, 한센병, 바베시아증, 샤가스병 또는 크로이츠펠트-야콥병 등 「전염병예방법」 제2조제2항에 따른 전염병환자, 의사환자, 병원체보유자
      2) 일정기간 채혈금지 대상자
         가) 말라리아 병력자로 치료종료 후 3년이 경과하지 아니한 자
         나) 브루셀라증 병력자로 치료종료 후 2년이 경과하지 아니한 자
         다) 성병 병력자로 치료종료 후 1년이 경과하지 아니한 자
         라) B형간염 병력자로 완치 후 6개월이 경과하지 아니한 자
         마) 그 밖에 보건복지가족부장관이 정하는 혈액매개 전염병환자 또는 병력자
   나. 그 밖의 질병
      1) 발열, 인후통, 설사 등 급성 감염성 질환(급성감염병)이 의심되는 증상이 없어진지 3일이 경과하지 아니한 자
      2) 암환자, 만성폐쇄성폐질환 등 호흡기질환자, 간경변 등 간질환자, 심장병환자, 당뇨병환자, 류마티즘 등 자가면역질환자, 신부전 등 신장질환자, 혈우병, 적혈구증다증 등 혈액질환자, 알콜중독자, 마약중독자 또는 경련환자. 다만, 의사가 헌혈가능하다고 판정한 경우에는 그러하지 아니하다.
3. 약물 또는 예방접종 관련 요인
   가. 약물
      1) 혈소판 기능에 영향을 주는 약물인 아스피린을 투여 받은 후 3일,

티클로피딘 등을 투여받은 후 2주가 경과하지 아니한 자(혈소판 헌혈의 경우에 한한다)

2) 이소트레티노인, 피나스테라이드 성분의 약물을 투여 받고 1개월이 경과하지 아니한 자

3) 두타스테라이드 성분의 약물을 투여 받고 6개월이 경과하지 아니한 자

4) B형간염 면역글로불린, 태반주사제를 투여 받고 1년이 경과하지 아니한 자

5) 아시트레틴 성분의 약물을 투여 받고 3년이 경과하지 아니한 자

6) 과거에 에트레티네이트 성분의 약물을 투여 받은 적이 있는 자, 소에서 유래한 인슐린을 투여 받은 적이 있는 자, 뇌하수체 유래 성장호르몬을 투여 받은 적이 있는 자, 변종크로이츠펠트-야콥병의 위험지역에서 채혈된 혈액의 혈청으로 제조된 진단시약 등 투여자는 영구 금지

나. 예방접종

1) 콜레라, 디프테리아, 인플루엔자, A형간염, B형간염, 주사용 장티푸스, 주사용 소아마비, 파상풍, 백일해, 일본뇌염, 신증후군출혈열, 탄저, 공수병 예방접종 후 24시간이 경과하지 아니한 자

2) 홍역, 유행성이하선염, 황열, 경구용 소아마비, 경구용 장티푸스 예방접종을 투여 받고 2주가 경과하지 아니한 자

3) 풍진, 수두 예방접종 또는 BCG 접종 후 1개월이 경과하지 아니한 자

4. 진료 및 처치 관련 요인

가. 임신 중인 자, 분만 또는 유산 후 6개월 이내인 자. 다만, 본인이 출산한 신생아에게 수혈하고자 하는 경우에는 그러하지 아니하다.

나. 수혈 후 1년이 경과하지 아니한 자

다. 전혈채혈일로부터 2개월, 혈장성분채혈, 혈소판혈장성분채혈 및 두단위혈소판성분채혈일로부터 14일, 백혈구성분채혈 및 한단위혈소판성분채혈일로부터 72시간, 두단위적혈구성분채혈일로부터 4개월이 경과하지 아니한 자

라. 과거 경막 또는 각막을 이식 받은 경험이 있는 자

5. 선별검사결과 부적격 요인

과거 헌혈검사에서 B형간염검사, C형간염검사, 후천성면역결핍증검사 및 그 밖에 보건복지가족부장관이 별도로 정하는 혈액검사 결과 부적격 기준에 해당되는 자

6. 그 밖의 요인

가. 제6조제2항제2호의 문진 결과 헌혈불가로 판정된 자

나. 그 밖에 의사의 진단에 의하여 건강상태가 불량하거나 채혈이 부적당하다고 인정되는 자

2. 개별기준

채혈의 종류	기 준
320밀리리터 전혈채혈	1. 16세 미만인 자 또는 70세 이상인 자 2. 혈액의 비중이 1.053 미만인 자, 혈액 100밀리리터당 혈색소량이 12.5그램 미만인 자 또는 적혈구용적률이 38퍼센트 미만인 자 3. 과거 1년 이내에 전혈채혈횟수가 5회 이상인 자
400밀리리터 전혈채혈	1. 17세 미만인 자 또는 70세 이상인 자 2. 체중이 50킬로그램 미만인 자 3. 혈액의 비중이 1.053 미만인 자, 혈액 100밀리리터당 혈색소량이 12.5그램 미만인 자 또는 적혈구용적률이 38퍼센트 미만인 자 4. 과거 1년 이내에 전혈채혈횟수가 5회 이상인 자
혈장 성분채혈	1. 17세 미만인 자 또는 70세 이상인 자 2. 혈액의 비중이 1.052 미만 또는 혈액 100밀리리터당 혈색소량이 12.0그램 미만인 자 3. 직전 헌혈혈액검사 결과 혈액 100밀리리터당 혈청단백량이 6.0그램 미만인 자
한단위 혈소판 성분채혈	1. 17세 미만인 자 또는 60세 이상인 자 2. 혈액의 비중이 1.052 미만 또는 혈액 100밀리리터당 혈색소량이 12.0그램 미만인 자 3. 혈액 1마이크로리터당 혈소판수가 15만개 미만인 자 4. 한단위 혈소판성분채혈 72시간이 경과하지 아니한 자 5. 과거 1년 이내에 성분채혈횟수가 24회 이상인 자
두단위 혈소판 성분채혈	1. 17세 미만인 자 또는 60세 이상인 자 2. 혈액의 비중이 1.052 미만 또는 혈액 100밀리리터당 혈색소량이 12.0그램 미만인 자 3. 혈액 1마이크로리터당 혈소판수가 25만개 미만인 자 4. 과거 1년 이내에 성분채혈횟수가 24회 이상인 자
혈소판 혈장 성분채혈	1. 17세 미만인 자 또는 60세 이상인 자 2. 혈액의 비중이 1.052 미만 또는 혈액 100밀리리터당 혈색소량이 12.0그램 미만인 자 3. 직전 헌혈혈액검사 결과 혈액 100밀리리터당 혈청단백량이 6.0그램 미만인 자 4. 혈액 1마이크로리터당 혈소판수가 15만개 미만인 자 5. 과거 1년 이내에 성분채혈횟수가 24회 이상인 자
두단위 적혈구 성분채혈	1. 17세 미만인 자 또는 60세 이상인 자 2. 체중이 70킬로그램 미만인자 3. 혈액 100밀리리터당 혈색소량이 14.0그램 미만인 자 4. 과거 1년 이내에 전혈채혈횟수가 4회이상 또는 성분채혈횟수가 24회 이상 또는 두단위적혈구성분채혈횟수가 2회 이상인 자

비고: 65세 이상인 자의 헌혈은 60세부터 64세까지 헌혈한 경험이 있는 자에만 가능함

헌혈자의 빈혈을 판정하는 데 있어서, 우리나라는 혈액비중을 측정하고 있지만, 외국의 경우에는 간이법으로 혈색소(hemoglobin, Hb)를 측정하는 사례가 증가하고 있다. 또한 현재는 혈액비중 기준이 남녀가 동일하지만, 이것은 남녀의 생리적 차이를 무시한 것으로 개선이 필요하

참고

■ 미국의 헌혈자 신체검사 자격기준

항 목	허용 한계
외관	양호한 건강상태
혈색소(헤모글로빈)	≥12.5 g/dℓ(125g/L)
적혈구용적률(헤마토크릿)	≥38%
혈압	수축기압 : <180mmHg
	이완기압 : <100mmHg
체온	≤37.5℃
맥박수	50~100회 / 1분
체중	≥50kg

■ 황산동시험에 의한 혈색소 검사

황산동(Cu_2SO_4)시험은 예비 공혈자의 혈색소(hemoglobin)를 측정하는데 사용되는 반정량 선별시험이다. 여기에는 비중 1,054를 가진 황산동 용액이 사용되며, 이것은 혈색소 12.5g/dL에 해당한다. 공혈자 혈액방울을 용액에 떨어뜨려서 15초 이내에 가라앉으면 혈색소 비중이 황산동보다 더 높은 것을 가리키므로 적격자로 되고, 15초 이내에 가라 앉지 않고 부유된 상태로 있으면 부적격자로 된다.

다. 현재 혈장성분헌혈의 경우, Hb값은 이론상으로는 별로 문제가 되지 않지만 건강한 헌혈자로부터 채혈한다는 의미에서 Hb(혈액비중) 기준을 약간 완화시켜 정하고 있다.

혈압은 최고혈압 90 mmHg 이상 180 mmHg 미만인 것이 바람직하다. 또한 임신한 사람, 수유 중에 있는 사람, 열이 있는 사람, 순환기질환이나 혈액질환과 같은 건강에 악영향을 미칠 수 있는 질환을 앓고 있는 사람은 헌혈할 수 없도록 정하고 있다. 성분헌혈에서는 항응고제가 주입되는 특수성으로 인하여 심질환, 신장질환자를 제외시켜야 하므로 심전도, 요검사를 의무적으로 해야한다.

Ⅱ. 헌혈자 선택

헌혈은 공혈자의 객관적 건강상태(채혈기준)와 주관적이고 잠재적인 건강상태(문진표)를 통하여 이루어진다. 여기서 중요한 것은 공혈자 자신이 질문사항에 솔직하게 양심적으로 대답해야 한다는 것이다. 그래야 수혈로 인한 질병 전파를 우선적으로 막을 수 있다. 문진표는 나라별로 그리고 헌혈기관마다 약간의 차이는 있지만 거의 비슷하다.

헌혈기록카드

혈액형		헌혈증서번호 (바코드부착)		채혈종료시간	

〈헌혈자 기록란 : ■란은 반드시 본인이 기입하시고 뒷면 문진사항에 답해주시기 바랍니다.〉

헌혈자 인적사항		성 명	주 민 등 록 번 호								키	몸무게	혈액형
			–								cm	kg	
	직업	1 고교생	2 대학(원)생	3 군인	4 회사원	5 공무원	6 자영업	7 종교직	8 가사	9 기타	직장명		
											이동전화	( ) –	
	주소										자택전화	( ) –	
											전자메일	@	
	헌혈 경험	□ 없음 □ 있음	헌혈 경험이 있으시면, 가장 최근에 언제 헌혈을 하셨습니까? 년 월										
※ 헌혈 안내 수신에 동의하시겠습니까?			□ 예 (□ 전화 □ 문자메시지 □ 이메일) □ 아니오										

※ 다음은 **헌혈자와 수혈자의 건강을 보호하기** 위해 반드시 필요한 문진사항들입니다.

○ **혈액관리법 제4조의 2 제2항에 따라 헌혈자는 안전한 혈액의 채혈 및 공급을 위하여 신상 및 병력에 대한 정보를 사실대로 성실하게 제공하여야 합니다.**

○ 헌혈자의 불성실한 답변이 **수혈자의 건강에 나쁜 영향을 미칠 수** 있으므로 **정직하고 성실하게 답변**해 주시길 바랍니다.

○ 에이즈 검사를 목적으로 한 헌혈은 엄격히 금지되어 있으며 뒷면의 질문들은 헌혈하시려는 귀하의 건강을 보호하고, 수혈에 의한 감염을 예방하기 위한 것입니다. 헌혈혈액에 대해 검사를 시행하고 있으나 무증상 잠복기인 경우 검출되지 않을 수도 있으니 정직하게 답변해 주시고 뒷면 하단에 서명해 주시면 감사하겠습니다.

○ 헌혈자의 인적사항과 문진내용은 **혈액관리업무 이외의 다른 목적에 사용 또는 공개되지 않습니다.**

○ **헌혈관련 안내문**(헌혈금지약물 및 예방접종, 법정전염병 및 인간광우병 위험지역, 국내 및 국외 말라리아 위험지역, 채혈부작용)을 읽고 난 후 문진사항에 대하여 답해주시기 바랍니다.

〈직원기록란〉

■ **과거 헌혈경력 및 검사결과 조회**

조회결과	□ 헌혈경력 없음 □ 적격 □ 부적격 □ 판정불가			
실명확인방법	□ 주민등록증	□ 운전면허증	□ 여권	□ 사원증
	□ 학생증	□ 등록헌혈회원증(지문 포함)	□ 군신분증(공무원증)	□ 학적부(생활기록부)
	□ 단체헌혈[□ 명렬표 □ 군번줄(인식표, 교본)]		□ 기타( )	

■ **건강진단**

검진항목(참고치)	1 혈압(mmHg)(수축기 90~179 이완기 〈 100	2 체온(°C)(37.5 이하)	3 맥박(회/분)(50~100)	4 혈액비중(전혈채혈 ≥1.053 성분채혈 ≥1.052)	5 혈색소(g/dL)(전혈채혈 ≥12.5 성분채혈≥12.0 두단위적혈구 채혈 ≥14.0)	6 혈소판수(x10³/μL)(한단위혈소판 ≥150 두단위혈소판 ≥250)	7 과거 총단백(g/dL)(혈장성분 채혈만)	8 연령(세) 320ml 전혈 ≥16 기타 ≥17)
측정결과 및 판정	/	□ 정상 □ 이상	□ 정상 □ 이상	□ 1.053 이상 □ 1.052 □ 1.052 미만			□ ≥ 6.0 □ 〈 6.0	□ 적합 □ 부적합

■ **헌혈적부판정 : □ 헌혈가능 □ 헌혈불가**

헌혈 종류	전혈채혈 400 mL Q/B	전혈채혈 400 mL T/B	전혈채혈 400 mL D/B	전혈채혈 320 mL T/B	전혈채혈 320 mL D/B	전혈채혈 320 mL S/B	성분채혈	비고
							□ 혈장 □ 한단위혈소판 □ 두단위혈소판 □ 혈소판 혈장 □ 두단위적혈구 □ 기타	

부적격 사유		부적격 항목번호	상세 사유	
	□ 과거헌혈경력 및 검사결과부적격			
	□ 문진부적격			
	□ 건강진단부적격			

2009년 월 일

문진자 : (서명 또는 인)

채혈자 : (서명 또는 인)

✚ 대한적십자사 혈액원

각 항목을 잘 읽으시고 **해당란이나 □에 ∨표하고 문진표 하단에 서명**해 주시기 바랍니다.

	문진사항	예	아니오	세부사항	비고
1	헌혈금지약물, 법정전염병, 말라리아 위험지역, 채혈부작용에 대한 안내문을 읽어 보셨습니까?	□	□		
2	오늘 몸 상태가 헌혈하실 수 있다고 생각하십니까?	□	□		
3	최근 **3일 이내에 발열, 목감기, 설사 등의 증상**을 앓으신 적이 있습니까?	□	□		
4	최근 **1개월 이내에 고열, 춥고 떨림, 땀흘림이 반복적**으로 나타난 적이 있습니까?	□	□	내용: ______ 시기: ______	
5	최근 **1주일 이내**에 **약물을 복용하거나 주사를 투여**받은 적이 있습니까?	□	□	약물: ______ 기간: ______	
6	최근 **1개월 이내**에 **진료 또는 시술**(내시경, 레이저 시술, 치과치료 **등**)을 받거나 **질병을 앓으신** 적이 있습니까?	□	□	내용: ______ 시기: ______	
7	최근 **1개월 이내**에 **예방접종**을 받으신 적이 있습니까?	□	□	내용: ______ 시기: ______	
8 여성만	최근 **6개월 이내**에 **임신, 출산 또는 유산**을 한 적이 있습니까?	□	□	내용: ______ 시기: ______	
9	최근 1년 이내에 아래와 같은 경험을 한 적이 있습니까? □ 수혈 □ 수술 □ 입원 □ 경련 □ 의식소실 □ 이식수술을 받음(신장, 간 등 장기이식, 피부, 골편, 골수 이식) □ 다른 사람이 사용한 주사침에 찔림 □ 의료기관 이외에서 사마귀·점 제거, 피어싱(귀뚫음 포함), 문신, 침술, 부항(사혈) □ 동물에 물린 후 공수병(광견병) 예방접종을 받음	□	□	입원 사유 또는 수술/시술종류: 시기:	
10	최근 1년 이내에 아래와 같은 경험을 한 적이 있습니까? □ 마약 등을 주사한 적이 있다. □ 불특정 이성과 성접촉을 하거나, 남성의 경우 다른 남성과 성접촉이 있다. □ 소년원이나 구치소, 교도소 등에 3일 이상 수감된 적이 있다.	□	□		
11	**아래의 질환을 앓고 있거나 앓은 적**이 있습니까? □ 암 □ 심장질환 □ 간질환(간경변 등) □ 혈액질환(혈우병 등) □ 신장질환(신부전 등) □ 당뇨병 □ 피부질환(건선 등) □ 알콜 또는 마약중독 □ 경련성질환 □ 정신과 질환 □ 자가면역질환(류마티즘 등) □ 호흡기질환(천식, 만성폐쇄성폐질환 등) □ 각막 또는 뇌척수 경막 이식수술을 받음	□	□	질환명: ______	
12	'헌혈금지약물 안내문'에 기재되어 있는 약물을 복용하거나 주사를 맞은 적이 있습니까?	□	□	약물: ______ 기간: ______	
13	특히 **'헌혈금지약물 안내문'**에 기재되어 있는 **약물을 한번이라도 투여 받은 적이 있습니까?** □ 건선치료제(에트레티네이트, 아시트레틴) □ 소에서 유래한 인슐린 □ 뇌하수체 유래 성장호르몬 □ 기타	□	□	약물: ______ 기간: ______	
14	**결핵 등 '법정 전염병 안내문'**에 기재되어 있는 **질환**에 걸린 적이 있습니까?	□	□	병명: ______ 시기: ______	
15	**특히 과거에'법정 전염병 안내문'**에 기재되어 있는 **아래의 질병을 진단 받은 적이 있습니까?** □ B형간염 □ C형간염 □ 말라리아 □ 후천성면역결핍증(에이즈) □ 성병(임질, 매독 등) □ 한센병 □ 바베시아증 □ 샤가스병 □ (변형)크로이츠펠트-야콥병 □ 브루셀라증	□	□	병명: ______ 시기: ______	
16	최근 **1년 이내**에 국내 말라리아 위험지역(**고위험, 위험, 잠재위험**)에서 **1박 이상 숙박**하신 적이 있습니까?	□	□	지역: ______ 기간: ______	
17	최근 **2년 이내**에 국내 말라리아 위험지역(**고위험, 위험, 잠재위험**)에서 6개월 이상 **거주 또는** 군복무한 적이 있습니까?	□	□	지역: ______ 기간: ______	
18	**외국여행과 관련하여 다음 사항에 해당되십니까?** □ 최근 3년 이내 거주/방문/여행 □ 1980년 이후 영국, 프랑스 등 유럽 국가 거주/방문/여행	□	□	국가: ______ 기간: ______	
19	1980년 이후 영국, 프랑스에서 수혈받은 적이 있습니까?	□	□	국가: ______ 시기: ______	

- 나는 생명을 살리는 고귀한 뜻에 동참하여 자발적으로 헌혈하고자 하며, 헌혈과정과 헌혈관련증상에 대해 이해하고 있습니다.
- 나는 모든 질문을 충분히 이해하고 정직하게 답하였습니다.
- 나는 수혈자 보호를 위하여 에이즈, B형 및 C형간염, 매독 등의 검사를 시행하고, 그 결과를 포함하여 과거의 헌혈경력, 검사결과 및 세부사항(헌혈부적격 관련 정보 등)을 관리, 전산 조회하는 것에 동의합니다.
- 내가 헌혈한 혈액(검체 포함)이 혈액관리에 필요한 품질관리 및 시약평가 등 의학적 연구에 사용될 수 있다는 사실에 동의합니다.
- 만약 나의 혈액이 수혈에 부적합한 것으로 판정받은 경우 채혈금지대상자로 등록될 수 있음에 동의합니다.

2009년 월 일 헌혈자 성명 : (서명)

참고

■ 헌혈에 허용되는 약물투여(AABB)!!

- 수면을 위해 적정량 사용된 수면제
- 혈압약(부작용과 심혈관증상이 없을 때)
- 대체 호르몬
- 아스피린과 같은 연성의 진통제
- 여드름 치료를 위한 테트라사이클린 및 기타 항생제
- 충혈제거제
- 경구피임약
- 체중감량약
- 비타민

■ 헌혈의 일시적 유예기준(AABB)!!

유예기간	유예 원인
2주	홍역 백신, 경구용 소아마비 백신, 이하선염 백신, 장티푸스 백신, 황열 백신
4주	풍진 백신, 수두대상포진 백신
6주	임신 여부 결정
12개월	B형간염 면역글로불린 문신 혈액에 점막이나 피부의 상처부위가 노출됐을 때 인체면역결핍바이러스(HIV)의 감염 위험성이 높은 사람과의 성 접촉 말라리아 유행지역에 다녀왔을 때 매독 치료 종결 72시간 이상 교도소에 구금되었던 경우 혈액, 성분제제 또는 분획제제의 수혈 개에 물려 광견병 백신을 맞았을 때 강간을 당한 사람
3년	말라리아 진단 후 증상이 나타나지 않을 때

■ 헌혈의 영구적 유예기준(AABB)!!

- 바이러스성 간염 병력
- B형간염 표면항원 검사 : 양성
- B형간염 핵에 대한 항체검사의 반복적인 반응성
- 인체 T 세포 자극 바이러스 검출
- 크로이츠펠트-야콥병의 가족력
- 인체 뇌하수체 성장호르몬을 투여했을 때
- 비타민 유도체인 에트레티네이트(etretinate) 치료
- 샤가스병의 병력

Ⅲ. 채 혈

1. 신원확인

헌혈자의 신원은 헌혈과정의 각 단계마다 확인되어야 한다. 특히 정맥천자(venipuncture)를 하기 전에 헌혈기록카드와 헌혈자의 신원이 일치하는지 확인할 필요가 있다. 그 다음 채혈부위인 양 팔의 전박부를 살펴본다. 이것은 채혈에 가장 적합한 정맥을 찾고, 피부에 병소가 있는지를 확인하고, 그리고 정맥으로 약물을 투여할 수 있는지의 여부를 파악하는 데 필요하다.

2. 채혈백 라벨 작성

채혈에 사용되는 주백(primary bag)과 이에 붙어 있는 모든 부속백, 검사할 시료를 담는 시험관 및 헌혈자 등록 대장에는 모두 동일한 등록번호(indentification number)가 들어간 라벨(label)을 붙여야 한다. 라벨에는 채혈자가 읽을 수 있는 번호나 문자와 컴퓨터 스캐닝으로 확인할 수 있는 바코드(bar-code)가 기록되어 있다. 등록번호를 사용하는 것은 채혈 혈액, 성분제제 및 검사에 사용될 혈액 시료를 본래의 헌혈자 등록대장과 언제든지 조회하기 위해서이다.

3. 천자준비와 정맥천자

정맥을 선택한 후, 채혈부위를 70% 요오드포르(iodophor)용액으로 소독한 다음 10% PVP-요오드용액으로 천자할 장소를 중심부로부터 바깥쪽으로 넓히면서 소독한다. 그리고 소독한 부위를 30초 동안 공기중에서 건조시킨 후 거즈로 덮는다.

지혈대나 40~60㎜Hg의 압력을 가한 혈압측정용 커프(cuff)를 사용하여 천자부위 윗부분을 압박하면 천자할 정맥이 찾기 쉽게 돌출된다. 사용목적에 맞게 채혈백을 선택한 후 채혈백에 붙어있는 16-게이지 바늘을 정맥 속으로 삽입한다. 전혈 1유니트(1unit)를 채혈하는데는 보통 8~12분이 소요된다(헤모퀵 Hemoquick과 같은 진공장치를 사용하면 더 신속하게 채혈할 수 있다). 채혈이 완성되면 바늘을 제거하고 소독용 탈지면이나 거즈로 천자부위를 약 5분 동안 압박한다. 검사에 사용될 2~4개의 시험관에도 혈액을 분주한다.

Ⅳ. 특수 채혈

용어설명

동종헌혈(allogenic donation)
일반 환자군이 사용하기 위한 헌혈.

자가헌혈(autologous donation)
공혈자 자신이 나중에 사용하기 위해 하는 헌혈.

1. 자가헌혈

일반 환자들에 의해 사용될 혈액의 자발적인 헌혈은 동종헌혈(allogenic donation)이라고 한다. 반면에 가능한한 가장 안전한 수혈을 위해 헌혈자가 나중에 자신이 사용할 목적으로 하는 헌혈을 자가헌혈(autologous donation)이라고 한다. 자가헌혈로 인하여 적혈구, 혈소판, 백혈구 또는 혈장 단백질에 의한 질병전파, 수혈반응 또는 동종면역작용의 위험이 유의하게 감소되었다. 수술예약이 잡혀있는 환자가 헌혈할 수 있는 충분한 상태에 있으면 자가헌혈을 권장하고 있다. 자가헌혈의 장·단점을 표 8-2에 요약하였다.

자가헌혈은 과정에 따라 수술전 출혈혈액수집(preoperative collection), 수술중혈액희석(intraoperative hemodilution), 수술중혈액회수(intraoperative collection) 및 수술후혈액회수(postoperative collection) 4종류로 분류한다.

1) 수술전채취

수술전채취에서는 예상되는 혈액을 수혈 전에 채취하여 저장한다. 이 과정은 수술 시에 혈액이 필요한 안정된 수술예약환자, 특별히 불규칙항체를 갖고 있어서 동종혈액이 교차적합시험에서 부적합하게 되거나 종교적 믿음에 의해 동종혈액의 수혈을 거부하는 환자들에게는 유용하다. 그러나 균혈증을 치료받고 있는 사람은 자가헌혈자로서 적합하지 않다.

자가헌혈은 나이의 제한을 받지는 않지만 체중의 제한을 받는다. 체중이 50kg 미만이면 이에 비례하여 채취될 혈액량과 사용될 항응고제의 양이 적어진다. 혈색소 농도가 11g/dL 미만이거나, 적혈구용적률(헤마토크릿)이 33% 미만이면 자가헌혈을 할 수 없다.

표 8-2. 자가헌혈의 장점과 단점

장점	단점
수혈-전파 질병의 예방 동종면역작용의 예방(여러 종류의 불규칙 항체를 갖고 있는 환자) 원활한 혈액공급(희귀 혈액) 발열 및 알레르기 반응의 예방 환자의 안심	재고관리 수술연기 비용증가 높은 폐기율 헌혈에 대한 역반응

한번 채혈한 후 다음 채혈까지의 기간은 72시간이 경과해야 하며, 수술 72시간 이내에는 채혈하지 못한다. 또한 불안정한 순환기질환과 조절되지 않는 고혈압 환자도 자가헌혈에서 제외된다. 채혈백에는 환자 이름, 수혈용도, 병원 고유의 환자등록번호를 기록하고 '자가수혈용' 또는 '자가헌혈자'라고 기록한다.

ABO 및 Rh 혈액형검사는 채혈한 곳에서 결정되어야 한다. 만일 혈액이 채혈한 곳 이외에서 수혈될 경우에는 수송하기 전에 B형간염 바이러스의 표면항원, HIV-1 항원, HIV-1/2에 대한 항체, C형 간염 바이러스에 대한 항체, B형간염 바이러스 핵에 대한 항체 및 매독에 대한 혈청학적 검사를 실시해야 한다.

2) 수술중혈액희석

수술중혈액희석은 수술 시작시에 1유니트(unit) 또는 그 이상의 혈액을 제거한 다음 소실된 만큼의 혈액량을 복원하기 위해 크리스탈로이드나 콜로이드 용액을 주입한다. 혈액은 저장하였다가 수술 중이나 수술이 끝날 무렵에 재주입한다. 혈액백에는 환자 이름, 환자등록번호, 채혈 일자와 시간 및 '자가수혈용'이라고 기록한다. 이렇게 채혈된 혈액은 실온에서 8시간까지, 1~6℃에서 24시간까지 저장될 수 있다.

3) 수술중혈액회수

수술중혈액회수는 수술실에서 수술중에 흘러나온 혈액을 혈구회수장치(cell recovery instrument)를 이용하여 모으는 과정을 말한다(그림 8-1). 이렇게 수집된 혈액은 세척, 여과 및 농축과정을 통하여 직접 재주입된다.

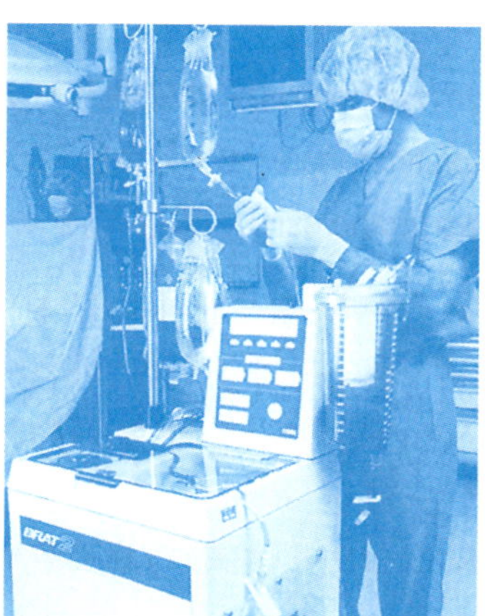

그림 8-1. 수술중혈구회수장치

세척과정으로는 세균이 제거되지 않기 때문에 만일 수술실이 세균에 오염되었다면 사용할 수 없다.

4) 수술후혈액회수

수술후혈액회수에서 혈액은 수술 배액관(drain)으로 멸균통에 모았다가 가공하거나 또는 가공하지 않고 재주입된다. 수혈은 수집 시작 6시간 이내에 시작해야 한다.

2. 지정헌혈

지정헌혈(directed donation)이란 혈액공급의 안정성을 확보하기 위해 잠재적인 수혈자가 자신의 헌혈자를 선택하는 제도이다. 비록 지정헌혈이 일반적인 **동종헌혈**(allogenic donation)보다 더 안전하게 혈액을 공급한다는 확실한 증거는 없지만 헌혈실을 갖추고 있는 많은 병원에서는 지정헌혈을 실시하고 있다. 지정헌혈자의 헌혈 적합 기준은 별도로 마련되어 있지 않고 일반 헌혈기준에 준하여 실시한다.

3. 혈액성분채집술

혈액성분채집술(hemapheresis)이란 "혈액에 관련된"을 뜻하는 heme과 "제거하는"을 뜻하는 apheresis의 합성어이다. 혈액성분채집술은 헌혈자나 환자로부터 혈액을 혈액성분채집기(apheresis intrument)로 보내어 성분별로 분리한 다음, 하나 또는 그 이상의 성분을 용기에 남겨두고 나머지 성분은 헌혈자나 환자에게 다시 돌려주는 방법이나 과정이다.

혈액성분채집술이란 용어는 또한 혈액성분분리반출법, 혈액성분분반술 및 아페레시스로 불리기도 한다. 혈액성분채집술에는 다음과 같은 3종류가 있다.

① 백혈구성분채집술(leukapheresis) : 백혈구 제거 과정
② 혈소판성분채집술(plateletpheresis) : 혈소판 제거 과정
③ 혈장성분채집술(plasmapheresis) : 혈장 제거 과정

영어 "leukapheresis"는 백혈구성분채집술을 의미하기도 하지만 "채집백혈구"를 가리키기도 한다. 혈소판과 혈장도 마찬가지이다.

이 방법을 이용하면 한 사람의 전혈 헌혈로부터 얻을 수 있는 것보다 더 많은 양의 특정한 성분을 얻을 수 있다. 환자에서 이 방법은 여러 가지 질병을 치료하는데 사용되고 있으며, 이를 **치료적혈액성분채집술**(therapeutic apheresis)이라고 한다.

용어설명

지정헌혈(directed donation)
특별한 환자가 사용할 예약 헌혈.

동종헌혈(allogenic donation)
일반환자군이 사용할 헌혈.

치료적혈액성분채집술 (therapeutic apheresis)
환자로부터 혈액을 혈액성분채집기로 보내어 병리학적 상태에 기여하는 부분을 남겨놓고 나머지 성분은 콜로이드나 신선동결혈장과 같은 대체액과 함께 되돌려주는 방법.

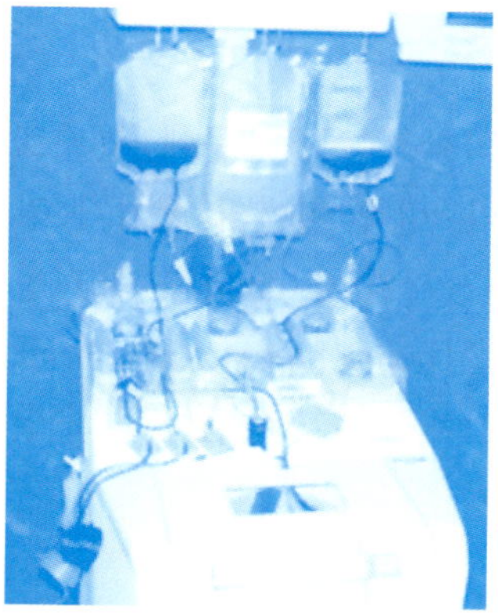

그림 8-2. 혈액성분채집장치

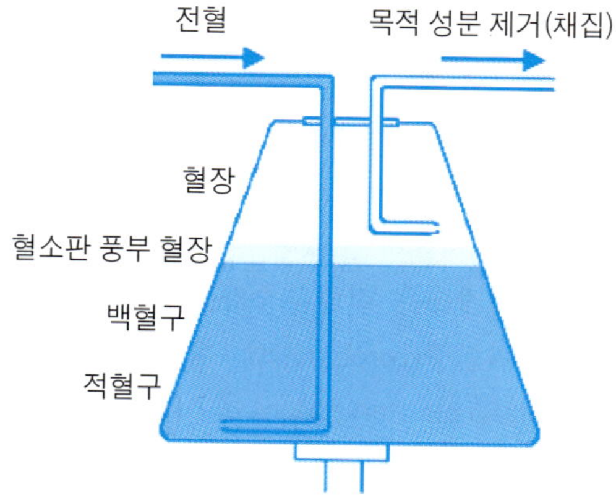

그림 8-3. 성분채집술 원리

초기에는 혈액성분채집을 수기(manual)로 했었다. 이것은 1유니트(unit)의 전혈을 채혈하고, 그것을 원심분리한 다음, 원하는 성분을 제거하고, 다시 채혈하기 전에 나머지 성분을 되돌려주는 과정을 거쳤다. 하지만 현재의 혈액성분채집은 성분채집장치(혈액성분채집장치 cell sparator machine)를 이용하고 있다(그림 8-2). 혈액을 원심분리하면 원심력에 의해 성분들이 비중별로 분리된다(그림 8-3).

혈액이 헌혈자의 팔로부터 원심분리기의 용기 속으로 직접들어가서 특정한 성분이 제거되고 나머지 성분들은 헌혈자 본인에게로 되돌아간다. 이상의 모든 과정은 폐쇄 상태에서 이루어진다. 소요시간은 사용되는 방법과 장치에 따라 다르지만 일반적으로 30분~2시간이 소요될 수 있다.

방법에는 간헐유동법(intermittent flow procedure)과 연속유동법(continous flow procedure)이 있다. 간헐유동법은 한 곳만 정맥천자를 하여 혈액을 혈액성분채집기로 보내고, 원심분리에 의해 필요한 성분만 채집하고, 나머지 성분을 되돌려주는 과정이 차례대로 진행되는 방법이다. 연속유동법은 양팔을 정맥천자하여 한쪽 팔에서는 혈액이 혈액성분채집기로 들어가 원심분리되고 나머지 성분들이 다른 팔로 되돌아가는 과정이 연속적으로 이루어지는 방법이다.

일반적으로 혈장성분채집술, 혈소판성분채집술 및 백혈구성분채집술에 적용되는 헌혈기준은 전혈 헌혈기준이 적용된다. 헌혈 빈도와 헌혈자에 대한 추가적인 검사는 혈액성분채집술에 따라 다르다. 혈소판성분채집술 헌혈자는 적어도 150,000개/μL 이상의 혈소판을 갖고 있어야 하며, 헌혈 간격은 최소한 48시간이 경과해야 한다. 헌혈자는 1주일에 2회 이상 또는 1년에 24회 이상 헌혈을 할 수 없다. 8주에 1회 이상 혈액성분채집술에 의해 혈장을 채취한 경우에는 총혈장 단백질, IgG 및 IgM을 4개월 간격으로 측정해야 한다.

4. 치료적정맥절개술

치료적정맥절개술(therapeutic phlebotomy)은 의학적 이유때문에 환자로부터 혈액을 제거하고자 할때 시행하는 시술이다. 비록 혈액의 제거가 질병을 치료하는 것은 아니지만 환자의 증상을 경감시킬 수 있다. 치료적정맥절개술은 적혈구증가증(polycythemia), 혈색소증(hemochromatosis) 및 포르피린증(porphyria)에 적용된다. 치료적 이유로 채집된 혈액은 동종수혈(allogenic transfusion)에 사용할 수 없다.

V. 채혈에 의한 부작용 및 사고

채혈의 부작용은 표 8-3에 분류하였으며, I 군의 부작용으로는 혈관미주신경반응(vessel vagus reaction, VVR)이 가장 많고 경증까지 포함하면 1.0%에서 일어난다. VVR은 I, II, III도로 분류하며, 몸 상태가 좋더라도 II도 이상의 VVR을 일으키는 사람은 헌혈에 적합하지 않다(표 8-4).

표 8-3. 채혈에 의한 부작용 및 사고

분류	부작용 및 사고
I 군(헌혈자의 상태에 의함)	VVR, 구연산반응, 과환기증후군, 알레르기반응, 불균형증후군
II 군(채혈 기술에 의함)	피하출혈, 혈종, 신경손상, 동맥천자, 혈관염, 접촉성피부염
III군(기계의 사용법에 의함)	공기색전, 용혈, 응혈

표 8-4. VVR 및 유사부작용의 분류

부작용	혈압	맥박	증상
불쾌감	정상	정상	불쾌감
VVR	저하	감소	
I 도	약 20~40%	40~60 /분	
II 도	약 40% 이상	< 40 /분	의식상실 또는 구토
III 도	약 40% 이상	< 40 /분	요 · 분변실금 또는 경련
저혈량증	저하(약 40% 이상)	증가(>120 /분	

심리적으로 긴장하면 미주신경긴장증상이 나타나고 이에 동반하여 혈압 저하, 서맥, 구역질, 실신 등이 나타난다. 때로는 경련, 요·분변실금을 일으키는 일도 있다. 이러한 채혈 부작용은 헌혈을 처음하는 사람과 저체중인 사람에서 많이 나타난다. 이때 처치방법은 머리를 낮게하여 눕히는데, 구토에 대비하여 옆으로 눕히도록 한다. 혈압 회복이 느리면 전해질 수액이나 아드레날린 계통을 주사한다. 항경련제인 아트로핀(atropine)은 구갈을 일으키기 때문에 사용해서는 안 된다.

VVR은 보통 채혈 초기와 채혈시간이 긴 경우에 일어나기 쉬우며, 채혈이 끝난 후에 일어나는 것은 아마도 저순환용량성 증상으로 생각되기 때문에 전해질액의 보충이 필요하다. 과환기증후군도 신경이 예민한 환자에서 일어나기 쉽다. 이러한 환자들은 과호흡에 의한 저이산화탄소혈증으로 인하여 알칼리혈증(alkalosis)을 나타낸다.

성분수혈에서는 ACD액에 함유되어 있는 구연산에 의해 저칼슘혈증이 초래되며, 팔이 저리는 것을 호소하는 일이 있다. 이것은 주입된 구연산량과 관계가 있기 때문에 VVR에 비해 비교적 늦게 발현한다. 경증인 경우에는 혈류량을 낮추든가, 우유 등과 같이 Ca^{++}이 풍부한 음료를 마시게 하는 것이 좋으며, 경우에 따라서는 글루콘산 칼슘을 주사하기도 한다. 이 상태는 순환혈액량이 적을수록 일어나기 쉽지만 개인차도 크다. 알레르기반응은 항원이 확실하지 않은 경우가 많다. 이때는 혈관 확보와 아드레날린의 피하주사, 스테로이드의 정맥주사가 필요하다. 또한 성분헌혈 후 일주일 사이에 불균형증후군을 나타내는 일이 있다. 증상으로는 위화감, 불쾌감 등이 있으며, 이는 혈장량의 감소에 따른 체액균형의 변화에 의해 일어나는 것으로 생각하고 있다.

Ⅱ군의 기술적 오류로는 피하출혈이나 혈종, 신경손상, 혈관염 등이 있다. 동맥천자시에는 10분 동안 국소를 압박한다. 지혈밴드로 대체할 수 있다. 혈종(hematoma)은 7~10분 동안 압박하고 5분 동안 얼음찜질을 한 후 습포와 히알로이드 연고로 처치한다. 신경손상의 빈도는 낮지만 헌혈자에 미치는 영향이 크며, 또한 장기화되어 반사성 교감신경디스트로피(reflex sympathetic dystrophy, RSD)로 되는 일도 있다.

정맥염은 소독이 충분하지 못해 일어나며, 접촉성 피부염은 소독약이나 반창고에 대한 알레르기가 원인이다. Ⅲ군의 기계적인 사고로는 용혈, 응혈, 공기색전 등이 있다. 공기색전은 때때로 치사적이기 때문에 주의해야 한다. 선의의 헌혈자에 대한 이상의 부작용이나 사고는 최대한 방지하지 않으면 안 된다.

■ 헌혈 부작용에 따른 적절한 처치!!

증 상	대처방법
신체허약, 발한, 현기증, 안면창백, 오심, 구토	바늘과 지혈대를 제거한다. 발을 머리보다 높게 유지한다. 이마와 목 뒤를 차갑게 해 준다.
실신	암모니아를 흡입시킨다.
근육경련	산소호흡기를 부착한다.
혈종	7~10분 동안 압박한다. 5분 동안 천자부위를 얼음으로 찜질한다.
발작	도움을 요청한다. 침상에서 떨어지지 않도록한다. 상해를 입지 않도록 한다. 기도를 확보한다.
심장성 호흡곤란	심폐소생술을 시작한다. 응급구조를 요청한다.

■ 헌혈 혈액의 유통과정(헌혈부터 수혈까지)

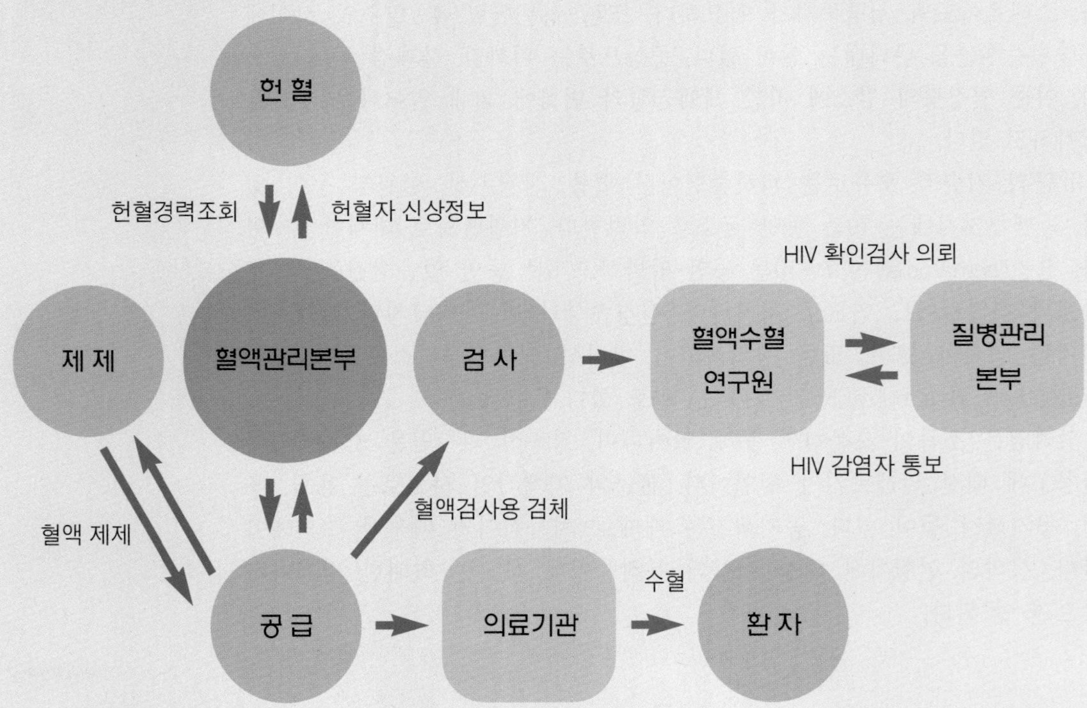

헌혈 및 헌혈자 선택 *Self Check*

※ 문제 1~10번까지의 헌혈자에 대한 정보를 기초로 하여 헌혈을 허용할 것인지, 일시적으로 유예할 것인지 아니면 영구적으로 유예할 것인지를 결정하시오.

【문제 1】 28세의 여성, 체중 : 50.4kg, 혈색소 : 12.5g/dl, 2주 전 유산

☞ **해설** : 신체검사는 적격하나 유산에 대한 후유증이 있을 수 있으므로 건강 상태가 양호해진 후에 헌혈할 수 있다.

☞ **해답** : 일시적 유예

【문제 2】 56세의 남성, 체중 : 75.6kg, 적혈구용적률(헤마토크릿) ; 44%, 혈압 : 170/95, 관절염 통증으로 4시간 전에 아스피린 복용

☞ **해설** : 적혈구용적률의 부적격 기준은 38% 미만이며, 아스피린과 같은 진통제의 복용은 허용된다.

☞ **해답** : 허용

【문제 3】 35세의 여성, 황산동용액중에 적하한 혈액방울의 침전 시간 12초, 체중 : 51.7kg, 혈압 118/76, 맥박 65, 체온 37℃

☞ **해설** : 황산동(Cu_2SO_4)용액에 혈액을 적하했을 때 혈액방울의 비중은 약 15초 동안 변화하지 않는다. 만일 혈액의 비중이 용액의 비중보다 더 높으면 15초 이내에 가라앉는다. 그러나 용액의 비중이 황산동용액의 비중보다 낮으면 상층에 부유된 채로 남는다. 황산동용액의 비중 1.053은 혈색소 농도 12.5g/dl와 일치한다. 본 헌혈자의 경우 비중이 높으므로 적혈구증가증과 같은 상태를 예상할 수 있으므로 일시적으로 유예한다.

☞ **해답** : 일시적 유예

【문제 4】 고등학생, 17세의 여성, 항여드름 치료제인 애큐탄(accutane)복용

☞ **해설** : 여드름 치료를 위해 테트라사이클린이나 기타 항생제는 헌혈이 허용되지만 애큐탄은 부작용이 심한 낭종성 여드름을 치료하기 위한 것으로 부작용이 심하다.

☞ **해답** : 일시적 유예

【문제 5】 75세의 남성, 헌혈 경험 없음, 20년 전에 수술 후 간염에 걸렸었음

☞ **해설** : 연령초과, 바이러스성 간염일 수 있음.

☞ **해답** : 영구적 유예

【문제 6】 12세 남성, 4개월 전에 문신을 함

☞ **해설** : 문신에 의해 간염 바이러스의 잠재적인 접촉이 있을 수 있으므로 12개월의 일시적 유예기간을 가짐.

☞ **해답** : 일시적 유예

【문제 7】 65세의 여성, 예정된 수술을 위해 의사로부터 자가헌혈할 것을 통보받음. 40년 전에 매독에 걸려 치료받았음. 혈압 : 130/80, 맥박 : 78, 적혈구용적률 : 37%, 체온 37.2℃

☞ **해설** : 매독은 치료 후 12개월의 유예기간을 갖는다.

☞ **해답** : 허용

【문제 8】 38세의 남성, 3개월 전에 개에 물려 광견병 백신을 맞음

☞ **해설** : 광견병 백신을 맞은 경우에는 12개월의 유예기간을 갖는다.

☞ **해답** : 일시적 유예

【문제 9】 19세이며 헌혈 경험이 없고, 12년 전에 성장호르몬 치료를 받았음

☞ **해설** : 인체 성장호르몬을 투여받은 사람은 영구적으로 헌혈할 수 없다.

☞ **해답** : 영구적 유예

【문제 10】 다른 곳에서 C형 간염이 양성으로 나왔던 24세의 헌혈자

☞ **해설** : 바이러스성 간염경력이 있으면 영구적으로 유예한다.

☞ **해답** : 영구적 유예

【문제 11】 다음 중 전혈 헌혈자를 일시적으로 유예하는 것은 어느 것인가?

① 인플루엔자 예방
② 4주 전에 항생제 처치
③ 4주 전에 경구용 소아마비 백신 투여
④ 2주 전에 풍진 백신 주사

☞ **해답** : ④

【문제 12】 의사의 요구로 3주 뒤에 예약된 수술을 위해 헌혈하려고 검사를 받았더니 혈색소가 10g/dL였다. 이 헌혈자를 어떻게 해야 하는가?

① 자가헌혈자로서 헌혈하도록 해야 한다.
② 혈색소량이 낮아 유예해야 한다.
③ 혈액은행 담당 전문의의 승락을 얻어 헌혈하도록 해야 한다.
④ 작은 단위의 혈액을 헌혈하도록 한다.

☞ **해설** : 자가헌혈의 적격기준도 일반적인 동종헌혈에 준한다.

☞ **해답** : ②

【문제 13】 헌혈자의 혈소판성분채집 횟수에 대한 기준으로 맞는 것은?

① 1주일에 2회 이상 할 수 없다.
② 1년에 24회 이상 할 수 없다.
③ 헌혈 사이의 간격은 최소한 48시간이 경과해야 한다.
④ 이상 모두

☞ **해답** : ④

※ 다음 중 맞으면 O, 틀리면 X로 표시하시오.

【문제 14】 자가혈액을 채혈한 곳에서 사용한다면 바이러스 표지자를 검사하지 않아도 된다.

☞ **해답** : O

【문제 15】 만일 자가헌혈 혈액이 사용되지 않는다면 다른 환자에게 주어도 된다.

☞ **해답** : X

【문제 16】 건강이 양호한 사람이 헌혈할 수 있는 조건으로 옳은 것은?

① 1개월에 1회
② 60일 간격 그러나 12개월에 5회 이상은 안됨
③ 45일 간격 그러나 12개월에 7회 이상은 안됨
④ 매번 8주 보다 더 자주하면 안됨

☞ **해답** : ④

【문제 17】 수혈자를 보호하기 위해 헌혈자를 부적격자로 처리해야 하는 것은?

① 혈색소(헤모글로빈) 농도가 낮은 경우
② 1년 이내에 대수술을 받은 경우
③ 6개월 이내에 간염에 걸릴 경우
④ 심장 손상

☞ **해설** : ①, ②, ④는 헌혈자를 보호하기 위한 규정사항이다.
☞ **해답** : ③

제9장

헌혈자 혈액검사

학습목표

1. 수혈전검사로서 채혈한 혈액에 대해 적격 여부를 판단하기 위해 어떤 검사를 하는지 그 항목을 열거하라.
2. 원도우기를 정의하라.
3. 수혈로 인해 전파되는 질병에 대해 설명하라.
4. 수혈사고에 대해 논하라.

안전한 혈액을 공급하려면 먼저 공혈자를 신중하게 선별하고, 그 다음은 헌혈 혈액의 적합성 여부를 결정하기 위한 검사를 실시한다. 이러한 검사들에는 ABO 및 Rh 혈액형검사, 항체선별시험 및 감염병에 대한 검사들이 포함된다(표 9-1, 표 9-2).

Ⅰ. 감염병 검사

감염병(infectious disease)을 검사하기 위해 다양한 방법들이 시도되고 있다. 가장 일반적인 검사 수단은 효소결합면역흡착법(enzyme-linked immunosor-bent assay, ELISA)이다. 최근에는 윈도우기(window period)에 의한 혈액-전파전염병의 감염을 줄이기 위해 핵산증폭시험(nucleic acid ampli-fication test, NAT)이 널리 보급되어 있다.

1. 일반적인 ELISA 이론

효소면역측정법(enzyme immunoassay, EIA)은 미량 항원이나 항체를 검출하기 위해 사용된다. EIA는 검사목적에 따라 항원 또는 항체를 트레이 내의 플라스틱 구슬과 같은 고체나 또는 마이크로플레이트 웰(well)에 고정시켜 사용한다(그림 9-1). 비록 검사 항목은 다를지라도 검사의 일반적인 원리는 동일하다.

간접EIA(indirect EIA)는 항체를 검출하는 방법이고, 반면에 항원 검출은 샌드위치EIA(sandwich EIA)로 한다. 경쟁EIA(competitive EIA)는 항원 또는 항체를 검출하는 데 사용될 수 있다. 그림 9-2는 EIA의 원리를

표 9-1. 최근에 요구되고 있는 바이러스 마커 검사

종 류	검 사
B형간염 바이러스	HBs 항원(HBsAg), HBc 항체(anti-HBc), NAT
C형간염 바이러스	HCV 항체(anti-HCV), NAT
HIV	HIV 항체(anti-HIV), NAT
HTLV-1	HTLV-1 항체

HBsAg(Hepatis B surface antigen) : B형간염 표면항원
anti-HBc(antibody to hepatitis B core) : B형간염 핵항체
NAT(nucleic acid amplification test) : 핵산증폭시험
anti-HCV(antibody to hepatitis C virus) : C형간염 바이러스 항체
HIV(human immunodeficiency virus) : 인체면역결핍바이러스
HTLV(human T-cell lymphotropic virus) : 인체 T-세포 림프영양바이러스

용어설명

윈도우기(window period)
수혈용 혈액의 안전성을 위한 바이러스 스크리닝검사로서 바이러스 항체, 바이러스 항원 또는 핵산증폭시험 등의 검사가 실시되고 있다. 그러나 감염 초기에는 항체가 생산되지 않으며, 바이러스의 양도 항원검사로는 검출할 수 없을 정도로 적기 때문에 바이러스 감염이 이루어지는 시기가 있다. 이렇게 감염 시점부터 검사에 의해 감염을 확인할 수 없는 기간을 윈도우기(window period)라고 한다.

간접EIA(indirect EIA)
항체의 존재나 양을 측정하는 데 사용되는 효소결합면역흡수측정(enzy-melinked immunosorbent assay)기법

샌드위치EIA(sandwich EIA)
항원의 존재나 양을 측정하는 데 사용되는 ELISA기법

경쟁EIA(competitive EIA)
항원 또는 항체의 존재나 양을 측정하는 데 사용되는 ELISA기법. 이 방법은 흡광도가 낮아 표지자(마커) 검출에 어려움을 있다.

표 9-2. 헌혈 혈액에 대한 기타 검사

검사항목	방 법	해 설
매독	신속혈장 리아진 (rapid plasma reagin, RPR) 혈구응집반응	형광항체시험으로 확정함
거대세포 바이러스(CMV)	혈구응집반응 라텍스응집반응 EIA	필요하지 않음; 위험성이 있는 환자에게 수혈될 혈액만 검사
샤가스병 (Chagas ´ disease)	EIA 혈구응집반응	*T. cruzi*가 유행하는 지역에서만 검사
임상적으로 유의한 적혈구 항체	시험관: 간접 AHG 겔카드: 겔(예 ; ID-MTS, ReCAT) 마이크로플레이트	항체를 갖고 있는 혈액은 검출된 항체를 표시해 놓아야 한다(세척적혈구, 탈글리세롤 적혈구, 동결침전제제는 제외).
ABO 및 Rh	시험관 마이크로플레이트	결과가 과거에 헌혈했던 것과 일치하는지 조사해야 한다.

CMV ; cytomegalovirus, *T. cruzi* ; *Trypanosoma cruzi*, AHG ; antihuman globulin, EIA ; enzyme immunoassay

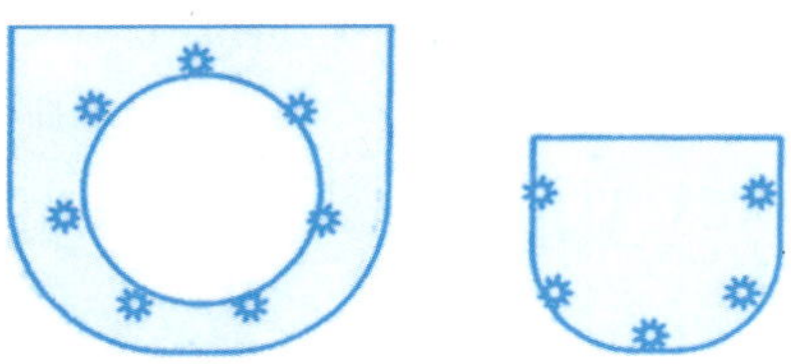

그림 9-1. 효소결합면역흡착법(ELISA)
ELISA시험은 마이크로플레이트(오른쪽)나 구슬을 가진 웰을 포함하고 있는 트레이(왼쪽)로 시행한다. 웰이나 구슬에는 검출할 항체나 항원과 결합하는 항원 또는 항체를 포함하고 있다.

설명한 것이다. 샌드위치 또는 간접EIA로 검사하여 얻은 결과의 해석은 다음과 같이 한다.

① 유효치(cutoff value) 미만의 흡광도 값을 가진 검체는 비반응성으로 생각된다; 다른 추가 검사는 필요하지 않다.

② 유효치 이상 또는 동등한 흡광도 값을 가진 검체는 초기반응성이라고 한다.

③ 모든 초기 반응성 검사는 이중으로 재검해야 한다. 만일 양 시험이 음성이면 시료는 비반응성으로 생각된다. 그리고 공혈자 혈액은 수혈이 가능하다. 만일 양 반복시험 중 하나가 양성이면, 시료는 반응성으로 생각되며, 수혈을 위해 채혈된 혈액은 폐기해야 한다.

④ 만일 확정시험을 이용할 수 있으면, 재검 후 양성인 시험에 대해 기본적으로 실시해야 한다.

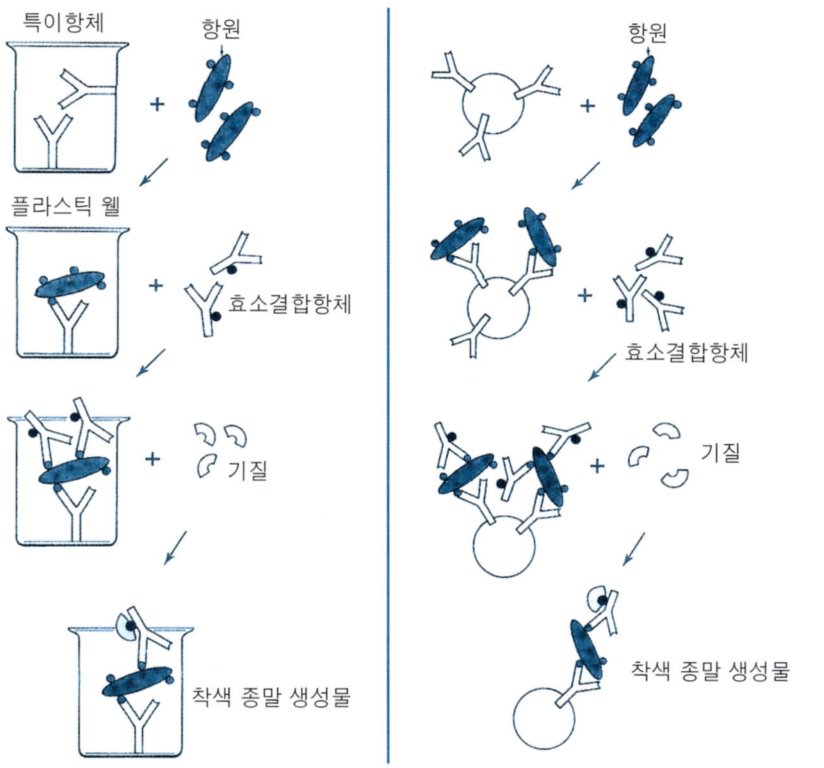

그림 9-2. 고상효소면역흡착법의 원리

⑤ 만일 시료가 반복적으로 반응이 나오면, 확정시험의 결과와 상관없이 그 혈액은 동종(allogeneic) 수혈에 사용되지 못한다.

2. 관 리

1) 내부관리

EIA시험은 측정에 필요한 시약을 포함하고 있는 킷트(kit)로 수행한다. 양성 및 음성 대조(control)는 EIA 킷트 안에 포함되어 있으며, 마이크로플레이트나 구슬을 가진 트레이(tray)에서 한다. 유효치(cutoff value)는 대조의 흡광도 값과 맹검(blank)으로 구한다.

2) 외부관리

양성 및 음성 대조는 환자 검체를 실시할 때 같이 검사한다. 동일한 법칙이 헌혈자 검사에도 적용되고 있다. 킷트 생성자에 의해 공급되는 대조가 만일 유효치를 계산하는 데 사용된다면 이것은 검정물질(calibration material)에 해당된다. 만일 그러한 경우라면 시험 킷트와 별도의 외부 대조를 포함시킬 필요가 있다. 음성 대조는 유효치를 계산하기 위해 가끔 사

용어설명

내부관리
측정 킷트에 공급된 물질에 대한 확인.

외부관리
검사 수행의 조사를 위하여 사용된 검사 킷트의 일부가 아닌 시약 또는 물질에 대한 확인.

용된다. 그러므로 외부 음성 대조를 기본적으로 시험에 포함시켜야 한다. 허용범위에 없는 외부 대조 결과는 신뢰할 수 없는 EIA시험이 될 것이며 검사한 모든 샘플은 다시 검사해야 한다.

3) 민감도 및 특이도

(1) 민감도(sensitivity)

양성으로 나온 감염자의 시료를 정확하게 동정하는 측정법의 능력(정도)

$$\text{감도율} = \frac{\text{감염된 사람들에게서 검출된 양성자의 수}}{\text{검사된 감염자의 총 수}} \times 100$$

(2) 특이도(specificity)

음성으로 나온 비감염자의 시료를 정확하게 동정할 수 있는 측정법의 정도

$$\text{특이율} = \frac{\text{비감염자 중에서 음성으로 나온 수}}{\text{검사된 비감염자의 총 수}} \times 100$$

최근에는 핵산증폭시험(NAT)이 이용되고 있지만, 그 전까지는 안전한 혈액 공급을 위해 민감도가 가장 높으며 모든 감염 공혈자를 검출하기 위해 고안된 방법이 EIA 선별시험이 있다. 이 검사법은 100%의 민감도를 갖지는 못하지만 거의 그것에 가깝다. 그러나 민감도와 특이도는 반비례한다. 그러므로 비감염자의 시료가 가끔 위양성 반응을 나타내기도 한다. 이러한 한계성 때문에 반응 시료를 재검하고, 확정 및 보충 검사를 진행해야 한다. 2002년 미국적십자혈액국(American Red Cross Blood Service)은 전혈 헌혈자에서의 주요 감염병의 유병률을 발표하였다.

표 9-3. 2002년 동종 전혈 헌혈자에서의 주요 감염병의 유병률(미국적십자혈액국)

	질환 표시자	유병률(%)
1차 검사	Anti-HIV	0.0120
	HBsAg	0.0703
	Anti-HCV	0.2556
	매독	0.1352
재검사	Anti-HIV	0.0010
	HBsAg	0.0012
	Anti-HCV	0.0055
	매독	0.0057

HBsAg: Hepatitis B surface antigen
Anti-HIV: antibody to human immunodeficiency virus
Anti-HCV: antibody to hepatitis C virus

Ⅱ. 간 염

1. 간염 바이러스

간염(hepatitis)은 세균, 약물, 알코올, 독소 및 A형, B형, C형, D형, E형간염을 포함한 몇 종류의 바이러스에 의해 일어나는 염증이다. 간염 바이러스의 특성을 표 9-4에 비교하였다.

1) A형간염

감염성 간염으로 알려진 A형간염은 대부분 분변 오염과 경구적 섭취에 의해 전파된다. 이러한 A형간염 바이러스(hepatitis A virus, HAV)는 감염 초기에만 혈액에 존재하는데, 이때 채혈된 혈액이 수혈되면 감염될 수도 있다.

그렇지만 이때는 너무 아파서 보통은 헌혈하지 않는다. HAV의 수혈 전파는 매우 드물기 때문에, 헌혈 혈액에 대해 A형간염의 항원이나 항체는 검사하지 않는다.

2) B형간염

혈청 간염으로 불리는 B형간염은 혈액 수혈에 의해 전파되는 바이러스로써 가장 먼저 알려진 간염 바이러스다. 그리고 이 바이러스는 오염된 주사기 바늘에 찔리거나 성접촉 및 출산에 의해서도 전파된다.

3) C형간염

B형간염검사를 마친 혈액을 수혈받은 후 간염이 발생되었다. 특별한 바

표 9-4. 간염 바이러스

	A형간염	B형간염	C형간염	D형간염	E형간염
전 파	장성, 경구적 및 분변성	비경구, 성접촉, 출산전후	비경구, 성접촉, 출산전후	비경구, 성접촉, 출산전후	장성, 경구적 및 분변성
잠복기간	15~50일	40~160일	14~300일	30~50일	21~42일
분 류	Picornavirus	Hepadnavirus	Flavivirus	Satellite	Calicivirus
핵 산	RNA	DNA	RNA	RNA	RNA
검사유무	안함	실시	실시	안함	안함

이러스로 동정되지 않은 바이러스에 의해 수혈 후 발생되는 수혈후 간염(posttransfusion hepatitis)을 비-A, 비-B 간염(non-A, non-B hepatitis)이라고 한다. 최근의 보고에 의하면 대부분의 수혈후 간염은 C형간염에 의한 것으로 밝혀졌다. 이 바이러스는 B형간염과 동일한 방법으로 전파된다.

4) D형간염

비록 D형간염은 혈액에 의해 전파되지만 B형간염이 있어야 질병을 일으킨다. B형간염에 대한 검사만으로도 D형간염의 전파를 예방하는데 충분하기 때문에 헌혈 혈액에 대해서는 D형을 검사하지 않는다.

5) E형간염

E형간염은 A형간염과 비슷하게 경구와 분변을 통해 전파되고 있다. 따라서 헌혈 혈액에 대해서는 검사하지 않는다.

2. 간염검사

수혈에 의한 수혈성 간염의 전파를 예방하기 위해 현재 헌혈자 혈액에 대해서 다음과 같은 4가지 검사를 시행하고 있다 : B형간염 표면항원(hepatitis B surface antigen, HBsAg), B형간염 핵항체(antibody to hepatitis B core, 항HBc), 알라닌아미노기전이효소(alanine aminotransferase, ALT) 및 C형간염 바이러스 항체(antibody to hepatitis C virus, 항HCV). B형간염에서 시간경과에 따른 이들 표지자의 혈청 중 변동을 잘 이해해야 현재의 진단에 어떤 검사가 중요한 지 알 수 있다(그림 9-3).

1) B형간염 표면항원

1965년 Blumberg와 그의 동료들은 호주 원주민의 혈액에 존재하는 항원을 연구하여 발표하였다. 나중에 그 항원을 HBsAg라고 불렀다. 모든 B형간염 바이러스가 손상되지 않고 본래의 입자 그대로 존재하는 것은 아니다.

외피가 손상된 바이러스와 더불어 손상되지 않은 바이러스가 함께 발견될 수 있다. 많은 양이 존재하기 때문에 직접 항원을 검사하는 것이 가능하다.

HBsAg의 확정검사는 HBsAg에 대한 특이 항체의 중화작용에 기초하고 있다. HBsAg가 혈청에 존재하면, 그것은 항체와 결합된다. 중화된 HBsAg는 항체를 고정시킨 고체 매질에 결합하지 못한다. 만일 중화가 적어도

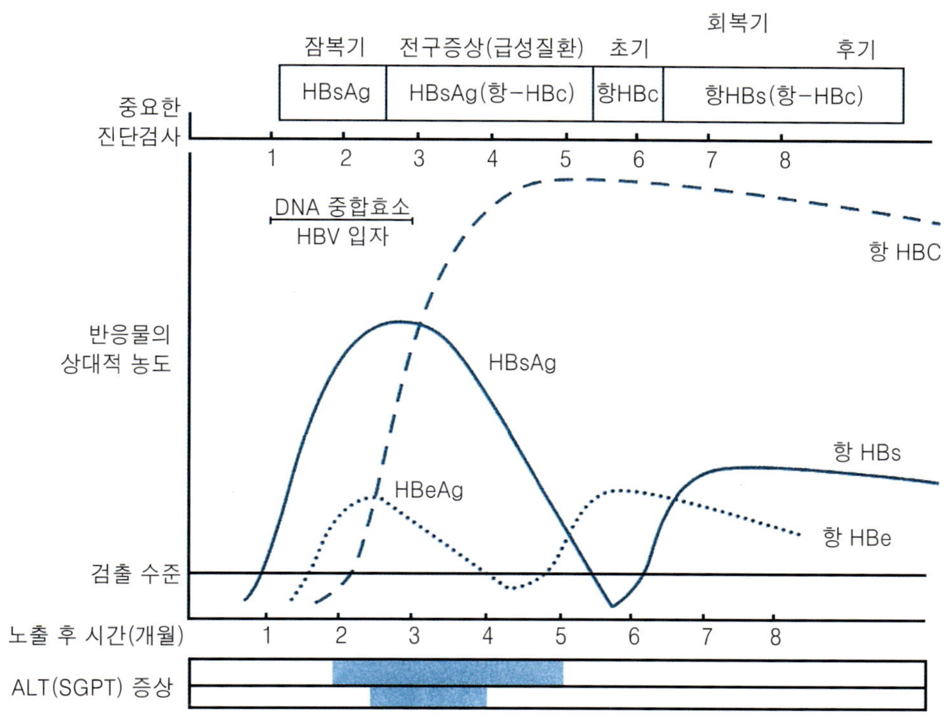

그림 9-3. B형간염에서의 혈청학적 및 임상적 경과

50%까지 소실되거나 감소되면, 결과는 HBsAg 양성으로 판정한다. 중화반응의 원리는 경쟁EIA와 비슷하다.

2) B형간염 핵에 대한 항체

1986년 항HBc와 ALT가 **대용표지자(surrogate marker)**로서 추가되었다. 항HBc는 B형간염 항원의 중심 부분, 즉 핵(core)에 대한 항체이다. 그러나 이 항체는 일반적으로 간염증상이 시작되기 전 HBsAg가 검출된 후에 나타난다. 항HBc는 감염 후 몇 년 동안은 검출 될 수 있을 정도로 그 농도가 유지된다. 항HBc에 대한 특이적인 확정검사는 없다.

3) 알라닌아미노기전이효소

알라닌아미노기전이효소(alanine aminotransferase, ALT)는 심장과 기타 근육에는 비교적 저농도로 존재하며, 간에는 고농도로 존재하고 있다. 혈청 중의 ALT 수준은 담도계질환, 바이러스감염, 알코올 독성과 같은 여러 가지 요인에 의해 간이 손상될 때 증가한다. ALT의 증가는 간 염증의 첫 번째 지표가 된다. ALT는 보통 자동분석기로 측정한다.

용어설명

대용표지자(surrogate marker)
다른 잠재적 전염병을 진단하기 위해 지표로서 이용될 수 있는 항체 또는 효소 증가와 같은 질환 마커. 이들에 대한 검사는 직접 검사가 이용될 수 없을 때 자주 사용된다.

4) C형간염 바이러스에 대한 항체

C형간염의 존재는 1989년에 알려졌고, 검사방법은 1990년에 개발되고 실용화되었다. 항HCV를 위한 EIA 검사가 헌혈자의 기본적인 혈액검사에 추가된 후 수혈후 간염이 급격하게 감소되었다. 현재는 유전체(genome) 증폭기술로 알려진 핵산증폭시험(nucleic acid amplification test, NAT)이 C형간염 바이러스를 검출하는 데 이용되고 있다.

중합효소연쇄반응(polymerase chain reaction, PCR)검사와 전사-매개 증폭(transcription-mediated amplification)은 NAT 사용의 두 가지 사례이다. 이 방법들은 바이러스 핵산 분절을 증폭시켜 검출 민감도를 높이는 방법이다. 이로 인해 HCV와 HIV에 대한 윈도우기(window period)가 단축되었다. 재조합면역블롯측정법(recombinant immunoblot assay, RIBA)이 HCV에 대한 항체의 특이성을 결정하기 위한 보완검사로서 사용되고 있다.

Ⅲ. 인체 레트로바이러스

레트로바이러스(retrovirus)는 RNA로부터 DNA를 역전사하여 숙주세포의 DNA에 DNA를 끼워넣어 통합시키는 역전사효소(reverse transcriptase)를 갖고 있다. 레트로바이러스에는 다음과 같은 3종류의 아군(subgroup)이 있다 : 렌티바이러스(lentivirus : 1형 및 2형 HIV), 암유발바이러스(oncornavirus 또는 oncovirus : 1형, 2형, 5형 human T-cell lymphotropic virus[HTLV]), 스푸마바이러스(Spumavirus, 인체 질환과 관련 없음).

현재는 헌혈 혈액 중의 레트로바이러스를 검출하기 위한 선별시험으로서 세 가지 검사가 실시되고 있다 : 1형 및 2형 HIV에 대한 항체(anti HIV-1/2), 1형HIV p24항원(HIV-1Ag), 및 Ⅰ형 및 Ⅱ형 HTLV에 대한 항체(항HTLV-Ⅰ/Ⅱ).

1. 1형 및 2형 인체면역결핍바이러스

HIV-1은 후천면역결핍증(acquired immunodeficiency syndrome, AIDS)의 병원체로서 최초로 판명된 바이러스다. HIV-1은 증상이 나타나기 전에 잠복기가 길어 성접촉 및 혈액제제에 의해 전파될 가능성이 많다. HIV의 두 번째 종류인 HIV-2도 또한 AIDS를 일으키는 것으로 알려져 있다. 이 바이러스는 미국보다 아프리카에 많으며 HIV-1보다는 덜 심하게 질환을 일으키는 것으로 나타났다.

1형과 2형 두 바이러스는 성접촉, 출산, 수유 및 혈액에 비경구적으로 노출(주사, 수혈 등)됨으로써 확산된다. HIV-1에 대한 항체검사가 1987년(미국은 1985년)부터 헌혈자 혈액검사에 포함되었으며, 현재는 항HIV-2도 헌혈자 검사 항목에 추가되었다.

대부분의 혈액원에서 항HIV-1과 항HIV-2의 검출은 조합시험을 사용하고 있다. 이 검사는 항체를 검출하기 때문에 22~25일의 윈도우기, 즉 검출불가능기간(감염된 다음부터 항체를 측정할 수 있을 때까지의 시간)이 존재한다.

2. 1형 인체면역결핍 바이러스 p24항원

미국에서는 1996년부터 항-HIV 검사 외에 1형 HIV 항원인 p24를 모든 헌혈자 혈액에 대해 검사를 시작하였다. 핵단백질(core protein)인 p24는 HIV-1의 주요 내부 단백질이다. 이것은 항원검사이기 때문에 감염후 양성으로 나오기까지 약 6~10일 정도가 걸린다. NAT와 같은 민감한 방법으로 검사하면 이 기간이 더 짧아진다(BOX 9-1).

3. Ⅰ형 및 Ⅱ형 인체 T-세포 림프영양바이러스

I형 인체T림프구 림프영양바이러스(humman T-cell lymphotropic virus type I, HTLV-I)은 희귀한 신생물인 성인 T세포 백혈병(T-cell leukemia, ATL)과 반진행성 신경질환인 경련대부전마비(spastic paraparesis) 및 HTLV-I 관련 척수장애를 일으킨다. HTLV-Ⅱ감염이 최초로 보고된 환자는 비정형 T세포 변이형 모발세포백혈병(hairy cell leukemia) 환자였다.

HTLV-Ⅰ과 HTLV-Ⅱ는 세포성 혈액제제, 수유, 성접촉, 오염된 바늘을 통해 전파된다. 1997년 HTLV-Ⅱ의 항체검사가 HTLV-Ⅰ의 항체검사에 추가되었다.

BOX 9-1

NAT에 의한 추정 윈도우기!!

병원체	윈도우기
HBV	34일
HCV	23일
HIV-1	11일

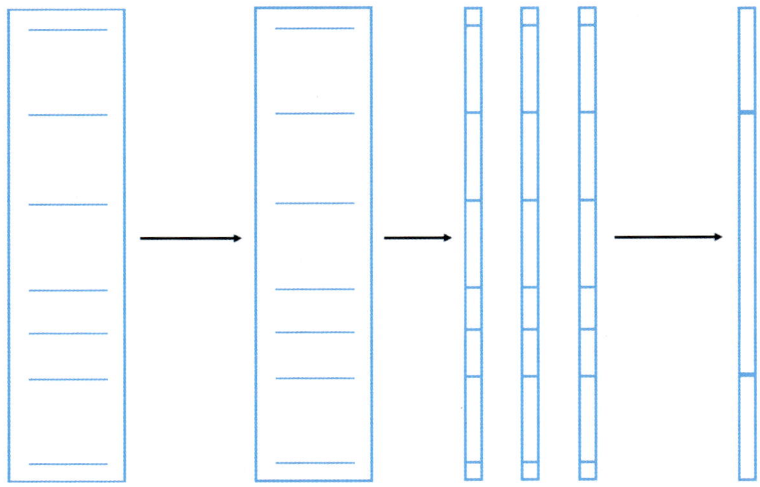

그림 9-4. 웨스턴블롯

HIV-1을 확정하기 위해서는 특이 항체를 나타내는 밴드 패턴이 존재해야 한다. 만일 뚜렷한 밴드 패턴이 존재하지 않으면 시료가 불확실한 것으로 생각된다.

4. 웨스턴블롯팅

웨스턴블롯(western blot)은 항HIV-1/2와 항HTLV-Ⅰ/Ⅱ를 확정적으로 검출하는데 가장 많이 사용되는 검사법이다. 바이러스 항원은 황산도데실나트륨(sodium dodecyl sulfate)의 존재하에 폴리아크릴아미드겔(polyacrylamide gel) 전기영동에 의해 분자량에 따라 밴드(band)로 분리된다.

분리된 밴드(band)는 블롯팅(blotting)에 의해 니트로셀룰로오스막(nitrocellulose membrane)에 전달된다. 그 다음 혈청 중의 항체가 스트립(strip) 위에 있는 개별 단백질 밴드(항원)와 반응한다. 효소표지복합체로 스트립 위의 특수 단백질에 결합한 항체를 검출한다. 상이한 밴드의 패턴은 모든 HIV 단백질에 대한 항체를 포함하고 있는 검체와 반응시킨 스트립과 육안적으로 비교하여 검출한다(그림 9-4).

Ⅳ. 추적(진상규명)

혈청학적 검사가 음성이었거나 검사를 하지 않은 헌혈 혈액을 환자가 수혈받았는데 나중에 바이러스 마커가 양성으로 나온 경우에는 해당 환자의 신원을 확인하고 환자에게 이러한 사실을 통지해야 한다. 이러한 행위를 **추적**(look-back)이라고 한다.

추적은 HIV-1/2 항체나 HIV p24 항원에 대한 검사 결과가 양성으로 나왔을 때 실시한다. 최근에는 HCV 검사 결과가 양성일 때도 추적 과정을 실시하고 있다. 미국의 HCV에 대한 추적 과정은 다음과 같다.

① 1992년 3월 이후에 HCV가 양성으로 판명된 모든 헌혈자의 신원을 조사한다.
② 검사 결과가 양성으로 나오기 이전에 이들 헌혈자로부터 공급된 모든 혈액제제에 대해 철저히 추적조사한다.
③ 이러한 혈액제제를 받은 의료기관에 사실을 통지한다.
④ 환자에게 이러한 혈액제제가 사용됐는지를 추적조사하고, 사용되었다면 당사자에게 HCV에 잠재적으로 노출되었음을 통지한다.

환자에게 통지하는 일은 혈액을 수혈한 의료기관이 책임진다.

용어설명

추적(look-back)
HIV 또는 HCV에 대한 검사결과가 양성으로 판명되기 이전에 혈청학적 검사가 음성이었거나 검사하지 않은 헌혈 혈액을 환자가 수혈 받은 경우 해당 환자의 신원을 확인하는 행위.

Ⅴ. 매 독

매독은 스피로헤타(spiroheta)인 *Treponema pallidum*에 의해 일어나는 성병이다. Chambers등(1969)의 보고에 따르면 비록 가장 일반적인 전파 방법은 직접적인 성접촉이지만 수혈을 통해서 전파된 경우도 한 건이 보고되어 있다. 스피로헤타는 냉장고 온도에서는 생존하지 못하지만, 그러나 실온에 보관하는 신선한 혈액이나 혈소판은 매독을 전파할 수 있다. 헌혈 혈액에 대한 검사는 신속혈장리아진(rapid plasma reagin, RPR)또는 혈구응집시험을 포함한 여러 방법으로 할 수 있다.

1. 신속혈장리아진(rapid plasma reagin, RPR)

신속혈장리아진(rapid plasma reagin, RPR)시험은 비록 *Treponema pallidum* 항체에만 특이적으로 반응하는 방법은 아니다. 그럼에도 불구하고 일반적인 선별시험으로서 널리 사용되고 있다. 이것은 항체를 직접 검출하는 것이 아니고 지방성의 카디오리핀(cardiolipin)과 반응하는 혈액 속의 항체 유사물질인 리아진을 검출하는 방법이다.

카디오리핀 항체는 매독을 치료하지 않았을 때 기본적으로 생성된다. 그렇지만 이것은 다른 감염에서도 나타날 수 있다. RPR시험은 공혈자의 혈청을 카드 위에 떨어뜨리고 그 위에 카디오리핀이 코팅된 활성탄 입자(charcoal)를 떨어뜨려 혼합한다. 활성탄 입자는 항원-항체 반응을 육안적으로 확인하기 위한 표지체이다.

2. *Treponema pallidum* 항체를 위한 혈구응집시험

혈구응집반응은 *Treponema pallidum*에 대한 항체를 검출하는 방법으로마이크로플레이트로 실시한다. 검사는 *Treponema pallidum*의 성분에 민감한 고정 닭 적혈구를 사용한다. 혈구응집반응은 *Treponema pallidum*에 대한 항체가 존재할 때 나타나고 광도계법으로 판독한다.

*Treponema pallidum*을 검출하는 혈구응집반응은 1960년대 중반부터 사용하기 시작했다. 이 반응을 적용한 자동화 방법이 사용됨에 따라 검출하는데 소요되는 시간과 노력을 대폭 줄이게 됐다. 만일 이들 선별시험 중 어느 것이라도 양성반응이 나오면, 매독을 확정할 수 있는 특이적인 방법으로 다시 검사해야 한다. 이를 위해 선택된 방법이 형광매독항체흡수법(fluorescent treponemal antibody absorption test)이다. 확정시험의 결과와 상관없이 반응을 일으킨 혈액은 동종수혈에 사용할 수 없다.

Ⅵ. ABO 및 Rh 혈액형

적혈구의 ABO 혈액형 결정은 항A 및 항B로 A 및 B 항원을 검출함으로써 이루어진다. 혈청 또는 혈장은 A 및 B 적혈구로 항A 또는 항B를 검출한다. 결과는 이전에 했던 결과와 비교하여 차이가 있는지의 여부를 확인해야 한다. 혈구형과 혈청형이 일치하지 않거나 또는 이전의 ABO 혈액형과 다른 결과가 나오면 혈액형을 표시하기 전에 이 문제를 해결해야 한다.

헌혈자에 대한 기본 Rh 혈액형은 항D 시약으로 한다. 만일 최초 시험이 음성이면, 약D(weak D) 시험을 추가로 실시한다. 만일 처음 시험이나 약D 시험이 양성이면, 그 혈액에는 Rh 양성(Rh+) 라벨을 붙인다. D 또는 약D가 음성이면 그 혈액은 Rh 음성(Rh-) 라벨을 붙인다.

Ⅶ. 항체선별시험

항체선별시험(antibody screening test)은 헌혈자의 혈장에서 기대하지 않았던 혈액형 항체(이를 비예기항체 또는 불규칙항체라고 함)를 발견하는데 사용된다. 항A 및 항B는 예상된 항체들이다. 이들은 이 시험에 의해 검출되지 않는다. 중요한 항체는 수혈 또는 임신에 의해 적혈구에 노출된 후 생성되는 것들이다. 비록 이 검사는 수혈 경험이 있거나 임신경험이 있는 헌혈자에게 필요한 것이지만 대부분의 혈액원에서는 이를 구분하지 않고 모든 헌혈자를 상대로 실시하고 있다.

항체선별시험을 하는 이유는 임상적 의의가 있는 항체를 찾아내는데 있다. 헌혈자 검체는 개별적으로 또는 혼합한 상태에서 검사할 수 있다. 선별시험용 혈구도 또한 개별적으로 또는 혼합하여 사용할 수 있다. 표준시험관법, 겔 칼럼응집법, 마이크로플레이트법이 자동화방법과 더불어 사용되고 있다.

임상적으로 의의가 있는 항체가 검출된 경우에는 항체가 혈장에 존재하기 때문에 혈장과 혈소판은 수혈에 사용될 수 없다. 세척, 동결 및 탈글리세롤화하지 않은 적혈구 제재에는 적어도 최소의 혈장이 포함되어 있다. 이러한 혈액이 수혈에 사용될 경우에는 항체가 존재한다는 것을 적혈구 라벨에 표시해야 한다.

Ⅷ. 선택 검사

1. 거대세포바이러스

거대세포바이러스(cytomegalovirus, CMV)는 수혈을 통해 전파될 수 있는 전염병이다. CMV에 감염된 사람의 대다수는 무증상이고, 단핵구증과 비슷한 증상이 나타난다. 미숙아를 포함한 면역억제를 사용하고 있는 환자가 CMV에 노출될 경우 운동상실, 정신지체 또는 사망에까지 이를 수 있다.

바이러스 노출에 따른 항체 형성은 노출 빈도, 나이, 지리적 위치에 따라 다르며 40~100%에 이른다. 선별검사를 해보면 젊은 사람에서 양성률이 낮다. CMV의 항체 검출은 헌혈자에게는 필요하지 않다. 보통 선택된 혈액에 대해서만 필요하다. CMV가 음성인 혈액은 자궁내수혈이나 미숙아 및 면역손상 성인에 대한 교환수혈에 사용된다. CMV의 항체 검사는 EIA, 라텍스응집반응 또는 혈구응집반응으로 한다.

2. 샤가스병

샤가스병(Chaga's disease)이나 미국트레파노소마증(American trypanosomiasis)은 중앙 및 남아메리카의 풍토병이다. 원충류 *Trepanosoma cruzi*에 의해 발병한다. 감염된 침노린재 곤충의 배설물과 접촉한 후에 발병하지만 수혈에 의해서도 전파된다는 보고가 있다. 검사는 EIA로 항체를 검출한다.

3. 인체백혈구항원

인체백혈구항원(human leukocyte antigen, HLA) 적합 혈액의 수요 때문에 일부 헌혈자에 대해서만 HLA를 선별하는 일이 있다. 이 제제는 빈번하게 수혈을 할 경우 여러 종류의 항HLA 항체가 생성되어 일반적으로 혈소판 수혈에 반응을 나타내지 않기 때문에 이를 예방하기 위해 검사한다. 이 검사는 중증 혈소판 감소증의 치료에 이용되고 있다. 일반적으로 HLA 적합 공혈자로부터는 혈소판성분채집술로 환자 1~2인분의 혈소판을 채혈한다.

Ⅸ. 헌혈 혈액의 품질검사(정도관리)

혈액센터(blood center)에서 실시하는 혈액의 품질검사는 안전한 혈액을 출고하기 위해 실시한다. 종래의 제약회사나 혈장분획센터와 달리, 혈액센터에서는 헌혈자의 혈액을 무작위로 추출하는 것은 있을 수 없다. 전혈, 적혈구, 혈소판, 동결침전제제(cryoprecipitate) 각각이 1회분이며, 품질인증(정도관리)시험의 종류와 빈도는 이것을 전제로 시행되어야 한다.

예를 들면, 동결침전제제의 용량은 제조과정에서 경험에 의한 육안 관찰만으로도 전체를 검사할 수 있다. 반대로 동결침전제제의 제Ⅷ인자 활성은 제제를 소비하지 않으면 검사할 수 없다. 따라서 이 검사는 무작위로 평가할 수밖에 없으며, 원료의 양과 제조과정의 회수를 고려하지 않을 수 없다.

전혈과 그 유래 제품의 무균성은 중요한 문제이다. 폐쇄된 혈액백의 무균성은 제조사의 품질관리시험으로 보증될 수 있다. 각각의 혈액은 1회분이므로 무작위로 선택한 무균성 시험의 성적은 별로 의미가 없다. 양성이 나왔다고 해서 다른 재고에 대한 정보를 주는 것은 아니다. 그렇지만 무작위시험은 혈액제제의 제조 공정상 포장 통합성에 대해 다소 안심을 줄 수 있다. 오염된 혈액이나 성분을 수혈하지 않기 위한 가장 좋은 예방대책은 채혈시에 주의를 기울인 무균조작과, 저장, 수송의 관찰, 수혈 시의 혈액백 누수, 용혈, 변색, 응고 등을 잘 관찰하는 것이다(BOX 9-2).

BOX 9-2

정도관리 검사항목

- 전혈 : 양
- 농축적혈구 : 양, 세포 수
- 보존액 함유 적혈구 농축액 : 양, 세포 수
- 백혈구제거적혈구 : 남아있는 백혈구 수
- 신선동결혈장 : 양, 제Ⅷ인자
- 농축혈소판 : 양, 혈소판 수, 잔여백혈구 수, pH
- 동결침전제제 : 양, 제Ⅷ인자
- 무균시험(일부)

헌혈자 혈액검사 *Self Check*

【문제 1】 수혈에 의해 전파되는 질환 중 전파 잠재력이 가장 높은 질환은 어느 것인가?

① AIDS ② 매독 ③ CMV ④ 간염

☞ **해답** : ④

【문제 2】 헌혈자에 대한 매독검사는 보통 어떤 방법으로 하는가?

① RPR ② VDRL ③ 혈구응집반응 ④ RPR 및 VDRL

☞ **해설** : VDRL(Venereal Disease Research Laboratory, 성병연구소)
☞ **해답** : ①

【문제 3】 HTLV-Ⅰ/Ⅱ에 대한 설명 중 옳은 것은?

① 오염된 바늘에 의해 전파
② 암유발 바이러스(oncornavirus)
③ 경련성 대부전마비를 가진 환자에서 발견
④ 성인 T-세포백혈병과 관련 있음
⑤ 이상 모두

☞ **해답** : ⑤

【문제 4】 회복기에 있는 B형간염이 사전에 노출되었던 것인지를 설명하는 마커는?

① 항HCV ② 항HBc ③ 항HAV ④ HBs Ag

☞ **해답** : ②

【문제 5】 항HAV 선별시험이 양성으로 나왔을 때 이것의 확정시험은?

① 웨스턴블롯 ② RIBA ③ PCR ④ 써던블롯

☞ **해설** : RIBA(recombinant immunoblot assay, 재조합면역블롯측정법)
☞ **해답** : ①

【문제 6】 기본 검사가 아니기 때문에 환자의 병력이 중요한 것은?

① 매독 ② CMV ③ 샤가스병 ④ HTLV-Ⅰ

☞ **해답** : ③

【문제 7】 수혈을 통한 HAV 전파가 무엇 때문에 흔하지 않은가?

① 장으로 전파　　② 급성 간염
③ 2주 후에는 감염되지 않음　　④ 이상 모두

☞ **해답** : ④

【문제 8】 양성 HBs Ag인 헌혈자는?

① 잠정적 유예
② 영구적 유예
③ 만일 HBc에 대한 항체가 존재할 때 유예
④ ALT가 상승할 때 유예

☞ **해답** : ②

【문제 9】 간염의 대용검사는?

① ALT　　② CMV　　③ 항HBC　　④ 항HBs Ag

☞ **해답** : ①

【문제 10】 항체 검출에 사용되는 EIA의 종류는?

① 간접EIA　　② 샌드위치EIA　　③ 경쟁EIA　　④ 중화반응

☞ **해답** : ①

제10장

혈액성분제제의 제조와 요법

학습목표

1. 혈액을 성분별로 분리할 때의 장점을 열거하라.
2. 혈액을 보존하는 동안 일어나는 보존장애를 정의하라.
3. 항응고제 및 보존액에 따른 유효기간을 비교하라.
4. 혈액성분제제의 준비 과정을 기술하라.
5. 성분제제의 종류와 각각의 용도를 설명하라.
6. 각 성분제제의 저장온도와 저장 유효기간을 설명하라.
7. 각 성분제제의 정도관리 기준을 기술하라.
8. 성분채집술을 정의하라.
9. 성분제제를 만드는 데 사용되는 기구와 장치들을 열거하라.

전혈(whole blood)은 적혈구, 백혈구, 혈소판과 같은 유형성분과 액체인 혈장으로 구성되며, 그것을 원심분리하여 **성분**(component)별로 분리하여 수집하면(그림 10-1), 성분에 따라 최적의 상태로 저장할 수 있고 또한 환자에게도 적당한 요법을 제공할 수 있다. 1유니트(1unit)의 전혈은 의학적 필요에 따라 몇 개의 성분들로 분리할 수 있다. 혈액을 성분별로 분리하면 제한된 혈액자원을 극대화할 수 있으며 또한 많은 양의 특정 성분을 필요로 하는 환자에게 효과적으로 공급할 수 있다. 따라서 혈액성분을 이용하면 환자가 전혈을 사용할 때보다 더 안전하고 효과적으로 **혈액요법**(hemotherapy)을 받을 수 있다. 한국, 일본, 미국, 영국 등의 혈액제제의 사용 통계를 보면 전혈의 사용이 현저히 줄어들었다.

성분을 제조하는 일차적인 목적은 수혈자에게 최상의 이익을 주는 것이다. 성분제제를 잘 만들려면 혈액제제의 제조와 취급에 포함된 여러 가지 요소들을 이해하는 것이 중요하다.

미국에세는 혈액을 하나의 '약품(drug)'으로 생각하여 채혈, 검사, 분리 및 성분의 배분에 이르기까지 모든 과정을 식품의약국(Food and Drug Administration, FDA)에서 철저히 통제를 한다. 본 장에서는 혈액성분제제(blood components)의 제조(preparation), 라벨링(labeling) 및 저장에 관한 기술적 측면과 임상 지침을 설명하였다.

용어설명

전혈(whole blood)
혈액을 성분별로 분리하기 전에 공혈자로부터 채취한 혈액으로 유형성분(적혈구, 백혈구, 혈소판)과 액체성분(혈장)을 포함하고 있다.

성분(components)
원심분리(centrifugation)에 의해 분리될 수 있는 전혈의 일부분으로서 적혈구, 혈장, 동결침전 항혈우병인자(cryoprecipitated antihemophilic factor), 혈소판으로 구성된다.

혈액요법(hemotheraphy)
혈액 및 혈액제제를 사용하여 질환이나 이상 상태를 치료하는 방법이다.

Ⅰ. 채혈백

채혈백(blood collection bag)은 항응고제-보존액 혼합물을 포함하고 있는 주백(primary bag)과 이것에 폐쇄적으로 연결된 부속백(satellite bag)으로 구성된다. 주백에 3개의 부속백이 붙어 있는 것을 사중백(quad bag)이라고 하며, 주백에 2개의 부속백과 1개의 부속백이 붙어 있는 것을 각각 삼중백(triple bag)과 이중백(double bag)이라고 한다(그림 10-2). 이러한 헌혈백

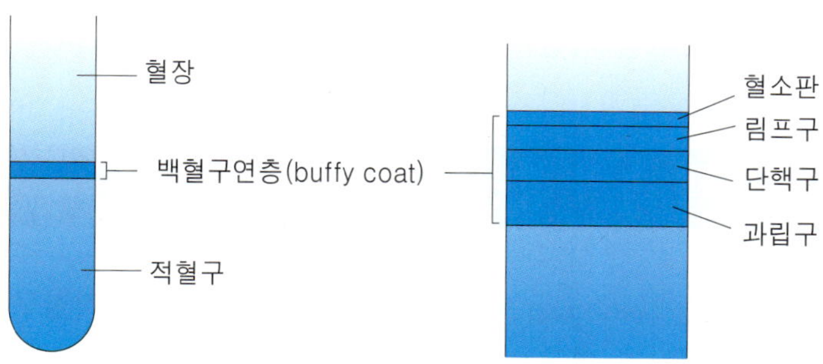

그림 10-1. 원심분리에 의한 혈액성분의 분리

용어설명

폐쇄계(closed system)
공기와 접촉하지 않고 멸균시스템에서 행하는 혈액 채취 과정이다.

개방계(open system)
공기에 노출된 상태에서 행하는 혈액 채취과정으로 잠재적인 세균오염의 가능성 때문에 유효기간(폐기시한)이 짧다.

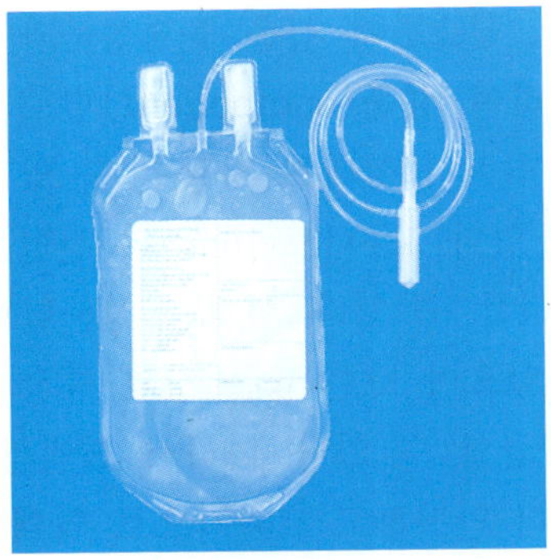

[A] 단일백(single bag)

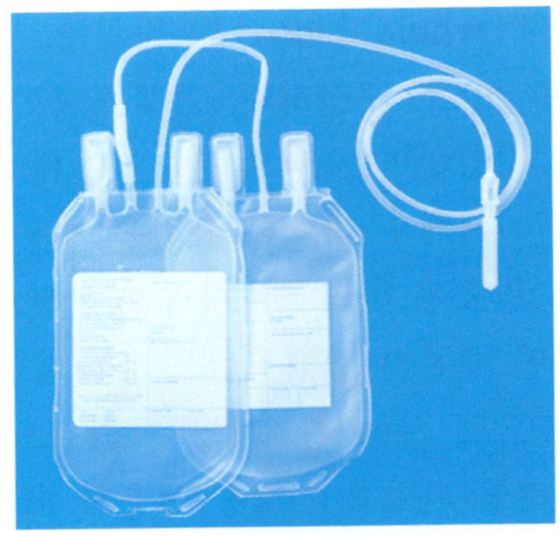

[B] 이중백(double bag)

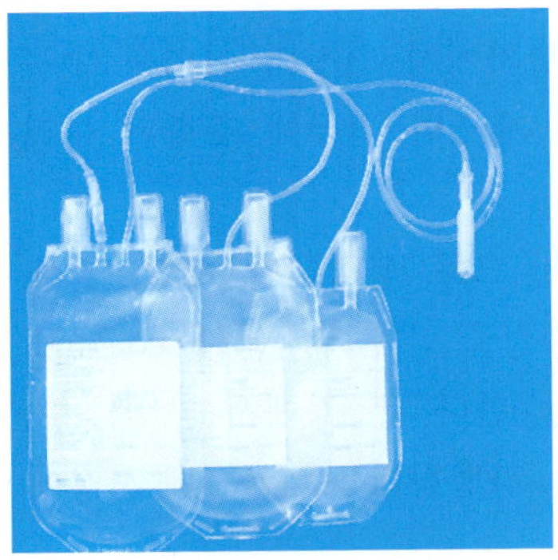

[C] 삼중백(triple bag)

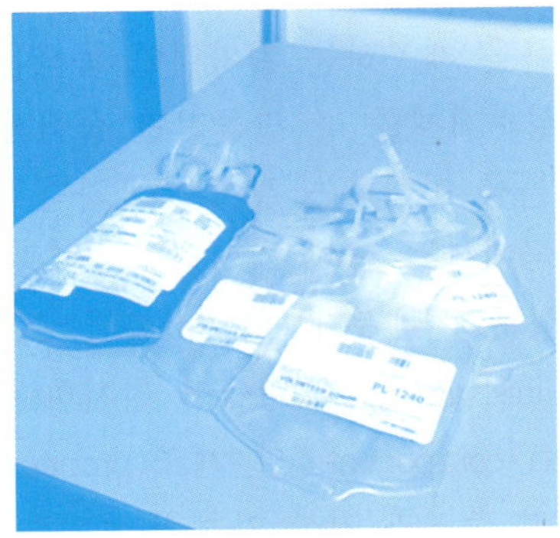

[D] 사중백(quad bag)

그림 10-2. 채혈백의 종류

을 사용하여 성분제제를 제조할 때는 공기와의 접촉이 없는 상태에서 이루어 진다. 이러한 제조과정을 **폐쇄계**(closed system)라고 하며, 이때 모든 조작은 멸균상태에서 이루어진다.

반면에 성분제제 제조시에 공기와의 접촉이 불가피하여 잠재적으로 오염 가능성이 있는 상태를 **개방계**(open system)라고 한다. 개방계에서는 세균의 오염 가능성 때문에 저장 허용시간(유효기간)이 단축된다.

혈소판 성분을 제조할 목적으로 채혈한 전혈은 20~24℃에 저장해야 하고, 8시간 이내에 전혈로부터 혈소판을 분리해야 한다. 만일 혈소판을 분리할 목적으로 채혈되지 않은 전혈은 성분제제를 준비하기 전에 1~6℃에 저장한다.

Ⅱ. 채혈백 속의 항응고제-보존액

항응고제-보존액(anticoagulant-preservative solution)은 적혈구의 응고를 방지하고 저장기간을 연장시켜준다. 미국의 경우, 이 용액은 본백에 63mL 또는 75mL가 들어있다. 본백의 표준용량은 항응고제 63mL를 포함하여

450±45mL이다. 이보다 더 큰 백으로 500±50mL용 백이 있다. 우리나라의 헌혈백의 용량기준은 400mL용과 320mL용이 있으며, 이들에는 항응고제-보존액이 각각 56mL와 44.8mL가 들어 있다.

채혈백 속에 들어가는 항응고제-보존액의 성분과 그 기능은 다음과 같다.

① 덱스트로오스(dextrose) : 해당경로에 의한 ATP 생성을 지원한다.
② 아데닌(adenine) : 적혈구의 ATP 합성시 기질로서 작용한다.
③ 구연산염(citrate) : 킬레이팅에 의해 칼슘을 제거하여 응고를 방지한다.
④ 이인산나트륨(sodium bisphosphate) : pH의 과다한 저하를 방지한다.

전혈 채혈 후 혈장을 분리하고, 적혈구에는 생리식염수, 글루코오스(glucose), 아데닌(adenine)을 추가로 넣어 적혈구의 생존과 기능을 높인다. 첨가액(additive solution, AS)에는 AS-1, AS-3, AS-5가 있으며, AS-1과 AS-5에는 둘 다 적혈구 안정인자로서 만니톨(mannitol)을 포함되어 있고, AS-3에는 추가적으로 시트르산염과 인산염이 포함되어 있지만 만니톨은 포함되어 있지 않다.

용어설명

보존장애(storage lesions)
수혈용 혈액을 보존하면 혼입 백혈구에 의해 유해작용이 발생한다.
보존중에 호중구가 효소나 기타 생물활성물질을 방출하는데, 이것이 적혈구 용해나 장애를 일으킨다. 또한 혈소판의 응집능저하 등과 같은 기능장애도 일으키며, 게다가 사멸한 백혈구에 의해 응집괴가 만들어지기도 한다.
이와 같이 수혈용 혈액 중의 백혈구가 보존중에 혈액 자체에 장애를 끼치는 것을 보존장애라고 한다.

1. 보존장애

혈액을 1~6℃에 보존하면 생화학적 변화가 일어나 적혈구의 생존력과 기능에 영향을 미친다. 이러한 변화를 보존장애(storage lesions)라고 한다. 보존의 허용한계는 수혈 24시간 후에 수혈자의 순환 혈액 내에서 최소한 본래 적혈구의 75%가 생존해있는 시간으로 정한다. 보존액의 목적은 생화학적 변화를 최소화하고 성분의 보존 수명(shelf life)을 최대화하는 데 있다. 적혈구를 보존하는 동안 나타나는 생화학적 변화를 그림 10-3에 요약하였다. 글루코오스, 아데노신삼인산(adenosine triphosphate, ATP) 및 pH는 적혈구가 보존되는 동안 감소한다.

보존은 또한 헤모글로빈의 산소 방출에 중요한 역할을 하는 2,3-디포스포글리세르산(2,3-diphosphoglycerate, 2,3-DPG)에 영향을 미친다. 혈액에

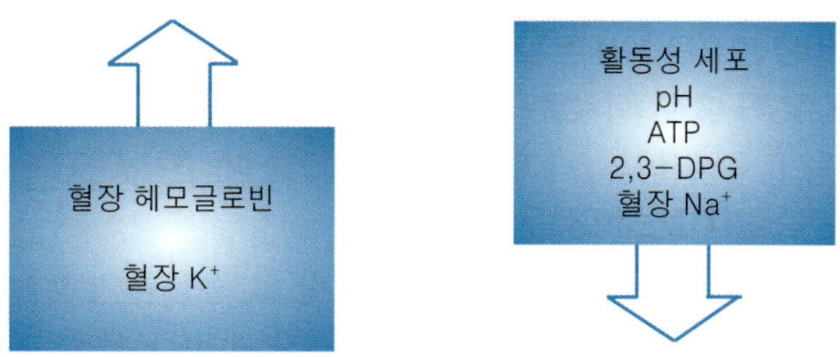

그림 10-3. 보존장애 : 저장된 적혈구에서 나타나는 생화학적 변화
ATP: Adenosine triphosphate, 2,3-DPG: 2,3-diphosphoglycerate

2,3-DPG가 증가하면 산소 방출이 커지고, 반면에 낮으면 헤모글로빈의 산소에 대한 친화성이 증가한다. 보존액에 인산염이 들어가는 것은 ATP와 2, 3-DPG의 생성에 필요하기 때문이다.

시트르산-인산-덱스트로오스-아데닌(citrate-phosphate-dextrose-adenine, CPDA-1) 또는 첨가용액에 보존된 적혈구의 2,3-DPG 농도는 시간의 경과에 따라 꾸준히 감소하는데, 저장 2주 후에는 거의 0에 가까워진다. 이러한 세포들이 수혈되면, 보존세포는 약 24시간 후에 ATP 및 2,3-DPG를 정상 수준으로 회복시킨다. 비록 보존장애가 유의성이 있을 것 같지만, 이러한 변화는 교환수혈이 필요한 유아를 제외하고 거의 임상적 의의를 갖지 않는다.

2. 항응고제-보존액의 종류

주채혈백 안에 들어있는 항응고제-보존액은 시트르산-인산-덱스트로오스(citrate-phosphate-dextrose, CPD), 시트르산-인산-2-덱스트로오스(CP2D), 또는 CPDA-1일 것이다. CPD 및 CP2D가 들어있는 백에 채혈된 혈액은 1~6℃에서 21일 동안 저장할 수 있으며, 반면에 CPDA-1이 들어있는 백에 채혈된 혈액은 35일 동안 저장할 수 있다(표 10-1).

3. 첨가액

첨가액(AS-1, AS-3 또는 AS-5)은 채혈백 시스템의 일부로서 공급된다. 전혈을 CPD 또는 CP2D에 채혈하고, 혈장을 적혈구로부터 분리한 후, 생리식염수, 덱스트로오스 및 아데닌을 포함하고 있는 첨가액이 적혈구 속으로 들어가면 적혈구의 생존과 기능이 증진된다. AS-1과 AS-5용액은 또한

표 10-1. 항응고제-보존액별 적혈구의 저장유효기간

항응고제-보존액	저장유효기간(일)
CPD	21
CP2D	21
CPDA-1	35
AS-1, AS-3, AS-5	42

CPD : Citrate-phosphate-dextrose
CP2D : Citrate-phosphate-2-dextrose
CPDA-1 : Citrate-phosphate-dextrose-adenine
AS : additive solution

적혈구 안정화인자로서 만니톨(mannitol)을 함유하고 있다. AS-3은 추가로 시트르산과 인산을 포함하고 있으나, 만니톨은 포함하고 있지 않다.

이 용액은 전혈 채혈 후 100mL를 72시간 이내에 첨가해야 한다. 첨가액은 적혈구 유효기간을 42일로 연장할 뿐만 아니라 적혈구의 점도를 감소시키고 수혈하는 동안 유동율(flow rate)을 높여준다.

4. 회복용액

회복용액(rejuvenation solution)의 사용은 기본적으로 시행하는 것은 아니지만 저장하는 동안 또는 유효기간이 지난 후 3일까지 CPD-1에 채혈된 적혈구의 2,3-DPG와 ATP를 회복시키는 데 필요하다. 피루브산, 이노신(inosine), 인산 및 아데닌을 포함하고 있는 이 용액은 동결적혈구 또는 수혈될 적혈구의 유효기간을 연장시켜준다. 이것은 희귀혈액이나 자가혈액일 때 적용된다. 수혈하기 전에 이노신(inosine)을 제거하기 위해 적혈구를 세척하는 것은 이노신이 수혈자에게 유독성이 있을 수도 있기 때문이다.

Ⅲ. 혈액성분제제 제조

채혈한 전혈로부터 성분의 분리는 혈액은행 전용 원심분리기로 분리한다. 적혈구는 혈액 세포 중 비중이 가장 크므로 맨 밑에 가라앉고, 반면에 혈소판과 혈장 성분은 상층에 있다. 성분제제를 제조하는데 영향을 미치는 변수는 원심분리기의 속도(분당 회전수, revolutions per minute, rpm)와 원심분리에 소요되는 시간이다.

성분제제의 제조에 사용되는 원심분리기에는 각 제제에 따라 소요되는 최적의 속도와 시간이 이미 잘 조정되어 있다. 각 성분이 최대로 만들어졌는지에 대해서는 정도관리를 실시하여 검증한다. 저속의 rpm에서 짧은시간 동안하는 원심분리를 "경회전(light spin)"이라고 하고, 고속의 rpm에서 장시간 동안하는 원심분리를 "중회전(heavy spin)"이라고 한다. 그림 10-4에는 성분분리를 설명하였고, 표 10-2에는 저장온도, 유효기간(폐기시한) 및 이들 성분을 위한 정도관리의 필요조건을 요약하였다. 성분제제를 매뉴얼로 제조하는 과정은 다음과 같다.

① 전혈을 "경회전"으로 원심분리한 후, 혈소판풍부혈장(platelet-rich plasma, PRP)이 연결된 관을 통해 비어있는 부속백으로 옮긴다. 적혈구는 주백(orginal bag)에 남는다. 만일 첨가액이 갖춰진 시스템에 채혈되면, 첨가액(AS-1, AS-3, AS-5)이 적혈구에 첨가된다. 적혈구를 봉합하고 나머지 백과 분리한 후 1~6℃에서 냉장보관한다. 이 과정에서 만들어진 성분제제는 적혈구농축액과 PRP이다.

용어설명

혈액성분제제(blood components)
무상의 자원 공혈자로부터 전혈 헌혈 또는 성분채집술(아페레시스)로 얻어진 것. 예를 들면 적혈구를 이상적 첨가액에 부유시킨것, 혈소판 농축액, 신선동결혈장, 동결침전제제.

혈액제제(blood product)
혈액은행으로부터 공급되며, 전혈 또는 성분채집으로부터 채취된 혈장을 분획하여 얻은 제제.

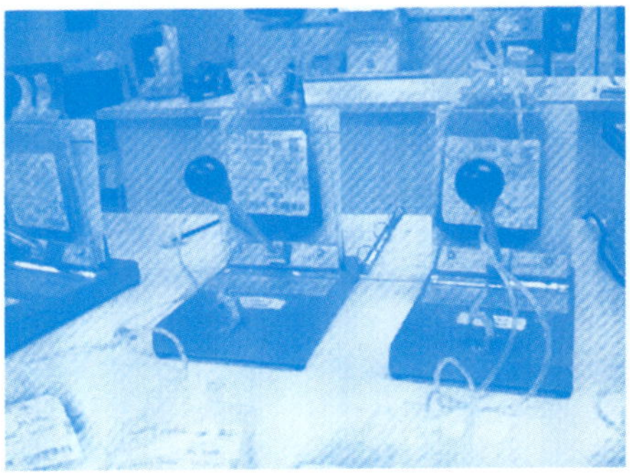

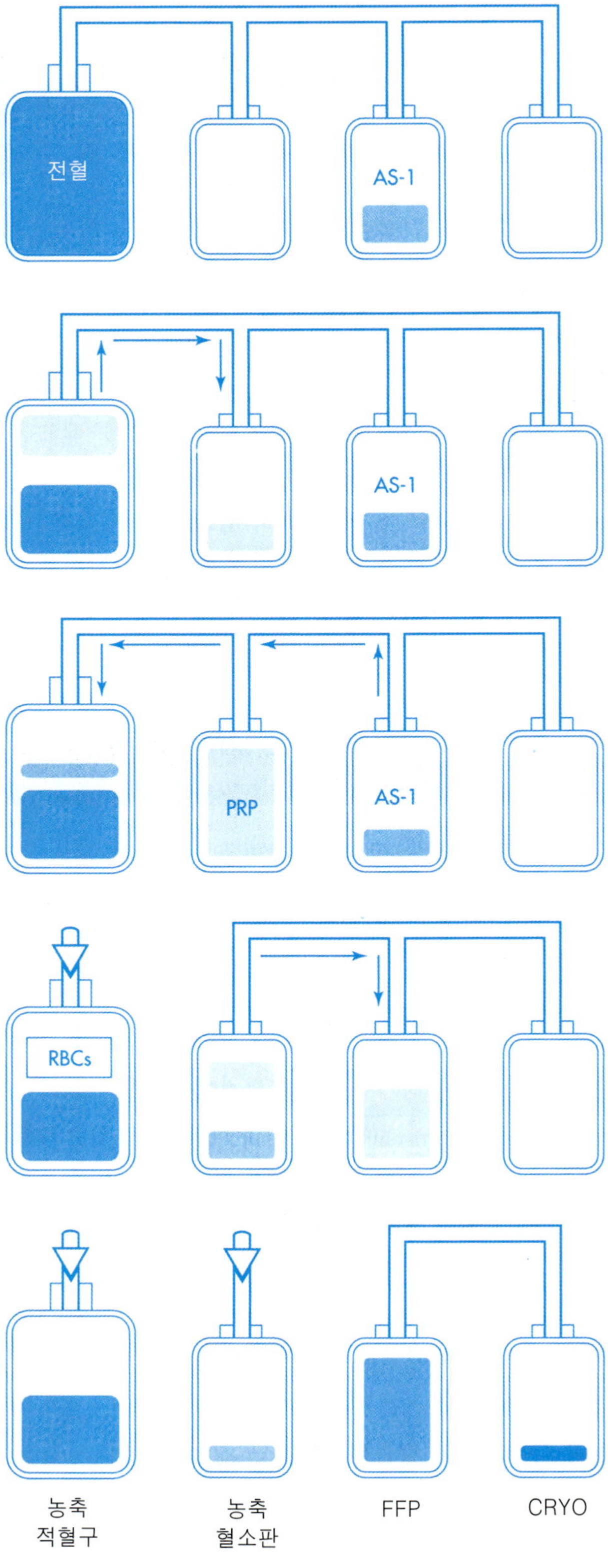

사중백의 전혈을 저속으로 원심한다.
혈장에 혈소판이 포함되어 있다.

혈소판풍부혈장(platelet rich plasma, PRP)을 부속백으로 내보낸다.

첨가액(additive solution, AS)을 적혈구에 넣는다.

적혈구백을 봉합하고 절단한다.
PRP를 원심하여 혈소판을 침전시킨다.
혈장을 다른 부속백으로 내보낸다.

혈소판백을 봉합하고 절단한다.
혈장을 얼리면 신선동결혈장(fresh frozen plasma, FFP)이 되고,녹여서 한랭침전항혈우병인자(cryoprecipitated antihemophilic factor, CRYO)를 만들기도 한다.

그림 10-4. 사중백의 성분 분리과정

참고

이중백과 삼중백의 성분 분리과정

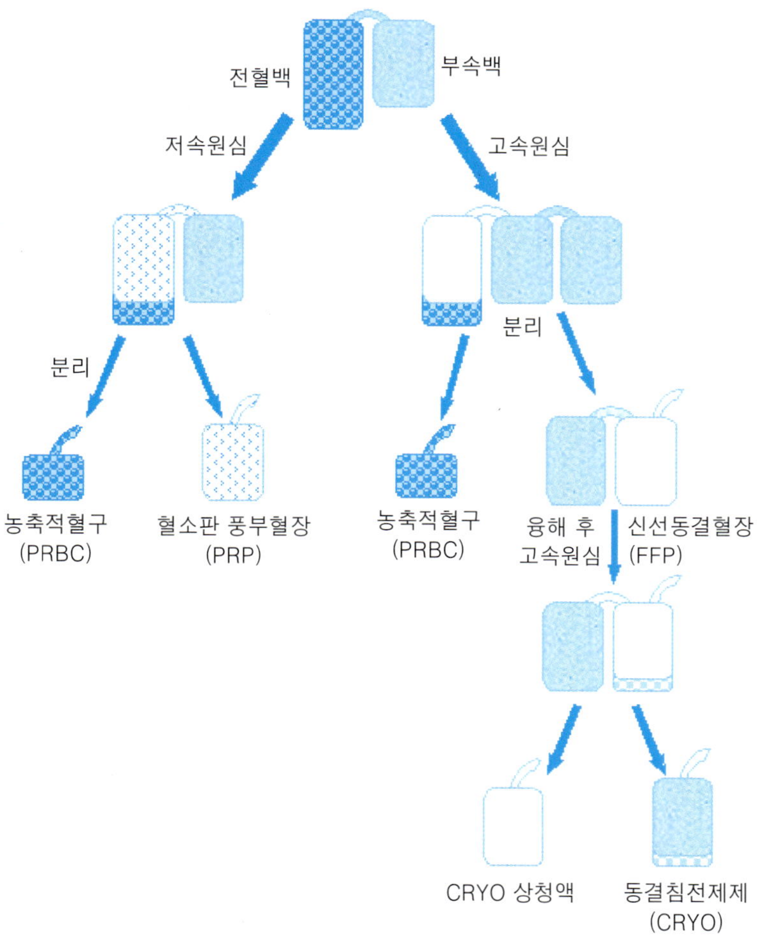

② PRP를 다시 "중회전"으로 원심분리하면 혈소판이 백의 바닥에 침전한다. 침전한 혈소판과 혈장을 포함하여 하층액이 50~70mL 정도 되게 남기고 상층의 혈장은 다른 부속백으로 옮긴다. 이렇게 만들어진 혈소판 함유 혈장이 농축혈소판(platelet concentrates)이며, 이 과정에서 부속백으로 옮겨진 혈장이 신선혈장(fresh plasma)이다. 혈소판과 함께 남아있는 혈장은 pH 6.2로 유지되어야 한다(저장기간 동안은 더 높게 유지되어야 한다). 혈소판은 봉합한 후 저속으로 회전하는 혈소판혼합기에 끼워 저장하는데, 저장하기 전에 적어도 1시간 정도의 "안정"이 필요하다. 저장 후에는 출고 때까지 계속해서 부드럽게 진탕시킨다. 이렇게 만들어진 것이 농축혈소판(platelet

용어설명

농축혈소판(platelet concentrates)
전혈 헌혈 혈액으로부터 얻어진 혈소판으로 최소 5.5×10^{10}개의 혈소판을 포함하고 있다. 농축혈소판은 혈소판 농축액이라고도 한다.

표 10-2. 혈액성분제제의 저장온도, 유효기간 및 정도관리의 최소 조건

성 분	저장온도	유효기간	정도관리(최소조건)
전혈	1~6℃ 운반 : 1~10℃	CPD, CP2D : 21일 CPDA-1 : 35일	없음 양 : 320mL, 400mL, 500mL
농축적혈구(RBCs)	1~6℃ 운반 : 1~10℃	CPD, CP2D : 21일 CPDA-1 : 35일 AS-1, AS-3, AS-5 : 42일	유니트당 Hct : ≤80%(CPDA-1) 양 : 약 200mL
농축혈소판	20~24℃	5일	검사한 유니트의 75%에서 5.5×10^{10} pH : ≥6.2 양 : 약 50mL
신선동결혈장(FFP)	≤-18℃	1년	없음
신선동결혈장(FFP)	≤-65℃	7년	없음 양 : 약 200mL
동결침전제제 (CRYO)	≤-18℃	1년	응고인자Ⅷ : ≥ 80Iu 피브리노겐 : ≥ 150mg 양 : 약 10-15mL
동결적혈구	≤-65℃	10년, 해동 후 24시간	없음
탈글리세롤 또는 세척 적혈구(개방계)	1~6℃	제조 후 24시간	80%의 적혈구 회수 양 : 약 180mL
감마선조사적 혈구(IR)	1~6℃	조사 후 28일	흡수선량 : 2500cGy
혼합혈소판	20~24℃	4시간	없음
혼합동결침전제제	20~24℃	4시간	없음
해동신선동결혈장	1~6℃	24시간	없음
성분채집혈소판[1)]	20~24℃	5일	검사한 유니트의 75%에서 3×10^{11} 양 : 약 300mL
성분채집과립백혈구	20~24℃	24시간	검사한 유니트의 75%에서 1×10^{10} 양 : 약 220mL
백혈구제거적혈구	1~6℃	농축적혈구와 같음	잔여백혈구 : $<5\times10^{6}$ 본래 적혈구의 85%가 남아 있어야 한다.
백혈구제거 성분채집혈소판	20~24℃	5일	유니트의 95%에서 잔여백혈구 : $<5\times10^{6}$

CPD, Citrate-phosphate-dextrose;
CP2D, Citrate-phosphate-2-dextrose;
CPDA-1, Citrate-phosphate-dextrose-adenine;
AS, additive solution;
CRYO, cryoprecipitated antihemophilc factor;
FFP, fresh frozen plasma;
PC, platelet concentrates;
IR, irradiated RBC concentrate;
Gy, gray

1) Amicus PL 2410 용기를 사용할 경우는 7일(미 FDA 승인)

concentrates)이며, 이것은 최대 5일 동안 20~24℃에서 보관된다. 온도조절 장치와 혼합기가 함께 갖추어져 있는 혈소판 저장기기를 혈소판 인큐베이터라고 한다.

③ 다른 하나의 부속백으로 옮겨진 신선혈장은 곧바로 사용이 안 될 경우에는 동결하는데, 이렇게 동결한 혈장을 신선동결혈장(fresh frozen plasma, ffp)이라고 한다. FFP는 다른 제제를 만들기 위해 다시 혈장으로 회복될 수 있다. FFP를 만들려면 신선혈장을 채혈 8시간 이내에 동결해야 한다. FFP를 −18℃나 그 이하에 저장하면 1년까지 유효하고, −65℃나 그 이하에 저장하면 7년 동안 유효하다. 해동시킨 혈장은 보통 알부민, 면역글로불린 및 응고인자 농축액과 같은 혈장 분획제제를 만드는데 사용된다.

④ 만일 FFP로부터 동결침전제제(cryoprecipitate, CRYO)를 만들려면 빈 부속백이 FFP에 붙은 채로 같이 동결되어야 한다. FFP는 1~6℃에서 녹인다. 해동시킨 후 흰 침전물이 형성되면 "중회전"으로 원심분리하여 상층의 혈장 10~15mL를 제외한 나머지 혈장은 빈 부속백으로 보낸다. 본래 FFP를 포함하고 있던 백에 남아 있는 것이 CRYO다. 그것에 CRYO라는 라벨을 붙이고 재동결하는데, −18℃나 그 이하에 보존하면 헌혈 시점으로부터 1년까지 유효하다. 부속백으로 옮겨진 혈장은 다시 동결하였다가 일반 혈장으로 사용한다.

용어설명

성분채집(페레시스) 혈소판 (platelets, pheresis)
아페레시스(성분채집술, apheresis)에 의해 얻어진 혈소판으로 최소 3.0×10^{11}개의 혈소판을 포함하고 있다.

동결침전제제 (cryoprecipitate, CRYO)
신선동결장(FFP)을 녹여서 회수한 혈액 성분. 한랭에서 불용성인 이 침전물은 Ⅷ, 폰빌레브란트 인자, XIII및 피브리노겐 같은 응고인자를 풍부하게 포함하고 있다.

동결혈장(frozen plasma)
전혈 중 혈장 부분만을 분리하여 동결시킨 성분제제.

Ⅳ. 전 혈

전혈(whole blood)은 헌혈자로부터 채혈되어 어떤 가공도 하지 않은 혈액이다. 따라서 전혈은 채혈백에 들어있던 항응고제와 함께 적혈구, 백혈구, 혈소판 및 혈장 단백질로 구성된다. 전혈은 CPD를 포함하고 있는 채혈백에 채혈된 경우 1~6℃에 보존하면 21일 동안 유효하며, CPDA-1에 채혈된 경우에는 35일 동안 유효하다. 보존기간을 늘리기 위해 첨가액을 넣는 것은 일반적으로 전혈에는 적용되지 않는다.

혈액성분제제 제조기술이 발달되기 이전에는 전혈이 유일한 혈액제제였다. 1960년대에 채혈 용기가 유리에서 플라스틱으로 바뀌면서 전혈을 성분별로 분리하는 것이 가능해 졌다. 그 결과 전혈의 이용이 현저히 줄어들었고, 대개의 경우 적혈구로 대체되었다. 전혈 수혈과 관련된 문제점은 적혈구에 의한 산소운반용량만을 필요로 하는 환자에게 과도한 순환혈액량(circulation blood volume, CBV)을 초래한다는 것이다. 활력이 있는 혈소판이 소실되고, 불안정한 응고인자들이 저장 24시간 이내에 감소한다. 전혈을 수혈하려면 환자와 ABO 혈액형이 동일해야 하므로 위급한 상황에서 융통성에도 한계를 보인다. 따라서 전혈은 대부분의 임상에서 사용이 제한되어 있다.

용어설명

정질용액(crystalloid solution)
반투과성 막을 통과하는 물질을 포함하고 있는 용액.

1. 사용지침

전혈은 출혈이 심하거나 체내 혈액량의 25% 이상을 상실한 환자 및 교환수혈을 해야 하는 환자에게 적용된다. 1유니트의 전혈 수혈은 헤모글로빈 약 1g/dL와 적혈구용적률(Hct)을 약 3%를 상승시킨다. 전혈은 ABO 혈액형이 동일해야 하며 수혈 전에 교차적합시험을 거쳐야 한다. 정질용액(crystalloid solution)으로 처방된 적혈구는 보통 산소-운반 용량과 혈액량을 회복시키는 데 효과적이다. 재구성한 전혈(다른 공혈자의 AB형 FFP로 재구성한 적혈구)은 보통 유아의 교환수혈에 사용한다.

Ⅴ. 적혈구 제제

1. 사용지침

적혈구는 조직에 산소를 운반하는 혈색소(hemoglobin)를 포함하고 있다. 적혈구 수혈은 출혈이나 빈혈과 같은 급성 또는 만성 실혈에 의해 조직에 산소 공급이 불충분하여 산화작용이 손상되는 상황에서 순환적혈구량을 증가시키기 위해 실시한다. 일반적으로 적혈구 수혈을 필요로 하는 상태는 다음과 같다.

① 화학치료 및 방사선치료를 받고 있는 암 환자
② 외상이 있는 사람
③ 심장, 정형외과 및 기타 수술을 받고 있는 환자
④ 신장병 말기 환자
⑤ 낫적혈구병(sickle cell disease)
⑥ 미숙아
⑦ 자궁 및 소화관으로부터의 출혈(> CBV 20%)
⑧ 골수원성의 만성 빈혈

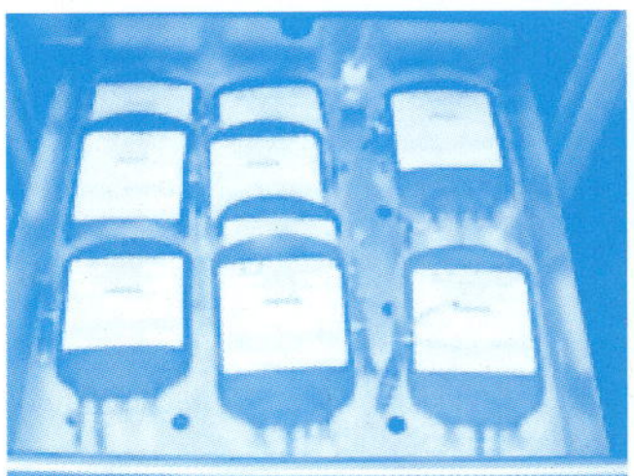

그림 10-5. 농축적혈구 (Packed RBC)

체중이 평균 70kg 나가는 성인에게 적혈구(농축적혈구를 의미함, 그림 10-5) 1유니트(1unit)를 수혈하면 보통 헤모글로빈(Hb)이 약 1g/dL 증가하고, 헤마토크릿(Hct)은 약 3% 증가한다. 특수한 환자에게는 필요에 따라 변조된 적혈구 즉, 백혈구제거적혈구(leukocyte-reduced red blood cell), 동결적혈구(frozen red blood cell), 탈글리세롤적혈구(deglycerolized red blood cell), 세척적혈구(washed red blood cell), 감마선조사적혈구(gamma irradiated red blood cell)가 수혈되기도 한다.

2. 백혈구제거적혈구

적혈구에 남아있는 백혈구는 수혈부작용 및 백혈구 항원에 대한 면역작용과 관련되어 있다. 백혈구에 의해 일어나는 반응은 환자에게 극도의 불안감을 줄 수 있으며, 주요 증상은 오한과 체온 상승인데, 이것은 적혈구를 수혈한 직후에 나타난다. 적혈구를 저장하는 동안에 백혈구에서 생성된 사이토카인도 또한 발열반응을 일으킨다.

농축적혈구 중에 포함된 백혈구를 제거하는 것이 모든 환자에게 비용면에서 효율적인 것은 아니다. 그것은 장기간 수혈을 받는 환자나 이전에 백혈구에 반응을 나타낸 환자에서 백혈구 항원에 대한 동종면역작용(alloimmunization)이 일어나는 것을 방지하기 위해 사용한다.

백혈구 제거는 적혈구를 저장하기 전에 실시하는 것이 적절하다. 왜냐하면 저장하는 동안에 증가하는 백혈구 파편들과 사이토카인을 감소시킬 수 있기 때문이다.

표준 170-미크론(micron) 혈액필터는 백혈구를 제거하지 못한다. 백혈구 제거는 상품화된 백혈구제거필터(leukocyte removal or leukoreduction filter)를 사용하는 것이 가장 효과적이다(그림 10-6). 고성능 필터를 사용하면 백혈구가 99.9% 이상 제거되며 또한 혈소판의 대부분도 통과 중에 제거된다. 혈액백의 튜브와 부속백의 튜브나 필터를 연결할 때는 멸균연결장치(sterile connection device)를 사용한다(그림 10-7, BOX 10-1).

백혈구 제거는 반응의 억제 외에도 수혈 전파성 거대세포바이러스(CMV)의 감염을 줄인다. 왜냐하면 이 바이러스는 백혈구의 세포질에 존재하기 때문이다. 미국혈액은행협회(American Assocciation of Blood Bank, AABB)의 기준에 따르면, 백혈구제거적혈구는 최소한 본래 적혈구의 85%를 유지하는 방법으로 준비해야 하며, 각 유니트(unit)당 백혈구수가 5×10^6미만이어야 한다.

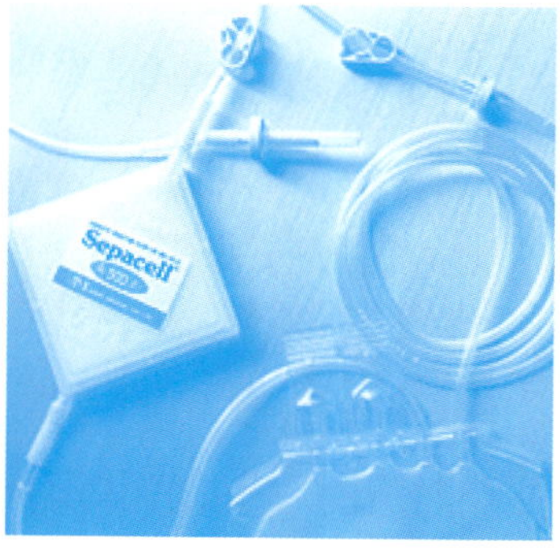

[A]

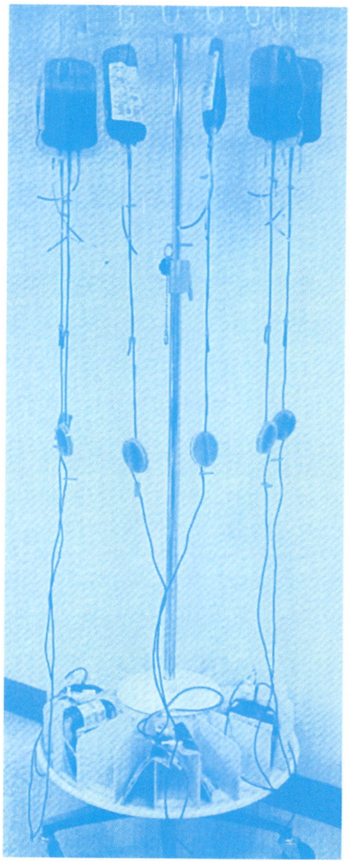

[B]

그림 10-6. 백혈구제거필터

BOX 10-1

백혈구 여과방법!!

- 백혈구제거적혈구는 저장 전에 제조되기 때문에 적혈구를 여과할 수 있는 채혈세트와 직렬필터 (in-line filter)가 통합되어 있는 것을 사용한다.
- 적혈구에 백혈구 제거 필터를 멸균적으로 연결한다. 멸균-연결 장치를 이용하면 필터, 부속백 및 적혈구백 사이를 개방하지 않고 관을 연결할 수 있다(그림 10-6).
- 적혈구가 수혈될 때는 침상용 백혈구제거필터를 사용한다. 이 필터를 사용하면 개방계가 되므로, 적혈구의 폐기는 24시간으로 변경된다.

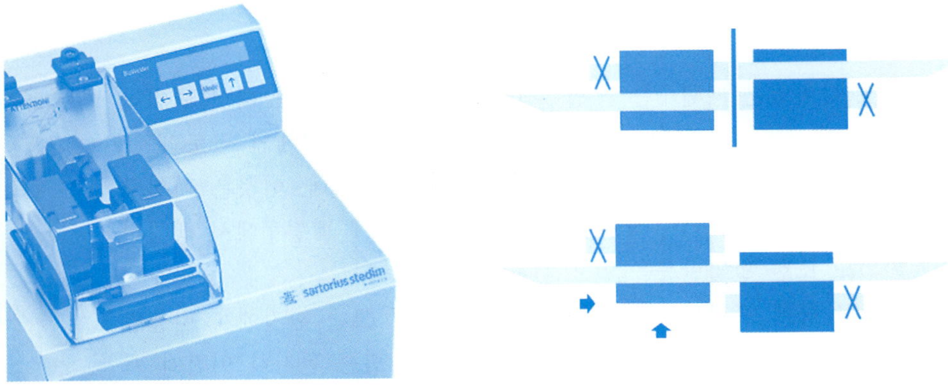

[A] [B]

그림 10-7. 멸균연결장치[A]와 연결과정[B]

1) 백혈구의 수혈에 의해 일어날 수 있는 유해작용

① 비용혈발열수혈반응(non-hemolytic febrile transfusion reaction : NHFTR) : 보존중에 백혈구로부터 생성된 발열성의 사이토카인, 인터루킨(interleukin, IL) -1α, -1β, -1L6, 종양괴사인자(tumor necrosis factor, TNF) $-\alpha$에 의해 일어난다.

② 수혈관련급성폐손상(transfusion-related acute lung injury)

③ 동종면역반응 : 항 HLA 항체생성, 혈소판수혈불응상태(platelet transfusion refractoriness)

④ 수혈관련이식편대숙주병(transfusion-associated graft versus host disease, TA-GVHD)

⑤ 면역조절(immunonodulation) : 면역억제

⑥ 세균전파 : *Yersinia enterocolitica* 등의 세균이 백혈구에 탐식되어 수혈용 혈액에 존재하면 환자에게 전파될 수 있다.

⑦ 바이러스전파 : 거대세포바이러스(cytomegalovirus, CMV), I형 인체 T림프구림프영양바이러스(human T-cell lymphotropic virus type I, HTLV-I) 등의 바이러스도 백혈구 안에 존재하기 때문에 수혈에 의해 백혈구를 매개로 전파될 수 있다.

2) 백혈구 제거의 의의

백혈구로부터 기인하는 부작용을 줄이기 위해서 백혈구를 제거하는 것은 매우 의미가 크다. 백혈구 제거에 의해 백혈구 수가 5×10^8 이하로 되면

NHFTR을 예방할 수 있고, 5×10^6 이하로 되면 HLA 항체 생성이나 CMV의 수혈에 의한 전파도 예방할 수 있다. TA-GVHD는 이론적으로 림프구가 전무하지 않으면 발증할 가능성이 있지만 백혈구 수가 1×10^4 이하로 되면 발증율이 크게 저하할 가능성이 있다.

3) 백혈구제거필터 사용법

(1) 병상여과(bedside filtration)

일반적으로 수혈시에 백혈구제거필터를 병상에서 사용한다. 먼저 백혈구제거필터 회로의 클램프(clamp)를 닫고, 주사바늘을 부착한다. 수혈용 혈액백의 혈액 방출 튜브에 백혈구제거필터를 접속한다. 클램프를 열어 혈액이 필터에 차고 점적통에 떨어져 어느 정도 차면 튜브 라인에 공기가 없는지 확인하고 환자를 천자하여 적당한 속도로 수혈한다.

(2) 보존 전 백혈구 제거(prestorage leukocyte reduction, PreSLR)

수혈용 혈액으로부터 백혈구 제거는 많은 이점을 갖고 있는데, 수혈시에 하는 병상여과로는 보존 중에 백혈구에 의해 일어나는 보존장애를 예방할 수 없기 때문에, 보존 전에 백혈구를 제거할 필요가 있다. 또한 보존 중에 백혈구가 생성하는 발열성의 사이토카인을 방지하기 위해서도 보존 전에 백혈구를 제거할 필요가 있다. 게다가 바이러스나 세균을 보유하고 있는 백혈구는 빨리 제거하지 않으면 사멸하여 파괴되어, 병원체가 수혈용 혈액 중에 확산된다. 따라서 백혈구 제거는 수혈시에 하지 말고 채혈 후 보존하기 전에 실시하는 것이 이점이 많다.

용어설명

동결보호제(cryoprotective)
영하 또는 그 이하에서 일어날 수 있는 세포손상을 막기 위해 첨가되는 용액이다.

3. 동결적혈구

적혈구 동결은 장기간 보존이 필요한 희귀 혈액이나 자가수혈의 확대를 위해 시행하고 있다. -65℃ 이하에 보존할 경우 10년까지 보존이 가능하다. 동결적혈구(frozen red blood cell)를 제조할 때 세포탈수와 세포용해를 일으키는 얼음 결정이 형성되는 것을 방지하기 위해 **동결보호제(cryoprotective agent)**인 글리세롤(glycerol)을 첨가한다. 글리세롤은 용량의 40%정도를 첨가한다. 혈액은 폴리올레핀(polyolefin) 또는 염화폴리비닐(polyvinyl chloride) 백에 담는다. 처음에는 -80℃에서 동결하고, 그 다음에는 -65℃에 보존한다(그림 10-8).

만일 액체질소동결기를 사용하면 저농도의 글리세롤로도 동결할 수 있다. 글리세롤은 약 20%짜리를 사용하며, 최초의 동결온도는 -196℃이다. 최대 보존온도는 -120℃이며, 이때의 보존기간은 10년이다.

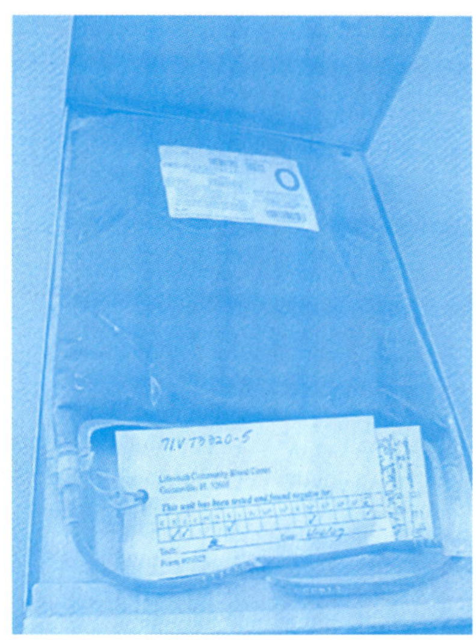

그림 10-8. 동결적혈구

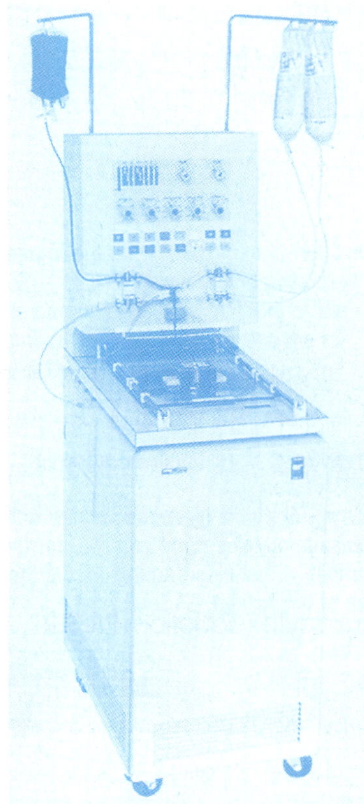

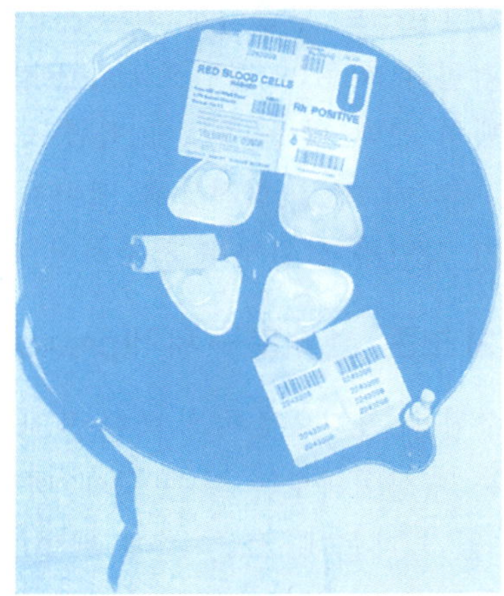

그림 10-9. A. 자동혈구가공처리장치 B. 탈글리세롤 세척적혈구

4. 탈글리세롤적혈구

동결적혈구가 해동되면 탈글리세롤(deglycerolization) 과정에 의해 글리세롤이 제거된다. 동결적혈구를 37℃의 항온수조에서 해동시킨 후 삼투농도가 다른 일련의 식염수로 세척한다. 적혈구에서 글리세롤의 추출을 위해서는 12%, 1.6% 및 0.9% 식염수가 사용된다. 이 과정은 혈구세척장치(blood cell processor)에 의해 자동적으로 수행되며, 그 과정은 식염수 첨가, 혼합, 원심분리, 상청액 제거의 순서로 진행된다(그림 10-9). 글리세롤 첨가와 탈글리세롤은 적혈구농축액 속으로 무엇인가를 주입하는 과정이므로 개방계이다. 따라서 이 제제는 24시간 이내에 수혈되어야 한다.

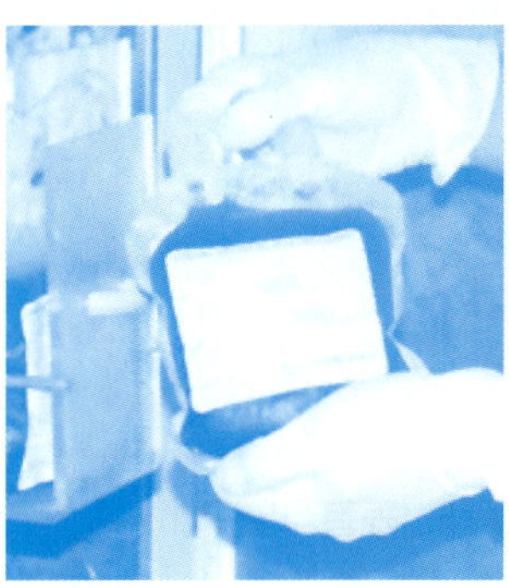

그림 10-10. 세척적혈구

5. 세척적혈구

적혈구에 남아있는 소량의 혈장 단백질에 민감하게 반응하여 알레르기, 열 및 아나필락시스가 나타나는 사람들에게는 생리식염수(0.9% NaCl)로 세척한 적혈구를 수혈한다. 임상적으로 유의한 항IgA를 가지고 있는 IgA 결핍 환자에게는 수혈이 필요한 경우 세척적혈구(washed red blood cell, 그

림 10-10)를 수혈해야 한다. 세척적혈구는 또한 영아나 자궁내수혈(intrauterine transfusion)에 사용될 수 있다. 세척은 탈글리세롤적혈구의 제조에서 사용됐던 자동혈구세척장치를 사용하며, 0.9% 생리식염수 1,000mL면 세척이 완성된다. 세척과정에서 10~20%의 적혈구가 소실된다. 이 방법은 백혈구를 제거하는 데는 효과적이지 못하다.

6. 감마선(방사선)조사적혈구

세포성 혈액 성분 중 활동적인 T세포는 수혈관련이식편대숙주병(TA-GVHD)을 일으킬 수 있으며, 희귀하지만 이 병에 걸린 환자의 90% 이상은 사망한다. TA-GVHD에 대한 환자의 위험성은 환자의 면역결핍 정도와 헌혈자와 수혈자 사이의 인체백혈구항원(human leukocyte antigens, HLA)의 유사성 정도 및 증식 가능한 수혈 T세포 수와 같은 요소들에 의해 결정된다(표 10-3).

세포성 혈액 성분에 대한 감마선 조사는 TA-GVHD를 일으키는 T세포의 증식을 억제한다. 여과에 의해 백혈구를 제거한 적혈구도 일부 백혈구가 남아있기 때문에 TA-GVHD를 방지하지 못한다. 따라서 AABB에서는 만일 헌혈자의 혈액이 수혈자와 유사성이 있거나, HLA가 적합한 경우 적혈구 및 혈소판에 대해 감마선을 조사할 것을 규정하고 있다. 이외에도 위의 박스(BOX 10-2)에 나열한 경우에도 TA-GVHD를 방지하기 위해 감마선 조사가 적용되고 있다.

방사선조사기(그림 10-11)의 조사량은 흡수선량으로 했을 때 2,500cGy(25Gy), 최저 조사량은 1500 cGy(15Gy)이다. 적혈구는 채혈 24시간 이내에 25Gy가 조사되며, 28일의 유효기간(일본 21일)을 가진다. 채혈 후 14일 이내에 조사된 경우에는 14일간의 유효기간(단, 채혈로부터 28일을 넘지 않을 것)을 가진다. 주요 위험은 상청(혈장중)으로 칼륨이 방출되는 것이다. 적혈구에 방사선이 조사되면 적혈구막이 손상되어 혈장 칼륨이 증가하고, ATP 및 2,3-DPG는 저하한다.

BOX 10-2

TA-GVHD를 방지하기 위한 감마선 조사의 적용!!

- 자궁내 수혈을 받는 환자
- 면역기능부전(immunoincompetence) 또는 면역결핍증 환자.
- 동종 골수 또는 말초 혈액의 조혈세포를 받아온 환자.
- 미숙아
- 강도 높은 화학치료 및 방사선 치료를 받고 있는 환자.

용어설명

수혈관련이식편대 숙주병 (transfusion-associated graft versus host disease, TA-GVHD)
TA-GVHD는 희귀하지만 90%의 치사율을 갖는 수혈부작용의 한 가지이다. 이 면역반응은 세포성 혈액성분 중 공혈자의 면역작용을 담당하는 림프구에 의해 매개된다. 면역부전인 수혈자에게 공혈자의 림프구가 수혈되면, 공혈자의 림프구가 증식하여 숙주조직에 대항하여 면역반응을 갖춘다.
숙주는 수혈된 세포를 파괴할 수 없기 때문에, 공혈자의 림프구가 증식하고 그리고 숙주의 공통 조직 적합성 항원과 반응한다. TA-GVHD로 발전될 높은 위험성을 가진 수혈자는 선천성 및 후천성 면역결핍증 수혈자, 태아 및 4개월 미만의 유아, 혈연관계에 있는 공혈자의 혈액을 조사하지 않은 채 수혈받은 환자 등이다.

그레이(Gray, Gy)
어떤 물질이 방사선에 의해 얼마만큼의 에너지를 흡수했는가를 나타내는 흡수선량의 단위로 물질 1kg이 1J(쥬울)의 에너지를 흡수했을 때 그 선량을 1Gy라고 한다.

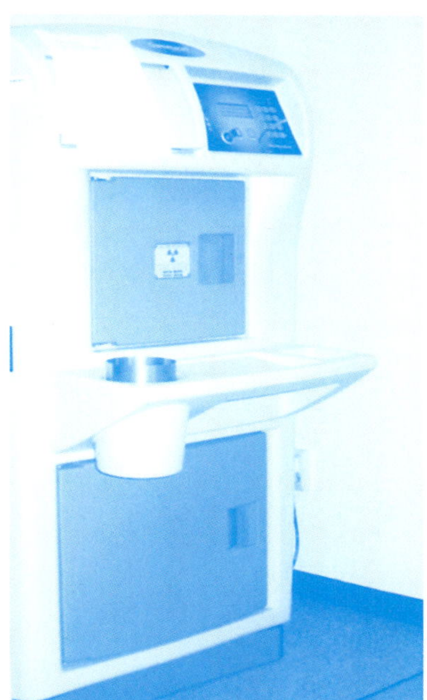

그림 10-11. 감마선(방사선)조사기

표 10-3. 수혈관련 이식편대숙주병(TA-GVHD)의 요약

임상증상 및 증후군	- 수혈후 3~30일에 시작 - 열, 홍반성 반점상 구진, 간기능 이상 - 구역질, 구토, 황달, 복통, 설사
합병증	- 패혈증 및 출혈 - 치사율 90%
원 인	수혈된 면역담당 T-림프구가 수혈자에 대항하여 면역학적 반응을 높인다.
발생률	희귀함
임상검사	헌혈자 림프구와 수혈자 조직 간의 상이함을 설명하기 위하여 HLA검사로 확정
관 리	특별한 치료법이 없음
예 방	- 위험성이 있는 수혈자에게 수혈하기 전에 혈액제제에 대해 γ선을 조사한다. - HLA 적합시험 혈소판 - 헌혈자의 림프구가 모세포(blast)로 변형되는 것을 막기 위하여 25Gy (2500cGY)의 γ선을 조사한다. - 골수 및 줄기세포 이식환자, 자궁내수혈을 받는 태아, 혈액학적 악성 종양 환자에게 수혈될 혈액제제와 혈연관계에 있는 헌혈자의 혈액은 γ선을 조사한다.

VI. 혈소판

1. 사용지침

지혈이 정상적으로 일어나려면 혈소판의 기능이 정상적이어야 하며, 또한 혈소판의 양도 적당량 있어야 한다. 혈소판의 기능은 다음과 같다.

① 혈관을 온전한 상태로 보전 시켜준다.
② 혈소판 마개를 형성하여 출혈을 초기에 막아준다.
③ 피브린 형성 과정에 기여하여 지혈마개를 안정화시킨다.

혈소판 수혈은 순환 혈소판수가 감소했거나 또는 기능 이상을 나타내어 출혈이 조절되지 않고 억제되지 않을 때 실시한다. 혈소판 수혈은 특발성 혈소판감소성자반병(idiopathic thrombocytopenic purpura, ITP)과 같은 자가면역질환에 의해 순환 적혈구가 파괴되는 환자에게는 일반적으로 효과가 없다. 전형적으로 혈소판 수혈이 필요한 환자는 다음과 같다.

① 화학요법 또는 방사선 치료를 받고 있는 암환자
② 골수이식을 받은 환자
③ 수술 후 출혈이 있는 환자

순환 혈액 내에서 수혈된 혈소판의 수명은 약 3~4일이다. 따라서 혈소판을 사용하는 환자는 자주 수혈을 받게 된다. 혈소판 수혈에 대한 효율성의 평가는 환자가 혈소판 수혈에 대해 **불응성**(refractory) 또는 무반응성(unresponsive)인지를 결정하는 데 중요하다.

교정혈소판수증가(corrcted count increment, CCI)는 수혈된 혈소판 수와 환자의 체표면적에 대해 조정된 혈소판수의 증가이다(그림 10-12). 표 10-4는 불응성과 관련된 조건들을 나타낸 것이다. 혈소판은 문제가 발생되기 전에는 교차적합시험을 할 필요가 없지만 가능하면 ABO 혈액형검사는 해야 할 것이다. ABO 적합성 혈소판을 얻기 위해 수혈을 연기할 필요는 없다.

용어설명

혈소판수혈불응성(refractory)
혈소판 수혈에 대해 반응을 나타내지 않음.

교정혈소판수증가(corrected count increment, CCI)
수혈 혈소판 수와 환자의 신체 크기로 조정된 혈소판 수의 상대적 증가.

$$\text{CCI} = \frac{\text{수혈후 혈소판 수 - 수혈전 혈소판 수}}{\text{수혈된 전체 혈소판 수}(10^{11}\text{의 배수})} \times \text{체표면적}$$

예: 환자: 체표면적 ≒ $1.5m^2$
수혈전 계측치 : 2,000/㎕
수혈후 계측치 : 29,000/㎕
수혈된 혈소판 수 : 4.5×10^{11}

$$\text{CCI} = \frac{2{,}9000 - 2{,}000}{4.5} \times 1.5 = 9{,}000$$

7,500보다 큰 CCI는 적절한 혈소판 수 증가를 가리킨다.
체표면적은 키와 체중으로부터 노모그램을 사용하여 결정한다.

그림 10-12. 교정혈소판수증가(corrected count increment, CCI)
수혈된 혈소판 수와 환자의 신체 크기로 조정된 혈소판 수의 상대적 증가

표 10-4. 혈소판 수혈에 대한 혈소판 불응성 또는 약반응을 일으키는 조건

면역	HLA 동종항체	혈소판 동종항체	자가항체
비면역	비장비대 발열	패혈증 약물치료	출혈

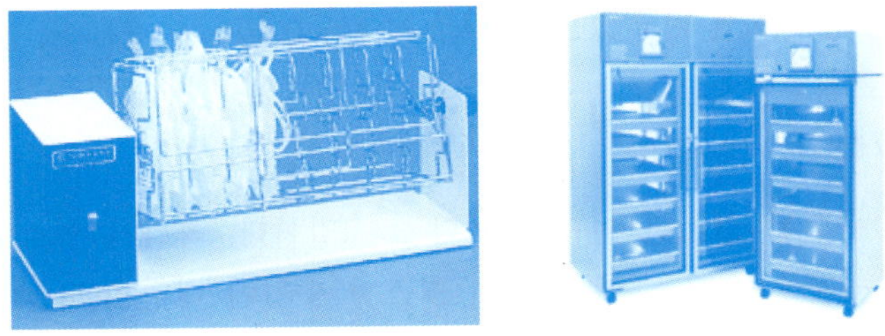

[A] [B]

그림 10-13. 혈소판혼합기(A)와 혈소판진탕기가 내장된 인큐베이터(B)

BOX 10-3

농축혈소판 사용기준!!

목적 : 혈소판 보충

적용 : 활동성 출혈(혈소판 < 50,000/μL)

수술전(혈소판 < 50,000/μl, 뇌외과의 경우 < 70,000μL)

인공심폐술(혈소판 < 30,000/μL)

대량 출혈(>순환분액량의 100%)

혈액질환 급성(혈소판 < 20,000/μL), 만성(혈소판 < 5,000/μL)

2. 농축혈소판

전혈 1유니트(1unit)로부터 제조된 농축혈소판(platelet concentrate) 1유니트에는 적어도 5.5×10^{10}개의 혈소판이 포함되어 있으며, 최적상태에 있는 체중 75kg의 수혈자에게 수혈하면 약 5,000/μL씩 혈소판 수가 상승할 것이다. 농축혈소판은 수시혈소판(random platelet) 또는 혈소판농축액이라고도 한다. 농축혈소판은 출고되기 전까지 혈소판혼합기(platelet mixer)나 혈소판진탕기(platelet agitator)가 내장된 인큐베이터(20~24℃)에서 부드럽게 진탕해야 한다(그림 10-13). 농축혈소판은 다양한 상태에서 혈소판 수를 증가시키기 위해 수혈한다(BOX 10-3).

3. 혈소판혼합액

치료량을 달성하기 위해 성인에게는 혈소판혼합액(pooled platelet)이 수혈되기도 한다. 몇 개의 농축혈소판을 한 개의 백에 혼합할 때는 오염되지 않도록 주의해야 한다.

적당량은 환자 체중 10kg당 1유니트이다. 6~10개의 혈소판을 혼합하여 혈소판혼합액을 만들 때는 "개방계"로 하기 때문에 이 제제의 유효기간은 4시간으로 단축된다. 혈소판은 수혈될 때까지 20~24℃의 인큐베이터에서 부드럽게 계속 진탕하면서 저장한다.

4. 성분채집혈소판

성분채집술(apheresis)은 한 사람의 공혈자로부터 치료에 필요한 혈소판을 얻는 효과적인 방법이다(그림 10-14). 성분채집혈소판(platelets, pheresis)은 약 1~2시간 동안 채취되며, 그 양은 약 300mL로 농축혈소판 50mL보다 6배나 더 많다. 또한 일주일에 2번(최소간격 : 48시간), 일년에 24번까지 헌혈할 수 있다. 혈소판 1유니트(1unit)는 최소 3×10^{11}의 혈소판을 포함하고 있다.

혈소판은 Class I HLA이다. Class I 항원은 A, B, C항원이라고 한다. 혈소판은 또한 혈소판 항원을 가지고 있어서 혈소판을 자주 수혈하는 환자는 HLA 항원이나 혈소판 항원에 대한 항체를 가지게 되며 면역반응을 일으킨다. 따라서 항체를 가지고 있는 환자는 HLA 항원이나 혈소판 항원과의 교차시험이 필요하다.

세포 성분을 반복 수혈받은 환자 중 혈소판불응성(refractoriness)을 나타내는 HLA 항체 발생율은 30~60%나 된다.

폐쇄계의 성분채집술(plateletpheresis)에 의해 채집된 혈소판의 저장 기간은 5일이고, 개방계에서 채집된 혈소판은 24시간 이내에 수혈되어야 한다. 혈소판은 실온(20~24℃)에 저장하며, 계속 부드럽게 교반해야 한다.

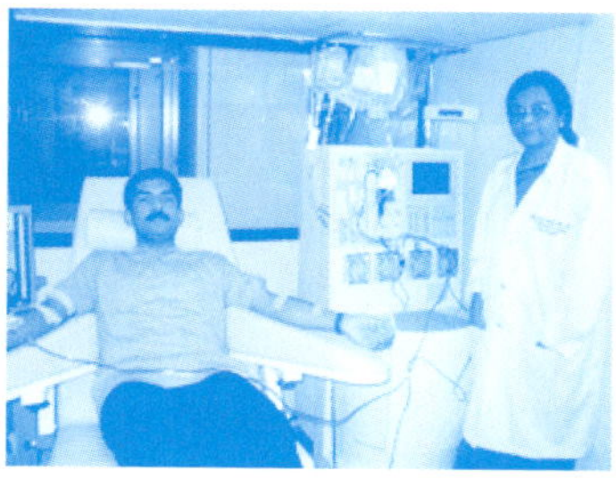

[A]

[B]

그림 10-14. [A] 혈소판성분채집술 (apheresis instrument, Boxter사)과 [B]성분채집혈소판제제 (platelets, pheresis product)

5. 백혈구제거혈소판

어떤 성분채혈장치(아페레시스)와 백혈구제거필터를 사용하면 백혈구수를 5×10^{6} 미만으로 감소시킬 수 있다. 백혈구를 제거하는 것은 회귀열성비용혈반응(recurrent febrile nonhemolytic reaction), 장기간 혈소판을 사용해야 하는 환자 그리고 이식을 받아야 하는 환자의 HLA 동종면역작용(alloimmunization)을 예방하기 위함이다. 적혈구제제에서 백혈구를 제거할 때와 같이 저장 전에 백혈구를 제거해야 사이토카인과 그들이 일으키는 잠재적인 발열반응을 약화시킬 수 있다. 백혈구제거혈소판은 또한 CMV감염을 예방하는 데도 효과적이다.

6. 혈소판제제의 성상

혈소판제제별 특성을 표 10-5에 요약하였다.

혈장을 분획하여 성분별로 분리하는 기법은 Cohn이 제2차 세계대전 중에 선구적 기반을 닦아 놓았다. 그 이후 세계적으로 혈장분획제제의 수요가 증가하여 현재는 혈액 성분의 수요를 능가하고 있다.

표 10-5. 혈소판제제의 성상

성상	혈소판제제의 종류			
	농축혈소판[1,2] (전혈헌혈유래)	혼합농축혈소판[1,2] (백혈구연층제거)	성분채집혈소판[1, 3]	백혈구제거 성분채집혈소판[1, 3, 4]
양	40~60mL	약 300mL	혈소판 55×10^9당 40mL 이상(약 300mL)	성분채집혈소판과 같다.
혈소판 수	>55×10^9(백당)	>240×10^9(풀당)	>240×10^9(백당)	>240×109(백당)
백혈구 수	<0.2×10^9(백당)	<0.1×10^9(풀당)	<0.8×10^9(백당)	<5×10^6(백당)
유효기간 만료시 pH	6.4~7.4	6.4~7.4	6.4~7.4	6.4~7.4

1) 20~24℃에서 부드럽게 각반하면서 개방계에서 제조된 농축혈소판의 유효기간은 1일 이며 폐쇄계에서 제조된 경우에는 5일이다.
2) 혈소판혼합액은 필터로 백혈구를 제거하기도 하며, 이 경우 백혈구 수는 풀 혹은 성인 용량 당 5×10^6 미만이다.
3) HLA형, HPA-Ia형 또는 교차적합시험 농축혈소판용
4) 성분채혈장치를 사용하면 필터없이도 백혈구제거혈소판을 채취할 수 있다.

Ⅶ. 신선동결혈장(Fresh Frozen Plasma, FFP)

1. 사용지침

혈액응고 과정은 피브리노겐이 피브린으로 전환하여 순환혈액이 불용성의 겔로 변형되는 일련의 생화학적 반응을 포함한다. 이러한 과정은 혈장 단백질, 인지질 및 칼슘과 같은 응고인자를 필요로 한다. 응고계의 손상은 응고인자의 합성 감소나 응고인자의 소모 때문에 일어날 수 있다. 혈장 응고인자의 결함은 선천성 또는 후천성 요인에 의해 초래될 수도 있다.

신선동결혈장(fresh frozen plasma, FFP)은 -18℃(또는 -20℃) 이하의 온도에 잘 보존되지 않는 불안정인자(labile factor) Ⅴ와 및 Ⅷ을 포함한 모든 응고인자를 포함하고 있다(그림 10-15, 표 10-6).

FFP 1mL에는 대략 활성적인 응고인자 1유니트(1unit)를 포함하고 있다. FFP는 다음의 경우에 적용된다.

① 응고인자 II, V, VII, X, XI을 필요로 하는 환자의 출혈 억제를 위해 농축제제를 이용할 수 없거나 또는 적당하지 않을 때
② 대량 수혈로 초래되는 비정상적 응고 측정
③ 출혈중이거나 응급수술을 받아야 하는 환자가 항응고제인 와파린(warfarin)을 처치받았을 때

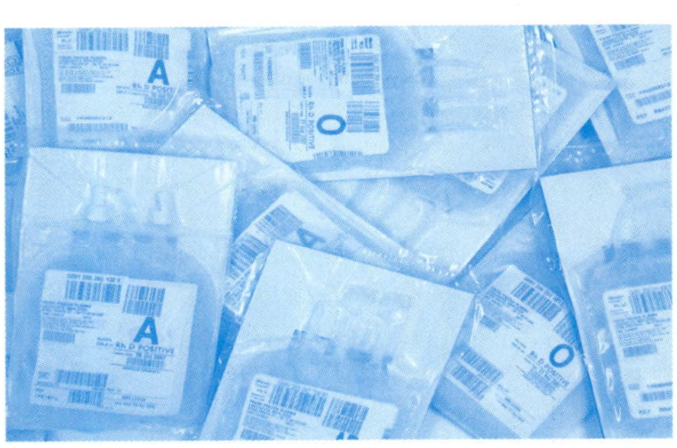

그림 10-15. 신선동결혈장(FFP)

표 10-6. 응고인자와 혈장제제

인 자	이 름	안정성	제제종류
I	피브리노겐 (fibrinogen)	안정	CRYO
II	프로트롬빈 (prothrombin)	안정	IX인자 복합체 ; FFP
V	프로악셀레린 (proaccelerin)	불안정	FFP
VII	프로콘베르틴 (proconvertin)	안정	IX인자 복합체
VIII	항혈우병 인자 (antihemophilic factor)	불안정	VIII인자 농축액, CRYO, FFP
IX	크리스마스 인자 (Christmas factor)	안정	IX인자 복합체, VIII인자 농축액
X	스튜어트 프라워 인자 (Stuart-Prower factor)	안정	IX인자 복합체
XI	혈장 트롬보플라스틴 전구체 (plasma thromboplastin antecedent)	안정	FFP
XI	하게만인자 (Hageman factor)	안정	FFP
XIII	피브린 안정화 인자 (fibrin stabilizing factor)	안정	CRYO
WF	폰빌레브란트인자(von Willebrand' s factor)	불안정	VIII 인자 농축액, CRYO, FFP

CRYO : cryoprecipitated antihemophilic factor
FFP : fresh frozen plasma

④ 혈소판감소자반병 및 용혈요독증후군의 치료를 위한 치료적 혈장채혈(plasmapheresis)의 대체용액
⑤ 복합인자 결핍이 심한 간질환 환자에 대한 출혈 합병증의 교정 또는 예방
⑥ 수술중에 있는 억제제 항트롬빈III가 결핍된 환자
⑦ 피브린노겐 농도가 100mg/dL 이하일 때 나타나는 혈관내응고가 퍼질 때

신선동결혈장(FFP)은 전혈로부터 원심분리에 의해 수기적으로 혈장을 분리하거나 성분채혈장치에 의해 얻을 수 있다. 혈장은 불안정 응고인자를 가지고 있기 때문에, 어떤 경우라도 될 수 있는 한 빨리, 적어도 채혈 후 8시간 이내(일본 : 6시간 이내)에 동결한다.

2. 해동신선동결혈장

FFP 1유니트는 수혈되기 전에 30~37℃의 항온수조에서 약 30~45분 동안 녹인다. 각반용 항온수조에서는 해동이 촉진된다. 특별히 혈장을 녹이기 위해 고안된 초단파기구를 이용할 수 있으며, 이 때는 제조자의 사용지침서에 따라야 된다. 표준초단파는 혈장 단백질을 변성시키기 때문에 FFP를 해동시킨 후에는 1~6℃에 저장하고, 24시간 이내에 수혈해야 한다.

수혈할 FFP의 양은 임상 상태에 따라 결정한다. 만일 응고인자의 대체가 필요한 경우에 그 양은 10~20mL/kg(성인에서 4~6유니트)이다. 교차적합시험은 필요없지만 환자와 ABO 혈액형이 적합해야 한다.

3. 용매-계면활성제처리 혈장(solvent-detergent plasma)

최근 미국식품의약국(food and drug adminstration, FDA)은 FFP 대체용으로서 용매-계면활성제처리 FFP의 사용을 승인하였다. PLAS+SD(pooled-detergent plasma, treated with solvent-detergent)는 제조과정에서 지질-피막 바이러스(인체면역결핍바이러스 및 B형, C형 간염바이러스)가 파괴되기 때문에 감염인자의 전파를 더욱 낮출 수 있다.

참고

주요 혈장분획제제의 사용 기준!!

1. 알부민

· 목적 : – 순환혈장량 증가
– 교질삼투압 유지
– 심한 부종 개선

· 적용 : – 출혈쇼크
– 인공심폐술
– 난치복수천자
– 난치네프로제
– 혈액투석의 일부
– 치료적 혈장 교환
– 중증 열상
– 저단백에 의한 폐수종
– 중증급성 췌장염

2. 글로불린

· 목적 : – 글로불린 결핍 보충
– 병적 면역반응의 개선

· 적용 : – 선천무감마글로불린혈증

3. 제VIII인자

· 목적 : – 제VIII인자 결핍 보충

· 적용 : – A형 혈우병
– 폰빌레브란트병

이 제제는 헌혈자로부터 얻은 해동 FFP를 혼합하고 유기용매(tri(n-butyl)phosphate) 및 계면활성제 트리톤(Triton)X-100으로 처리하여 만든다. 그 다음 PLAS+SD를 200mL씩 전용 플라스틱 용기에 나누어 담는다. 사용, 취급, 저장에 대한 지침은 FFP와 같다. 미국의 경우에는 V.I 테크놀로지사에서 제조하고, 공급은 미국 적십자에서 한다.

Ⅷ. 동결침전 항혈우병인자

동결침전제제(cryoprecipitate, CRYO)는 FFP가 1~6℃에서 해동될 때 형성되는 불용성의 침전물이다. 침전물을 상청액과 분리하여 재동결시킨 것이 CRYO이다. 그것은 FFP에서 발견된 응고인자의 대부분을 농축된 상태로 포함되어 있다. 이러한 인자들은 다음과 같다.

① 손상된 내피에 혈소판의 부착을 촉진하는 폰빌레브란트인자(von Willebrand's factor, vWF)
② 트롬빈의 존재하에 혈병(clot)을 형성하기 위해 피브린(fibrin)으로 분해되는 피브리노오겐(fibrinogen)
③ 인자VIII. 이것의 결핍은 A형 혈우병(hemophila A)과 관련되어 있다.
④ 피브로넥틴(fibronectin). 이것은 혈액으로부터 파생된 입자 물질의 청소를 도와주는 옵소닌성 당단백질(opsonic glycoprotein)이다.

CRYO의 주된 사용목적은 XIII인자 및 피브리노겐의 결핍을 나타내는 환자에 대한 보충과 피브린 밀폐제(fibrin sealant)로서의 역할이다. 현재는 바이러스 불활성 VIII인자 농축액이 A형 혈우병, 폰빌레브란트병 및 VIII인자 : C결핍 환자에게 사용되고 있어서, 이러한 환자들의 출혈교정과 예방에 CRYO의 사용이 감소하고 있다. CRYO는 다만 이용할 수 있는 농축 피브리노겐 제제이며, 선천 또는 후천 피브리노겐 결함(저피브리노겐 혈증 hypofibrinogenemia, 무피브리노겐혈증, afibrinogenemia)을 가진 환자를 치료하는 데 사용된다. 피브리노겐의 기능이 효과적이지 못한 상태인 이상피브리노겐혈증(dysfibrinogenemia)은 심한 간질환과 관련되어 있다.

정도관리에서 CRYO는 유니트당 피브리노겐 150mg과 VIII인자 80U(국제단위)를 가지고 있어야 한다. 편의적으로 동결하기 전의 혼합 CRYO의 경우에 최종 단위는 피브리노겐 150mg과 VIII 인자 80U를 만드는데 소요된 수를 곱한 값을 갖고 있어야 한다.

1. 풀(혼합) 동결침전 항혈우병인자

CRYO는 치료량을 맞추기 위해 여러 개를 한개의 백에 담아 사용하기도

$$\text{VIII인자 유니트 수} = \frac{\text{혈장량} \times (\text{목표 수준\%} - \text{최초 수준\%})}{80\text{U / 백}}$$

예: 혈장량(PV,mL): 40mL/㎏×체중(kg)
VIII 인자 응고활성의 양: 병에 표시되어 있음
CRYO의 VIII인자 : 80U / 백
환자 체중 70kg
초기 VIII인자수준: 2유니트 / dL : 2%의 활성도
목표 VIII인자수준: 50유니트 / dL : 50%의 활성도

$$\text{VIII인자 유니트 수} = \frac{2800 \times (0.50 - 0.20)}{80} = 16.8 \text{ 백의 CRYO}$$

그림 10-16. VIII인자의 양 계산

한다. 동결된 것은 오염을 방지하기 위해 용기입구를 랩으로 싼 다음 30~70℃의 항온수조에서 15분간 녹인다. 혼합하는 동안 백 속의 내용물은 0.9% NaCl 10~15mL로 세척한다. 혼합 CRYO는 4시간 이내에 사용해야 하고, 수혈될 때까지 실온에 보관해야 한다.

치료량은 환자의 상태, 체중, 교체가 필요한 인자의 수준에 따라 변동한다. 이것은 그림 10-16과 같이 구한다.

2. 동결침전 항혈우병인자로부터의 피브린 아교

CRYO는 대동맥수술, 성형수술, 수액누출 및 여러 가지 요인에 의해 일어나는 출혈을 억제하기 위한 국소적인 지혈액(hemostatic solution)으로서 사용한다. 그밖에 폰빌레브란트병(von Willebrand disease), 혈우병 및 혈소판무력증(thrombasthenia) 환자가 치아를 뽑거나 작은 수술을 하는 동안에 일어나는 출혈을 억제하는데에도 사용된다. CRYO 1~2유니트를 트롬빈과 혼합하여 출혈 부위에 바르거나 분사하면 출혈을 억제할 수 있다. 피브리노겐은 트롬빈의 작용에 의해 피브린으로 전환되어 혈병을 형성함으로써 출혈을 막는다.

IX. 성분채집과립구

혈액 중의 백혈구는 크게 림프구, 과립구, 단핵구로 분류하고 과립구는 형태와 기능에 따라 호중구, 호산구 및 호염기구로 더 세분화된다. 호중구

는 혈중 백혈구 중에서 가장 많으며, 세균 및 진균 등을 탐색하는 식세포이다. 따라서 감염에 대응하기 위해서는 적절한 수의 호중구를 유지하는 것이 필수적이다.

과립구의 수혈은 드물고 또한 환자의 수도 적은 편이다. 과립구 수혈이 성공적인 경우는 패혈성 유아에서 찾아볼 수 있다. 과립구의 사용이 제한적인 이유는 아래의 다음과 같다.

과립구는 혈액성분채집술에 의해 제조되는데, 이것을 백혈구성분채집술(leukapheresis)이라고 하며, 이렇게 얻어진 백혈구를 성분채집과립구(granulocyte, pheresis)라고 한다. 이 제제는 백혈구와 혈소판을 함유하지만 적혈구도 20~50mL가 함께 포함되어 있다. 각 제제에 포함된 과립구 수는 1.0×10^{10} 또는 그 이상이다. 과립구는 저장으로 인해 빠르게 약화되므로 채취 24시간 이내에 수혈되어야 한다. 또한 수혈될 때까지는 교반하지 말고 20~24℃의 실온에 두어야 한다.

표준혈액필터를 사용해야 하지만 그렇다고 모든 과립구가 제거되는 것은 아니다. 적혈구가 2mL 이상 포함되기 때문에 보통은 수혈 전에 교차적합시험을 하고 있다. 과립구 수혈은 보통 백혈구수가 증가될 때까지 그리고 환자가 치료될 때까지 계속된다. 이러한 치료를 받고 있는 환자는 심하게 면역억제를 받으므로 GVHD를 예방하기 위해서는 제제에 방사선 조사를 하는 것이 중요하다.

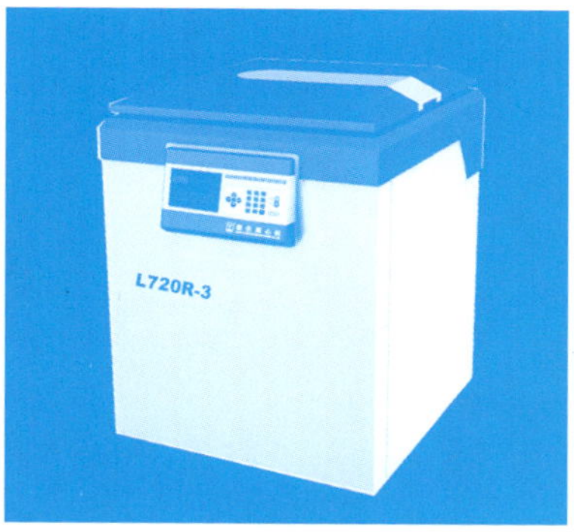

그림 10-17. 성분제제 제작용 혈액원심분리기

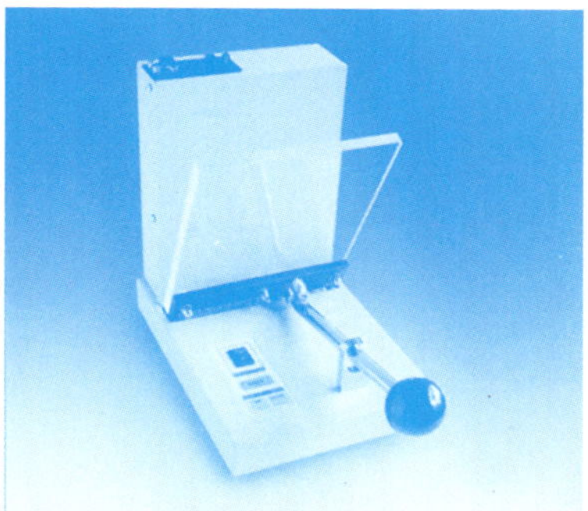

그림 10-18. 혈장분리기

X. PC 및 FFP 제조(매뉴얼법)

전혈로부터의 농축혈소판(platelet concentrate, PC)과 신선동결혈장(fresh frozen plasma, FFP)의 제조

1) 기 구

① 삼중백
② 온도조절장치 부착 캐비넷형 원심(분리)기(그림 10-17)
③ 혈장분리기(plasma extractor, 그림 10-18)
④ 클램프(clamp) 또는 클립(clip)
⑤ 원심분리기용 저울(centrifuge balance, 그림 10-19)
⑥ 튜브(관)봉합기(tubesealer, 그림 10-20)

2) 과 정

① 삼중백에 채혈한다.

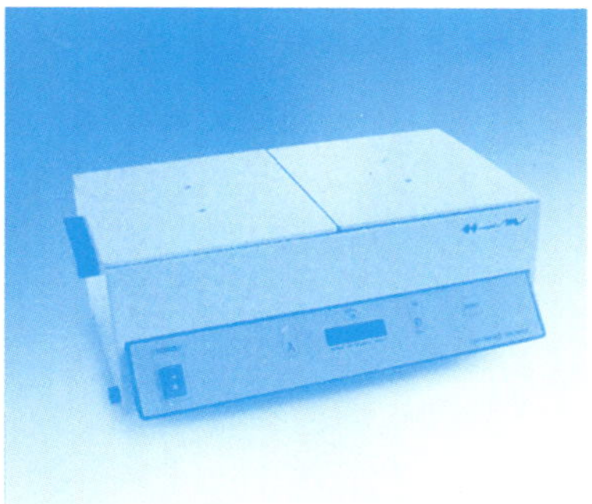

그림 10-19. 원심분리기용 저울

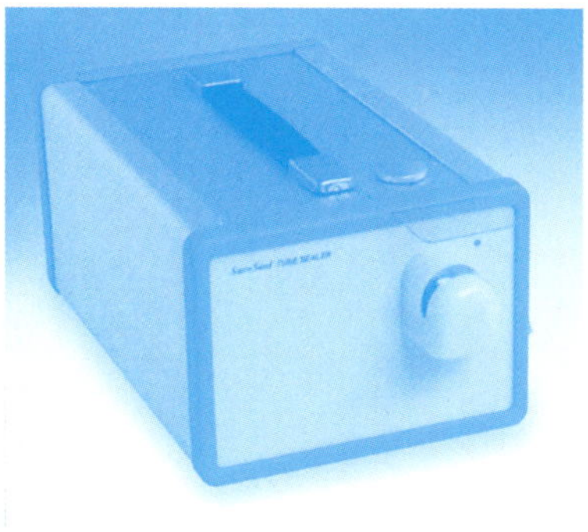

그림 10-20. 혈액백 튜브봉합기

② 채혈된 삼중백을 원심분리기의 버켓(bucket)에 넣고, 그것을 평정저울의 팬 양쪽에 올려놓은 다음 버켓에 고무조작 등을 넣어 양 바겟이 무게가 동일하도록 맞춘다.

③ 양 버켓을 원심분리기의 로터에 걸고, 먼저 혈소판풍부혈장(PRP)을 만들기 위해 원심분리기의 rpm과 시간을 맞춘다(rpm과 시간은 원심분리기에 따라 다르며, IEC 6000의 경우 2,000rpm, 7분).

④ 원심분리된 채혈백을 버켓에서 조심스럽게 꺼내어 혈장분리대에 혈액이 들어있는 주백을 똑바로 세운 채 고정시킨다.

⑤ 주백에 붙어있는 두 개의 부속백 중 하나(그림의 B부속백)를 클램프나 클립으로 집어 일시적으로 폐쇄시킨 후, 주백과 부속백 연결지점의 튜브안에 들어있는 피켓(picket)을 눌러 혈장을 부속백(그림의 A 부속백)에 옮긴다. 이때 적혈구가 들어가지 않도록 주의해야 한다.

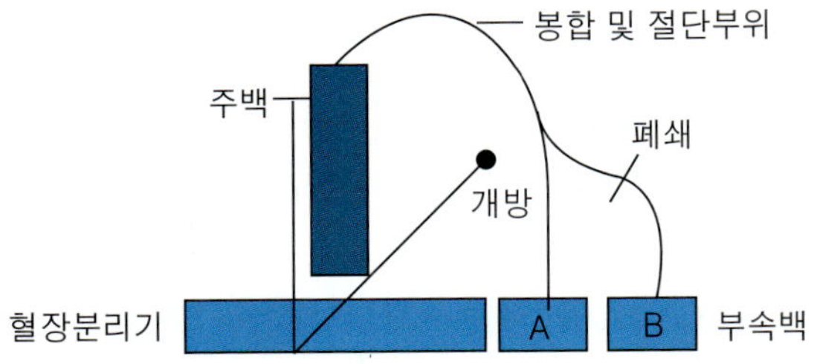

A : 혈소판풍부혈장, 농축혈소판 B : 신선동결혈장

⑥ 혈소판풍부혈장(platelet rich plasma, PRP)을 A부속백으로 옮긴 후 주백과 부속백의 연결 튜브를 누른 채 전기봉합기로 가져가 그림의 봉합부위를 봉합한 다음 주백과 부속백이 폐쇄상태가 되도록 절단한다.

⑦ 주백에서 분리된 두 개의 부속백을 원심분리에 넣고 혈소판이 완전히 침전할 수 있는 rpm과 시간을 맞춘 후 원심분리를 한다(IEC 6000 : 2,900rpm, 10분).

⑧ 원심분리기에서 꺼내면 A백의 밑바닥에 혈소판이 침전되어 백에 붙어있다. A백을 혈장분리기에 고정시키고 B백을 폐쇄했던 클램프를 풀어 혈장을 B백에 옮긴다. A백의 용량이 약 50mL 정도 남았을 때 클램프로 튜브를 폐쇄한 전기봉합기로 봉합하여 A백과 B백을 분리한다.

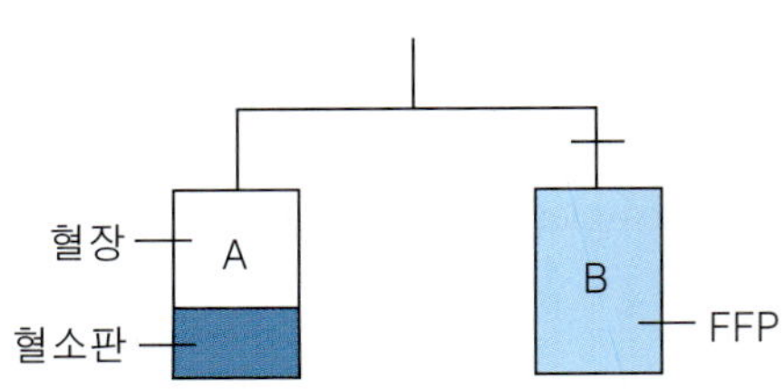

⑨ A백에 남아있는 혈소판과 혈장의 혼합액이 바로 농축혈소판(혈소판 농축액)이다. B백의 혈장은 채혈 후 곧바로 분리했을 때는 신선혈장(fresh plasma)이라고 부른다. 이 신선혈장을 -20℃ 이하의 냉동기(deep freezer, 보통 -60℃ 이하로 고정됨)에 얼리면, 이것이 신선동결혈장(fresh frozen plasma, FFP)이다.

⑩ 농축혈소판은 20~24℃로 고정된 인큐베이터 안에 있는 혈소판혼합기(platelet mixer)에 고정시키고 출고될 때까지 혈소판혼합기를 저속으로 회전시키면서 저장해둔다. 혈소판혼합기는 저속으로 계속 돌아가면서 백에 부착된 것과 덩어리를 이룬 혈소판을 풀어준다.

3) 주의사항

PC 및 FFP를 비롯한 전혈로부터 만드는 성분제제는 헌혈실을 갖추고 있는 혈액은행에서 만들 수 있으며, 모든 과정은 백 속의 혈액이 공기에 노출되지 않은 폐쇄상태에서 제조되어야 한다. 현재 PC는 대부분 적십자 혈액원에서 공급하며, 의료기관 자체에서는 FFP만을 만들고 있다.

혈액성분제제의 제조와 요법 *Self Check*

【문제 1-7】 다음의 임상 상태와 이를 치료하는 데 가장 적합한 성분제제를 연결하시오.

1. 폰빌레브란트병 a. FFP
2. A형 혈우병 b. CRYO
3. 혈소판감소증 c. 세척적혈구
4. 혈소판수혈불응증 d. 과립구
5. 신생아교환수혈 e. 혈소판
6. 겸상세포질환 f. HLA 교차시험 혈소판
7. 항IgA를 가진 IgA-결핍환자 g. 적혈구

☞ **해설** : CRYO는 FFP를 1~6℃에서 해동할 때 형성되는 동결불용성 침전물이다. 이것에는 FFP에서 발견되는 대부분의 응고인자가 농축 형태로 포함되어 있다. CRYO는 손상된 내피에 혈소판이 부착하는 데 필요한 폰빌레브란트 인자(von Willebrand factor)가 포함되어 있다. 또한 VIII응고인자의 결핍된 A형 혈우병의 치료에도 필요하다.

☞ **해답** : 1-b, 2-b, 3-e, 4-f, 5-g, 6-g, 7-c

【문제 8】 CRYO 1유니트(unit)에 포함된 피브리노겐의 평균 함량은?

① 100~150㎎ ② 200~250㎎ ③ 700~750㎎ ④ 750~1,000㎎

☞ **해설** : 1유니트 당 피브리노겐 150㎎, VIII 응고인자 80U(국제단위)

☞ **해답** : ①

【문제 9】 보통 혈액량의 10%를 갑자기 상실하면 어떻게 해야 하는가?

① 적혈구로 대체 ② 전혈로 대체
③ 콜로이드용액으로 대체 ④ 대체로 안 해도 됨

☞ **해답** : ③

【문제 10-14】 성분제제와 그것의 유효기간을 연결하시오.

10. 적혈구, AS-1 a. 42일
11. 세척적혈구 b. 24시간
12. 적혈구, CPDA-1 c. 35일
13. 동결적혈구 d. 10년
14. 적혈구, CPD e. 21일

☞ **해답** : 10-a, 11-b, 12-c, 13-d, 14-e

【문제 15】 혈소판 8유니트(unit)를 섞었다. 이러한 혈소판 혼합액(platelet pool)의 유효기간은?

① 2시간 ② 4시간 ③ 6시간 ④ 24시간

☞ **해답** : ②

【문제 16】 전혈로부터 혈소판을 제조하려고 한다. 원심분리의 올바른 순서는?

① 고속 다음에 저속 ② 저속 다음에 저속
③ 고속 다음에 저속 ④ 저속 다음에 고속

☞ **해답** : ④(저속 : 전혈→PRP, 고속 : PRP→PC)

【문제 17】 동결적혈구의 적합한 보존조건은?

① 5년 동안 -65℃ ② 10년 동안 -85℃
③ 10년 동안 -65℃ ④ 10년 동안 -80℃

☞ **해답** : ③

【문제 18】 성분채집혈소판(platelets, pheresis)은 최소한 얼마나 많은 혈소판을 포함해야 하는가?

① 5.5×10^{10} ② 3.3×10^{11} ③ 5.0×10^{11} ④ 3.0×10^{11}

☞ **해답** : ④

【문제 19】 적혈구 수송시 제한 온도는?

① 1～6℃ ② 1～10℃ ③ 2～8℃ ④ 20～24℃

☞ **해답** : ②

【문제 20】 폐쇄계의 성분채집술(apheresis)로 채취한 혈소판의 저장기간은?

① 35일 ② 24시간 ③ 5일 ④ 21일 ⑤ 7일

☞ **해답** : ③

【문제 21】 혈소판성분채집술(plateletpheresis)을 계속 할 수 있는 최소한의 간격은?

① 24시간 ② 48시간 ③ 7일 ④ 8주

☞ **해답** : ②

【문제 22】 수혈용 혈액의 관리에 대해 틀린 것은?

① 적혈구제제의 유효기간은 채혈 후 21일간이다.
② 혈소판제제는 2~6℃에서 진탕하면서 보관한다.
③ 혈소판제제의 유효기간은 채혈 후 72시간이다.
④ 신선동결혈장은 37℃에서 녹여 사용한다.
⑤ 적혈구제제는 동결하면 용혈을 일으킨다.

☞ **해설** : 혈소판제제는 채혈 후 72시간 유효하며, 실온(20~24℃)에 진탕하여 보존한다.

☞ **해답** : ②

【문제 23】 세포를 포함하고 있지 않은 혈액성분제제는?

① 성분채집혈소판 ② 농축적혈구 ③ 농축혈소판 ④ 신선동결혈장

☞ **해답** : ④

【문제 24】 약간의 혈장을 포함하고 있는 혈액성분제제는?

① 농축혈소판 ② 농축적혈구 ③ 동결침전제제 ④ 이상 모두

☞ **해답** : ④

제5편
수혈검사학(수혈전검사)

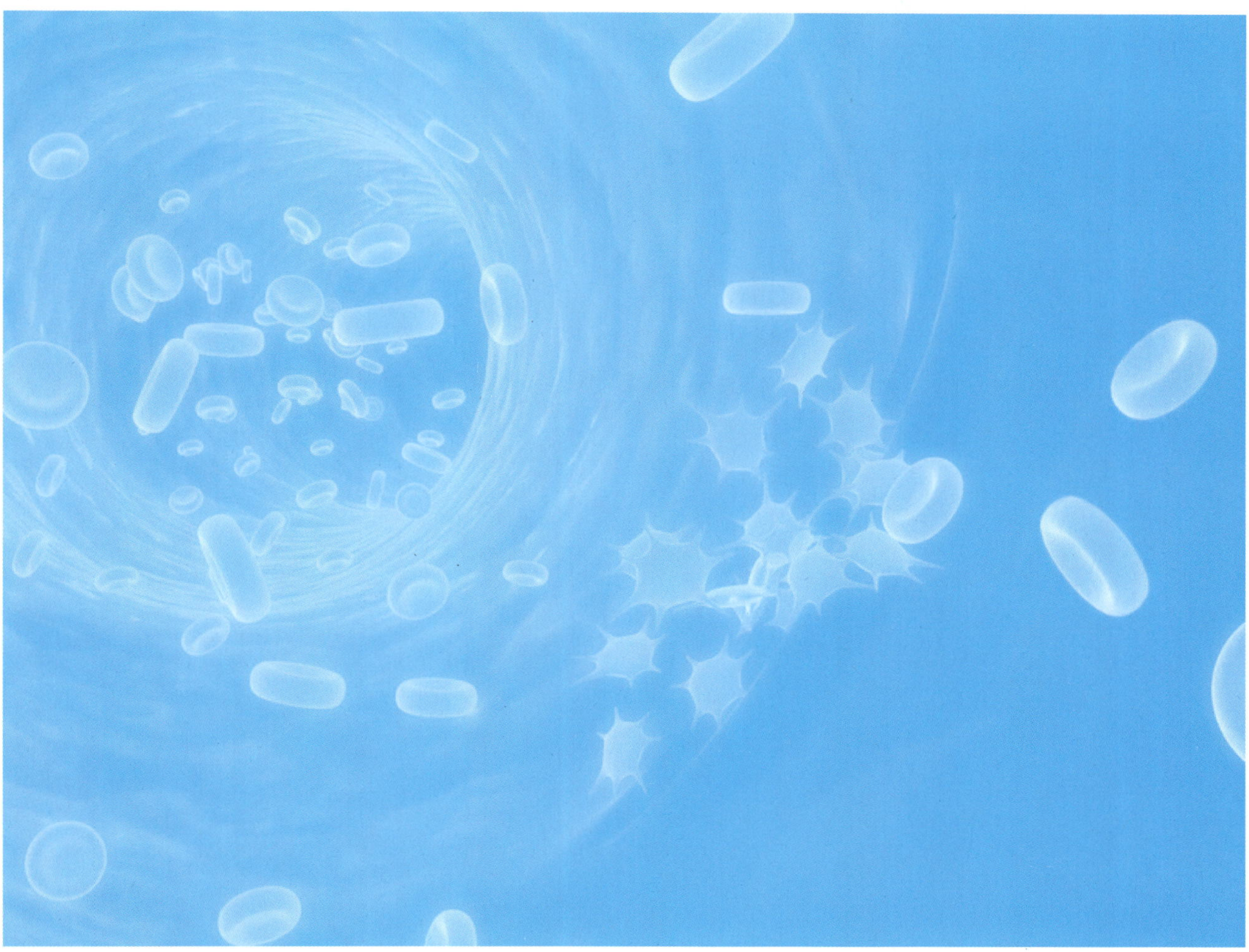

제11장

ABO 및 Rh 혈액형검사

학습목표

1. ABO 및 Rh 혈액형검사법의 종류를 열거하고 장점과 단점을 설명하라.
2. 각 방법별로 검사에 필요한 장비와 시약을 열거하라.
3. ABO 혈액형검사에서 혈구형검사와 혈청형검사를 정의하고, 이들의 불일치 원인을 기술하라.
4. Rh 음성을 결정하는 절차를 설명하라.
5. 약D에 대한 검사방법을 설명하라.

혈액형에는 적혈구형, 백혈구형, 효소형, 타액형, DNA형 등 여러 종류가 있으며, 수혈에 있어서 중요한 것은 적혈구의 항원성이기 때문에, 일반적으로 혈액형이라 함은 적혈구형을 의미한다. 인체의 적혈구 막에는 약 400여 종류의 혈액형 항원이 있는 것으로 알려져 있다. 이 가운데 수혈 전에 반드시 검사해야 하는 것은 ABO 혈액형과 Rh_o(D)형 2종류이다.

ABO 혈액형은 란트슈타이너법칙(Landsteiner's rule)에 따르기 때문에, 적혈구상의 당쇄항원 유무를 조사하는 혈구형검사(cell typing, front typing, foward typing)와 혈청(혈장) 중의 항체 유무를 조사하는 혈청형검사(serum typing, back typing, reverse typing)를 실시하여 판정한다. Rh 혈액형은 C, c, D, E, e 5종류의 항원이 알려져 있으며, 이중에서 D항원의 항원성이 가장 강하기 때문에 수혈 전에 D항원의 존재 유무를 확인해야 한다.

Ⅰ. 혈액형검사의 실제

1. 검 체

일반적으로 충분히 응고된 전혈(혈구 및 혈청)을 이용한다. 응고가 불충분한 상태에서 검사를 진행하면 도중에 피브린이 석출되어 판정에 어려움을 줄 수 있기 때문에 채혈 후 혈액이 응고되기까지 15분 이상을 기다려야 한다. 1분 1초를 다투는 응급상황에서는 항응고제가 첨가된 혈액을 이용하는 것이 시간을 절약할 수 있다. 항응고제로는 에틸렌디아민사초산염(EDTA)이나 구연산나트륨이 좋다.

참고

Rho(D) 표현법의 의미!!

일반적으로 Rh검사라 함은 D항원의 존재를 검출하는 검사를 말한다. "D"라는 용어는 피셔-레이스의 명명법에 따라 문자 그대로 D항원을 가르키고 Rho는 Rh 혈액형계통 중 D항원에 대한 뷔너명명법이다. 정확히 말하면 "Rh검사"라는 용어는 올바른 표현법이 아니다. "D형검사" 또는 "Rho검사"가 올바른 표현법이다. 따라서 이 둘을 합하여 "Rho(D)형 검사"라고 표현하는 것이 D항원 검사에 대한 가장 적합한 표현이다.

2. 시 약

항A 혈액형 판정 항체(항A 혈청=청색), 항B 혈액형 판정 항체(항B 혈청=황색), 2~5%(3%) 생리식염수 부유혈구(시험관법)[$A(A_1)$형 혈구, B형 혈구, O형 혈구], 10% 생리식염수 부유혈구(슬라이드법) 항D 혈액형 판정 항체(항D 혈청=무색), Rh-hr 대조(컨트롤), 생리식염수.

3. 방 법

ABO 및 Rh_o(D) 혈액형검사 방법에는 시험관법, 슬라이드법, 칼럼응집법이 있다.

1) 시험관법(그림 11-1)

① 검체를 원심분리기에 넣고 3,000rpm으로 5분 동안 원심분리하여 혈구와 혈청(혈장)을 분리한다.

② 원심분리하는 사이에 1개의 검체에 대하여 7개의 시험관을 준비한다. 실수가 일어나지 않도록 필요한 사항을 유성펜으로 기재한다.

③ 혈청(혈장)을 각각 2방울씩 ABO 혈청형검사용의 3개 시험관에 넣는다.

④ 별도의 시험관에 생리식염수 약 1.5mL를 넣고, 검체 적혈구 1방울을 가한 후 잘 혼합한다(약 3%의 혈구부유액이 만들어진다).

⑤ 혈구형검사용 시험관 2개에 항A 혈청과 항B 혈청을 각각 1방울씩 넣고, 각 시험관에 ④에서 만든 혈구부유액 1방울을 가하고 혼합한다. 3,400rpm으로 15초 동안 원심분리하여 판정한다.

⑥ ③에서 준비했던 피검혈청(혈장)이 들어간 3개의 시험관에 A형 혈구부유액, B형 혈구부유액, O형 혈구부유액을 각각 1방울씩 가하고 혼합한다. 3,400rpm으로 15초 동안 원심분리하여 판정한다.

⑦ Rh_o(D) 혈액형용 시험관 2개에 항D 혈청과 Rh-hr 대조를 각각 1방울씩 넣는다. 각각의 시험관에 ④에서 만든 혈구부유액 [혹은 자기혈청(혈장)부유혈구]을 1방울 가하고 혼합한다. 3,400rpm으로 15초 동안 원심분리하여 판정한다.

2) 슬라이드법(그림 11-3)

ABO 혈액형의 혈구형검사는 슬라이드법을 이용해도 좋다.

참 고

시험관법에 사용되는 혈액은행 전용 원심분리기(serofuge)는 사용 당일에 회전속도계(tachometer)를 이용하여 rpm을 검정해야 한다(그림 11-2).

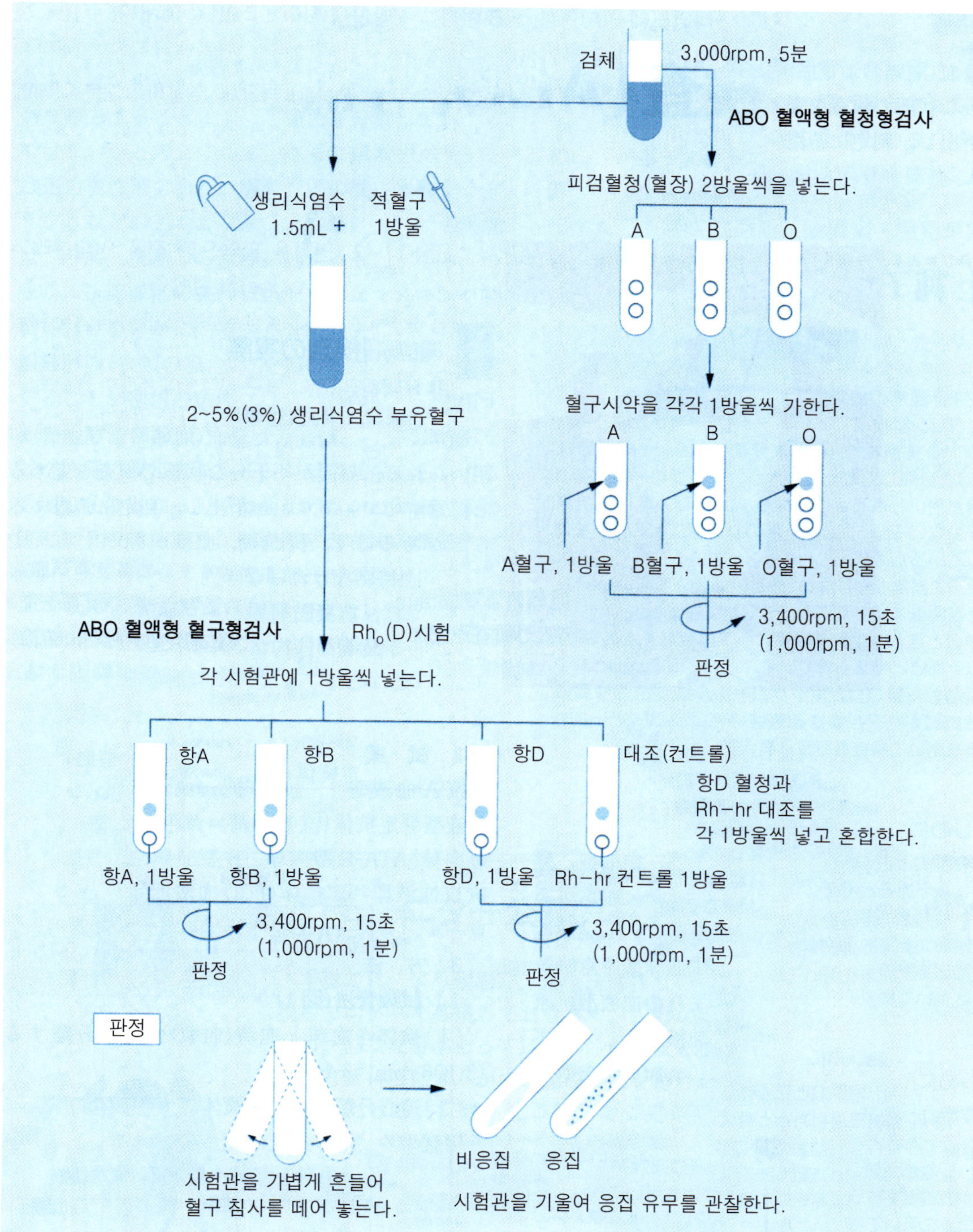

그림 11-1. ABO 및 Rh_o(D) 혈액형검사 과정(시험관법)

① 검체를 혈구와 혈청(혈장)으로 분리한다(3,000rpm, 5분).

② 시험관에 생리식염수 약 1.5mL를 넣고, 검체 혈구 2~3방울을 가하여 잘 혼합한다(약 10% 생리식염수 부유혈구가 만들어진다).

③ 슬라이드에 항A 혈청, 항B 혈청 1~2방울을 떨어뜨리고, ②에서 만든 10% 혈구부유액 1방울을 가한다.

④ 항혈청과 피검혈구를 나무봉(wood applicator) 등으로 혼합하고 2분 이내에 판정한다.

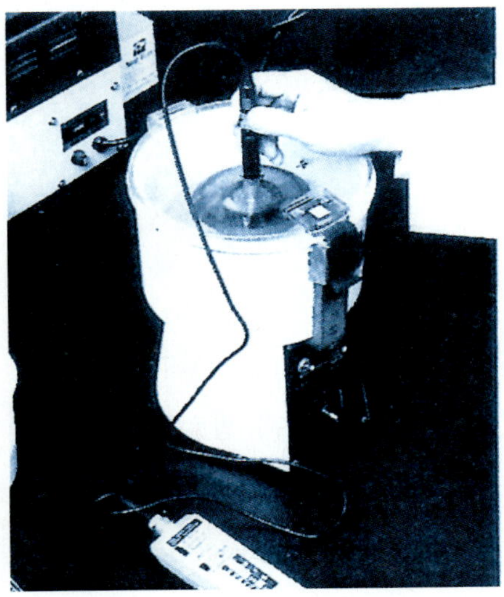

그림 11-2. 판정용 혈액은행 전용 원심분리기(serofuge)의 검정

(1) 회전수 : 휴대용 회전속도계(tachometer)로 구할 수 있다.

(2) 최적 원심조건 : 혈구 침전물이 뚜렷이 형성되고, 쉽게 풀리며, 약한 응집(1+)을 명확하게 판정할 수 있는 조건을 설정한다.

주) 원심분리기는 기종에 따라 반경이 다르기 때문에 회전수(rpm)가 같다고 해서 원심력(g)이 같은 것이 아니다. 원심력(g)이 900~1,000(15초간), 100~125(1분간)의 범위에 있는지를 회전수를 구하여 상대적 원심력(rcf)을 확인한다

$g(rcf) = 0.0000118 \times \text{반경}(cm) \times \text{회전수}(rpm)^2$.

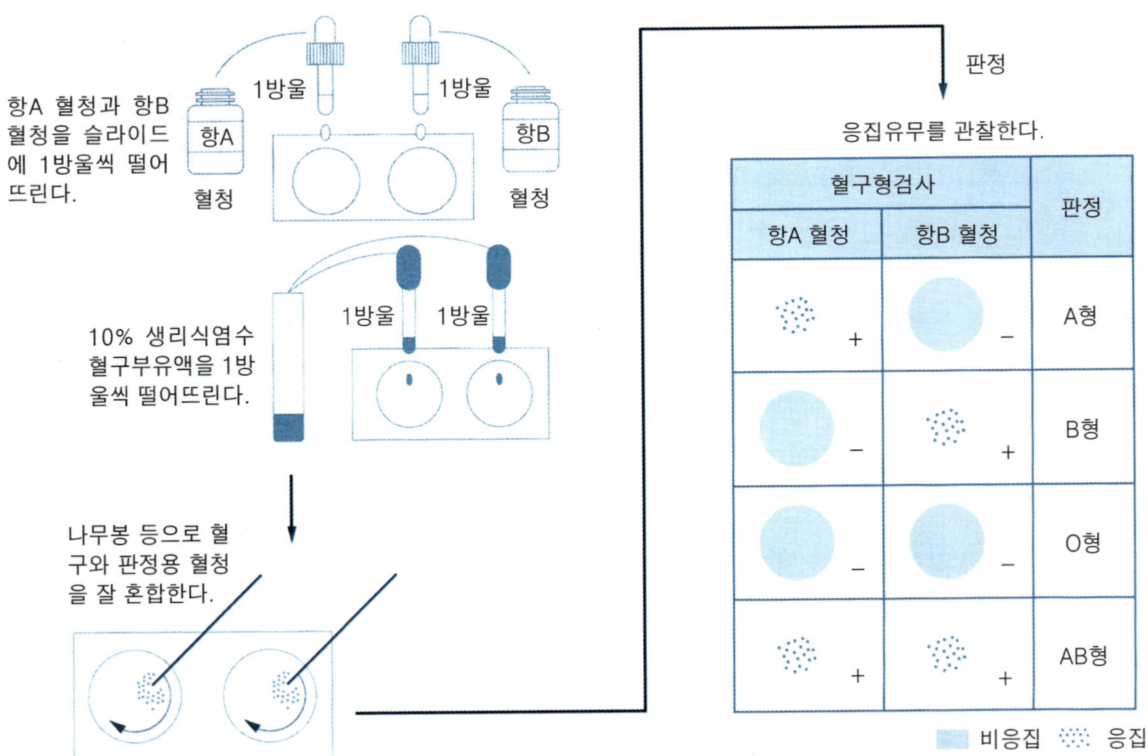

그림 11-3. ABO 혈액형검사 과정(슬라이드법)

3) 겔칼럼응집법(카세트법)

1. 혈구부유액 제작
피검혈구에 대한 2~5% 생리식염수 부유액을 제작한다.

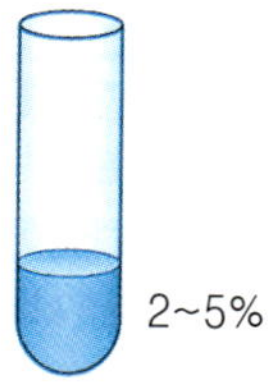

2. 겔카드(카세트 준비)
겔카드에 환자 이름을 기록하고 호일(실)을 벗긴다.

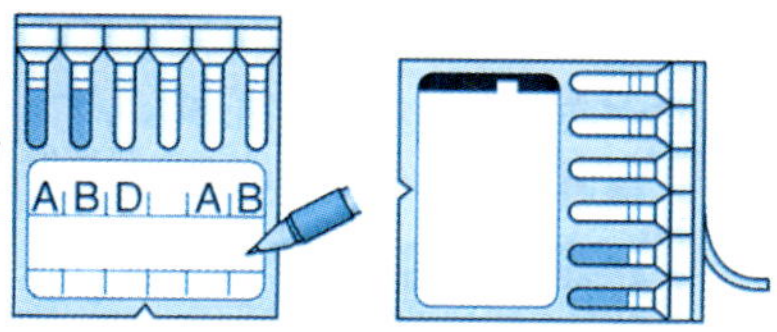

3. 혈청형검사용 혈구 분주
혈청형검사용 칼럼에 2~5%로 조제된 A 혈구, B혈구를 10㎕씩 분주한다.

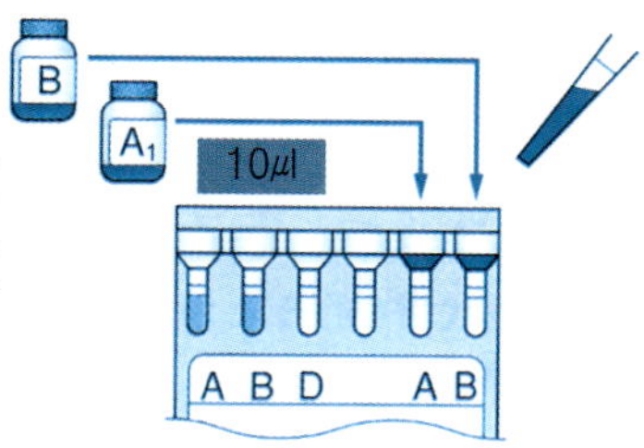

4. 피검 혈청 분주
혈청형검사용 칼럼에 피검혈청(또는 혈장)을 40㎕씩 분주한다.

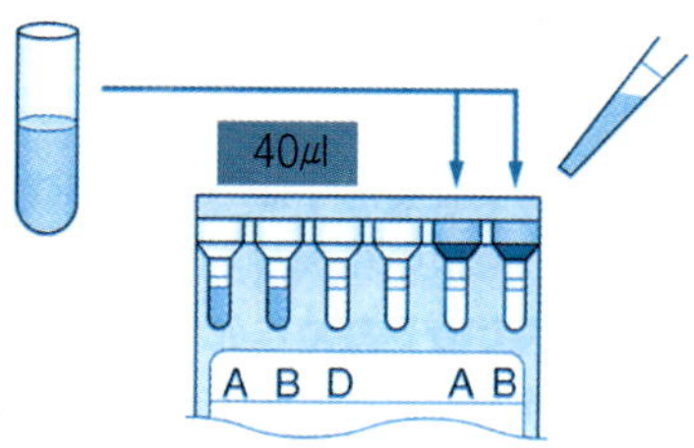

5. 피검혈구 분주
항A, 항B, 항D, 컨트롤용 칼럼에 2~5% 생리식염수 혈구 부유액을 10㎕씩 분주한다.

* 피펫팁의 끝이 칼럼에 닿지 않도록 주의한다.

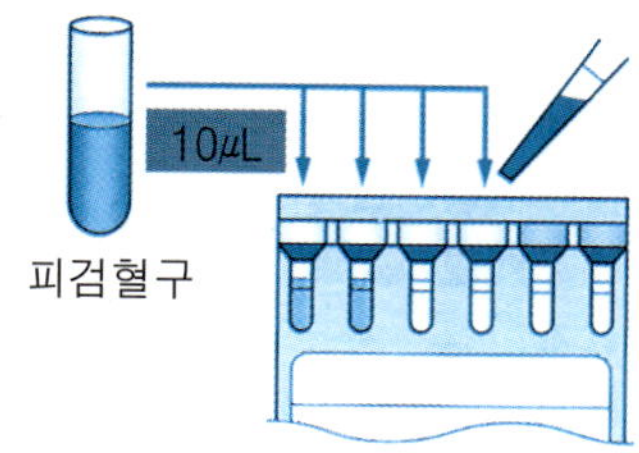

6. 원심
전용 원심분리기로 5분간 원심한다.

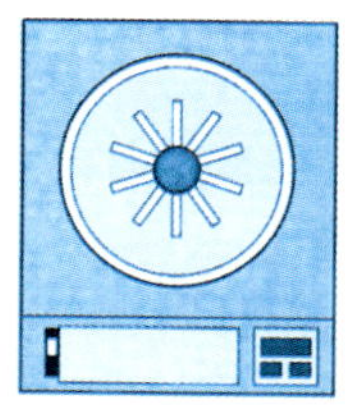

7. 판정
겔카드(카세트)의 앞면과 뒷면을 관찰하여 응집을 판정한다.

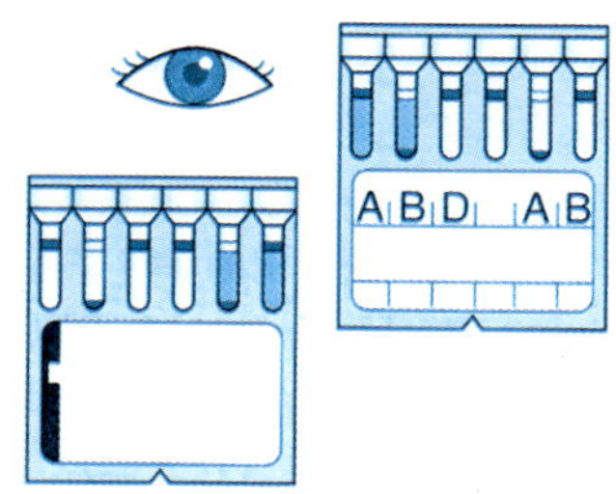

겔칼럼응집법의 판정기준

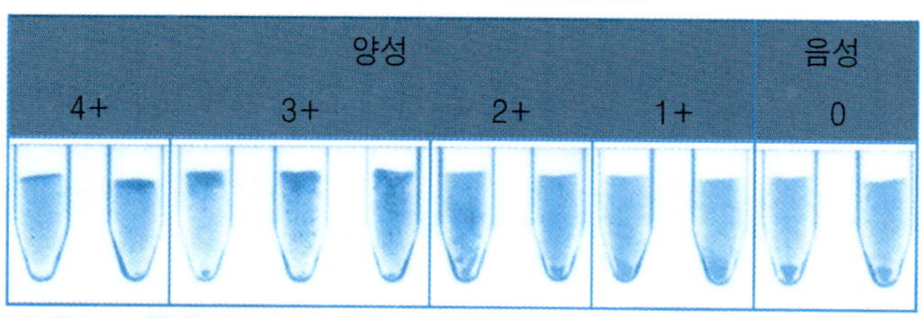

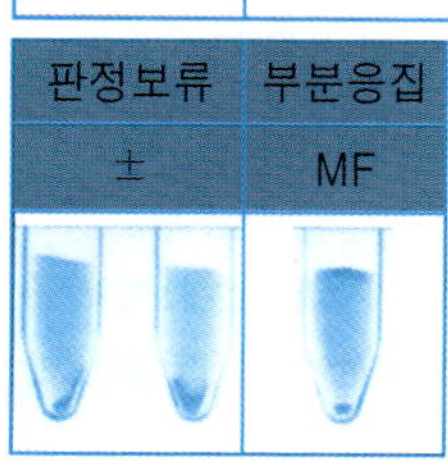

±로 판정된 경우, 특히 약반응이 검출되면 원심 등의 조작이 부적절하게 이루어졌을 가능성이 있기 때문에 재검사를 실시한 후 판정한다. 재검사에서도 ±반응이 일어난다면 약반응이 일어난 것으로 간주하여 양성으로 판정한다.

그림 11-4. ABO 및 Rho(D) 혈액형검사 과정(겔칼럼응집법)

Ⅱ. 판정(시험관법 및 슬라이드법)

1. ABO 혈액형

시험관법의 ABO 혈액형검사에 대해서는 표 11-1(혈구형검사를 슬라이드법으로 했을 때는 그림 11-3)과 같이 판정한다. ABO 혈구형검사와 혈청형검사의 결과가 일치하지 않을 경우에는 판정을 보류한다.

시험관법의 결과는 다음과 같이 판정한다.

① 우선 관찰상자(view box)나 밝고 흰곳을 배경으로 상청을 관찰하여 용혈이 있는지의 유무를 확인한다. 원심분리한 시험관의 밑바닥을 눈높이로 올리고 혈구 침전물이 흘러내리도록 시험관을 회전시키면서 응집 유무를 관찰한다(그림 11-5).

② 시험관에서 O형 혈구의 응집이 발견된 경우에는 ABO 계통 혈액형과 상관없이 응집이 일어난 것이므로 혈청형검사의 판정은 곤란하다.

표 11-1. ABO 혈액형의 판정

혈구형검사		판정	혈청형검사			판정	종합 판정
항A혈청	항B혈청		A형혈구	B형혈구	O형혈구		
+	−	A형	−	+	−	A형	A형
−	+	B형	+	−	−	B형	B형
−	−	O형	+	+	−	O형	O형
+	+	AB형	−	−	−	AB형	AB형

비응집 응집

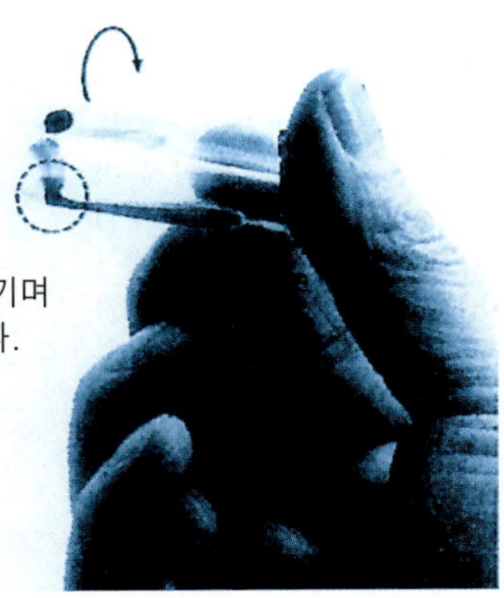

그림 11-5. 혈구응집판정법 (시험관의 밑바닥을 보며 판정하는 방법)

원심한 시험관을 빛에 대고 눈높이보다 약간 위에서 시험관을 그림과 같이 회전시켜 혈구 침전물이 흘러내리면서 응집 여부를 판정한다.

응집 : 침전물이 흘러내리지 않고 남아 있다.

비응집 : 침전물이 꼬리를 남기며 흘러내린다.

2. ABO 혈액형의 혈구형검사와 혈청형검사의 결과가 일치하지 않는 경우

ABO 혈액형은 수혈에 있어서 가장 중요한 혈액형이다. ABO 혈액형을 잘못 판정하여 다른 혈액형의 혈액이 수혈되면 위험한 급성 용혈성 부작용을 초래한다. 확정판정은 혈구형검사와 혈청형검사 사이의 혈액형이 일치할 때만 한다. 일치하지 않는 경우에는 우선 검사의 기술적 오류가 있었는지를 확인하는 것이 필요하다. 기술적 오류의 원인으로는

① 검체가 다른 것과 바뀌었을 때
② 검체, 시약의 세균 오염되었을 때
③ 혈구 농도가 부적당할 때
④ 혈구와 시약의 비율이 부적당할 때
⑤ 반응 온도와 시간이 부적당할 때
⑥ 원심력이 부적당할 때
⑦ 용혈반응을 간과했을 때
⑧ 피브린이 석출될 때
⑨ 판정이나 기록을 잘못했을 때

등을 생각할 수 있다. 그러나 검사상에 잘못이 없더라도 혈구형검사와 혈청형검사가 일치하지 않는 경우가 있다. 혈구형검사와 혈청형검사가 일치하지 않는 원인은 무엇이며 원인 규명은 어떻게 해야하는지를 표 11-2에 나타냈다.

표 11-2. 혈구형 · 혈청형검사의 불일치 원인과 원인규명

	불일치 원인	원인규명
과잉형 혈구형검사와 일치하지 않는 항체가 혈청에 존재한다(항체과잉).	1) 혈구의 항원이 적든가 결여 – A형 및 B형 변이형의 일부 (A_2,Ax,B_2,Bx의 일부) – 유전(키메라, 모자이크 등) 2) 불규칙항체 존재	ABO 혈액형 변이형검사 타액에 의한 혈액형 확인 쌍둥이확인(염색체, 유전자검사) 불규칙항체 검출
탈락형 혈구형검사와 일치하는 항체가 혈청 중에 존재하지 않는다(항체탈락).	1) 무(저) 감마글로불린혈증 2) 신생아 3) A형 및 B형 변이형의 일부 (Am, Ax, Bm, Bx의 일부) 4) 부적합 수혈 후(혼재상태) 5) 유전(키메라, 모자이크 등)	면역글로불린(IgM) 검출 경과관찰 ABO 혈액형 변이형검사 최근의 수혈 경력 조사 쌍둥이 여부 확인
혼동하기 쉬운 반응	1) 한랭응집반응 2) 연전현상 3) 범혈구응집반응	가온하여 검사를 시행한다. 한랭응집소를 검색한다. 생리식염수를 가하고 현미경으로 확인한다. 검사상의 불일치 원인을 규명하는 데 검사의 초점을 맞춘다.

표 11-3. Rh_o(D) 시험의 판정

항D혈청	Rh-hr 대조	판 정
+	−	D 양성
−	−	약D 또는 음성
+	+	판정보류

비응집 응집

3. Rh_o(D)형

Rh_o(D)형은 표 11-3과 같이 판정한다.

① Rh-hr 대조(컨트롤)는 항D 항체를 함유하지 않은 고알부민액이며, Rh_o(D) 시험에서 위양성반응을 확인하기 위해 이용하고 있다. Rh-hr 대조가 양성이면 판정을 보류한다. 또한 항D 혈청과 Rh-hr 대조가 모두 응집되지 않았을 때는 Rh_o(D) 음성(Rh−)이나 약D(D^u)의 가능성이 있기 때문에 약D형 확인시험을 실시한다.

Ⅲ. 혈액형 판정에 필요한 기타 지식

1. ABO 변이형

ABO 혈액형의 항원에는 A 항원, B 항원, H 항원이 있다. H 항원은 A · B항원의 전구물질이다. ABO 변이형(variant)은 A · B 항원량이 적고, 항H 항체에 응집하는 것과 응집하지 않는 것으로 크게 나눈다. 항H 항체는 일반적으로 A · B · O형의 분비(Se)형 타액에 흡수되는 항체를 말한다. 항H 항체에 응집하지 않는 변이형으로는 봄베이(Bombay)형(Oh)과 파라 봄베이(para Bombaby)형이 있다.

ABO 변이형이 의심되는 경우에는 타액중의 ABO형 관련 물질을 검색하든가 또는 항A · 항B의 흡착해리시험을 실시하여 변이형을 확정한다. ABO 변이형의 종류와 특징을 표 11-4에 나타냈다.

2. 약D시험

약D(weak D)는 적혈구상의 D항원 수가 적기 때문에 통상 Rh_o(D)시험에서는 응집이 거의 나타나지 않거나 있더라도 매우 약하다. 한국의 약D 빈도에 대한 통계는 없지만 일본인의 약D 빈도는 약 0.015%이다. 약D와 Rh_o(D) 음성의 감별은 소수의 항원에 결합한 항D를 검출해야 하는데, 이것은 항인체글로불린(anti-human globulin) 혈청을 이용하는 간접쿰스(indirect Coombs)법으로 검출한다(그림 11-6). 이 검사를 약D 또는 D^u시험이라고 한다(BOX 11-1).

약D인 사람이 Rh_o(D) 양성(Rh+) 혈액을 수혈받을 경우에는 항Rh_o(D) 항체를 생성하는 경우가 있기 때문에, 이런 사람에게는 Rh_o(D) 음성 혈액을 수혈해야 한다. 한편, 공혈자인 경우에는 양이 적기는 하지만 D항원을 가지고 있기 때문에 Rh_o(D) 양성으로 취급한다.

표 11-4. ABO 변이형의 종류와 특징

변이형		혈구형검사					혈청형검사			타액중의 항원물질
		항A	항B	항AB	항A_1	항H	A혈구	B혈구	O혈구	
항H에 반응함	A_2	+	−	+	−	+	−	+	−	A, H
	A_3	+mf	−	+mf	−	+	−	+	−	A, H
	Am	−	−	−	−	+	−	+	−	A, H
	Ax	+w	−	+w	−	+	+w	+	−	H
	Ael	−	−	−	−	+	+	+	−	H
	B_3	−	+mf	+mf	−	+	+	−	−	B, H
	Bm	−	−	−	−	+	+	−	−	B, H
	Bx	−	+w	+w	−	+	+	+w	−	H
	Bel	−	−	−	−	+	+	+	−	H
	AxB	+w	+	+	−	+	+w	−	−	B, H
	A_1Bx	+	+w	+	+	+	−	+w	−	A, H
	AmB	−	+	+	−	+	−	−	−	A, B, H
	A_1Bm	+	−	+	+	+	−	−	−	A, B, H
	Ae_1B	−	+	+	−	+	+	−	−	B, H
	A_1Bel	+	−	+	+	+	−	+	−	A, H
	cisA_2B	+	+	+	−	+	+	−	−	A, B, H
	cisA_2B_3	+	+	+	−	+	+w	+	−	A, B, H
	cisA_1B_3	+	+w	+	+	+	−	+	−	A, H
항H에 반응안함	Ah	+	−	+	−	−	항H 항체를 갖는 경우가 많지만, 비분비형에서는 항H를 갖는다.			A, H
	Bh	−	+	+	−	−				B, H
	ABh	+	+	+	−	−				A, B, H
	Am	−	−	−	−	−				A, H
	Bm	−	−	−	−	−				B, H
	ABm	−	−	−	−	−				A, B, H
	Om	−	−	−	−	−				H
	Oh	−	−	−	−	−	+	+	+	비분비

+ : 혈구의 응집, +W : 혈구의 약한 응집, − : 혈구의 응집이 없음
+mf : 응집 혈구와 응집하지 않은 혈구가 섞여 있는 혼합시야응집(mixed field agglutination)

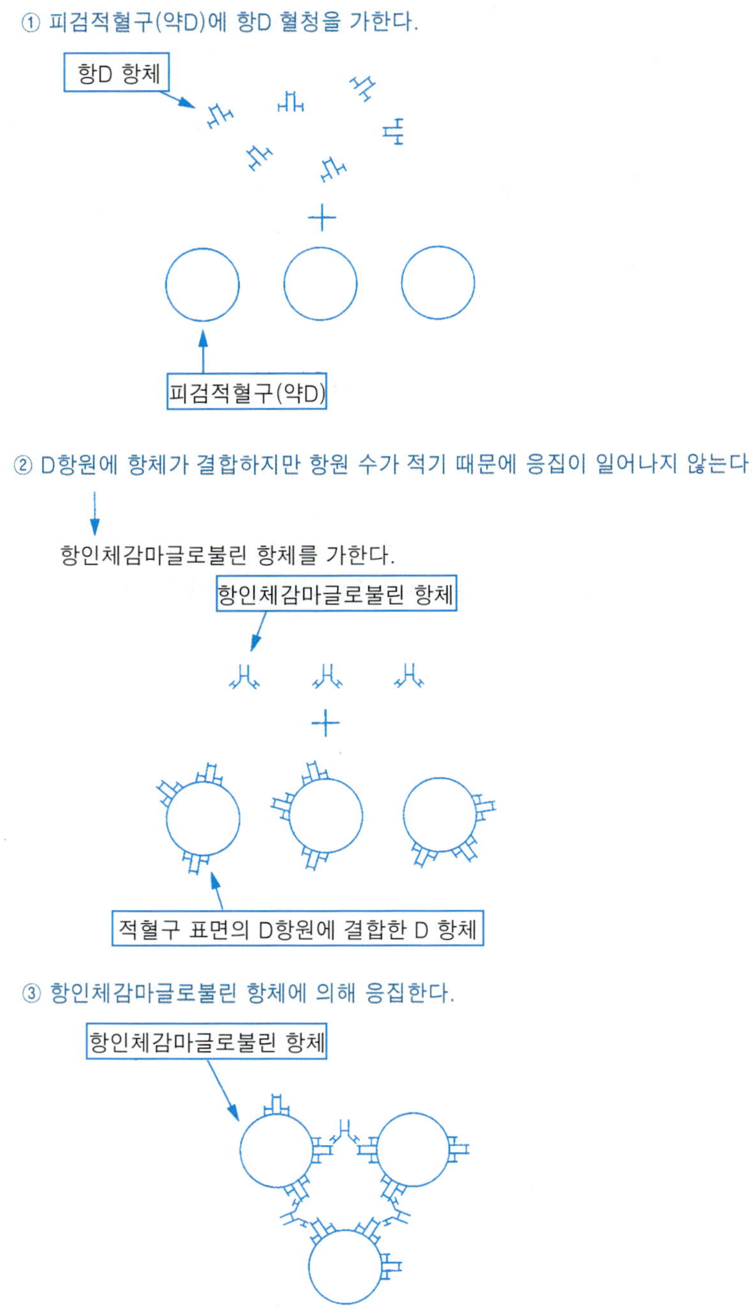

그림 11-6. 약D(D^u) 시험의 원리

BOX 11-1

Rh_o(D) 음성확인시험

항D와 대조(컨트롤)가 원심판정 후 응집이 보이지 않는 경우에는,

① 다른 항혈청으로 재검사한다. 그래도 응집이 보이지 않는 경우에는,

② 그 시험관을 그대로 가온하여 간접항글로불린시험을 행한다(37℃, 15~30분 가온 후, 생리식염수로 3회 세척한다. 세척 후 항글로불린혈청을 2방울 가하고 원심한다. 대조가 음성인 것을 확인하고 육안으로 판정한다).

[간접항글로불린시험] 음성 : Rh_o(D)(−) 양성 : Rh_o 약(D)

1) 약D검사의 의의

미국혈액은행협회(AABB)는 항D시약에 직접 응집하지 않는 모든 공혈자 적혈구에 대해 약D검사를 할 것을 요구하고 있다. 약D 양성 혈액에는 D양성 라벨을 붙이고, 이 혈액은 오직 D양성 수혈자에게만 수혈해야 한다. D대조와 자기대조(autocontrol)가 약D검사에서 중요한데, 그것은 양성 결과가 이미 항체로 덮힌 적혈구에 기인하지 않는 것을 가리키기 때문이다. 만일 적혈구가 항글로불린단계에서 항D로 검사하기 전에 IgG 항체로 덮였다면, 그 검사는 가치가 없으며, 공혈자의 D상태를 결정하기 위해서는 추가 검사를 필요로 한다.

D 대조는 D 항체를 제외한 모든 첨가 성분들로 구성된 시약이다. 이 시약은 즉시원심에서 항D에 의한 응집이 위양성인지 아닌지를 결정하는 데 사용된다. 위양성반응은 알부민과 같은 반응증강제에 의해 일어날 수 있다.

수혈자 시료에 대해서는 약D검사를 할 필요가 없다. 많은 검사실에서는 D항원에 대한 직접 검사만을 실시하며, 반응이 음성이더라도 항글로불린 과정을 다하지 않는다. D음성인 사람의 대부분은 약D항원검사에서 양성으로 나타나지 않기 때문에 이러한 정책은 시간과 시약을 절감하는 효과가 있을 수 있다.

일부 검사실에서는 환자 시료에 대해서 약D검사를 실시하고 있다. 만일 약D가 검출되면 D음성 혈액이 공급된다.

다른 하나의 채택 가능한 방법은 약D를 검사하여, 양성이면 양성 혈액을 공급하는 것이다. 이런 일은 일어나지 않겠지만 이런 사람은 부분D일 수도 있다. 따라서 이 사람은 자기에게 없던 에피토프에 대한 항체를 만든다.

3. 부분D

부분D(partial D)는 항원 에피토프(epitope, 항원결정군이라고도 함)의 일부를 결여한 D항원 부분 결손으로, 단클론항체를 이용하여 검출하고 분류할 수 있다.

우리나라의 통계는 없지만 일본인의 부분D 빈도는 약 0.0007%이다. 어떤 1종류의 단클론항D 항체에 응집을 보이지 않고, 다클론항D 항체나 인식하는 에피토프가 다른 별도의 단클론항D 항체를 이용하여 응집하는 경우는 부분D일 가능성이 높다. 부분D에서는 결여된 항원에 대한 면역자극에 의해 항 Rh_o(D) 항체를 생성하는 경우가 있기 때문에, 약D에서와 마찬가지로 수혈자일 경우에는 Rh_o(D) 음성, 공혈자일 경우에는 Rh_o(D) 양성으로 취급할 필요가 있다.

4. 기타 희귀 Rh 혈액형

D 이외의 Rh 인자인 C, c, E, e가 모두 결여된 -D-, Rh 인자가 모두 결여된 Rh_{null} 등이 있다. Rh_o(D)시험에서 -D-는 양성, Rh_{null}은 음성으로 된다. 일반적으로, Rh형은 D만 검사하여 수혈을 행하기 때문에, 일단 수혈이 이루어지면, 수혈자에게는 자신이 보유하지 않은 복수의 Rh 인자에 대한 항체가 생성될 것이다. 이러한 항체는 용혈성 수혈부작용의 원인이 될 수 있다.

Ⅳ. 흡착 및 용출시험(adsorption and elution test)

(1) 원 리

A나 B 항원이 약하게 표현되는 경우에는 항-A나 항-B에 응집을 일으키지는 않지만 항-A나 항-B를 흡착할 수는 있다. 항-A나 항-B를 흡착시킨 후 이를 다시 용출시킴으로써 약한 항원의 존재를 증명할 수 있다.

(2) 검 체

EDTA 혈액 2mL

(3) 시약 및 기기

① 항A 혹은 항B
② A_1형 혈구, B 혈구, O 혈구

(4) 검사방법

① 적혈구 1mL를 생리식염수로 3회 세척한다.
② 항A나 항B 혈청을 1mL 가한다.
③ 잘 섞어 4℃에서 1시간 동안 항온한다.
④ 원심침전한 후 상청액은 버린다.
⑤ 적혈구를 8회 이상 생리식염수로 세척하고 마지막 세척액은 보관한다.
⑥ 세척적혈구와 동량의 생리식염수를 가한다.
⑦ 56℃ 수조에 10분간 두면서 자주 흔들어 주어 항체가 해리되도록 한다.
⑧ 원심침전한 후 해리액을 취하고 적혈구는 버린다.
⑨ 해리액과 A_1 혈구 혹은 B 혈구, O 혈구를 4℃, 37℃, 항글로불린단계에서 반응시킨다.
⑩ 5회세척 상청액도 동일한 혈구와 반응시킨다.

(5) 판 독

항글로불린단계에서 해리액이 A_1 혈구나 B 혈구와 반응하고 O 혈구와는 반응치 않는다면 A나 B 항원이 존재함을 의미한다. 용출액이 O 혈구와도 반응하면서 A나 B 항원에 대한 반응이 아님을 의미한다. 5회세척 상청액도 A_1 혈구나 B 혈구와 반응하면 세척이 제대로 이루어지지 못한 것이므로 처음부터 다시 시행하여야 한다.

ABO 및 Rh 혈액형검사 *Self Check*

【문제 1】 ABO 혈액형검사 시 시험관법에 이용되는 적혈구 부유액은 어느 것인가?

① 0.2% ② 3.0% ③ 7.0% ④ 10.0% ⑤ 50%

☞ **해설** : 시험관법은 3(2~5)%, 슬라이드법은 10%의 부유액을 사용한다.
☞ **해답** : ②

【문제 2】 ABO 혈액형검사 시 가장 적합한 반응 온도는?

① 30~37℃ ② 20~25℃ ③ 10~15℃
④ 5~10℃ ⑤ 0~5℃

☞ **해설** : ABO 혈액형검사는 실온에서 행한다.
☞ **해답** : ②

【문제 3】 ABO 혈액형검사에서 혈청형검사를 저온(10℃ 이하)에서 행하면 안 되는 이유는?

① 피검혈청의 변성 ② 피검혈장의 변성 ③ 반응속도가 느림
④ 어떤 혈구도 응집함 ⑤ 용혈반응이 일어남

☞ **해설** : 4~10℃에서는 한랭항체(cold antibody)가 잘 반응한다.
☞ **해답** : ④

【문제 4】 시험관법으로 ABO 혈액형을 검사할 때 적당한 원심분리 조건은?

① 1,000rpm 1분 ② 2,000rpm 5분 ③ 3,000rpm 1분
④ 1,000rpm 10분 ⑤ 2,000rpm 10분

☞ **해설** : ABO 혈액형검사의 시험관법 조건은 1,000rpm 1분 또는 3,400rpm 15초이다.
☞ **해답** : ①

【문제 5】 ABO 혈액형검사의 혈청형검사에서 A형 혈구가 응집되었을 때 가능성이 있는 혈액형은?

① B형 ② A형 ③ B형이나 O형
④ A형이나 O형 ⑤ B형이나 AB형

☞ **해답** : ③

【문제 6】 ABO 혈액형검사에서 A형의 아형으로 생각할 수 있는 것은?

	혈구형검사		혈청형검사	
	항A	항B	A혈구	B혈구
①	+	−	−	+
②	±	−	−	+
③	−	−	+	+
④	−	+	+	−
⑤	+	+	−	−

☞ **해답** : ②

【문제 7】 다음의 ( )안에 들어갈 적당한 단어로 조합된 것은?

ABO 혈액형 판정용 혈청은(A)%의 A 또는 B형 적혈구 부유액을 각각 항A 및 항B 혈청에 동량 넣어서 잘 섞은 후 (B)rpm에서 (C)분간 원심침전 후 판정해서 응집소의 역가가 (D)이상되어야 한다.

	A	B	C	D
①	0.1	2,500~3,000	5	16
②	0.25	2,000~2,500	4	32
③	0.5	1,500~2,000	3	64
④	1.0	1,000~1,500	2	128
⑤	2.0	1,000~1,500	1	256

☞ **해답** : ⑤

【문제 8】 ABO 혈액형에 대하여 틀린 것은 어느 것인가?

① 시판하는 항A는 청색으로 착색되어 있다.
② A형, B형 모두 아형을 알 수 있다.
③ 혈구형검사와 혈청형검사가 일치하지 않는 경우도 있다.
④ 한국인의 A형 출현 빈도는 B형보다 높다.
⑤ 표현형이 A형과 B형인 부모에서 O형의 자녀가 태어날 수 없다.

☞ **해설** : 유전자형이 AO와 BO인 경우는 O형의 자식이 태어날 수 있다.
☞ **해답** : ⑤

【문제 9】 ABO 혈액형검사에 대하여 틀린 것은?

① 혈액형 판정용 표준혈청은 슬라이드검사에서 15초 이내에 응집이 일어나야 한다.
② 항A혈청은 청색, 항B혈청은 황색으로 착색되어 있다.
③ 혈구형검사에서 슬라이드법의 최종 혈구 농도는 5~10%가 최적이다.
④ 혈구형검사만으로는 아형을 간과할 수가 있다.
⑤ 신생아에서는 혈구형검사와 혈청형검사가 일치하지 않는 경우가 있다.

☞ **해설** : ① 항A, 항B의 경우 각각 A_1과 B에 응집소가 1:256에서 15초 이내에 반응한다. ③ 2.5% 정도가 좋다. ⑤ 신생아 혈청의 IgM량은 성인의 10%를 넘지 않고, 생후 1년이 되어야 약 50%에 도달한다. 그와 관련하여 IgG생성은 생후 4개월부터 시작하여 7~8개월이 되어야 성인의 50%에 도달한다. 신생아 혈청에는 항A와 항B가 있더라도 그 양은 매우 미량이다.

☞ **해답** : ③

【문제 10】 Rh 혈액형검사 시 응집반응관찰상자(view box)의 온도는 얼마가 적당한가?

① 0~15℃　② 6~10℃　③ 15~30℃
④ 40~45℃　⑤ 56~60℃

☞ **해설** : 응집반응관찰상자의 표면 온도는 40~50℃이면 적당하다. 이 온도에서 슬라이드의 표면온도는 약 37℃가 된다.

☞ **해답** : ④

【문제 11】 Rh 계통 혈액형 인자 중 항혈청을 이용하여 판정할 수 없는 인자는 어느 것인가?

① C　② D　③ c　④ d　⑤ E

☞ **해설** : 항d는 발견되지 않아서 판정할 수 없다.

☞ **해답** : ④

【문제 12】 Rh_O(D)에 대한 다음 설명 중 틀린 것은 어느 것인가?

① 간접항글로불린(간접쿰스)시험으로 판정할 수 있다.
② 부적합 임신의 원인이 되기도 한다.
③ 아형은 발견되지 않았다.
④ 항 Rh_O(D) 항체는 대체로 불완전항체이다.
⑤ 한국인은 약 99.85%가 양성이다.

☞ **해설** : 변이형 D(약D 또는 D^u)가 발견되었다.

☞ **해답** : ③

【문제 13】 ABO 혈액형검사의 혈청형검사에서 검출되어야 할 정상 동종항체가 확인되지 않는 경우는?

가. 선천무감마글로불린혈증	나. 신생아	다. A_2형
라. 봄베이형	마. 골수종	

① 가, 나, 다　② 가, 나, 마　③ 가, 라, 마
④ 나, 다, 라　⑤ 다, 라, 마

☞ **해설** : (가) 항체 생성이 없다. (나) 면역글로불린 생성량이 적다. (마) 항체로서의 기능이 없다.
☞ **해답** : ②

【문제 14】 Rh_o(D) 혈액형 판정에 대하여 옳은 것은 어느 것인가?

가. 판정용 항혈청은 동물 면역 혈청이 주로 사용되고 있다.
나. 판정용 항혈청 중의 항체는 주로 IgM이다.
다. 판정용 항혈청으로는 일반적으로 소알부민이 첨가되고 있다.
라. ABO계통 혈액형 판정의 혈청형검사에 해당하는 판정법은 없다.
마. 응집이 나타나지 않으면 D(Rh_O) 음성으로 판정한다.

① 가, 나　② 가, 마　③ 나, 다　④ 다, 라　⑤ 라, 마

☞ **해설** : (가) 주로 사람 유래의 항혈청이 이용되고 있다. (나) 주로 IgG이다. (다) 제타전위를 저하시켜 반응을 높이기 위함이다. (마) 약D(D^u)를 고려하여 반드시 간접항글로불린시험을 행한다.
☞ **해답** : ④

【문제 15】 Rh 혈액형인 약D(D^U)에 대하여 옳게 설명한 것은 어느 것인가?

① 직접항글로불린시험으로 판정한다.
② 약D혈구와만 반응하는 특이 항혈청이 필요하다.
③ 약D인 혈액을 Rh_O 음성(D-)인 사람에게 수혈하여도 항Rh_O(D) 항체는 생성되지 않는다.
④ 약D인 사람에게 Rh_O 양성(D+)의 혈액을 수혈하면 항 Rh_O(D) 항체가 생성된다.

☞ **해답** : ④

【문제 16】 ABO 혈액형검사(시험관법)를 실시한 결과 혈구형검사는 AB형이었다. 혈청형검사에서는 A형 혈구, B형 혈구 및 대조 O형 혈구가 모두 응집이 일어나 판정 불일치로 되었다. 이것의 원인으로서 고려할 수 있는 것은(2개)?

① 불규칙항체　② 무감마글로불린혈증
③ 한랭응집반응　④ 혈액형 키메라
⑤ ABO 혈액형 부적합 수혈

☞ **해설** : 혈청형 시험에서 대조 O형 혈구가 응집했다는 것은, 혈청 중에 혈액형 항원 이외의 항원과 반응하는 항체가 존재한다는 것을 의미하고 있다. 이 범주에 들어가는 것은 불규칙성 항체와 항랭 응집반응이다.

☞ **해답** : ①, ③

【문제 17】 Rh_0(D) 혈액형 판정에서 음성, 확인시험(간접항글로불린시험)에서 양성을 나타냈다. 대조는 모두 음성이었다. 결과 해석은?

① 약D
② Rh_o(D) 음성
③ 불규칙항체 존재
④ 판정보류
⑤ 자가항체 존재

☞ **해답** : ①

제12장

항체검출과 동정

학습목표

1. 불규칙항체(비예기항체 또는 비정형항체)를 정의하고, 그들이 어떻게 형성되는지 설명하라.
2. 항체선별시험과 동정시험의 목적을 논하라.
3. 자가대조와 직접항글로불린시험을 비교하라.
4. 항체 동정 과정에서 수혈력, 임신력, 연령, 종족, 진단에 관한 정보가 왜 도움이 되는지 설명하라.
5. 패널혈구시약과 안티그램의 항원 프로필이 무엇을 의미하는지 설명하라.
6. 반응단계와 그것의 의의를 정의하라.
7. 패널에서 항체의 배제과정을 기술하라.
8. 항체 동정 시 "3의 법칙"을 설명하라.
9. 다중항체의 해결방법을 설명하라.
10. 고역가, 저결합력 항체의 성질과 검출방법을 기술하라.
11. 항체중화를 실시할 때 대조의 중요성을 설명하라.
12. 사전가온의 용도와 문제점을 논하라.
13. 약한 IgG 항체의 반응을 높이기 위한 방법을 열거하라.
14. 온난자가항체 및 한랭자가항체를 검출할 때 이용하는 흡착법과 그 한계점을 설명하라.
15. 용출과정을 정의하고, 방법과 목적을 설명하라.

환자나 공혈자에 대해 항체선별시험(antibody screening test)을 실시하여 비예기항체(unexpected antibody), 또는 불규칙항체(irregular antibody), 또는 비정형항체(atypical antibody)가 검출되면 계속해서 동정시험을 하게 된다. 비예기, 불규칙, 비정형이란 용어는 모두 동의어로 사용되고 있으며 ABO 항체 이외의 항체를 뜻한다. 불규칙항체는 적혈구 수혈이나 임신 또는 출산 과정에서 임신부 또는 산모가 태아 혈구에 노출됨으로써 만들어질 수 있다. 이러한 항체는 비자기항원(nonself antigen)에 의해 만들어지므로 동종항체(alloantibody)로 분류된다.

자가항체(autoantibody)는 보통 질병이나 투약에 의해 형성되어 자신의 적혈구와 반응하는 항체이다. 항체를 동정하기 위해서는 혈액형 항원 및 항체의 특이성과 반응을 높이거나 억제시키는 데 사용되는 시약에 대해 잘 알아두는 것이 중요하다. 한 가지 특이성을 갖고 있는 단순 항체를 제외하고, 최종적인 동정에 도달하기 위해서는 각 시료에 대해 몇 가지 방법들을 시도할 수 있다.

Ⅰ. 항체검출

1. 항체선별시험

항체선별시험(antibody screening test)은 적혈구 항원에 대한 항체가 형성되어 있는지의 여부를 결정하는 검사이다. 항체선별시험의 대상자는 다음과 같다.

① 수혈이 필요한 환자
② 임신부
③ 수혈반응(수혈부작용)이 의심되는 환자
④ 혈액 및 혈장 공혈자

항체선별시험은 IgG항체를 검출하기 위해 먼저 환자의 혈청 또는 혈장과 항체선별시험혈구(screen cell)를 반응시키는 인큐베이션 과정과 간접항글로불린시험(IAT) 과정으로 구성된다. 항체선별시험용 혈구는 A와 B항원을 제외한 여러 가지 항원들이 조합되어 있는 적혈구시약이다. 이러한 혈구들은 환자의 혈청에 불규칙항체가 존재하는지의 여부를 검사하는 데 사용된다.

그림 12-1은 2개의 선별시험혈구(two-cell, Ⅰ·Ⅱ)에 포함되어 있는 항원의 종류(프로필)를 나타낸 안티그램(antigram)의 한 예이다. 안티그램에서 +는 혈구에 항원이 있다는 표시이고, O은 항원이 없다는 표시이다.

용어설명

동종항체(alloantibody)
자기 이외에 존재하는 항원과 반응하는 항체. 항A와 항B는 자연동종항체이고, 항D는 면역동종항체이다.

자가항체(autoantibody)
자기 항원과 반응하는 항체.

불규칙항체(unexpected antibody ; irregular antibody)
ABO 혈액형 이외의 적혈구 항원에 대한 항체로, 수혈이나 임신에 의한 면역항체와 어떤 면역자극이 없는데도 발견되는 자연항체가 있다. 불규칙항체는 검사 대상자와 검사법에 따라 검출률이 다르지만 수 % 정도이다. 불규칙항체를 비예기항체라고도 한다.

불완전항체(incomplete antibody)
적혈구상의 항원과 항체가 결합했다고 곧바로 응집이 일어나는 것은 아니다. 식염수에서 항체 단독으로 응집을 일으킬 때 이러한 항체를 완전항체(complete antibody)라고 하며, 쿰스혈청, 고농도알부민, 저이온강도용액, 단백질가수분해효소와 같은 반응증강제를 가해야 응집을 일으키는 항체를 불완전항체라고 한다.

항체선별시험(antibody screening test)
혈청 중에 불규칙항체가 존재하는지를 검색하는 시험. 적혈구시약은 상품화된 것을 사용한다.

안티그램(antigram)
상품화되어 공급되는 선별(스크리닝) 혈구 및 패널혈구를 제조하는 데 사용된 각 공혈자 혈구에 존재하는 항원 종류를 나타낸 도표

	Rh							MNSs				P_1	Lewis		Lutheran		Kell		Duffy		Kidd	
선별 혈구	D	C	E	c	e	f	C^w	M	N	S	s	P_1	Le^a	Le^b	Lu^a	Lu^b	K	k	Fy^a	Fy^b	Jk^a	Jk^b
I R1R1 (56)	+	+	0	0	+	0	0	+	+	0	+	0	+	0	0	+	+	+	+	0	+	+
II R2R2 (89)	+	0	+	+	0	0	0	0	+	+	0	+	0	+	0	+	0	+	0	+	+	0

+ : 항원 있음 ; O, 항원 없음

그림 12-1. 선별시험혈구 안티그램

경우에 따라서는 3개가 한 조로 구성된 항체선별시험혈구(three-cell, Ⅰ·Ⅱ·Ⅲ)를 사용하기도 하는데, 이는 Duffy 및 Kidd 혈액형에 대한 rr혈구 및 동형접합혈구를 제공하기 위해서이다.

일반적으로 임상적 의의가 있는 항체의 검출은 2개 또는 3개로 구성된 선별시험혈구만을 사용해도 충분하다. 검사결과에 대한 해석을 그림 12-2에 요약하였다. 선별시험의 결과에 따라 동정시험의 실시여부가 결정된다. 즉 선별시험에서 불규칙항체가 검출되면 그 다음은 항체의 종류를 규명하기 위해 동정시험이 실시된다.

1) 자가대조

자가대조(autocontrol)는 환자의 혈청과 그 자신의 적혈구를 반응시키는 검사로 여기에는 항체선별시험에 사용된 반응증강제(potentiator)가 포함된다. 이것은 보통 선별시험과 함께 실시되며 37℃ 인큐베이션과 간접항글로불린시험(IAT)을 거쳐 즉시원심으로 판정한다. 또한 환자의 혈구에 대해서는 혈청과 반응증강제 또는 인큐베이션 단계가 없이 직접항글로불린시험(DAT)을 실시한다.

선별시험에서 자가대조는 선택사항이다. 대부분이 선별시험이 양성일 때는 오히려 DAT를 선호한다. 자가대조와 DAT는 환자의 항체가 그 자신의 적혈구에 대응하는지 아니면 수혈 혈구에 대응하는지를 결정하는 데 유용한 정보를 제공한다.

2) 반응증강제

이미 2장에서 반응증강제의 종류와 작용원리를 설명하였고, 여기서는 구체적인 임상 응용에 대해 설명하고자 한다. 반응증강제는 보통 항체선별시험과 동정시험에서 적혈구 항원에 항체가 부착되는 속도와 감도를 높이기 위해 사용된다. 2장에서 언급한 바와 같이 반응증강제의 종류에는 저이온강도용액(low ionic strength solution, LISS), 소혈청알부민(bovine serum albumin, BSA), 폴리에틸렌글리콜(polyethylene glycol, PEG) 및 단백질가수분해효소(proteolytic enzyme)가 있다.

결 과	해 석

예 1

항체선별시험

혈구	IS	37℃	AHG	CC
I	0	0	0	√
II	0	0	2+	NT

직접항글로불린시험

Poly		IgG	C3
0	√	NT	NT

1. 동종항체
2. IgG
3. 단특이성

예 2

항체선별시험

혈구	IS	37℃	AHG	CC
I	0	0	3+	NT
II	0	2+	3+	NT

직접항글로불린시험

Poly		IgG	C3
0	√	NT	NT

1. 동종항체
2. IgG
3. 다특이성

예 3

항체선별시험

혈구	IS	37℃	AHG	CC
I	1+	0	0	√
II	2+	0	0	√

직접항글로불린시험

Poly		IgG	C3
0	√	NT	NT

1. 동종항체
2. IgM 특이성
3. 양적효과를 나타내는 단특이성

그림 12-2. 선별시험 해석(계속)

IS, 즉시원심 ; 37℃, 37℃인큐베이션 ; AHG, 항글로불린시험 ; CC, 대조혈구 ; 0, 응집이나 용혈이 없음 ; √ 대조혈구 응집 ; NT, 검사하지 않음 ; Poly, 다특이항글로불린시약 ; C3, 항보체시약.

예 4

항체선별시험

혈구	IS	37℃	AHG	CC
I	1+	0	0	√
II	1+	0	0	√

직접항글로불린시험

Poly	IgG		C3
2+	0	√	1+

1. 자가항체
2. IgM 특이성
3. 한랭자가항체

예 5

항체선별시험

혈구	IS	37℃	AHG	CC
I	0	0	2+	NT
II	0	0	2+	NT

직접항글로불린시험

Poly	IgG	C3
2+	2+	0

1. 자가항체 / 수혈반응
2. IgG
3. 동종항체를 숨길 가능성이 있는 온난자가항체

그림 12-2. 선별시험 해석

IS, 즉시원심 ; 37℃, 37℃인큐베이션 ; AHG, 항글로불린시험 ; CC, 대조혈구 ; 0, 응집이나 용혈이 없음 ; √ 대조혈구 응집 ; NT, 검사하지 않음 ; Poly, 다특이항글로불린시약 ; C3, 항보체시약.

각각의 반응증강제는 장점과 단점을 갖고 있다. 항체검출과 동정을 위해 어떤 반응증강제와 검사법을 선택할 것인가는 보통 환자 수, 작업량 및 검사실의 수준(지식, 기술)에 따라 결정된다. 검사법의 이름은 일반적으로 사용되는 증강제의 이름에서 따온다.

항체선별시험에 가장 많이 사용되는 증강제는 LISS인데, 이는 LISS가 응집을 촉진시키고, 경제적이며 또한 감도가 좋기 때문이다. 그렇지만 LISS법도 몇 가지 단점을 갖고 있다. 검사에서 혈청이 증가하면 LISS의 이온강도를 변형시키고 그로 인해 감도가 저하된다. LISS는 또한 한랭자가항체(cold autoantibody)의 반응성을 높이는 것으로 많은 사람들이 보고하였다. 특별히 즉시원심 시에는 현미경으로 결과를 판정한다.

BSA도 또한 항체선별시험과 동정시험에 사용되는 또 하나의 반응증강제이다. 비록 BSA는 최적의 결과를 산출하는 데 소요되는 인큐베이션 시간이 길기는 하지만 Rh 계통의 항체반응을 증진시키는 데는 좋은 매질이다. BSA는 온난자가항체(warm autoantibody)의 반응성을 높이지 못한다. 이것은 혈청에 자가항체를 갖고 있는 환자의 시료에 대한 검사에 유익하다.

PEG는 항체선별시험과 동정시험의 감도를 높이며, 종종 BSA와 LISS로 찾아내지 못한 항체를 검출하기도 한다. 일반적으로 임상적 의의가 없는 항체들은 이 반응증강제와 잘 반응하지 않거나 전혀 반응하지 않는다. PEG의 단점은 온난자가항체의 반응을 높이는 것이다.

브로멜린(brornelin), 피신(ficin), 파파인(papain)과 같은 단백질가수분해효소는 적혈구에서 일부 항원을 제거하기 때문에 일반적으로 항체선별시험에서는 증강제로 사용하지 않는다. 효소는 복합항체문제를 조사하는 데 추가적인 도구로서 사용될 수 있다.

효소법은 독자적으로 사용하지 않고 다른 방법과 조합하여 사용한다. 효소는 항체혼합물에서 하나의 항체반응을 증진시키므로 문제를 해결하는데 중요한 역할을 한다. 효소는 온난자가항체와 마찬가지로 한랭자가항체의 반응성을 높인다.

선별시험과 동정시험에 사용되는 LISS, BSA, PEG 및 효소의 사용목적과 사용제약을 표 12-1에 요약하였다. 검사자들은 반응증강제의 차이점과 사용제약에 대해 잘 숙지하고 있어야 한다. 그래야 항체에 가장 적당한 반응증강제를 선택할 수 있다.

표 12-1. 반응증강제의 비교

증강제	장 점	단 점
저이온강도용액 (LISS)	감도가 좋고, 경제적이며 반응을 촉진시킴	한랭자가항체의 반응 증진, 일부 약항K 항체를 검출하지 못할 수도 있다.
소혈청알부민 (BSA)	온난자가항체의 반응을 증진시키지 않음	인큐베이션 시간이 길며, Rh 계통을 제외한 대부분의 항체에 민감하지 않다.
폴리에틸렌글리콜 (PEG)	감도증가	온난자가항체의 반응을 증진시킨다.
효소	Fg^a, Fy^b, S, M, N 항원의 반응성 제거	한랭 및 온난자가항체의 반응을 증진시키고 효소법 단독으로는 사용되지 않는다.

3) 환자력

항체동정을 시작하기 전에 수혈 및 임신경력 같은 환자력(patient history)을 알아야 한다. 최근 3개월 이내에 수혈을 받은 적이 있으면 수혈 적혈구가 환자 적혈구와 섞여 있으며 또한 최근에 항체 생성을 위한 자극이 있었을 가능성이 있다.

환자는 적혈구 항체에 대해 알지 못하며, 또한 환자가 다른 병원으로 갔을 경우 정보가 전달되지 않을 수도 있다. 먼저 수혈을 받았던 의료기관에 연락하여 정보를 얻는 것이 도움이 된다. 환자의 병명, 인종 및 연령이 명시될 것이다. 왜냐하면 이러한 것들이 항체 문제의 본질을 해결하는 데 있어서 추가적인 단서를 제공하기 때문이다.

예를 들면, 홍반성루푸스나 암환자는 자주 온난자가항체(warm autoantibody)와 관련되어 있고, 반면에 폐렴은 한랭자가면역과정을 초래할 수도 있다. 자가항체는 50세 미만의 환자와 공혈자에게서는 거의 찾아볼 수 없다. 어떤 항원은 특정 인종에서 높기 때문에 일부 항체는 인종과 관련되어 있다.

4) 항체선별시험법의 종류와 특징

항체선별시험의 방법에는 생리식염수법, 효소법, 간접항글로불린법, 알부민법, LISS법, PEG법이 있지만 실제로는 과정상 이들 방법이 조합을 이루고 있다. 즉 생리식염수법-브로멜린법, 알부민법-간접항글로불린법, LISS-간접항글로불린법, PRG-간접항글로불린법으로 조합을 이루고 있다(그림 12-3, 12-4). 직접항글로불린시험도 불규칙항체의 선별에 이용된다. 직접항글로불린시험이 양성인 경우에는 감작단백질을 동정하는데, 동정은 단특이성 항글로불린시험과 항체해리시험으로 한다.

(1) 생리식염수법

생리식염수법은 항Le^a, 항Le^b, 항M, 항N, 항P_1, 항I, 항H 등의 자연항체검출에 적합한 방법이다. 이들 항체의 대부분은 IgM에 속하며, 22℃ 이하에서 가장 잘 반응한다.

25℃ 이하에서 반응하는 불규칙항체는 임상적 의의가 낮지만, 37℃에서 활성을 나타내는 항체나 용혈을 일으키는 항체는 용혈 부작용의 원인이 되기 때문에 중요하다. 한랭항체에 의한 반응은 37℃, 10~30분 동안 가온하면 응집이 소실되거나 약해진다. 또한 연전현상의 경우 생리식염수를 1~2방울 가하면 없어진다.

(2) 효소법

효소법에는 단백질가수분해효소인 브로멜린(bromelin), 피신(ficin), 파파인(papain) 등을 이용한 방법이 있다. 이들 효소에 의해 적혈구의 제타전위(zeta potential)가 저하하고, 혈구 사이의 거리가 단축되어 IgG 항체가 항원과 결합함하여 응집물을 만든다.

특히 Rh 계통 및 Kidd 계통 항체는 단백질가수분해효소에 의해 반응이 높아지기 때문에 예민하게 반응한다. 그러나 N-아세틸뉴라민산(N-acetylneuraminic acid)을 가진 M이나 N항원 등의 MNSs 혈액형이나 Duffy 및 Xg 혈액형의 항원은 효소에 의해 파괴되기 때문에 이들 항체를 검출하지 못할 수가 있다.

브로멜린법은 1단계법과 2단계법이 있다. 2단계법은 선별혈구 1방울에 브로멜린액 1방울을 넣고 37℃에서 5분간 가온한 후 생리식염수로 2~3회 세척하여 브로멜린 처리 혈구를 만든 다음, 그 처리 혈구를 피검 혈청과 반응시키는 방법으로 이것은 1단계법보다 항체검출 감도가 더 예민한 것으로 알려져 있다. 그러나 혈구를 미리 브로멜린으로 처리해야 하기 때문에 시간이 소요되며, 따라서 일상검사에서는 별로 사용되지 않고 있다.

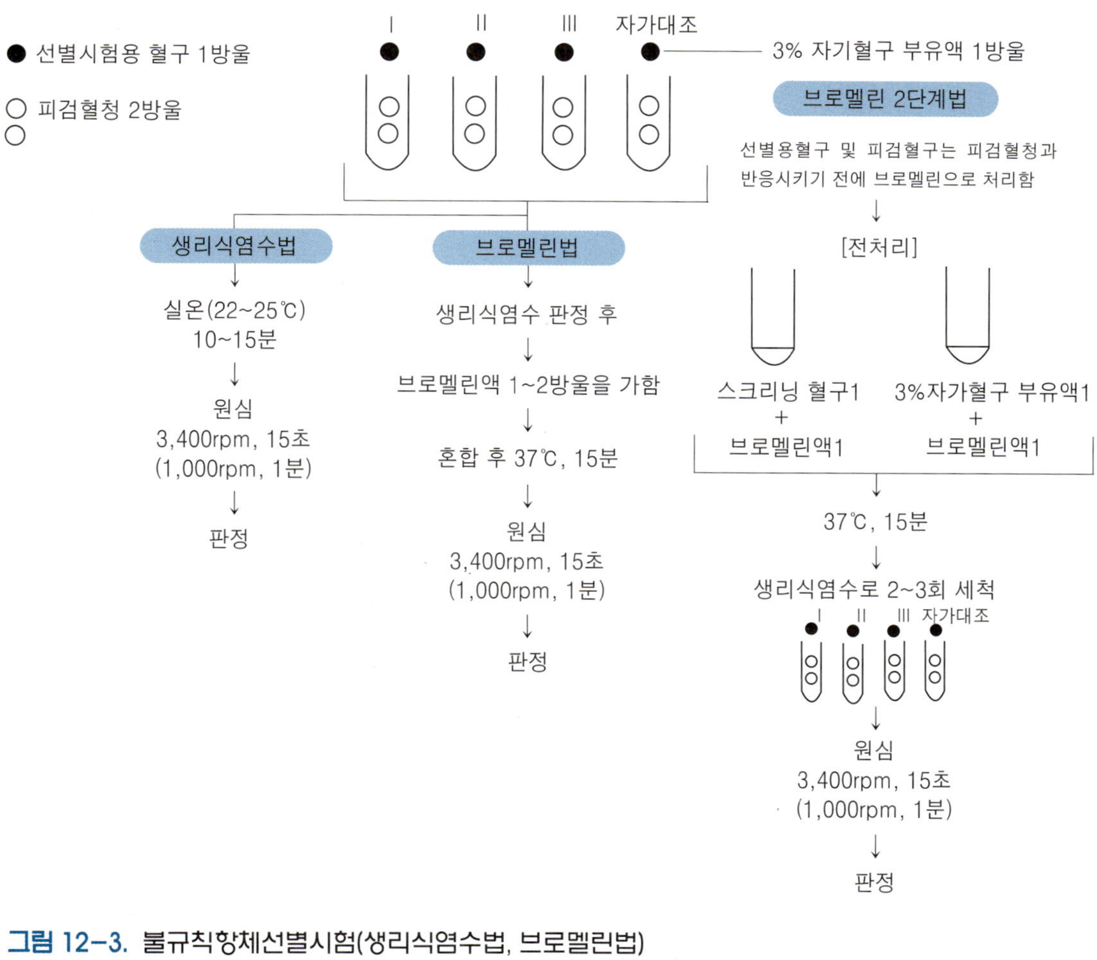

그림 12-3. 불규칙항체선별시험(생리식염수법, 브로멜린법)

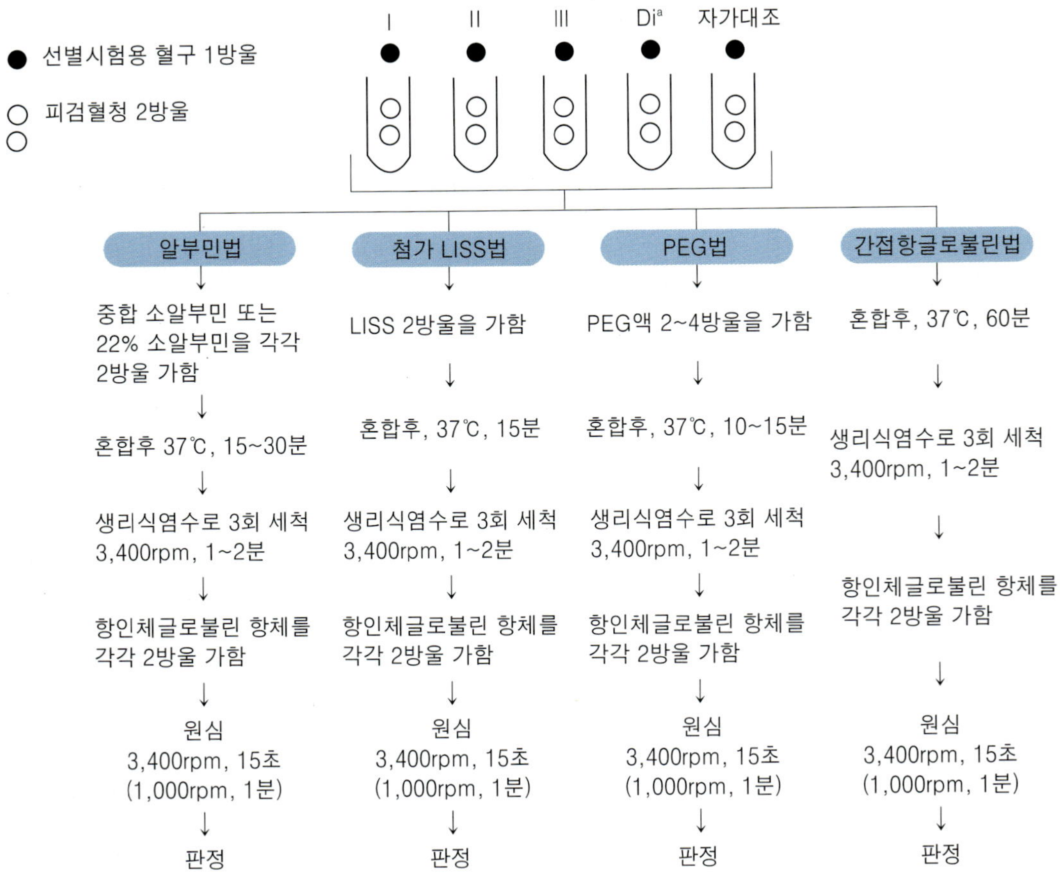

그림 12-4. 불규칙항체선별시험(알부민법, 첨가LISS법, PEG법, 간접항글로불린법)

최근의 겔칼럼응집법을 이용한 검사는 혈구시약이 피신이나 파파인으로 처리되며, 브로멜린 2단계법과 비슷한 검출 감도를 보인다. 또한 혈구시약이 미리 효소로 처리되어 있기 때문에 시험관법에 비해 조작도 간편하다. 효소법에서 브로멜린을 이용할 경우에는 브로멜린에 대한 비특이적 응집을 볼 수 있다(BOX 12-1).

BOX 12-1

브로멜린 비특이반응의 감별!!

- 전체 선별혈구와 자가대조에서 똑같이 강한 응집을 볼 수 있다.
- 다른 방법에서는 응집을 볼 수 없다.
- 직접항글로불린시험은 음성이다.

위의 사항을 참고하여 브로멜린 비특이반응이 있는 환자검체로 교차적합시험을 행할 경우에는 브로멜린 이외의 효소로 하든가 효소법 이외의 방법을 이용한다.

(3) 간접항글로불린법

혈청 중에 존재하는 IgG형 불규칙항체는 간접항글로불린법으로 가장 잘 검출된다. IgG 항체는 감마글로불린이므로 항글로불린 혈청에 포함된 항인체감마글로불린과 직접 반응하지만, 일부 IgG 항체(항Jk^a, Jk^b, Le^a, Fy^b 항체 등)는 보체성분의 존재에 의해 검출되는 일도 있기 때문에 수혈검사에 사용하는 항글로불린 항체는 항인체글로불린(antihuman globulin) 혈청(다특이항체)을 이용하는 것이 일반적이다.

(4) 알부민법

소알부민은 혈구 사이의 제타전위를 저하시켜 혈구응집반응을 증강시킨다. 중합소알부민은 화학적으로 중합도가 높은 성분(2량체, 3량체, 4량체)이 함유되어 있기 때문에 이들 중합체가 이온강도의 작용과 더불어 효과적으로 응집반응을 높여 간접항글로불린법의 반응시간이 단축될 수 있다. 알부민법에 의해 양성을 나타내는 항체는 Rh, P_1, Lewis, I 등이다.

(5) 첨가 LISS(low ionic strength solution)법

제1단계의 항체검출에서는 이온강도가 낮을수록 검출 속도가 빨라지며, 그로 인해 가온시간이 단축된다. 그러나 이온강도를 지나치게 낮게 하면 비특이응집이 나타나기 쉽다. 알부민법과 마찬가지로 LISS법에서도 항체감작을 증강하고, 이어서 행하는 간접항글로불린법에 이르기까지의 가온시간을 단출할 수 있다.

(6) PEG(polyethylene glycol)법

PEG는 인공적으로 합성된 1개의 분자 내에 친수성 부분과 소수성 부분을 모두 가진 직선 사슬 모양의 중합체로, 용액 중에서 면역복합물질의 형성을 촉진하는 것으로 알려져 있다.

일반적으로 PEG는 알부민이나 LISS와 비슷하게 간접항글로불린법의 증강제로서 사용되지만, 알부민이나 LISS를 사용할 때보다 항체검출 감도가 높은 것으로 알려져 있다. 그러나 검출 감도가 높은 반면 비특이반응이 일어나기 쉽기 때문에 PEG의 특성을 고려하여 사용해야 한다.

5) 검사법에 따른 주의사항

(1) 생리식염수법

① 냉식(한랭) 항체(항Le^a, 항Le^b, 항M, 항N, 항P1, 항I, 항H 등)를 검출할 수 있지만 수혈부작용을 일으키는 IgG를 검출할 수는 없다. 단, 고역가의 IgG 항체가 존재할 경우에는 생리식염수법으로도 검출할 수 있다.

② 자가대조에 응집이 보일 경우는 한랭항체에 의한 반응, 연전현상 등에 의한 비특이반응이 의심되기 때문에 정밀검사를 할 필요가 있다.

(2) 브로멜린법

① 시알산을 제거함으로써 혈구가 냉식항체, 특히 항I 항체를 잘 흡착할 수 있는 상태로 되기 때문에 원심 전에 시험관에 붙어있는 수분을 충분히 제거하지 않으면 원심 중에 온도가 저하하여 항I 자가항체의 작용에 의해 비특이 응집이 출현하기 쉬워진다.
② 가온시간이 길어지면 브로멜린 활성이 떨어지며, 항체의 검출 감도가 저하하기 때문에 반응시간을 엄수해야 한다.
③ 본시험과 자가대조가 둘다 똑같이 강한 응집을 나타낼 경우에는, 브로멜린에 의한 비특이반응을 고려할 수 있기 때문에 별도의 방법(간접항글로불린시험 등)으로 검사를 실시한다.

(3) 알부민법

① 알부민용액에 따라 적하량, 가온시간이 다르기 때문에 반드시 설명서를 잘 봐야 한다.
② 항체는 카프릴산나트륨(sodium caprylate)에 위양성반응을 나타낸다.
③ 자가대조에 응집이 보일 경우에는, 연전현상, 혹은 자가항체의 존재가 의심되기 때문에 정밀검사를 실시한다.

(4) LISS법

① 이온강도를 낮춤으로써 37℃에서는 활성을 나타내지 않던 냉식항체의 영향을 받기 쉽기 때문에 혈구에 부착한 보체 등에 의한 비특이반응이 나타날 수 있다.
② 항IgG 혈청을 사용함으로써 적혈구에 부착한 보체성분에 의한 비특이반응을 막을 수 있다. 그러나 보체결합성 항체의 검출률은 낮아진다.

(5) PEG법

① PEG용액에 따라 적하량, 가온시간이 다르기 때문에 반드시 설명서를 따른다.
② PEG 첨가, 37℃ 가온 후에는 곧바로 세척하고, 특히 충분히 세척할 필요가 있다.
③ 항IgG 혈청을 사용함으로써 보체 성분에 의한 비특이반응을 막을 수 있지만, 보체결합성 항체의 검출은 저하한다.
④ 고단백혈청에서는 위양성반응을 나타내기도 한다.

참 고

불규칙항체선별(Irregular Antibody Screen) 요약!!

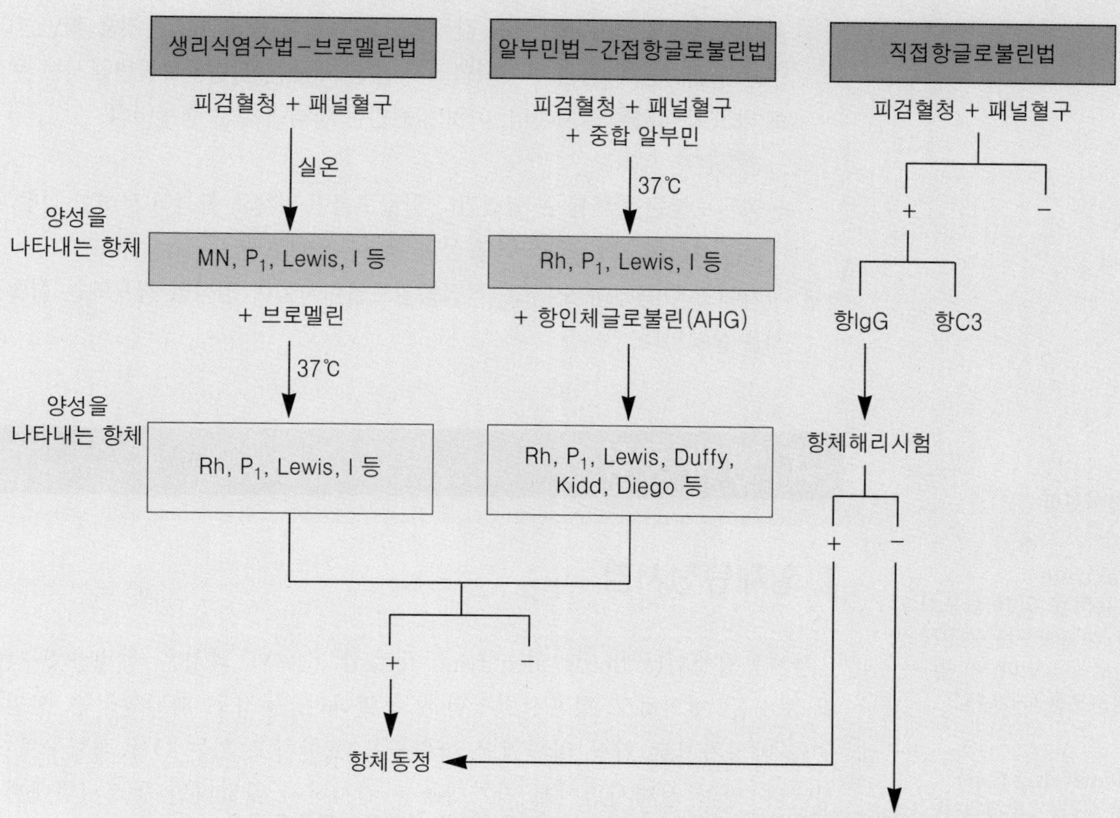

반 응	해리시험	해 석
IgG(+) C3(+)	+	자가면역용혈빈혈 태아신생아용혈빈혈 부적합 수혈 약물(자가항체) 등
IgG(+) C3(−)	+	약물(항약제항체)
IgG(+) C3(−)		한랭응집소증후군 발작한랭혈색소뇨증 약물(면역복합물) 등

(6) 간접항글로불린법

① 시험관을 가볍게 흔들어 응집반응을 판정한다. 재원심 후의 판정은 피하는 것이 좋다.

② 최종 세척 시에는 생리식염수를 완전히 제거한다.

③ 응집이 음성일 경우에는 IgG 감작혈구를 가하여 응집이 있는지를 확인한다. 만일 응집반응이 약하거나 확인되지 않을 때는 간접항글로불린검사는 무효로 하고 재검사를 실시한다. 이것의 원인은 다음과 같은 경우이다.

- 불충분한 세척
- 항글로불린 항체를 안 넣었거나 항글로불린 항체의 활성이 저하한 경우
- IgG 감작혈구가 오래되어 활성이 활성이 약해진 경우

④ 자가대조에 응집이 보이고, 직접항글로불린시험이 양성일 경우에는 정밀검사를 실시한다.

Ⅱ. 항체 동정

1. 항체동정시험

항체동정시험(antibody identifying test)의 종류와 과정은 동정용혈구(그림 3-8)를 제외하고 항체선별시험과 동일하다. 동정용 패널혈구는 선별혈구와 마찬가지로 가장 일반적인 항원들을 포함하고 있는 O형 적혈구로 구성된다. 만일 선별시험에서 자가대조를 검사하지 않았다면 동정시험에서는 반드시 패널혈구와 함께 자가대조를 검사해야 한다.

패널혈구(panel cell)의 항원 상태를 나타내며 결과를 기록하고 해석하는 열람표인 패널 '지도(map)', 즉 안티그램(antigram)은 각 패널혈구의 제조번호(lot number)마다 다르다. 반응결과는 누구나 공통적으로 해석할 수 있도록 일정한 기준에 따라 일관성 있게 등급화하여 기호나 약자로 기록한다.

일단 결과를 각 검사법마다 기록하고 대조혈구에서 음성반응이 확정되면 패널을 해석한다. 해석은 표 12-2에 나와있는 지침을 따른다.

2. 패널해석 : 단일항체 특이성

단일항체에 대한 해석을 패널 12-1, 12-2를 통해 살펴보고자 한다.

용어설명

패널혈구(panel cell)
항체 선별 및 동정을 위한 상품화 된 혈구로서 보통 선별혈구는 2~3개 동정혈구는 10개로 구성되며, 각 혈구는 서로 다른 항원분포를 나타낸다.

항체동정시험 (antibody identifying test)
피검 혈청에 존재하는 항체의 종류를 밝혀내는 검사이다.
이 검사는 항체선별시험에서 양성으로 나온 검체에 대해서만 실시한다.

참고

선별용혈구(screening cell)와 반응하지 않는 항체
항Kp^a항체, 항Wr^a항체, 항Bg^a항체

선별혈구와 반응하는 데 부족한 저역가항체(양적효과를 나타내는 공동체)
항Rh항체, 항Le^a항체, 항Jk^a항체, 항MN항체 등

표 12-2. 패널의 해석에 대한 지침

조 사	결 과	해 석
자가대조 (Autocontrol)	음성	동종항체
	양성	자가항체 지연성수혈반응 ; 수혈 혈구가 항체에 감작되었다.
반응단계 (Phase)	실온 또는 즉시원심	한랭 또는 IgM 항체
	37℃ 반응	만일 반응이 실온에서 일어나기 시작했으면 한랭항체 (IgM)일 수 있다. 만일 반응이 실온에서는 일어나지 않았지만 AHG에서 일어났으면 온난항체(IgG)일 수 있다.
	AHG	온난 또는 IgG 항체 ; 임상적으로 의의가 있다.
반응강도 (Reaction strength)	단일 강도	한 종류의 항체 특이성
	다양한 강도	한 종류 이상의 항체
배제 (Ruling out)	음성반응	만일 반응이 일어나지 않으면 패널 항원에 대한 항체가 없는 것으로 간주한다. 만일 패널 항원이 이형접합이라면 항체는 양적효과를 나타낼 수 있으므로 조심스럽게 배제해야 한다.
	양성반응	양성반응은 절대로 배제하지 않는다.
반응형태의 대조 (Matching the pattern)	단일항체	만일 특이성이 단일 항체라면 반응양상이 항원 칼럼 중의 하나와 일치한다.
	다중항체	한 가지 이상의 항체가 존재할 때 반응단계나 강도가 특이하지 않으면 반응양상이 일치하기 어렵다.
3의 법칙 (Rule of three)	3개의 양성	의심되는 항체가 적어도 항원 양성 패널혈구 3개와 반응하는가?
	3개의 음성	의심되는 항체가 적어도 항원을 소유하지 않은 패널혈구 3개와 음성을 나타내는가?
환자의 표현형 (Phenotype the patient)	음성	만일 환자가 항원을 갖고 있지 않으면 항체를 만드는 것이 가능하다.
	양성	만일 환자가 120일 이내에 적혈구를 수혈 받았으면 수혈 적혈구가 존재한다. 의심되는 항체가 부정확하다.

참 고

■ 반응에 대한 해설!!

O	응집이나 용혈이 없음.
+W	매우 작은 응집물, 배경이 불투명함.
1+	작은 응집물, 배경이 불투명함.
2+	중등도 응집물, 배경이 투명함.
3+	몇 개의 큰 응집물, 배경이 투명함
4+	한 개의 고형응집물
H	용혈(hemolysis)
√	대조혈구(check cell)응집
NT	검사하지 않음(not tested)

■ 약어에 대한 해설!!

IS	즉시원심(immediate spin)
RT	실온(room temperature)
IAT	간접항글로불린시험(indirect antiglobulin test)
AHG	항사람글로불린(antihuman globulin)
DAT	직접항글로불린시험(direct antiglobulin test)
Poly	다특이항글로불린시약(polyspecific antiglobulin reagent)
CC	대조혈구(check cell) : AHG와 반응하여 응집을 일으키는 혈구
LISS	저이온강도용액(low-ionic strength slution)
PEG	폴리에틸렌글리콜(polyethylene glycol)
37	37℃ 인큐베이션(37℃ incubation)

패널 12-1　　패널 : 단일항체특이성

	Rh							MNSs				P_1	Lewis		Lutheran		Kell		Duffy		Kidd		LISS			
동정혈구	D	C	E	c	e	f	C^w	M	N	S	s	P_1	Le^a	Le^b	Lu^a	Lu^b	K	k	Fy^a	Fy^b	Jk^a	Jk^b	IS	37	AHG	CC
1 R1R1 (51)	+	+	0	0	+	0	0	+	+	+	0	+	0	+	0	+	+	+	0	+	+	0	0	0	2+	
2 R1R1 (32)	+	+	0	0	+	0	+	+	0	0	+	+	0	+	0	+	0	+	0	+	+	+	0	0	0	✓
3 R2R2 (64)	+	0	+	+	0	0	0	0	+	0	+	+	+	0	0	+	+	+	0	0	+	+	0	0	2+	
4 r'r (75)	0	+	0	+	+	+	0	+	0	+	+	+	0	+	0	+	0	+	+	0	+	+	0	0	0	✓
5 r"r (87)	0	0	+	+	+	+	0	+	+	+	+	+	0	+	0	+	0	+	+	0	+	0	0	0	0	✓
6 rr (98)	0	0	0	+	+	+	0	+	+	+	+	+	+	0	0	+	0	+	+	0	+	+	0	0	0	✓
7 rr (76)	0	0	0	+	+	+	0	+	0	+	0	0	0	+	0	+	+	0	+	+	0	+	0	0	3+	
8 rr (53)	0	0	0	+	+	+	0	+	0	+	+	+	0	0	0	+	0	+	0	+	0	+	0	0	0	✓
9 rr (23)	0	0	0	+	+	+	0	+	+	+	+	0	+	0	0	+	0	+	+	+	+	0	0	0	0	✓
10 R1R1 (34)	+	+	0	0	+	0	+	0	+	+	0	+	0	+	0	+	0	+	0	+	+	0	0	0	0	✓
환자 혈구																							0	0	0	✓

+, 항원 있음 ; O, 항원 없음

1) 자가대조

자가대조(autocontrol)는 동종항체의 특이성이 존재하는지 또는 자가항체의 특이성이 존재하는지를 결정하기 위한 것이다. 만일 자가대조가 양성이고, DAT가 음성이면 반응증강제가 위양성을 초래했을 수도 있다. 이 경우에는 다른 종류의 반응증강제를 사용하거나 또는 증강액을 넣지 않고 재검사를 하도록 한다.

보통 자가대조가 양성이거나 DAT가 양성이면 자가항체이거나 최근에 수혈된 적혈구에 의해 생성된 항체가 존재한다는 것을 가리킨다. 자가항체는 최적반응온도에 따라 한랭성이거나 온난성이 결정된다. 패널 12-1에서 자가대조는 음성이다. 이것은 혈청에는 오직 **동종항체**만 존재하며 환자의 적혈구에는 결합하지 않았다는 것을 가리킨다.

2) 반응단계

응집이 나타나는 단계나 온도를 통해 항체가 IgG 인지 또는 IgM 인지를 결정할 수 있다. IgM 항체는 전형적으로 실온 또는 즉시원심에서 반응한다. 만일 즉시원심반응이 양성으로 되면 항Le^a, 항 Le^b, 항M, 항N, 항I 및 항P_1 같은 IgM 항체를 의심할 수 있다.

IgG 항체는 항글로불린 단계에서 반응한다. 서로 다른 단계에서 모두 반응이 일어난다는 것은 한 가지 이상의 항체가 존재하고 IgG와 IgM이 함께 존재한다는 것을 가리킨다. 패널 12-1의 경우 즉시원심단계에서는 반응이 없었지만 (**IgM 배제**) AHG단계에서 반응이 일어났으므로 이 항체는 **IgG**이다.

3) 반응강도

반응의 강도는 얼마나 많은 항체가 존재하는가를 아는 열쇠이다. **반응의 세기가 다양하다는 것은 한 가지 이상의 항체가 존재한다는 것을 가리킨다.** 이 패널에서는 모든 반응이 일정하게 비슷한 강도를 나타내고 있다. 항K, 항D, 항E, 항e, 항c 및 항C와 같은 항체는 보통 항 Fy^a, 항Fy^b, 항Jk^a, 항S 및 항s 보다 더 강하다.

반응의 강도는 또한 항원의 **양적효과**(dosage effect)에 따라 변동한다. 만일 패널혈구가 동형접합이면 더 강한 반응을 나타낼 것이다. 어떤 경우에 약한 항체는 이형접합으로부터 발현된 항원과는 반응하지 않는다.

4) 배 제

모든 검사반응단계가 음성반응(O)으로 나온 패널혈구는 항체를 배제하

용어설명

양적효과(dosage effect)
Rh 계통 항체, 항M, 항N, 항Fy^a, 항Fy^b, 항S, 항s, 항Jk^a, 항Jk^b, 항Xg^a 항체 등에서는 동형접합혈구와 강하게 반응하고, 이형접합혈구와는 약하게 반응하는 등 적혈구상의 항원량에 따라 반응의 강약이 일어나는 것을 양적효과라고 한다.

배제(rule out)
특별한 항원과 반응하지 않는 것에 기초하여 혈청중에 해당 항체가 존재할 가능성을 제외시키는 것.

는 데 사용될 수 있다. 이 과정을 패널 12-2에 설명하였다. 패널혈구의 첫 음성반응은 2번 혈구이다. 패널에 양성(+)으로 표시된 항원들을 패널 12-2와 같이 대각선을 그어 배제시킨다.

이런 식으로 모든 검사 반응단계에서 음성반응(O)으로 나온 패널혈구의 항원들은 계속해서 배제시킨다. 만일 항원-항체반응이 나타나지 않았으면, 항체는 패널혈구와 반응하지 않은 것이고, 따라서 가능성 있는 항체에서 제외될 수 있다. 이형접합인 패널혈구는 항체가 너무 약해서 반응하지 않았을 수도 있기 때문에 배제되지 않을 것이다. 배제과정을 통해 가능성 있는 항체는 항K와 항Lu[a]로 좁혀졌다.

5) 반응형태의 대조

패널 해석의 다음 단계는 양성반응들을 조사하고 반응형태를 비교해 보는 것이다. 단일항체가 존재할 때 관찰된 반응형태를 항원칼럼 중의 하나와 일치할 것이다. 이 예에서는 응집이 1번, 3번 및 7번 혈구에서 관찰되었고, K항원이 이들 혈구에 존재한다. 따라서 이 항체의 종류는 항K이다. 하지만 다른 잠재적인 항체가 배제되지 않았다. Lu[a]는 인구의 5% 미만에 존재하는 **저빈도항원**(low-frequency antigen)이다. 이 항원은 희귀하기 때문에 그것에 대응하는 항체를 생성할 가능성은 매우 낮다. 이러한 이유 때문에 더 추가검사를 하지 않더라도 배제시킬 수 있다.

6) 3의 법칙

항체동정은 검사의 반응형태에 기초하여 결론을 도출하는 과정을 포함

패널 12-2 배제 및 특이성 결점

	Rh							MNSs				P₁	Lewis		Lutheran		Kell		Duffy		Kidd		LISS			
동정혈구	D	C	E	c	e	f	C^w	M	N	S	s	P_1	Le^a	Le^b	Lu^a	Lu^b	K	k	Fy^a	Fy^b	Jk^a	Jk^b	IS	37	AHG	CC
1 R1R1 (51)	+	+	0	0	+	0	0	+	+	+	0	+	0	+	0	+	+	+	0	+	+	0	0	0	2+	
2 R1R1 (32)	+	+	0	0	+	0	+	+	0	0	+	+	0	+	0	+	0	+	0	+	+	+	0	0	0	✓
3 R2R2 (64)	+	0	+	+	0	0	0	0	+	0	+	+	+	0	0	+	+	+	0	0	+	+	0	0	2+	
4 r'r (75)	0	+	0	+	+	+	0	+	0	+	+	+	0	+	0	+	0	+	+	0	+	+	0	0	0	✓
5 r"r (87)	0	0	+	+	+	+	0	+	+	+	+	+	0	+	0	+	0	+	+	0	+	0	0	0	0	✓
6 rr (98)	0	0	0	+	+	+	0	+	+	+	+	+	+	0	0	+	0	+	+	0	+	+	0	0	0	✓
7 rr (76)	0	0	0	+	+	+	0	+	0	+	0	0	0	+	0	+	+	0	+	+	0	+	0	0	3+	
8 rr (53)	0	0	0	+	+	+	0	+	0	+	+	+	0	0	0	+	0	+	0	+	0	+	0	0	0	✓
9 rr (23)	0	0	0	+	+	+	0	+	+	+	+	0	+	0	0	+	0	+	+	+	+	0	0	0	0	✓
10 R1R1 (34)	+	+	0	0	+	0	+	0	+	+	0	+	0	+	0	+	0	+	0	+	+	0	0	0	0	✓
환자 혈구																							0	0	0	✓

+, 항원 있음 ; O, 항원 없음

해석 : 항-K, 7번 혈구는 K^1 유전자에 대하여 동형접합이다. 반응이 1번과 3번 혈구에 비해 더 강하게 나타났는데, 이는 양적효과 때문이다.

하고 있다. 과학적인 결론을 내리기 위하여 이들 반응은 통계적으로 무작위로 하는 경우보다 더 커야 한다. 확률을 나타내는(p)**값**은 타당하다고 생각되는 항체의 종류에 대해서 0.05나 그 미만이어야 한다.

이러한 확률을 얻기 위해서는 적어도 반응하는 항원-양성 적혈구 3개와 반응하지 않은 항원-음성 적혈구 3개가 관찰되어야 할 것이다. 이 예에서는 3개의 항원-양성 혈구와 7개의 항원-음성 혈구가 관찰되었다. 따라서 "**3의 법칙**(rule of three)"에 부합된다. 만일 이 패널혈구들이 이러한 법칙에 맞지 않으면 추가적으로 다른 하나의 패널혈구를 더 선택해서 검사해야 한다.

7) 환자의 표현형

사람은 자기가 소유하고 있는 항원(자가항원)에 대한 동종항체를 만들지 않는다. 항체동정을 확정하기 위한 다른 하나의 방법은 환자의 적혈구가 동정된 항체에 대응하는 항원을 가지고 있는가를 검사하는 것이다. 검사는 최근에 수혈받지 않는 경우에만 실시한다.

수혈된 적혈구는 길게는 3개월까지 환자의 혈액 중에 남아있으므로 만일 다른 혈구들이 존재하면 부정확하고, 잘못된 결과를 초래할 수 있다. 최근에 수혈받은 환자의 표현형검사는 **혈구분리법**(cell separation technique)으로 수혈 적혈구와 자가적혈구를 분리한 후 실시한다.

용어설명

P값(P value)
특정 사안에 대한 신뢰 한계를 제공하는 값. 확률값.

3의 법칙(rule of three)
3개의 양성 혈구와 3개의 음성 혈구가 나올 때 항체의 존재를 확정하는 규칙.

혈구분리(cell separation)
자기 또는 환자 혈구와 수혈 혈구를 분리하는 데 사용하는 방법.

고빈도항원(high-incidence red cell antigens)과 저빈도항원(low-incidence red cell antigens)
대부분의 사람들에서 양성인 Fy^a항원, Jr^a항원이나 Di^b항원이 고빈도항원이며, 대부분의 사람에서 음성인 Wra항원이 저빈도항원이다. 출현빈도가 1% 이하인 혈액형을 희귀혈액형이라 하고, 이 경우 고빈도항원이 음성인 혈액을 확보해 놓아야 한다.

3. 다중항체

환자가 한 종류 이상의 항체를 가지고 있을 때, 이 문제를 해결하기 위해서는 추가적인 검사법을 필요로 한다. 다중항체의 동정법을 패널 12-3, 12-4, 및 12-5를 통해 살펴보자.

표 12-2에 제시된 지침에 따라 분석하면 다음과 같다.

① 자가대조가 음성이므로 **동종항체**로 의심된다.
② AHG 단계에서만 반응하므로 **IgG 항체**로 생각된다.
③ 반응강도가 일정하지 않으므로 항체는 **한 종류 이상**일 것으로 생각된다.
④ **항E**와 **항Fy^a**는 배제될 수 없다.
⑤ 한 종류 이상의 항체가 존재할 때는 반응형태를 대조하여 일치되는 것을 찾는 것이 더욱더 어렵다.
⑥ 3의 법칙에서 보면 2개의 E 양성 혈구가 반응했고, 4개의 E-음성 혈구는 반응하지 않았다. 또한 4개의 Fy^a-양성 혈구가 반응했고, 4개의 Fy^a-음성 혈구가 반응하지 않았다. 한 개의 혈구(5번 혈구)는 E와 Fy^a가 둘다 양성이므로 포함될 수 없다. 따라서 E-양성이면서 Fy^a-음성인 2개의 패널혈구를 추가로 더 검사해야 한다.
⑦ 환자의 표현형은 E와 Fy^a 가 모두 음성이었다.

용어설명

선택혈구(selected cell)
항체의 가능성을 확정하거나 배제하기 위해 다른 하나의 패널로부터 선택된 혈구.

1단계 효소법
(One-stage enzyme technique)
혈구와 혈청 혼합물에 효소 첨가를 필요로 하는 항체 동정법.

2단계 효소법
(Two-stage enzyme technique)
혈청을 첨가하기 전에 효소로 적혈구를 처리하는 항체 동정법.

1) 다중항체의 해결

처음에 의심했던 항체 특성을 확정하기 위해 "3의 법칙"에 대한 요건을 충족시키는 범위 내에서 **선택혈구**(selected cell)를 자주 사용하고 있다. 혈구는 다른 패널들에서 선택하며, 한 세트의 전체 패널을 검사하는 것이 아니라 필요한 패널혈구를 선택해서 검사한다.

예를 들면, 패널 12-4는 E-양성, Fy^a-음성 혈구를 추가적으로 선택하기 위해 사용되는 다른 하나의 패널이다. 3번과 10번 혈구는 E 양성 및 Fy^a음성이다. 이 예에서 사용된 선택혈구의 공혈자 코드는 45와 92로서 이것들은 처음에 사용했던 패널혈구에는 들어있지 않다. 만일 번호가 같으면 동일한 혈구임을 가리킨다. 처음에 사용했던 선별혈구가 다시 선택혈구로 추가적으로 공급될 수도 있기 때문에 이것을 방지하려면 공혈자 번호를 잘 확인해야 한다.

2) 다중항체 : 추가검사법

단백질가수분해효소는 항체 활성을 제거하거나 증진시키는데 사용될 수 있다. Fy^a, Fy^b, S, M 및 N 항원의 항원성은 효소법에서 없어진다. Rh, Kidd 및 Lewis 계통의 항원에 대한 항체의 반응은 효소법에서 매우 높아진다. 효소는 적혈구막으로부터 시알산(sialic acid)잔기를 제거함으로써 항원성을 없앤다. 효소법은 효소처리과정에 따라 1단계법과 2단계법으로 분류된다.

① **1단계 효소법** : 혈청, 효소(파파인) 및 적혈구를 동시에 인큐베이션 한다.
② **2단계 효소법** : 패널 또는 선별혈구를 효소(피신, 파파인, 브로멜린)로 미리 처리하고 세척한 다음 다른 반응증강제는 사용하지 않고 항글로불린시험을 한다. 효소 처리 적혈구는 사용하기 전에 제조하여 사용하거나 또는 상품화된 것을 이용할 수 있다.

효소로 처리된 적혈구를 혈청으로 다시 반응시키는 것은 항체 또는 항체 혼합물이 아직까지 반응하고 있는지를 결정하기 위한 것이다. 패널 12-5에 나타난 반응결과를 통하여 다음과 같은 결론을 내릴 수 있다.

① 효소 처리 후 응집이 없어지면, 이 항체는 효소에 의해 제거된 항원들 중의 하나와 특이적으로 반응한 것으로 결론을 내릴 수 있다. 4번, 6번, 7번 및 9번 패널혈구는 피신(fisin) 처리 후 반응이 없어졌는데, 이는 항Fy^a 반응성이 제거되었기 때문이다.
② 5번 혈구는 항E 특이성을 확정하기 위해 사용할 수 있다. Fy^a항원은 피신에 의해 제거되었음에도 불구하고 반응이 항 E 항체 때문에 효소 처리 후에 더 강해졌다.

패널 12-3　　패널 : 다중항체

	Rh							MNSs				P_1	Lewis		Lutheran		Kell		Duffy		Kidd		LISS			
동정혈구	D	C	E	c	e	f	C^w	M	N	S	s	P_1	Le^a	Le^b	Lu^a	Lu^b	K	k	Fy^a	Fy^b	Jk^a	Jk^b	IS	37	AHG	CC
1 R1R1 (51)	+	+	0	0	+	0	0	+	+	+	0	+	0	+	0	+	+	+	0	+	+	0	0	0	0	✓
2 R1R1 (32)	+	+	0	0	+	0	+	+	0	0	+	+	0	+	0	+	0	+	0	+	+	+	0	0	0	✓
3 R2R2 (64)	+	0	+	+	0	0	0	0	+	0	+	+	+	0	0	+	+	+	0	0	+	+	0	0	3+	
4 r'r (75)	0	+	0	+	+	+	0	+	0	+	+	+	0	+	0	+	0	+	+	0	+	+	0	0	0	✓
5 r"r (87)	0	0	+	+	+	+	0	+	+	+	+	+	0	+	0	+	0	+	+	0	+	0	0	0	2+	
6 rr (98)	0	0	0	+	+	+	0	+	+	+	+	+	+	0	0	+	0	+	+	0	+	+	0	0	2+	
7 rr (76)	0	0	0	+	+	+	0	+	0	+	0	0	0	+	0	+	+	0	+	+	0	+	0	0	2+	
8 rr (53)	0	0	0	+	+	+	0	+	0	+	+	+	0	0	0	+	0	+	0	+	0	+	0	0	0	✓
9 rr (23)	0	0	0	+	+	+	0	+	+	+	+	0	+	0	0	+	0	+	+	+	+	0	0	0	2+	
10 R1R1 (34)	+	+	0	0	+	0	+	0	+	+	0	+	0	+	0	+	0	+	0	+	+	0	0	0	0	✓
환자 혈구			0																0				0	0	0	✓

+, 항원 있음 ; O, 항원 없음

해석 : 항Fy^a 및 항E

패널 12-4　　선택혈구 패널

	Rh							MNSs				P_1	Lewis		Lutheran		Kell		Duffy		Kidd		LISS		
동정혈구	D	C	E	c	e	f	C^w	M	N	S	s	P_1	Le^a	Le^b	Lu^a	Lu^b	K	k	Fy^a	Fy^b	Jk^a	Jk^b	IS	37	AHG
1 r'r (22)	0	+	0	+	+	0	0	+	+	+	0	+	0	+	0	+	+	+	0	+	+	0			
2 R1R1 (72)	+	+	0	0	+	0	+	+	0	0	+	+	0	+	0	+	0	+	0	+	+	+			
3 R2R2 (45)	+	0	+	+	0	0	0	0	+	0	+	+	+	0	0	+	+	+	0	0	+	+	0	0	3+
4 r"r (28)	0	0	+	+	+	+	0	+	0	+	+	+	0	+	0	+	0	+	+	0	+	+			
5 rr (88)	0	0	0	+	+	+	0	+	+	+	+	+	0	+	0	+	0	+	0	0	+	0			
6 rr (38)	0	0	0	+	+	+	0	+	+	+	+	+	+	0	0	+	0	+	+	0	+	+			
7 rr (74)	0	0	0	+	+	+	0	+	0	+	0	0	0	+	0	+	+	0	+	+	0	+			
8 rr (21)	0	0	0	+	+	+	0	+	0	+	+	+	0	0	0	+	0	+	0	+	0	+			
9 rr (67)	0	0	0	+	+	+	0	+	+	+	+	0	+	0	0	+	0	+	+	+	+	0			
10 R2R2 (92)	+	0	+	+	0	0	0	0	+	+	0	+	0	+	0	+	0	+	0	+	+	0	0	0	3+

+, 항원 있음 ; O, 항원 없음

해석 : 항E는 항Fy^a와 함께 혈청에 존재하는지를 결정하기 위한 선택혈구

패널 12-5　　피신-처리 패널

	Rh							MNSs				P_1	Lewis		Lutheran		Kell		Duffy		Kidd		LISS			Ficin	
동정혈구	D	C	E	c	e	f	C^w	M	N	S	s	P_1	Le^a	Le^b	Lu^a	Lu^b	K	k	Fy^a	Fy^b	Jk^a	Jk^b	37	AHG	CC	AHG	CC
1 R1R1 (51)	+	+	0	0	+	0	0	+	+	+	0	+	0	+	0	+	+	+	0	+	+	0	0	0	✓	0	✓
2 R1R1 (32)	+	+	0	0	+	0	+	+	0	0	+	+	0	+	0	+	0	+	0	+	+	+	0	0	✓	0	✓
3 R2R2 (64)	+	0	+	+	0	0	0	0	+	0	+	+	+	0	0	+	+	+	0	0	+	+	0	3+		3+	
4 r'r (75)	0	+	0	+	+	+	0	+	0	+	+	+	0	+	0	+	0	+	+	0	+	+	0	2+		0	✓
5 rr (87)	0	0	+	+	+	+	0	+	+	+	+	+	0	+	0	+	0	+	+	0	+	0	0	2+		3+	
6 rr (98)	0	0	0	+	+	+	0	+	+	+	+	+	+	0	0	+	0	+	+	0	+	+	0	2+		0	✓
7 rr (76)	0	0	0	+	+	+	0	+	0	+	0	0	0	+	0	+	+	0	+	+	0	+	0	2+		0	✓
8 rr (53)	0	0	0	+	+	+	0	+	0	+	+	+	0	0	0	+	0	+	0	+	0	+	0	0	✓	0	✓
9 rr (23)	0	0	0	+	+	+	0	+	+	+	+	0	+	0	0	+	0	+	+	+	+	0	0	2+		0	✓
10 R1R1 (34)	+	+	0	0	+	0	+	0	+	+	0	+	0	+	0	+	0	+	0	+	+	0	0	0	✓	0	✓
환자 혈구																							0	0	✓	0	✓

+, 항원 있음 ; O, 항원 없음

해석 : Fy^a 항원이 제거된 피신처리 패널혈구. 피선-처리 혈구로 재검사한 결과 항-Fy^a 항체와 반응이 없어졌다. 따라서 본 검사에서 동정된 항체는 항-E 항체임이 확실하다.

효소 처리 혈구를 사용할 때 항인체글로불린(AHG)단계에서만 응집이 관찰되면 위양성반응일 수 있다. 효소는 어떤 항원들을 변성시키기 때문에 그 자체만으로는 항체검출이나 동정법으로서 사용될 수 없다.

4. 고빈도항원에 대한 항체

고빈도(고발생)항원에 대한 항체는 다른 하나의 동정법을 제시하고 있다. 만일 항원이 인구의 98%나 그 이상에서 나타난다면 그것은 고빈도 또는 고발생으로 생각된다. 전형적인 반응 양성을 패널 12-6에 설명하였다.

표 12-2의 해석 지침에 따른 몇 가지 결론이 추가검사의 방향을 결정해준다.

① 자가대조는 음성이다. 따라서 동종항체가 의심된다.

② 반응은 AHG단계서만 나타났으므로 IgG 항체로 생각된다.

③ 반응강도가 모두 같으므로 한 종류의 항체일 것으로 생각된다.

④ 패널혈구 중 한 개의 혈구만 음성이므로 항D, 항C, 항e, 항M, 항N, 항S, 항 P_1, 항Le^b, 항Lu^a, 항K, 항Fy^b 및 항 Jk^a는 배제시킬 수 있다. 따라서 검체에 존재할 가능성이 있는 항체는 항E, 항c, 항s, 항Le^a, 항k, 항 Fy^a 및 항 Jk^b이다.

⑤ 반응형태를 대조해 보면 항k는 k항원 칼럼의 형태와 일치한다. 그것은 배제되지 않았으므로 항체 성분은 일단 잠정적으로 항k로 생각한다.

⑥ 3의 법칙에서 볼 때 2개의 k음성 혈구가 추가적으로 필요하므로 다른 패널에서 선택하여 항k의 존재 여부를 결정한다.

⑦ 환자의 표현형검사를 놓고 볼 때 k음성의 빈도는 500명 중 1명 미만이다. 만일 환자가 k음성이면 항체는 아마 항k일 것이다.

패널 12-6 고빈도항원에 대한 항체

	Rh							MNSs				P_1	Lewis		Lutheran		Kell		Duffy		Kidd		LISS			
동정혈구	D	C	E	c	e	f	C^w	M	N	S	s	P_1	Le^a	Le^b	Lu^a	Lu^b	K	k	Fy^a	Fy^b	Jk^a	Jk^b	IS	37	AHG	CC
1 R1R1 (51)	+	+	0	0	+	0	0	+	+	+	0	+	0	+	0	+	+	+	0	+	+	0	0	0	3+	
2 R1R1 (32)	+	+	0	0	+	0	+	+	0	0	+	+	0	+	0	+	0	+	0	+	+	+	0	0	3+	
3 R2R2 (64)	+	0	+	+	0	0	0	0	+	0	+	+	+	0	0	+	+	+	0	0	+	+	0	0	3+	
4 r'r (75)	0	0	+	+	+	+	0	+	0	+	+	+	0	+	0	+	0	+	+	0	+	+	0	0	3+	
5 r"r (87)	0	0	+	+	+	+	0	+	+	+	+	+	0	+	0	+	0	+	+	0	+	0	0	0	3+	
6 rr (98)	0	0	0	+	+	+	0	+	+	+	+	+	+	0	0	+	0	+	+	0	+	+	0	0	3+	
7 rr (76)	0	0	0	+	+	+	0	+	0	+	0	0	0	+	0	+	+	0	+	+	0	+	0	0	0	✓
8 rr (53)	0	0	0	+	+	+	0	+	0	+	+	+	0	0	0	+	0	+	0	+	0	+	0	0	3+	
9 rr (23)	0	0	0	+	+	+	0	+	+	+	+	0	+	0	0	+	0	+	+	+	+	0	0	0	3+	
10 R1R1 (34)	+	+	0	0	+	0	+	0	+	+	0	+	0	+	0	+	0	+	0	+	+	0	0	0	3+	
환자 혈구																							0	0	0	✓

+, 항원 있음 ; O, 항원 없음

해석 : 항k

1) 추가검사

2개의 k음성 선택혈구를 검사한 후, 비록 패널 12-6에서 결정된 항체가 항k 일지라도 아직 배제되지 않은 항체를 더 조사해야 한다. 추가적으로 k 음성 선택혈구를 검사한다. 배제되지 않은 항체에 대응하는 항원을 갖고 있는지 환자 혈구의 표현형을 검사한다. k음성 패널혈구는 흔치 않기 때문에 디티오트레이톨(dithiothreitol, DTT)로 처리하여 항원 반응성을 제거하면 항k를 구분할 수 있다. DTT는 적혈구상의 Kell 계통 항원을 변성시키는 데 사용하는 시약이다. DTT는 단백질의 3차 구조를 붕괴시켜 특이적인 항체가 결합할 수 없도록 만든다. DTT로 k-양성 혈구를 처리한 후 다시 검사하면 항k에 의한 응집반응이 없어질 것이다.

그 다음 항k 이외에 내재해 있는 잠재적 항체를 조사한다. 고빈도항원과 항체가 작용할 때 영향을 주는 요인들도 항체를 동정하는 데 단서를 제공한다(표 12-3).

2) 고역가, 저결합력 항체

고빈도항원에 대한 어떤 항체들은 "고역가, 저결합력(high-titer, low-avidicty, HTLA)"의 반응 형태를 나타낼 수 있다. 이러한 항체들은 전형적으로 약하며(저결합력) 또한 종종 약한 반응강도에도 불구하고 비교적 고역가로 희석될 수 있다.

표 12-3. 고빈도 항체의 동정에 도움을 주는 요인

요 인	영향을 받는 항체
실온 반응	I, H, P, P_1, PP_1, P^K
피신 처리에 의한 음성	Ch, Rg, JMH
DDT 처리에 의한 음성	JMH, Yt^a, Js^b, Kp^b, k, LW
DDT 처리에 의한 약화	Lu^b, Do^b, kn^a
AHG에서 약반응	Lu^b, Ch, Rg, Cs^a, Kn^a, McC^a, Sl^a, JMH
탯줄혈구와 음성 또는 약반응	Sd^a, Ch, Rg, Lu^b, I, Vel, Le^a, Le^b
탯줄혈구와 더 강해짐	i, LW
적혈구상의 다양한 발현	Lu^b, Kn^a, Sl^a, I, P_1, Sd^a, Ch, Rg
인종관련 : 흑인	U, Js^b, Sl^a, At^a, Hy, Tc^a, Cr^a
인종관련 : 백인	Kp^b, Lan

DTT : dithioreitol, AHG : antihuman globulin

HTLA 항체는 AHG 단계에서 반응하며 일관성이 없고, PEG와 같은 다른 반응증강제를 첨가하거나 인큐베이션 시간을 길게 하고, 혈청을 더많이 첨가하더라도 반응은 보통 증강되지 않는다. 그들은 수혈반응이나 태아신생아용혈질환(HDFN)을 일으키지 않는다. HTLA 항체를 동정하는 것은 중요하지 않다.

5. 저빈도항원에 대한 항체

다중항원에 대한 항체를 만드는 환자는 종종 저빈도항원에 대한 항체도 만든다. 저빈도항원에 대한 항체는 간혹 단독으로 나타날 수 있으며, 선별시험이 음성이고, 교차적합시험이 양성일 때 의심받을 수 있다. 한 가지의 반응성 혈구를 가진 패널은 이러한 종류의 항체로 생각된다.

이러한 항체의 동정은 이용할 수 있는 혈구가 제한되어 있고 또한 결코 수혈을 지연할 만한 사유가 되지 못한다. 동정을 위한 추가적인 선택혈구를 찾는 데 패널상의 특별한 형태의 칼럼이 사용될 수 있다.

저빈도항원(Lu^a, Kp^a, V, VS, C^w, Wr^a, Bg^a, Co^b)에 대한 더 일반적인 항체들은 항C^w, 항Wr^a, 항U, 항Co^b, 항Bg^a, 항 KP^a 및 항Lu^a이다. 혈액이 요구될 때는 AHG단계를 통한 교차적합시험을 실시한다. 수혈을 위해 적혈구를 선별하는 데는 항혈청시약이 필요없다. 대부분의 경우에 항혈청은 이용하지 않는다. 만일 저빈도항체가 임신 여성에게서 동정되면 아버지의 적혈구를 검사하여 태아에 대한 부적합의 가능성을 예견할 수 있다. 임신중 역가가 상승했는지를 보려면 아버지의 혈구를 사용하여 역가를 측정한다.

6. 약IgG 항체의 반응 증강

약IgG 항체(weak IgG antibody)는 때때로 반응 형태가 가능성 있는 항체와 맞지 않을 수도 있어서 동정하는 데 어려움을 준다. 이러한 경우에는 다른 반응증강제를 사용한 방법으로 패널을 다시 검사하거나, 혈청대혈구 비율을 높이거나 또는 인큐베이션 시간을 연장시키는 것이 필요하다.

패널 12-7은 이 개념을 설명한 것이다. 항체(항c)는 오직 LISS로 검사된 패널의 동형접합혈구하고만 반응했다. PEG를 사용하여 패널을 재검사한 결과 유의하게 항c의 반응이 높아졌다.

다른 제조사의 시약 적혈구를 사용할 경우 보존제와 적혈구 부유액의 작은 pH 차이로 인하여 결과가 달라질 수 있다. 만일 이러한 점이 의심되면 패널혈구를 사용하기 전에 세척하도록 한다. 또한 환자로부터 더욱 신선한 검체를 확보하면 항체 활성을 높일 수도 있다. 만일 의심되는 수혈반응이 나타났고, 항체가 발달하기 시작한 경우에는 특별히 약반응성 항체를 동정하는 것이 중요하다.

7. 한랭동종항체

"한랭(냉식)" 또는 IgM 항체는 전형적으로 즉시원심과, 실온단계에서 반응하며 간혹 37℃단계에서도 반응한다. 만일 항원-양성 적혈구가 수혈되더라도 이러한 항체는 적혈구를 파괴하지 않으므로 임상적 의의는 없다. 교차적합시험 시 이 항체의 활성은 종종 혈청학적으로 적합한 혈액을 찾아내기 어렵게 만들므로 피해야 한다. 이러한 항체로는 항P$_1$., 항M, 항N, 항Le^a 및 항Le^{b}가 있다. 항체는 비록 37℃에서도 가끔 반응을 나타내지만 보통 AHG단계까지 가지 않고, 즉시원심단계로만 동정된다. 패널 12-8은 전형적인 항-Le^b 동정패널의 한 예이다.

P$_1$, M 및 N에 대한 항체는 항원 강도의 변동으로 인해 간혹 항원-양성 혈구와 반응하지 않는다. 항M과 항N은 양적효과(dosage effect)를 나타낸

용어설명

한랭동종항체(cold alloantibody)
전형적으로 실온이나 그 이하에서 다른 사람의 적혈구 항원과 반응하는 특수한 적혈구 항체이다.

패널 12-7 PEG 반응증강제

	Rh							MNSs				P$_1$	Lewis		Lutheran		Kell		Duffy		Kidd		LISS			PEG	
동정혈구	D	C	E	c	e	f	C^w	M	N	S	s	P$_1$	Le^a	Le^b	Lu^a	Lu^b	K	k	Fy^a	Fy^b	Jk^a	Jk^b	37	AHG	CC	AHG	CC
1 R1R1 (51)	+	+	0	0	+	0	0	+	+	+	0	+	0	+	0	+	+	+	0	+	+	0	0	0	✓	0	✓
2 R1R1 (32)	+	+	0	0	+	0	+	+	0	0	+	+	0	+	0	+	0	+	0	+	+	+	0	0	✓	0	✓
3 R2R2 (64)	+	0	+	+	0	0	0	0	+	0	+	+	+	0	0	+	+	+	0	0	+	+	0	1+		2+	
4 r'r (75)	0	+	0	+	+	+	0	+	0	+	+	+	0	+	0	+	0	+	+	0	+	+	0	0	✓	2+	
5 r"r (87)	0	0	+	+	+	+	0	+	+	+	+	+	0	+	0	+	0	+	+	0	+	0	0	+w		2+	
6 rr (98)	0	0	0	+	+	+	0	+	+	+	+	+	+	0	0	+	0	+	+	0	+	+	0	+w		2+	
7 rr (76)	0	0	0	+	+	+	0	+	0	+	0	0	0	+	0	+	+	0	+	+	0	+	0	1+		2+	
8 rr (53)	0	0	0	+	+	+	0	+	0	+	+	+	0	0	0	+	0	+	0	+	0	+	0	1+		2+	
9 rr (23)	0	0	0	+	+	+	0	+	+	+	+	0	+	0	0	+	0	+	+	+	+	0	0	1+		2+	
10 R1R1 (34)	+	+	0	0	+	0	+	0	+	+	0	+	0	+	0	+	0	+	0	+	+	0	0	0	✓	0	✓
환자 혈구																							0	0	✓	0	✓

+, 항원 있음 ; O, 항원 없음 ; PEG, 폴리에틸렌글리콜

해석 : 항c. PEG 반응증강제를 사용하지 않았으면 잘못 동정됐을 수도 있다.

패널 12-8 한랭-반응성 동종항체

	Rh							MNSs				P$_1$	Lewis		Lutheran		Kell		Duffy		Kidd		LISS			
동정혈구	D	C	E	c	e	f	C^w	M	N	S	s	P$_1$	Le^a	Le^b	Lu^a	Lu^b	K	k	Fy^a	Fy^b	Jk^a	Jk^b	IS	37	AHG	CC
1 R1R1 (51)	+	+	0	0	+	0	0	+	+	+	0	+	0	+	0	+	+	+	0	+	+	0	2+	1+	+w	
2 R1R1 (32)	+	+	0	0	+	0	+	+	0	0	+	+	0	+	0	+	0	+	0	+	+	+	2+	1+	+w	
3 R2R2 (64)	+	0	+	+	0	0	0	0	+	0	+	+	+	0	0	+	+	+	0	0	+	+	0	0	0	✓
4 r'r (75)	0	+	0	+	+	+	0	+	0	+	+	+	0	+	0	+	0	+	+	0	+	+	2+	1+	+w	
5 r"r (87)	0	0	+	+	+	+	0	+	+	+	+	+	0	+	0	+	0	+	+	0	+	0	1+	1+	+w	
6 rr (98)	0	0	0	+	+	+	0	+	+	+	+	+	+	0	0	+	0	+	+	0	+	+	0	0	0	✓
7 rr (76)	0	0	0	+	+	+	0	+	0	+	0	0	0	+	0	+	+	0	+	+	0	+	2+	1+	+w	
8 rr (53)	0	0	0	+	+	+	0	+	0	+	+	+	0	0	0	+	0	+	0	+	0	+	0	0	0	✓
9 rr (23)	0	0	0	+	+	+	0	+	+	+	+	0	+	0	0	+	0	+	+	+	+	0	0	0	0	✓
10 R1R1 (34)	+	+	0	0	+	0	+	0	+	+	0	+	0	+	0	+	0	+	0	+	+	0	1+	1+	+w	
환자 혈구																							0	0	0	✓

+, 항원 있음 ; O, 항원 없음

해석 : 항Le^b

다. 항P_1반응은 사용된 혈구의 수명에 따라 크게 변하며, 모든 P_1-양성 패널혈구와 항상 반응하는 것은 아니다.

약반응이나 예상되는 패턴과 맞지 않는 반응을 증진시키려면 실온이나 그 이하의 온도에서 인큐베이션을 해야 한다. 이러한 반응성을 피하는 방법을 사용해야 내재해 있는 항체(underlying antibody)를 동정하고 교차적합시험을 수행할 수 있다. 중화(표 12-4) 또는 억제, 효소 및 사전가온법(BOX 12-2)이 이러한 항체를 동정하는 데 사용되는 유용한 방법들이다.

표 12-4. 항 Le^b의 중화

선택혈구	대조	중화
	혈청+생리식염수	혈청+Le 물질
Le(a−b+)	1+	O √
Le(a−b+)	1+	O √
Le(a−b+)	1+	O √

1+ : 작은 응집물, 배경 투명
O : 응집이나 용혈이 없음
√ : 대조혈구 응집

해석 : 혈청이 중화되었다. 내재해 있는 항체는 존재하지 않는다. 여기서 대조를 검사하는 것은 응집이 안 된 것이 Le 물질의 첨가로 인한 혈청의 희석 때문은 아니다는 것을 확인하기 위해서이다.

BOX 12-2

사전 가온법!!

- 혈청과 검사에 사용될 혈구(패널혈구, 선별혈구 또는 교차적합시험용 혈구) 1방울을 별도로 37℃에서 10분 동안 인큐베이션한다.
- 혈구에 혈청을 첨가하고 최소 30분 동안 인큐베이션한다. 37℃로 가온된 폴리에틸렌글리콜이 감도를 증가시키기 위해 첨가 될 수도 있다.
- 37℃로 가온된 생리식염수로 3번 세척한다.
- 항사람글로불린을 첨가하고 원심하여 판정한다.
- 음성반응에 대조혈구를 첨가한다.

Ⅲ. 자가항체

앞에서 언급했듯이 항체 조사에서 DAT나 자가대조가 양성이면 **한랭자가항체**(cold autoantibody), **온난자가항체**(warm autoantibody) 또는 지연수혈반응(delayed transfusion reaction)을 의심할 수 있다. 여기서는 동종항체와 자가항체를 구분하는 방법과 가장 가능성 있는 항체를 결정하는 방법 그리고 자가항체의 간섭을 피하는 방법을 살펴보고자 한다.

흡착(adsorption)이란 적혈구로 혈청 중의 항체를 부착시켜 혈청으로부터 항체를 제거하는 과정을 가리킨다. 뒤에 혈청 중의 자가항체를 제거하는 방법을 소개하였다.

자가항체가 존재하면 DAT와 자가대조가 양성을 나타낸다. 이러한 혈청 중의 자가항체는 검사하는 대부분의 또는 모든 혈구와 반응한다. 양성 DAT가 나오는 원인을 표 12-5에 요약하였다. 자가항체 조사에서는 환자 병명과 투약력을 아는 것이 중요한데, 이는 이러한 정보가 분류나 방향을 결정하는 데 도움을 주기 때문이다.

응고된 검체를 가지고 DAT를 하면 항C3 및 다특이AHG시약과 위양성 보체반응을 나타낼 수도 있다. EDTA 항응고제가 포함된 시험관에 채혈된 검체로 검사하면 불필요한 검사를 피하면서 DAT를 할 수 있어서 좋다. 여기서는 한랭 및 온난 가자항체에 대한 인식(특성)과 그들의 반응성을 피하고 임상적으로 유의성이 없는 내재해 있는 동종항체(underlying alloantibody)를 결정하는 기법들을 설명하고자 한다.

용어설명

한랭자가항체(cold autoantibody)
전형적으로 실온이나 그 이하에서 자가항원(autologous antigen)과 반응하는 특수한 적혈구 항체이다.

표 12-5. 양성 직접항글로불린시험(DAT)의 해석

관련상태	특성	혈청항체
수혈반응	IgG	특이적 동종항체
온난자가면역질환	IgG (C3)	항사람글로불린(AHG)단계에서 모든 혈구와 반응한다.
한랭자가면역질환 ; 폐렴	C3	냉온에서 모든 혈구와 반응한다.
약물 상호작용	IgG	혈청은 비반응성일 수 있다.
4℃에 저장된 응고시험관	C3	없음
태아신생아용혈질환; 태아의 적혈구에 대한 모성항체	IgG	태아의 혈구에 대해 엄마로부터 형성된 동종항체나 ABO항체

1. 한랭자가항체

그림 12-2의 4번 예는 전형적인 한랭자가항체(cold autoantibody) 문제를 해결하기 위한 접근법으로 항체선별시험과 DAT를 설명한 것이다. 패널 12-9는 반응, 단계 및 일관된 반응강도를 나타내는 비특이성을 설명한 것이다. 보체결합형 환자 적혈구와 패널혈구가 실온에서 반응한다는 점이 한랭자가항체를 인식하는 데 가장 의미있는 단서가 된다. 단, 특이적 항C3로 수행된 DAT는 보체부착을 검출한다. 혈청에 존재하는 한랭자가항체에 의해 일어나는 ABO의 불일치가 O형이 아닌 환자에서 검출될 수 있다. 환자는 중등도의 빈혈, 폐렴 마이코플라스마(mycoplasma pneumonia)감염 또는 전염단핵구증의 병력을 지니고 있을 수 있다.

한랭응집소증후군(cold agglutinin syndrome)에서 발견되는 용혈한랭항체는 수혈을 결정하는 데 필요할 수도 있다. 한랭자가항체는 혈청학검사에서 다양하게 존재하기 때문에 문제 해결에 어려움을 주고 있다. 한랭항체의 특이성을 결정하는 것이 추가검사의 신뢰성을 확인하는 데 도움이 된다. 한랭항체에 대응하는 항원을 갖지 않은 적혈구를 찾을 필요는 없다.

1) 특이성

"한랭패널(cold panel)"은 의심되는 한랭자가항체의 동정에 도움이 되는 일종의 선택혈구(selected cells)이다(그림 12-5). 가장 일반적인 자가항체는 항I, 항H 및 항IH 이다. I 항원은 출생 시에는 잘 발달되어 있지 않다. 따라서 탯줄혈구(I 음성)가 그 특이성을 결정하는 데 사용될 수 있다. 신생아병동을 갖고 있는 병원에서는 보통 이 목적의 O형 탯줄혈구를 구하기가 용이하다. 자체적으로 구할 수 없을 때는 상품화된 탯줄혈구를 이용한다.

패널 12-9 한랭자가항체

	Rh							MNSs				P_1	Lewis		Lutheran		Kell		Duffy		Kidd		LISS			
동정혈구	D	C	E	c	e	f	C^w	M	N	S	s	P_1	Le^a	Le^b	Lu^a	Lu^b	K	k	Fy^a	Fy^b	Jk^a	Jk^b	IS	37	AHG	CC
1 R1R1 (51)	+	+	0	0	+	0	0	+	+	+	0	+	0	+	0	+	+	+	0	+	+	0	2+	1+	+w	
2 R1R1 (32)	+	+	0	0	+	0	+	+	0	0	+	+	0	+	0	+	0	+	0	+	+	+	2+	1+	1+	
3 R2R2 (64)	+	0	+	+	0	0	0	0	+	0	+	+	+	0	0	+	+	+	0	0	+	+	2+	1+	+w	
4 r'r (75)	0	+	+	+	+	+	0	+	0	+	+	+	0	+	0	+	0	+	+	0	+	+	2+	1+	+w	
5 r"r (87)	0	0	+	+	+	+	0	+	+	+	+	+	0	+	0	+	0	+	+	0	+	0	1+	1+	+w	
6 rr (98)	0	0	0	+	+	+	0	+	+	+	+	+	+	0	0	+	0	+	+	0	+	+	1+	1+	+w	
7 rr (76)	0	0	0	+	+	+	0	+	0	+	0	0	0	+	0	+	+	0	+	+	0	+	2+	1+	+w	
8 rr (53)	0	0	0	+	+	+	0	+	0	+	+	+	0	0	0	+	0	+	0	+	0	+	2+	1+	+w	
9 rr (23)	0	0	0	+	+	+	0	+	+	+	+	0	+	0	0	+	0	+	+	+	+	0	2+	1+	1+	
10 R1R1 (34)	+	+	0	0	+	0	+	0	+	+	0	+	0	+	0	+	0	+	0	+	+	0	1+	1+	+w	
환자 혈구																							2+	1+	1+	

+, 항원 있음 ; 0, 항원 없음

자가항-H 및 자가항-IH는 A_1형 및 A_1B형인 사람의 혈청에서 더 자주 발견되고 있다. 이는 이러한 적혈구가 가장 적은 양의 H항원을 가지고 있기 때문이다.

2) 한랭자가항체 반응을 피하는 방법

일단 한랭자가항체가 I, IH 또는 H로 결정되었으면 항I의 반응을 피하고 내재해 있는 동종항체를 결정하는 혈청학적 방법이 선택될 것이다(표 12-6에 요약되었음). 이러한 접근의 이유는 다음과 같다.

① 다특이시약보다 오히려 IgG 항글로불린의 사용은 AHG관계에서 한랭자가항체반응을 제거하는 데 도움을 줄 수 있다. 이는 이 시약이 보체의 부착을 검출할 수 없기 때문이다. 대부분의 검사실에서는 이러한 이유때문에 이 시약을 사용한다.

② 즉시원심 또는 실온반응 단계를 생략함으로써 약한랭자가항체(weak cold

[A]

	SC I	SC II	AC	Cord	Cord	A_1	A_2
4℃	3+	3+	3+	0	0	NT	NT

[B]

	SC I	SC II	AC	Cord	Cord	A_1	A_2
4℃	3+	3+	3+	1+	1+	1+	2+

그림 12-5. 미니-한랭패널

[A] O형의 사람에서 볼 수 있는 전형적인 한랭자가항-I(cold autoanti-I), 탯줄혈구는 음성이다(I항원이 없음). O형의 혈청 중에는 항-A가 있기 때문에 A형 혈구는 검사하지 않았다.

[B] A형의 사람에서 볼 수 있는 전형적인 한랭 자가항-IH. 탯줄혈구는 H항원을 가지고 있기 때문에 약양성을 나타냈다. A형 혈구는 O형 선별혈구보다는 약하지만 양성을 나타냈다. O형 혈구는 A형 혈구보다 H항원을 더 많이 갖고 있다.

표 12-6. 한랭자가항체

문 제	해결 방법
한랭항체 회피	1. 다특이항사람글로불린 대신 항 IgG를 사용하라. 2. 즉시원심에 의한 선별시험을 생략하라.
한랭항체가 동정된 후	1. 저이온강도용액(LISS)이나 효소를 사용하지 말고 검사를 반복하라. 2. 사전가온법을 사용하라. 3. 흡착법을 사용하라.

용어설명

자가흡착(autoadsorption)
환자 자신의 적혈구에 환자의 항체가 부착하여 혈청으로부터 제거되는 것.

동종(allogenic)
유전적으로 동일하지 않은 같은 종으로부터 유래하는 혈액이나 조직.

토끼 기질(rabbit stroma)
I 항원 흡착을 위해 사용된 토끼로부터 유래하는 적혈구막.

적혈구 기질
(red blood cell stroma)
용혈 후 남아있는 적혈구막.

autoantibody)의 부착을 피할 수 있다. 일부 검사실에서는 한랭자가항체의 검출을 피하기 위해 기본적으로 이 방법을 사용하고 있다.

③ LISS 대신 반응증강제로서 22% 알부민을 사용하면 LISS에 의해 증강되는 일부 한랭자가항체를 피할 수 있다. 만일 알부민이 사용되면 인큐베이션의 연장이 요구된다.

④ 만일 이상의 언급한 과정들로도 한랭자가항체가 제거되지 않으면 앞서 언급한 사전가온법(prewarm technique)이 필요할지도 모른다.

혈청과 혈구부유액을 각각 다른 시험관에 넣고 37℃에서 가온하면 실온이나 그 이하에서 나타나는 항체부착을 피하게 된다. 방법은 한랭자가항체에 의해 숨겨질 수 있으며 임상적으로 의의가 있는 동종항체의 강도를 약화시킬 수도 있기 때문에 신중히 사용해야 할 것이다. 가온 생리식염수로 세척하고 반응증강제를 사용하지 않으면 항글로불린시험의 강도를 감소시킬 수 있다.

3) 흡착법

이상의 방법을 수행한 후에도 만일 한랭자가항체가 그대로 있으면, 그 다음은 혈청으로부터 한랭항체를 흡착시키도록 한다. 만일 환자가 과거 3개월 이내에 수혈을 받지 않았다면 자가흡착(autoadsorption)이 수행될 수 있다. 만일 환자가 수혈을 받았으면 흡착을 위해 동종적혈구나 토끼 기질(rabbit stroma)이 필요하다. 주요 흡착법을 표 12-7에 나타냈다. 일단 한랭자가항체가 흡착되면 그 혈청 속에 내재해 있는 동종항체가 존재하는지의 여부를 결정하기 위해 패널혈구로 다시 검사한다.

2. 온난자가항체

온난자가항체(warm autoantibody)는 한랭자가항체보다 더 흔하다. 한랭자가항체와 마찬가지로 임상적 의의와 혈청학적인 검출 형태는 매우 다양하다. 온난자가면역용혈빈혈(warm autoimmune hemolytic anemia, WAIHA)은 원발성 질환이 아니라 속발성일 수 있다. 또한 그것은 병리학적 질환이나 여러 질환의 치료에 사용된 약물투여의 결과일 수도 있다. 온난자가항체의 문제를 해결하는 데 가장 좋은 방법은 진단 내용, 투약력(medication history) 및 수혈력(transfusion history)을 조사하여 과거의 온난자가항체검출 여부를 알아보는 것이다.

온난자가항체를 가지고 있는 환자에서 공통적으로 발견되는 초기의 항체선별검사와 DAT결과를 그림 12-2의 5번 예에서 볼 수 있다. 전형적인 패널은 패널 7~10과 같이 반응할 수 있다. 자가항체는 전형적으로 모든 패널혈구 및 자가대조와 AHG단계에서 반응한다. 유사한 반응강도가 패널혈구(동정혈구), 선별혈구 및 교차적합시험에서 관찰된다. 환자 혈구는 보통 IgG항체로 덮여 있다.

보체도 또한 때때로 검출될 수 있다. 온난자가항체의 전형적인 특징을 표 12-8에 요약하였다. 온난자가항체는 LISS, PEG 및 효소와 가장 잘 반

표 12-7. 흡착법

흡착법	해설	단점
토끼 적혈구 기질(막)	I 또는 IH특성을 가진 한랭자가항체를 제거한다.	항B를 흡착할 수도 있다.
한랭자가흡착	동종항체가 존재하는지를 결정하기 위해 환자 적혈구를 사용하여 한랭자가항체를 제거한다.	최근에 수혈을 받았으면 사용하지 않는다.
온난자가흡착	동종항체가 존재하는지를 결정하기 위해 환자 적혈구를 사용하여 온난자가항체를 제거한다.	최근에 수혈을 받았으면 사용하지 않는다.
감별(동종)흡착	항체 종류를 분리하기 위해 알고 있는 혈액형의 적혈구를 사용한다 ; 동종항체 또는 몇 가지의 동종항체 특성을 통해 온난자가항체를 구분한다.	고빈도 동종항체를 흡착할 수도 있다.

패널 12-10　온난자가항체

	Rh							MNSs				P_1	Lewis		Lutheran		Kell		Duffy		Kidd		LISS			
동정혈구	D	C	E	c	e	f	C^w	M	N	S	s	P_1	Le^a	Le^b	Lu^a	Lu^b	K	k	Fy^a	Fy^b	Jk^a	Jk^b	IS	37	AHG	CC
1 R1R1 (51)	+	+	0	0	+	0	0	+	+	+	0	+	0	+	0	+	+	+	0	+	+	0	0	0	3+	
2 R1R1 (32)	+	+	0	0	+	0	+	+	0	0	+	+	0	+	0	+	0	+	0	+	+	+	0	0	3+	
3 R2R2 (64)	+	0	+	+	0	0	0	0	+	0	+	+	+	0	0	+	+	+	0	0	+	+	0	0	3+	
4 r'r (75)	0	+	0	+	+	+	0	+	0	+	+	+	0	+	0	+	0	+	+	0	+	+	0	0	3+	
5 r"r (87)	0	0	+	+	+	+	0	+	+	+	+	+	0	+	0	+	0	+	+	0	+	0	0	0	3+	
6 rr (98)	0	0	0	+	+	+	0	+	+	+	+	+	+	0	0	+	0	+	+	0	+	+	0	0	3+	
7 rr (76)	0	0	0	+	+	+	0	+	0	+	0	0	0	+	0	+	+	0	+	+	0	+	0	0	3+	
8 rr (53)	0	0	0	+	+	+	0	+	0	+	+	+	0	0	0	+	0	+	0	+	0	+	0	0	3+	
9 rr (23)	0	0	0	+	+	+	0	+	+	+	+	0	+	0	0	+	0	+	+	+	+	0	0	0	3+	
10 R1R1 (34)	+	+	0	0	+	0	+	0	+	+	0	+	0	+	0	+	0	+	0	+	+	0	0	0	3+	
환자 혈구																							0	0	3+	

+, 항원 있음 ; O, 항원 없음

해석 : 자가항체는 전형적으로 패널혈구 및 자가대조와 AHG단계에서 반응한다. 동정시험, 선별시험 및 교차적합시험에서의 반응강도는 일반적으로 비슷하다.

표 12-8. "전형적" 온난자가항체의 특성

검 사	결 과
선별시험 및 동정시험	만일 자가항체가 투약에 대해 특이적이지 않다면 모든 선별혈구, 패널혈구 및 교차적합시험이 항인체글로불린 단계에서 반응을 나타낸다.
DAT	IgG 때문에 양성을 나타낸다 ; C3 또한 양성을 나타낼 수 있다.
용출물	만일 자가항체가 투약에 대하여 특이적이지 않다면 보통 검사되는 모든 혈구와 반응을 나타낸다.
Hb / Hct	보통 수혈을 필요로 하는 저 Hb / Hct는 만성이거나 급성일 수 있다.
적합성 시험	수혈 전에 내재해 있는 동종항체가 있는지를 결정한다.

응한다. 따라서 반응증강제로서 22% 알부민을 사용하여 재검사하면 반응이 없어지기도 한다. 온난자가항체가 의심되는 혈청을 검사하는 목적은 내재해 있는 동종항체의 존재 여부를 결정하는 것이다. 온난자가항체검사에서 검사과정의 이론적 원리를 이해하는 것은 매우 중요하다.

1) 특이성

온난자가항체의 특이성은 때때로 Rh 계통, 특별히 e 항원에 초점이 맞춰지고 있다. 비록 환자의 적혈구가 e 양성이고 양성 DAT를 보일지라도 이것이 나타날 때 환자 혈청은 항e인 것으로 생각된다. 항e 특성을 가진 자가항체의 경우에 e 음성 패널혈구로 검사하면 내재해 있는 항체의 존재 여부를 결정할 수 있다. 환자에게는 e 음성인 혈액을 공급한다. 만일 만성 용혈이 있는 경우에 e 음성 혈액을 공급하면 적혈구의 생존을 증가시킬 수 있다.

2) 용출

적혈구의 IgG항체복합체의 경우에 그 특이성을 검사하려면 해리시켜 용액 중으로 회수할 수 있다. 이 과정을 용출(elution)이라고 하며, 회수된 항체를 용출물(eluate)이라고 한다. 여러가지 해리법을 표 12-9에 요약하였다. 용출방법 중 가장 자주 사용되는 방법은 산용출(acid elution)이며, 이 시약들은 킷트로 시판되고 있어서 이용하기가 용이하고 또한 항체 회수도 잘된다. 산용출의 원리는 pH를 감소시켜 적혈구막으로부터 항체를 해리시키는 것이다. 유기용매는 적혈구의 지질 이중층을 용해함으로써 항원을 변성시

용어설명

용출(elution)
적혈구에 존재하는 항원-항체복합체를 분리시키는 과정. 이 과정에서 유리된 IgG 항체는 특이성을 위해 검사된다.

용출물(eluate)
항체동정법으로 더 검사하기 위해 용액 중으로 회수된 항체.

표 12-9. 용출방법

방 법	항체 제거	장 점	단 점
글리신산 (glycine acid)	낮은 pH	신속, 민감, 이용의 용이성	
에테르(ether) 염화메틸렌 (methylene chloride) 클로로포름 (chloroform)	유기용매	민감, 저비용	위험성, 발암성, 가연성
가열 동결-해동	물리적	신속, ABO 항체에 효과, 저비용	ABO 이외의 다른 항체에 대해 민감 하지 않음

[기타 유기용매 용출(해리)시약]
클로로퀸(chloroquine), 디클로로메탄(dichloromethane), 트리클로로트리플루오르에탄(trichloro-trifluoroethane)[DT], 디지토닌(digitonin)

킨다. 가열은 적혈구와 항체분자의 구조적 변화를 일으킨다. 동결-해동용출은 적혈구를 용해하여 항원-항체결합을 붕괴시킨다. 동결-해동과 가열용출은 적혈구에 결합되어 있는 ABO항체를 검사할 때만 사용하는데, 이는 이들 용출방법의 감도가 제한적이기 때문이다. 요약하면 용출방법은 항원-항체결합을 끊어 적혈구막으로부터 항체를 제거하는 과정이다.

일단 용출물이 준비되면 항체 동정 시와 비슷한 방법으로 패널혈구를 갖고 검사한다. 용출물은 보통 온난항체와 함께 있을 때 모든 패널혈구와 반응한다. 이러한 발견은 온난자가항체의 존재를 확정하는 데 도움이 된다. 적혈구에 부착된 IgG로 인하여 DAT가 양성일 때는 용출을 실시한다. 최근에 수혈받은 환자와 지연용혈반응을 경험하고 있는 환자로부터 준비된 용출물은 그 반응을 일으키는 항체이다.

양성 DAT를 나타낸 신생아의 적혈구로부터 준비된 용출물은 임신중인 엄마로부터 아기에게 전달된 항체이다. 만일 HDFN이 의심되면 이러한 항체를 동정하는 것이 중요하다. 용출물을 패널혈구로 검사하면 양성 DAT를 일으키는 항체를 결정하는 데 도움이 된다.

비반응성 용출물은 또한 온난자가항체와 관련이 있다. 투약과 적혈구막에 비특이적으로 결합해 있는 단백질에 대한 항체는 DAT 양성 및 용출물 음성을 일으킬 수 있다. 용출물이 음성일 때는 환자의 투약과 임상증상의 평가가 온난자가항체의 존재 여부를 결정하는 것으로 생각된다.

3) 흡착

한랭자가항체에서 기술한 바와 같이 흡착과정(adsorption procedure)은 내재해 있는 동종항체가 존재하는지의 여부를 결정하기 위해 혈청으로부터 온난자가항체를 제거하는 과정이다. 이것은 자가흡착을 통해 이루어질 수 있다. 디티오트레이톨(dithiothreitol, DDT)로 환자의 적혈구를 사전에 처리하는 것은 체내에서 부착된 많은 자가항체를 제거하기 위해서이다. 이외에 효소로 적혈구를 처리하면 더 많은 항체를 흡착할 수 있는 능력을 증가시킨다.

적혈구를 처리한 후에는 환자의 혈청을 자신의 적혈구와 반응시키는데, 비특이적 온난항체를 제거하려면 30~60분 동안 인큐베이션을 해야 한다. 혈청을 적혈구로부터 제거하고 적혈구시약으로 재검사한다. 만일 환자가 과거 3개월 이내에 수혈받은 적이 있으면 수혈된 적혈구가 환자의 순환혈액에 존재할 수도 있다. 경우에는 수혈 혈구가 동정할 필요성이 있는 동종항체를 흡착하기 때문에 자가흡착이 적합하지 않다.

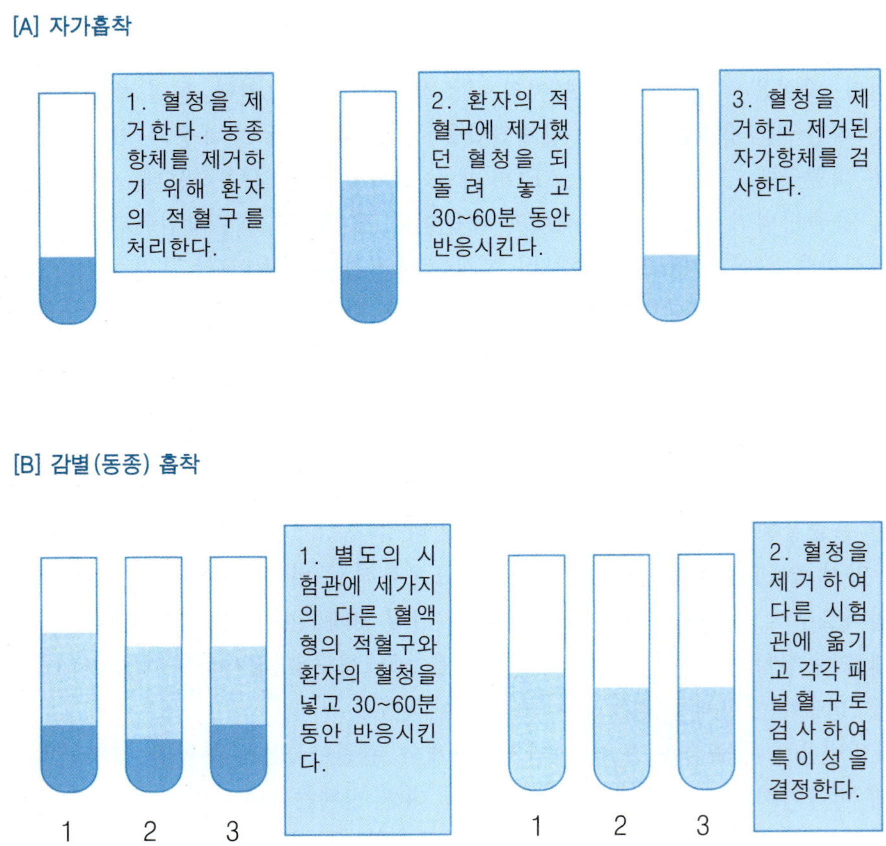

그림 12-6. 흡착과정의 개요. [A] 자가흡착, [B] 감별(동종흡착)

과거 3개월 이내에 수혈을 받은 적이 있는 환자에 대해서는 내재해 있는 동종항체를 찾기 위해 **감별흡착(differential adsorption)**을 실시한다. 감별흡착은 동종흡착(allogenic adsorption)이라고도 한다. 동종흡착은 다른 혈액형의 적혈구를 사용한다. 자가흡착과정과 같이 적혈구를 효소로 전처리하면 항체 흡착을 증진시킨다. 그림 12-6은 자가흡착과 감별흡착과정을 요약한 것이다.

동종적혈구로 환자 혈청을 인큐베이션한 후, 혈청을 분리하여 선별패널 혈구로 재검사하면 내재해 있는 동종항체(underlying alloantibody)의 존재 여부를 결정할 수 있다.

흡착한 혈청과의 교차적합시험은 신중히 실시해야 한다. 흡착법은 혈청을 희석하고 또한 혈청을 옮겨담기 때문에 검체 오류의 위험을 증가시킬 수 있다. 온난자가항체는 항체동정과정을 더 복잡하게 만든다. 온난자가면역용혈빈혈(WAIHA)이 있는 환자는 빈번한 수혈을 필요로 하고, 이로 인해 혈청학적 결과는 더욱 복잡해진다.

용어설명

감별흡착(differential adsorption) 특수한 기지 항원으로 혈청 중에 있는 항체를 흡착하거나 부착하는 것.

요 약

※ 동종항체를 동정하고 또한 복잡한 자가항체 문제를 해결하는 일은 경험을 쌓으면 쉬우며 또한 흥미를 가질 수 있는 과정이다. 항체 문제는 일반적으로 다음의 범주에 속한다.

1. **단일항체 특이성**(single antibody specificity)은 패널 해석의 규칙에 따라 패널로 쉽게 동정할 수 있는 반응 형태를 가진다. 환자 또는 공혈자가 상응하는 항원에 대해 음성임을 확정하는 것이 항체 특이성을 확정하는 데 도움이 된다.
2. **다중항체**(multiple antibody)는 신중한 선택혈구의 사용과 효소법과 같은 항체검사법을 필요로 한다. 다중의 특이성을 구분하기 위해서는 항체의 특성에 대한 세심한 주의와 이해를 필요로 한다. 환자 혈구의 표현형을 검사하는 것도 또한 유용한다.
3. **고빈도항원에 대한 항체**(antibody to high-incidence antigen)는 모든 패널혈구가 양성일 경우에 의심받는다. 항체 동정은 고빈도항원에 대해 음성인 혈구를 찾고, 내재해 있는 항체가 존재하는지를 결정하는 데 달려있다.
4. **저빈도항체**(low-frequency antibody)는 보통 기타 항체에서 발견된다. 동정은 검사 시에 추가혈구의 사용에 달려있다. 항체 특이성을 결정하기 위해 수혈을 연기하지는 않는다.
5. **약IgG항체**(weak IgG antibody)는 다른 반응증강제의 사용, 혈청대 혈구비의 증가 그리고 인큐베이션 시간의 연장을 통해 반응성을 증강시킬 수 있다. 특별히 최근에 수혈받은 환자에게서 새롭게 형성된 동종항체의 검출은 중요하다.
6. **한랭자가항체**(cold alloantibody)는 보통 임상적으로 의의가 없다. 응집을 제거하기 위해 반응을 회피하거나 중화 또는 사전가온법을 사용한다.
7. **자가항체**(autoantibody)는 한랭형(냉식)이거나 온난형(온식)이며, 자가대조나 DAT가 양성일 경우에 의심을 받는다. 내재해 있는 동종항체의 존재를 결정하는 것은 추가적인 용혈을 피하는 데 있어서 중요하다. 흡착이나 해리 같은 기법은 보통 적혈구상에 있는 항체와 혈청 중에 있는 항체를 동정하기 위해 시행된다.

Ⅵ. 항체 용출(해리) 및 흡착시험

1. 항체 용출 : 가열법(Heat)

(1) 원 리

열을 가하면 적혈구에 부착되어 있는 IgM항체들이 해리된다. ABO변이형에 대한 흡착-해리 시험 등에 이용된다(Landsteiner K 등, 1925).

(2) 검 체

EDTA 혈액 3mL

(3) 시약 및 기기

① 알부민(6% 소알부민)
② 항온수조(56℃)

(4) 검사방법

① 혈구를 생리식염수로 5~6회 세척한다.
② 마지막 세척 후의 상청액을 취하여 간접항글로불린검사를 시행한다. 음성이면 다음 단계로 넘어가고 양성이면 세척을 반복한다.
③ 시험관에 농축적혈구와 6% 알부민 용액을 동량 넣는다.
④ 56℃ 항온 수조에 5~10분 항온하면서 가끔 흔들어준다(이때 원심분리기의 버켓 *bucket*도 함께 가온시킨다).
⑤ 즉시 2,500rpm에 2분 동안 원심분리한 후 상청액(해리액)을 취한다.
⑥ 해리액으로 항체검사를 한다.

(5) 주의사항

① 56℃ 해리 후 즉시 원심분리하지 않으면 온도가 내려가서 해리된 항체가 다시 적혈구에 부착될 수 있다.
② 이 방법은 항체를 효과적으로 해리시키나 항원의 변성을 초래하므로 해리 후에 적혈구 항원검사를 실시하고자 할 때는 사용될 수 없다.
③ 해리된 항체가 불안정할 수 있으므로 해리 즉시 다음 검사에 들어간다.

2. 에테르법(Ether)

(1) 원 리

세척적혈구에 에테르(ether)를 가하면 적혈구에 결합되어 있는 항체가 해리된다. 태아신생아용혈질환, 자가면역용혈빈혈, 수혈부작용의 조사 등 적혈구에 부착된 온난자가항체(IgG) 및 동종항체의 용출에 주로 사용된다(Vos GH 등, 1956).

(2) 검 체

EDTA 혈액 4mL

(3) 시약 및 기기

① 디에틸에테르(diethyl ether)
② 코르크 마개

(4) 검사방법

① 적혈구를 생리식염수로 6회 세척한다.
② 마지막 세척 후의 상청액으로 간접항글로불린검사를 시행하여 음성이면 다음 단계로 넘어간다. 양성이면 세척을 반복한다.
③ 세척된 적혈구에 동량의 생리식염수를 넣어 50% 부유액을 만든다.
④ 50% 혈구부유액에 동량의 디에틸에테르를 시험관에 넣고 혼합한다.
⑤ 시험관을 코르크 마개로 단단히 막고 1~2분 동안 강하게 진탕한다.
⑥ 천천히 마개를 제거한다.
⑦ 2,500rpm에서 5분 동안 원심분리한 후 상층의 에테르층을 버린다.
⑧ 56℃ 수조에서 10분 동안 흔들어 주어 남아 있는 에테르성분을 증발시킨다.
⑨ 2,500rpm에서 5분 동안 원심분리한다.
⑩ 해리액을 새 시험관으로 옮긴 후 37℃ 수조에 놓고 가끔 파스퇴르피펫으로 공기 방울을 집어 넣어 에테르 성분이 증발되게 한다.
⑪ 해리액과 마지막 세척액의 상층을 취하여 항체에 대한 검사를 시행한다.

(5) 주의사항

① 해리액에 에테르가 남아 있으면 적혈구가 용혈되므로 에테르를 완전히 증발시켜 제거해야 한다.
② 에테르는 인화성 및 폭발성이 있으므로 보관 및 취급에 주의를 기울여야 한다.

3. 글리신산법(Glycine acid)

(1) 원 리

직접항글로불린검사가 양성인 적혈구에 대해 간접항글로불린검사를 이용한 항원검사를 실시하려면 환자의 적혈구로부터 항체를 해리시켜야 한다. 글리신산(glycine acid) EDTA는 적혈구의 항원성을 비교적 잘 유지시키면서 항체를 해리시킨다.

(2) 검 체

EDTA 혈액 3mL

(3) 시약 및 기기

① 1N NaOH

② 글리신산 용액 : 1.88g 차아염소산글리신(glycine hypochlorite)와 1.45g NaCl을 사용하여 pH를 1.5로 조정한다.

③ 10% EDTA 용액

④ 1M TRIS 완충액

⑤ 항글로불린 혈청(항-IgG)

(4) 검사방법

① 적혈구를 식염수로 6회 세척한 후 상청액을 버린다.

② 20방울의 글리신산 용액과 5방울의 10% EDTA 용액을 섞어 글리신-EDTA를 만든다.

③ 즉시 세척적혈구 10방울과 글리신-EDTA 20방울을 섞는다.

④ 혼합하여 실온에 1~2분 동안 방치한다.

⑤ 1~2방울의 TRIS 완충액을 가하여 혼합한 후 3,400rpm에서 1분 동안 원심분리한다.

⑥ 상청액을 제거한 후 적혈구를 생리식염수로 4회 세척한다.

⑦ 세척적혈구를 이용하여 직접항글로불린검사를 실시한다. 음성이 나오면 이 혈구를 이용하여 혈액형 항원검사를 실시하고 양성이 나오면 항체 해리가 불충분하게 된것으로 판단하여 항체해리과정을 반복한다.

(5) 주의사항

① 이 방법은 클로로퀸이인산염(chloroquine diphosphate) 법보다 빠르고 간편하다(이선호 등, 1993).

② 사용되는 시약들은 냉장온도에서 6~12개월 동안 안정하다.

4. 한랭산해리법(Cold Acid Elution)

이 과정은 온난 반응성인 자가 항체 및 동종항체와 관련된 양성 직접항글로불린시험을 조사하기 위해 이용된다.

① 시험관에 차가운 생리식염수 1mL, 글리신-HCl 2mL, 차가운 세척 적혈구 1mL를 넣는다.
② 혼합한 후, 시험관을 얼음 수조(ice bath)에 넣어 1분 동안 인큐베이션한다.
③ 시험관을 3,400rpm에서 2분 동안 원심분리한다.
④ 두번째 시험관에 상청 해리액을 옮긴다.
⑤ 해리액 1mL당 인산완충액 0.1mL를 첨가한다.
⑥ 혼합한 후, 3,400rpm에서 2분 동안 원심분리한다.
⑦ 깨끗한 시험관에 상청 해리액을 옮긴다. 최종 세척 상청액(음성 대조)을 동시에 검사한다.
⑧ 항체동정시험을 실시한다.

5. 한랭자가흡착(Cold Autoadsorption)

(1) 원 리

한랭반응성 자가항체를 가진 환자에서 임상적으로 의미 있는 동종항체가 내재하는지를 확인하기 위해 시행한다.

(2) 검 체

① 혈청 2mL
② EDTA 혈액 7mL

(3) 시약 및 기기

1% 피신(ficin) 또는 1% 파파인(papain)

(4) 검사방법

① 환자의 적혈구를 생리식염수로 4회 세척한 후 3개의 시험관에 분주한다.
② 1% 피신 또는 1% 파파인 0.5mL를 각 시험관에 넣는다.
③ 잘 혼합한 후 37℃에서 15분 동안 항온한다.
④ 적혈구를 생리식염수로 3회 세척한 후 상청액을 최대한 따라버린다.
⑤ 첫번째 시험관에 환자 혈청 2mL를 넣는다.
⑥ 혼합한 후 4℃에서 30분 동안 항온한다.
⑦ 2,500rpm으로 5분 동안 원심한 후 상청액을 두번째 시험관에 옮긴다.
⑧ 혼합한 후 4℃에서 30분 동안 항온한다.
⑨ 세번째 시험관을 사용하여 7, 8번 과정을 반복한다.
⑩ 마지막 상청액을 이용하여 동종항체의 유무를 검사한다.

(5) 주의사항

혈청의 희석을 방지하고 약한 항체를 놓치지 않기 위하여 4번 과정의 마지막 원심 후 최대한 모든 상청액을 따라버려야 한다. 필요하면 여과지를 길게 잘라 시험관에 넣어 적혈구 주위의 상청액도 흡수한다.

6. 항체 흡착 : ZZAP법(Antibody Adsorption : ZZAP)

(1) 원리 및 목적

ZZAP시약 내에는 디티오트레이톨(dithiothreitol)과 단백분해효소(파파인 혹은 피신 등)가 함유되어 있다. 자가항체가 부착되어 있는 적혈구에 ZZAP시약을 넣으면 이미 부착되어 있는 IgG항체들은 해리되고 적혈구는 새로운 자가항체들을 더 많이 흡착할 수 있는 상태로 된다. 여기서 디티오트레이톨은 단백분해효소가 IgG를 제거하기 쉽게 해준다. 온난성 자가항체가 있으면서 동종항체가 내재해 있을 경우 자가혈구를 이용하여 자가항체만을 선택적으로 흡착시킴으로써 동종항체를 검출하고 동정하는 데 사용된다.

(2) 검 체

① EDTA 혈액 5mL
② 혈청 2mL

(3) 시약 및 기기

① 인산염-완충 생리식염수(phosphate-buffered saline, PBS), pH 6.5 혹은 pH 8.0
② PBS, pH 5.4
③ 파파인
④ 여과지
⑤ L-시스테인(L-cysteine) 용액 : L-시스테인염산 0.605g을 10mL 증류수에 녹인다.
⑥ 5% K_2 EDTA · $2H_2O$: 2mL의 증류수에 $K_2EDTA \cdot 2H_2O$ 0.1g을 녹인다.
⑦ 1% 시스테인-활성화 파파인
- 0.1M PBS(pH 5.4) 100mL에 5% $K_2EDTA \cdot 2H_2O$ 용액 2mL와 파파인 2g을 넣고 실온에서 30분 동안 진탕한다.
- 용액을 여과지를 이용하여 여과한다.
- 여과액에 0.5M L-시스테인 용액 10mL를 가하고 0.1M PBS(pH 5.4)를 전체 양이 200mL가 되도록 채운다.

- 37℃에서 1시간 동안 진탕한다.
- 3,000rpm에서 5분 동안 원심침전한 후 상청액을 0.5mL씩 분주하여 -20℃ 이하에 냉동보존해 두고 필요할 때 꺼내 쓴다.

⑧ 0.2M 디티오트레이톨(DTT) : PBS 32.4mL에 DTT 1g을 녹여 제조하여 -20℃에 2.5mL씩 냉동 분주하여 보관한다.

(4) 검사방법

① ZZAP시약을 제조한다 : 0.5mL 시스테인-활성화 파파인과 2.5mL DTT, 2mL PBS(pH=6.5)를 혼합하여 만들거나 1mL 피신과 2.5mL DTT, 1.5mL PBS(pH=8.0)를 혼합하여 만든다.
② 두 개의 시험관에 농축적혈구를 1mL씩 넣고 ZZAP시약을 2mL씩 넣는다.
③ 잘 혼합한 후 37℃에서 15분 동안 항온하며 가끔 흔들어준다.
④ 적혈구를 3회 세척한 후 마지막 상청액을 가능한 한 모두 제거한다.
⑤ 첫번째 시험관에 환자 혈청 2mL를 넣는다.
⑥ 잘 혼합한 후 37℃에서 30분 동안 항온한다(가끔 혼합해준다).
⑦ 2,500rpm으로 5분 동안 원심침전한 후 상청액을 두번째 시험관에 옮긴다.
⑧ 잘 혼합한 후 37℃에서 30분 동안 항온한다(가끔 혼합해준다).
⑨ 2,500rpm에서 30분 동안 원심한 후 상청액을 취한다.
⑩ 흡착된 혈청으로 동종항체의 존재를 검사한다.

(5) 판 독

① 흡착 후 혈청과 항체선별용 적혈구와의 반응이 음성이면 동종항체가 존재하지 않는 것이다.
② 흡착 후 혈청이 항체선별용 적혈구와 반응하면서 ZZAP 처리 환자 적혈구와도 반응하면 자가항체 흡착이 불충분하게 된 것이므로 흡착 과정을 반복한다.
③ 흡착 후 혈청이 항체선별용 적혈구와 반응하면서 ZZAP 처리 환자 적혈구와는 반응하지 않으면 동종항체가 존재하는 것이므로 동정검사를 실시한다.

(6) 주의사항

① ZZAP시약은 4℃에 보존하면 3개월 동안 안정하다.
② ZZAP 처리에 의해 Kell 혈액형계통 항원들과(Kx는 제외) M, N, Fy^a, Fy^b, S, s, Xg^a 항원들은 파괴된다.
③ ZZAP 처리 전에 적혈구를 세척할 필요는 없다.
④ 3개월 이내에 수혈받은 환자의 경우 수혈된 혈구가 동정하고자 하는 동종항체를 흡착해 버릴 수 있다.

참고 주요 혈액형 항체의 반응 양상

혈액형 계통	항 체	최적반응온도 (℃)	반응형태				용혈성수혈 부작용	태아신생아 용혈질환	한국인(일본인) 적합혈(%)	비 고
			식수염 (RT)	알부민 (37℃)	쿰 스	효소 (37℃)				
ABO	항A	15~25	●●●●●	면역항체를 검사할 때는 유용함			있음	있음*		*면역항체의 경우
	항B	15~25	●●●●●				있음	있음*		*면역항체의 경우
	항A_1*	15~25	●●●●●				가능성있음			*A_2형(경우에 따라서는 A_2B형)에서 자주 볼 수 있음
	항H*	5~25	●●●●●				가능성있음*		(0.01)이하	*봄베이형의 경우
Rh	항D	37	●	●●●●	●●●●●	●●●●●	있음	있음	0.1(0.5)	항체 생성률이 높다. · 1회분만으로 5~6% · 1회 수혈로 50% 이상
	항C	37	●	●●●●	●●●●●	●●●●●	있음	있음	15(12)	
	항E	37	●●	●●●●	●●●●●	●●●●●	있음	있음	49.3(50)	항체 검출률이 비교적 높다.
	항$\bar{c}$	37	●	●●●●	●●●●●	●●●●●	있음	있음	41(44)	항체 검출률이 비교적 높다.
	항$\bar{e}$	37	●	●●●●	●●●●●	●●●●●	있음	있음	10(9)	
	항Rh17	37	●●	●●●●	●●●●●	●●●●●	있음	있음	(0.01)이하	$^{-D-}/_{-D-}$형의 사람이 가진 면역항체
Kell	항K	37	*		●●●●●		있음	있음	95(99.9)이상	*이 경우에는 자연항체가 많다.
	항$\bar{k}$	37			●●●●●		있음	있음	0.5(0.01)이하	
	항Kp^b	37			●●●●●		있음	있음	(0.01)이하	
	항Kp^c	37			●●●●●		많음		(99)이상	
	항Ku	37			●●●●●		많음	있음	(0.01)이하	
Duffy	항Fy^a	37			●●●●●		있음	있음	4(1)	보체결합성, **양적효과**가 있음
	항Fy^b	37			●●●●●	●*	있음	있음	56(80)	파파인·피신으로는 검출할 수 없음
Kidd	항Jk^a	37			●●●●●		있음	있음	33(27)	보체결합성, **양적효과**가 있음
	항Jk^b	37			●●●●●		있음	있음	23(23)	효소처리, 쿰스법으로 잘 검출된다.
Xg	항Xg^a	37			●●●●●	*1			29(20)*2	*효소법은 사용할 수 없음 *남 36(30)%, 여 22(10)%
Lewis	항Le^a	5~20	●●●●●	●●●	●●●●●	●●●	가능성있음*1		81(78)*2	*면역항체의 경우 *비교적 적합한것
	항Le^b	5~20	●●●●●	●	●●●	●	매우적음*		19(32)*2	*드물게 일어날 것이다 *비교적 적합한것
MNSs	항M	5~20	●●●●●	●●●	●●●		가능성있음*	가능성있음*	24(22)	*일어날 때는 심각한 경우가 있다. **양적효과**가 있음
	항N	5~20	●●●●●	●					26(28)	**양적효과**가 있음
	항S	15~37	●●●		●●●●●		있음		91(89)	**양적효과**가 약간 있음
	항$\bar{s}$	37			●●●●●		있음		5(10)	**양적효과**가 약간 있음
P	항P_1	5~20	●●●●●		●	●	매우적음		60(65)	
	항P	15~25	●●●●●	●●●●●	●●●●●	●●●●●	많음	가능성있음	(0.01)이하	시험관내용혈이 강함
	항Tj^a	15~25	●●●●●	●●●●●	●●●●●	●●●●●	있음	가능성있음	(0.01)이하	시험관내용혈이 강함(*항PP_1Pk)
Lutheran	항Lu^a	20~37	●●●●●		●●●				99.5(99.9)이상	
	항Lu^b	20~37	●		●●●●●	●●	가능성있음		0.5(0.01)이하	
Diego	항Di^a	37			●●●●●		있음	있음	90(90)	몽골계 인종에 특이적으로 존재함
	항Di^b	37			●●●●●	●	있음	있음	(0.2)	
I	항I(자가)	5~20	●●●●●		●	●			(0.01)이하	
	항I(동종)	15~25	●●●●●	●●●●●	●●●●●	●●●●●	가능성있음		(0.01)이하	
	항i	5~20	●●●●●						(99.9)이상	*비교적 적합한 것
Jr	항Jr^a	37			●●●●●		가능성있음		(0.03)	보체결합성이 있음
Bg	항Bg^a	37			●●●●●				(86)	HLA B-7과 관련이 있음

냉식 온식

반응감도를 나타낸다

● 드물게 검출된다 → ●●●●● 자주 검출된다

量順隆 : 一目でわカる輸血, Medical Science International, Ltd, ToKyo. p22, 2005(원출처 : ORTHO사)

항체검출과 동정 *Self Check*

【문제 1】 항체선별시험에 대한 설명 중 옳은 것은 어느 것인가?

① 대부분의 임상적으로 유의한 항체를 검출한다.
② 모든 저빈도 항체를 검출한다.
③ 동종항체와 자가항체를 구분하는 데 도움이 된다.
④ 만일 환자가 항체력(antibody history)이 없다면 생략될 수도 있다.

☞ **해답** : ①

【문제 2】 HTLA항체에 대한 설명 중 옳은 것은 어느 것인가?

① 전형적으로 실온에서 반응한다.
② PEG로 반응이 증강될 수 있다.
③ 보통 임상적으로 의의가 없다.
④ HDFN과 관련되어 있다.

☞ **해답** : ③

【문제 3】 항 I 와 관련되어 있는 것은 어느 것인가?

① 보존 혈액과는 더 약하게 반응한다.
② 상품화된 물질로 중화될 수 있다.
③ 37℃에서 가장 잘 반응한다.
④ 탯줄혈구와는 반응하지 않는다.

☞ **해답** : ④

【문제 4】 다중항체 문제가 효소를 사용함으로써 해결되었다. 항체 반응 중의 하나가 효소 처리 후 없어졌다. 이 항체는 다음 항체 중 어느 것일 가능성이 있는가?

① 항c ② 항I ③ 항Jk^a ④ 항Fy^a

☞ **해답** : ④

【문제 5】 항체의 양적효과를 바르게 설명한 것은 어느 것인가?

① 동형접합 혈구가 더 강하게 반응했다.
② 이형접합 혈구가 더 강하게 반응했다.
③ 혈구가 PEG에서 가장 잘 반응했다.
④ 혈구가 4℃에서 가장 잘 반응했다.

☞ **해답** : ①

【문제 6】 항체동정 시에 사용되는 "3의 법칙"은 얼마의 (p)값을 보장하기 위한 것인가?

① 0.09 ② 0.02 ③ 0.05 ④ 0.15

☞ **해답** : ③

【문제 7】 4℃에 보존했던 응고검체로 DAT를 실시했을 때 어떤 현상이 일어날 수 있는가?

① 체내에서의 보체 부착
② 체내에서의 IgG 부착
③ 체외에서의 보체 부착
④ 체외에서의 IgM 부착

☞ **해답** : ③

【문제 8】 사전가온법(prewarm technique)이 IgG반응을 약화시키는 이유는 무엇인가?

① 검체가 즉시원심단계에서 판독되지 않았기 때문이다.
② 가온 생리식염수가 IgG항체를 해리할 수 있기 때문이다.
③ 37℃에서의 판독이 생략되었기 때문이다.
④ 다특이IgG가 사용되지 않았기 때문이다.

☞ **해답** : ②

【문제 9】 적혈구막으로부터 원형 그대로인 항체를 제거하는 과정을 무엇이라고 하는가?

① 자가흡착 ② 중화 ③ 효소전처리 ④ 해리

☞ **해설** : 자가흡착(autoadsorption), 중화(neutralization), 효소전처리(enzyme-pretreatment), 해리(elution).

☞ **해답** : ④

【문제 10】 자기혈구를 사용하여 혈청이나 혈장 중에 있는 항체를 제거하는 과정을 무엇이라고 하는가?

① 자가흡착 ② 감별흡착 ③ 중화 ④ 해리

☞ **해답** : ①

【문제 11】 37℃ 선별시험에서는 항체가 검출되었지만 AHG단계에서는 반응이 없었다. 다음 중 어느 것이 의심되는가?

① 항S ② 항E ③ 항N ④ 항Jk^a

☞ **해답** : ③

【문제 12】 적혈구의 혈액형 항원검사는 환자가 어느 기간 이내에 수혈을 받았을 경우 시행하지 않는가?

① 30일 ② 2개월 ③ 3개월 ④ 6개월

☞ **해답** : ③

【문제 13】 DTT는 다음 중 어느 항체가 의심될 때 유용한가?

① 항Js^b ② 항Kp^b ③ 항k ④ 이상 모두

☞ **해답** : ④

【문제 14】 온난자가항체 반응 시 자가항체를 제거하기 위해 추가적으로 실시하는 검사과정의 목적은 무엇인가?

① 혈청 중에 존재하는 온난자가항체의 특이성을 동정하기 위함이다.
② 자가항체와 반응하지 않는 적합한 적혈구를 찾기 위함이다.
③ 잠재적으로 내재해 있는 동종항체를 동정하기 위함이다.
④ 적혈구를 피복하고 있는 항체를 동정하기 위함이다.

☞ **해답** : ③

【문제 15】 혈구에 존재하는 항원에 대한 기록을 무엇이라고 하는가?

① 항체 ② 항원 프로필 ③ 대조 ④ 선별혈구

☞ **해답** : ②

【문제 16】 효소에 의해 파괴되지 않는 것은?

① MN 항원 ② Rh 항원 ③ Fya 및 Fy^b ④ Xg^a

☞ **해답** : ②

【문제 17】 다음은 간접항글로불린시험에 의한 불규칙체 스크리닝 결과이다. 고려할 수 있는 불규칙항체는?

패널혈구 No.	패널혈구에 포함된 항원									응집
	D	C	E	c	e	Le^a	Le^b	M	N	
I	+	+	+	+	+	0	+	+	0	0
II	+	0	+	+	0	+	0	+	0	+

① 항D ② 항C ③ 항E ④ 항Le^a ⑤ 항N

☞ **해답** : ④

제13장

교차적합시험

학습목표

1. 적합성시험과 교차적합시험을 정의하라.
2. 기본적인 교차적합시험(주시험과 부시험)의 과정과 목적을 설명하라.
3. 수혈을 위한 전혈, 적혈구, 혈장, 혈소판, 동결침전제제에 대한 교차적합시험의 선택을 논하라.
4. 교차적합시험의 한계점을 논하라.
5. 대량수혈 시 교차적합시험은 어떻게 하는지 기술하라.

교차적합시험(crossmatching test) 또는 교차시험이란 환자 혈액과 공혈자 혈액 사이의 적합성(compatibility)을 검사하는 방법으로, 적혈구항체에 의해 일어날 수 있는 가장 중대한 수혈 부작용의 하나인 용혈성 수혈 부작용을 방지하기 위해 실시하는 검사이다. 보통 교차적합시험은 환자에게 혈액이 출고되기 전에 최종적으로 검사하는 항목이다. 이 검사는 1907년에 시작되어 1980년대에 이르러서는 즉시원심교차시험(immediate spin crossmatching)이 개발되었으며, 이 결과의 적합・부적합 판정에 따라 수혈의 여부가 결정된다. 따라서 검사자는 이 검사에 세심한 주의를 기울여야 한다.

최근에는 컴퓨터 시스템을 이용하여 환자와 공혈자 혈액 간의 적합성을 컴퓨터상으로 확인하는 **컴퓨터교차(computer crossmatch)**가 보급되어 있다. 이것은 검사 업무의 부담을 줄이고 사람에 의해 일어나는 과실을 방지하는 데 있어서 좋은 방법이다. 또한 불규칙항체나 수혈 경력의 장기적인 보관이나 검색에도 유효하다.

Ⅰ. 수혈 의뢰

수혈할 혈액의 요구는 일반적으로 의뢰전표로 주문된다. 최근에는 컴퓨터에 의한 주문 시스템이 점차적으로 증가하고 있다. 수혈 의뢰에 필요한 정보들은 표 13-1과 같다. 전화로 수혈을 의뢰할 경우에는 난청이나 잘못 들어서 문제를 일으킬 수 있으므로 수혈의뢰는 반드시 전표로 확인해야 한다.

표 13-1. 수혈 의뢰시에 필요한 정보

최소 필요 정보	환자 이름, 환자 등록번호, 수혈 예정 일시, 의뢰, 진료과, 수혈 장소, 혈액형, 수혈할 제제명, 수량(단위 또는 개수), 주치의 이름
문제의 조기 해결에 필요한 정보	성별, 연령, 진단명, 임신 경력, 수혈 경력, 혈장분획제제 투여 경력 등
적정 수혈에 유용한 정보	수혈전 혈색소량, 혈소판 수, PT, APTT, AT-Ⅲ, 피브리노겐, 수혈 목적 등

용어설명

컴퓨터시스템(computer system)과 컴퓨터교차(computer crossmatch)
컴퓨터에 환자의 기본정보인 이름, 생년월일, ABO 혈액형, Rh(D)를 등록하고, 불규칙항체 검사, 교차적합시험, 혈액형검사 등의 검사 데이터는 과거 수년 내지 반영구적으로 검색할 수 있도록 저장되어 있다. 또한 혈액센터로부터 공급되는 수혈용 혈액의 정보(혈액형, 제제 종류, 제조번호, 채혈일 등)도 시스템에 등록하여 환자에게 수혈된 혈액의 정보를 최저 10년간 검색할 수 있도록 고안된 시스템이다. 이 컴퓨터 시스템을 이용하여 수혈용 혈액 의뢰가 있는 경우에는 환자의 ABO, Rho(D) 혈액형과 공급할 혈액의 혈액형을 컴퓨터 시스템으로 대조하는 것을 컴퓨터 교차라고 한다. 신선동결혈장이나 혈소판농축액의 공급은 이 컴퓨터교차만으로 공급하는 예가 많아지고 있다.

교차적합시험(crossmatching test)
수혈을 실시하기 전에 공혈자의 혈구와 수혈자의 혈청(혈장) 사이의 반응(주시험) 및 공혈자의 혈청(혈장)과 수혈자의 혈구 사이의 반응(부시험)을 조사하여 수혈이 가능한지 아니면 불가능한지를 결정하는 검사이다.

Ⅱ. 교차적합시험 검체

수혈전검사는, 먼저 혈액형검사[ABO, $Rh_0(D)$]·불규칙항체선별시험을 실시한 뒤에, 별도의 새로 채혈한 검체로 교차적합시험을 실시한다(그림 13-1). 이것은 환자가 바뀌어 채혈됨으로써 일어나는 ABO형 이형수혈을 예방하기 위함이다.

교차적합시험에 사용되는 환자 검체는 수혈 예정일 3일 이내에 채취된 것을 사용하는 것이 바람직하다. 게다가 검사 종료 후에는 환자 검체와 혈액제제의 절편(헌혈자 검체)을 적어도 1~2주 동안 냉장고에 보존한다. 환자 혈청은 2~3개월 동안 동결보존해야 한다. 이것은 수혈 후에 부작용이 발생할 때 원인을 조사하기 위함이다.

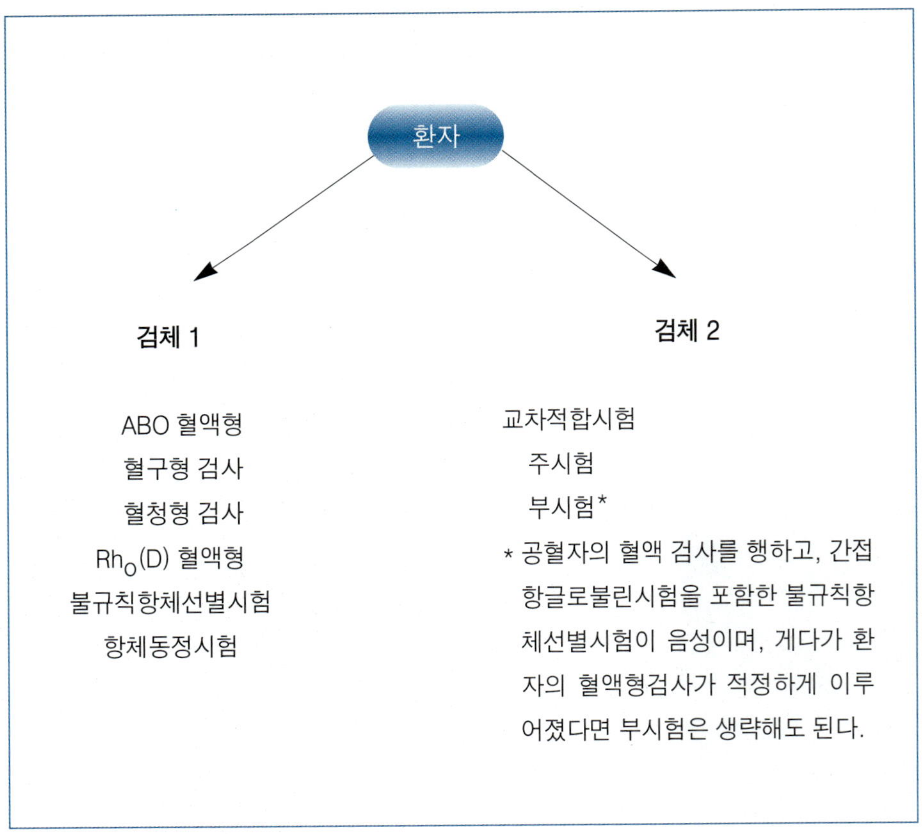

그림 13-1. 수혈전검사

Ⅲ. 교차적합시험의 실제

1. 기구와 시약

1) 기 구

시험관, 피펫, 항온수조, 탁상원심분리기, 혈액은행전용 원심분리기(serofuge), 쿰스세척기(없으면 매뉴얼로 세척함)

2) 시 약

환자혈액, 수혈백에 붙어있는 혈액 절편(segment), 생리식염수(세척병), 항인체글로불린항체(항IgG), 반응증강제(소 알부민, PEG, LISS), 효소액(브로멜린용액, 피신용액)

2. 피검혈구 제조

환자 및 공혈자의 혈구는 3~5% 생리식염수부유액으로 제작한다(그림 13-2). 혈구부유액의 농도가 높을 경우에는 반응이 약해진다. 또한 조작 과정에서 시험관들이 바뀌지 않도록 각 시험관에 적당한 표시를 해놓는다.

3. 교차적합시험 방법

교차적합시험에는 주시험(major crossmatching)과 부시험(minor crossmatching)이 있으며, 주시험은 환자 혈청과 헌혈자 혈구를, 부시험은 환자 혈구와 공혈자 혈청(혈장)을 시험관 내에서 혼합하고, 용혈이나 응집 유무를 육안으로 판정하는 검사이다(그림 13-3). 또한 검사법마다 자가대조(환자 혈청과 환자 혈구)를 병행한다.

현재는 두 종류 이상을 조합하여 교차적합시험을 실시하고 있는 일이 많다. 즉 생리식염수법과 브로멜린법(효소법)을 묶어서 실시하는 것과 알부민법과 간접항글로불린법을 한 세트로 묶어 하고있다(그림 13-3). 그러나 사전에 실시한 불규칙항체선별시험(효소법 포함)의 결과가 음성이면, 생리식염수-간접항글로불린법과 효소법은 생략해도 상관없다.

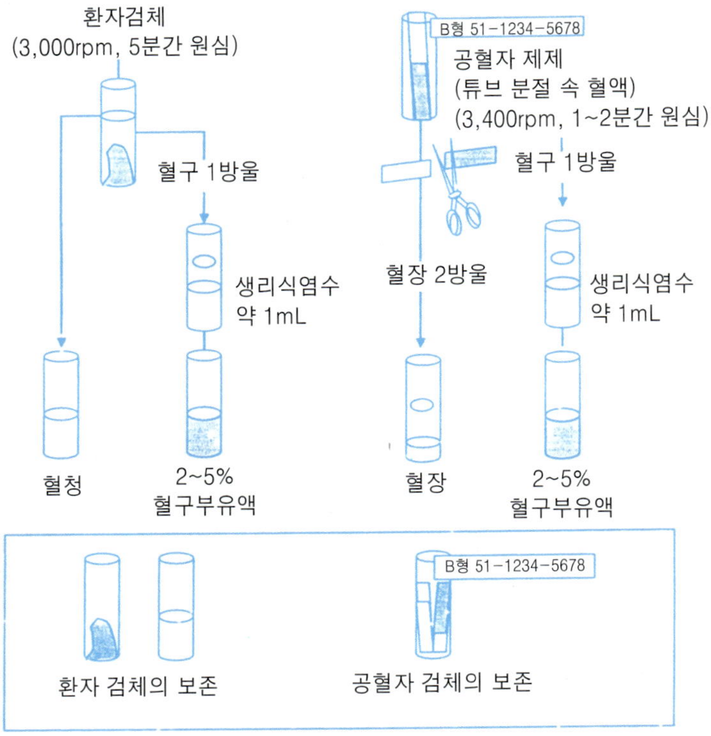

그림 13-2. 피검혈구 제작

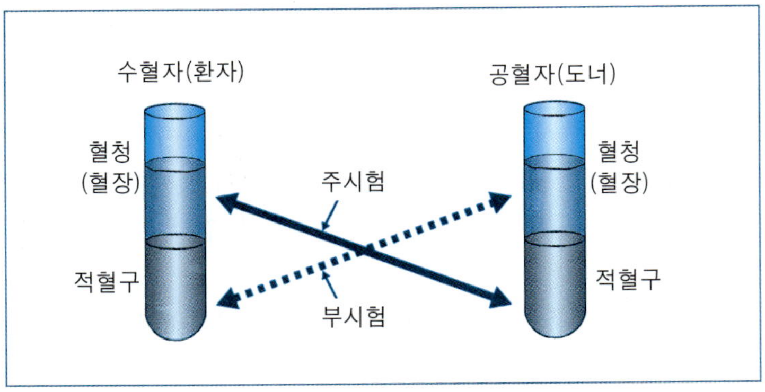

그림 13-3. 교차적합시험의 개념

주시험 : 환자의 혈청과 공혈자의 적혈구를 반응시킴.
부시험 : 공혈자의 혈청과 환자의 적혈구를 반응시킴.

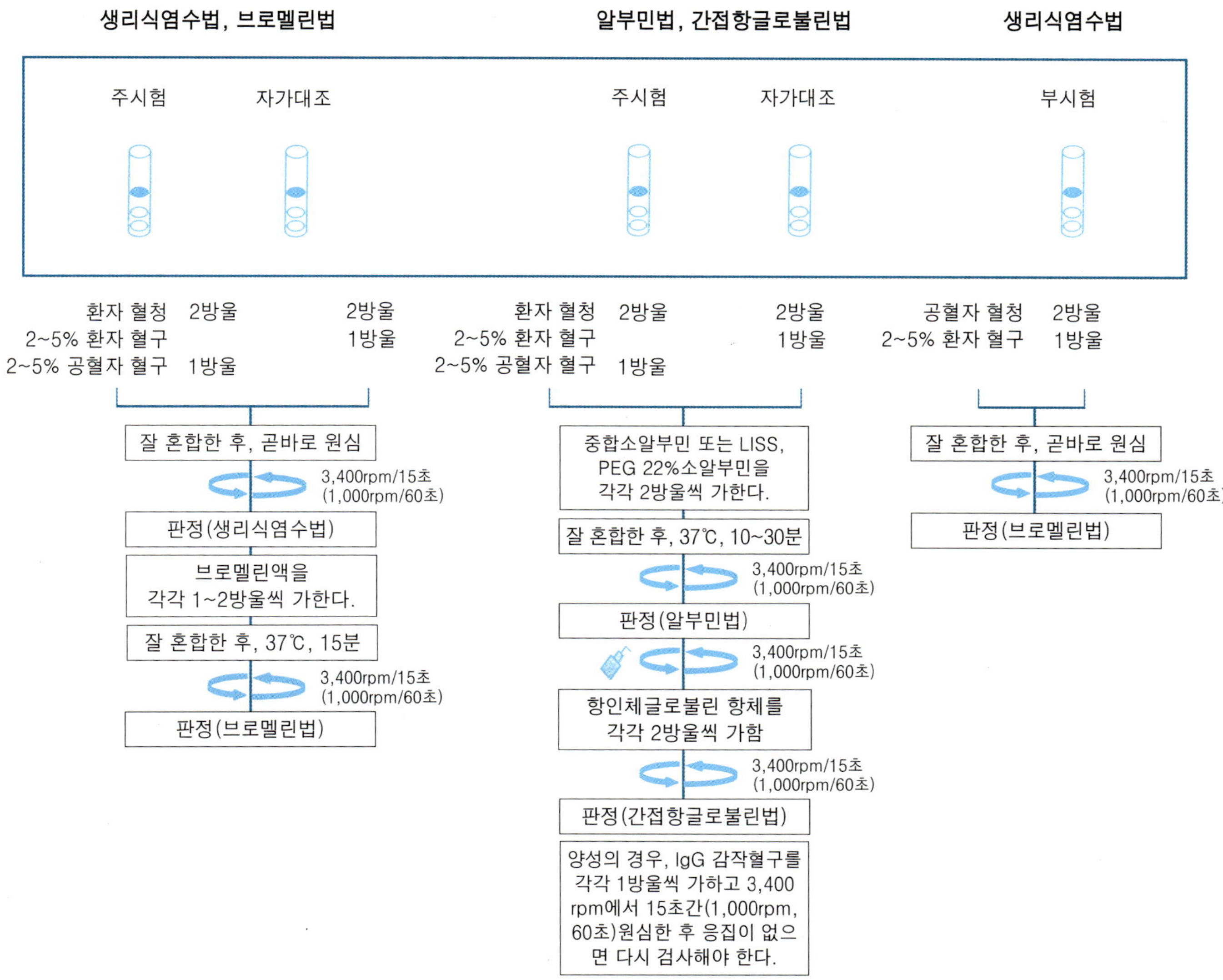

그림 13-4. 교차적합시험 과정

4. 간접항글로불린법

37℃에서 반응을 시키는 것은 용혈성 부작용을 일으킬 가능성이 있는 어떤 항체를 검출하기 위함이다. 간접항글로불린법은 반응증강제로서 소 알부민(22%, 중합), 저이온강도용액(low ionic strength solution, LISS), 폴리에틸렌글리콜(polyethylene glycol, PEG) 등을 첨가하는 방법으로, 이러한 반응증강제를 첨가함으로써 반응 시간이 단축되고, 검출 감도가 향상된다. 그러나 강한 한랭항체의 존재 등, 검체의 상황에 따라서는 반응증강제를 사용하지 않는 것이 좋을 수도 있기 때문에, 각 시약의 특성을 이해하고 각각의 설명서에 따라 사용해야 한다.

간접항글로불린법에서 주의해야 할 점은 항글로불린 혈청을 첨가한 후 곧바로 원심하여 판정해야 한다는 것이다. 재원심하여 판정하는 일이 없도록 한다. 조작 도중에 혈구 세척이 불충분하면 위음성이 될 수 있기 때문에 충분히 세척하도록 한다. 결과가 음성인 경우에는 IgG 감작혈구를 첨가한 후 원심하여 판정하고, 응집이 나타나는지를 확인한다. 응집이 나타나지 않는 것은 세척이 불충분해서 생길 수도 있으므로, 이때는 재검을 해야 한다.

Ⅳ. 불규칙항체 양성 시 적합혈액의 선택

교차적합시험에 앞서 실시한 불규칙항체선별시험이 음성이면, ABO 혈액형이 틀리지 않는 한 교차적합시험이 부적합으로 나오는 일은 거의 없다. 수혈시에 임상적 의의가 있는 불규칙항체는 37℃에서 반응하는 것들이다. 따라서 불규칙항체가 검출된 경우에는 그 특이성을 동정하고, 반응 온도와 수혈 부작용이 있었는지 기록을 참조하여 대응항원이 없는 혈액을 선택해야 한다(표 13-2).

표 13-2. 적합혈액의 선택 기준

선택 해야하는 항원군	이들 항원에 대한 항체를 보유하고 있는 경우에는 반드시 대응항원이 음성인 혈액을 선택한다. (ABO), Rh, Kell, Duffy, Ss, Diego, P^k,, p, I(allo), Jr^a
선택하지 않아도 되는 항원군	이들 항원에 대한 항체를 보유하고 있어도, 특별히 대응항원이 음성인 혈액을 선택하지 않아도 된다. Le^b, P_1, N, Xg^a, Bg^a, St^a, JMH, JMH like, I(auto)
반응성에 따라 선택을 고려하는 항원군	간접항글로불린시험이 양성(37℃, 1시간 가온 후 : 반응증강제를 첨가하지 않음) 또는 시험관 내에서 용혈을 나타내는 경우에는 음성 혈액을 선택하지만, 그 외에는 선택하지 않아도 된다. Le^a, M

Ⅴ. 교차적합시험의 결과와 해석

주시험·부시험이 둘 다 응집이나 용혈이 없는 경우에 해당 혈액은 적합으로 간주하여 수혈된다. 주시험이나 부시험이 양성인 경우에는 다음의 해석을 참고한다.

주시험 BRO/AGT	부시험 SAL	자가대조		판정 · 해석
		BRO	AGT	
−	−	−	−	적합 *1
+	−	−	−	부적합 *2
−	+	−	−	부적합 *3
+	+	−	−	부적합 *4
(−/−~+)	−	(−~+)	+	판정보류*5
(+~−)	−	+	−	판정보류*6

BRO : bromelin, SAL : saline, AGT : antiglobulin test

*** 1 수혈해도 좋다.**

*** 2 수혈을 하면 안된다.**

① ABO형 부적합을 고려할 수 있다.

② 환자 혈청중에 불규칙항체의 존재가 의심된다.

- 항체의 특이성을 동정하고, 대응항원이 없는 혈액을 수혈한다.

③ 드물게 공혈자 혈구가 직접항글로불린시험에서 양성으로 되는 일이 있다.

*** 3 부득이 수혈을 해야 할 경우에는 잘 감시하면서 주의를 기울인다.**

① ABO형 부적합을 고려할 수 있다.

② 공혈자 혈청중에 불규칙항체의 존재가 의심된다.

- 그 항체가 37℃반응성인 IgG 항체이면 수혈은 피한다.

③ 환자에 범혈구응집반응이 있는 경우에는 혈장 성분의 수혈은 피한다.

*** 4 수혈을 해서는 안된다.**

① ABO형 부적합을 고려할 수 있다.

*** 5 정밀검사를 실시한다.**

① 환자의 직접항글로불린시험이 양성으로 생각된다.

- 자가항체 혹은 약제성 항체의 존재 · 비특이적 흡착 등의 가능성이 있다.
- 과거 3개월 이내에 수혈 경력이 있는 경우에는 수혈 혈구에 대한 동종항체의 가능성도 있다.

- 주시험이 양성인 경우는 자가항체와 동종항체가 존재할 가능성도 있다.
- 해리시험에서 항체에 특이성이 확인된 경우에는 대응하는 항원이 음성인 적혈구 제제를 수혈한다.

*** 6 정밀검사를 실시한다.**

① 브로멜린액에 의한 비특이반응을 고려할 수 있다.

- 브로멜린액법은 무시하고 간접항글로불린법의 결과로 적합과 부적합을 판정한다.

② 생리식염수에서만 양성이면 한랭응집이나 연전형성을 의심할 수 있다.

- 연전형성이 의심되는 경우에는 검경 · 생리식염수법으로 확인을 하고, 간접항글로불린법의 결과로 적합과 부적합을 판정한다.

Ⅵ. 겔칼럼응집법(간접항글로불린법)

불규칙항체 검사나 교차적합시험은 지금까지 기술한 바와 같이 시험관법을 사용하여 적혈구의 응집 유무를 판정하였지만 판정이 어려워 숙련을 요하는 등의 문제점을 지니고 있다. 겔칼럼응집법(gell column agglutination technique)은 자동기기를 이용한 검사이며 결과를 객관적으로 판정할 수 있는 장점을 가지고 있는 검사법이다. 검사법의 원리는 다음과 같다.

"마이크로튜브에 겔을 충전시키고 마이크로튜브의 상층에 혈청이나 혈구를 넣고 인큐베이션한 후 원심한다. 응집한 적혈구는 상층에 머물러 있으나 응집하지 않은 적혈구는 하층으로 이동한다."

이 방법은 불규칙항체 검출에는 감도가 높지만 교차적합시험 등에는 검사 시간이 소요되며 도중에 판정할 수 없는 문제점을 가지고 있다. 그러나 검사의 표준화에는 적합한 방법이다(그림 13-5).

Ⅶ. 교차적합시험의 기타 주의사항

1) 응급 시 교차시험 결과의 해석

출혈성 쇼크 때문에 환자의 ABO 혈액형을 판정할 시간적 여유가 없는 경우나 ABO 동형 혈액이 부족한 경우, 혈액형 판정 시약이 없는 경우, 그리고 혈액형 판정이 곤란한 경우에는 O형 적혈구 성분을 사용한다.

교차적합시험을 실시할 시간이 없는 경우에는 ABO 혈액형 및 Rh_o(D) 혈액형을 판정하여 ABO 동형 혈액의 적혈구 성분을 수혈한다.

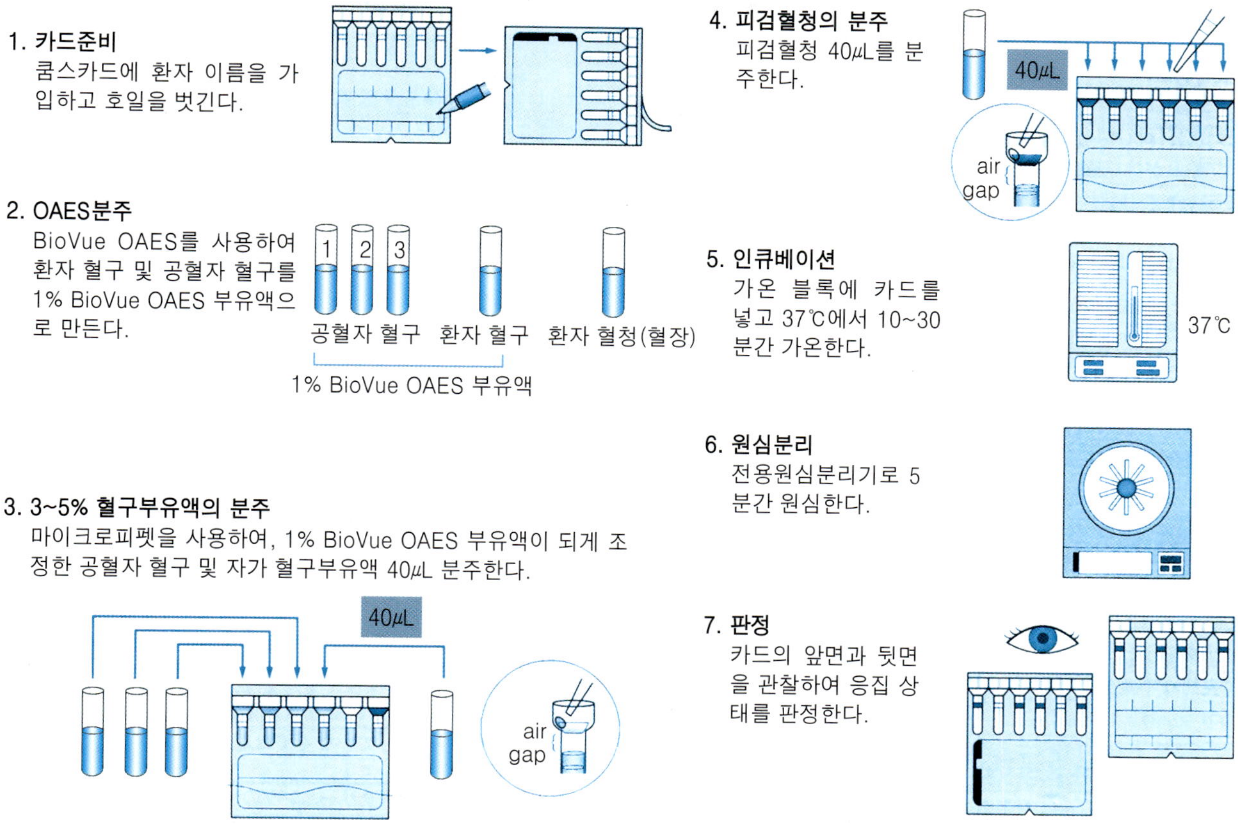

그림 13-5. 겔칼럼응집법(쿰스카드)에 의한 교차적합시험(간접항글로불린법)

또한 5~10분 정도 시간적 여유가 있으면 생리식염수법으로 하고, ABO형의 부적합을 검사한 후 알부민법이나 간접항글로불린법으로 적합성을 확인한다.

2) 신생아 · 영아의 교차적합시험

생후 4개월 이내의 영아는 엄마에게서 유래하는 IgG 항체를 보유하는 일이 있다. O형 이외의 적혈구 성분을 사용하는 경우에는 엄마에게서 유래하는 항A, B를 간접항글로불린법으로 교차적합시험을 시행한다. 엄마가 불규칙항체를 보유하고 있는 경우에는 영아와 ABO 혈액형이 동형이며 아울러 그 항체에 대응하는 항원이 음성인 혈액을 선택하여 교차적합시험을 시행한다.

3) 교차적합시험으로 검출할 수 없는 것

교차적합시험은 Rh_o(D) 혈액형의 오판정이나 음성 환자에 양성 혈액이 수혈되는 것과 같은 부적합은 검출할 수 없다. 면역항체의 농도가 교차적합시험의 반응감도보다 더 낮을 때는 지연용혈수혈부작용을 방지할 수 없다. 또한 백혈구, 혈소판, 혈장 단백질 등에 대한 항체는 검출할 수 없다.

용어설명

고빈도항원(high-incidence red cell antigens)과 저빈도항원(low-incidence red cell antigens)
대부분의 사람에서 양성인 Fy^a 항원, Jr^a 항원이나 Di^b 항원이 고빈도 항원이고, 반대로 대부분의 사람에서 음성인 Wr^a 항원이 저빈도 항원이다. 보통 출혈빈도가 1% 이하인 혈액형을 희귀혈액형이라고 한다.

요 약

불규칙항체검사와 교차적합시험의 차이

	불규칙항체검사	교차적합시험
검사시간	수혈 수일 전에 검사를 할 수 있어서 시간적인 여유가 있다.	수혈 직전에 하기 때문에 검사시간의 제한을 받는다.
항체검사법	복수의 검사법을 조합하는 것이 가능하다.	1~2가지 검사법으로 한다.
사용혈구	항원을 알고 있는 기지 적혈구	공혈자 적혈구
적혈구 항원의 조합	양적효과를 고려한 적혈구 조합	양적효과를 고려할 수 없음
검출 항체	광범위한 항체 검출	공혈자가 보유하고 있는 항원에 대한 항체만 검출
저빈도 항원에 대한 항체	검출 곤란	공혈자가 항원을 보유하고 있으면 가능
다중응집 (polyagglutination)	검출 불가능	가능
ABO 혈액형 부적합	검출 불가능	가능

교차적합시험 *Self Check*

【문제 1】 공혈자 적혈구와 수혈자 혈청사이에 혈청학적 부적합을 검사하는 것은 무엇인가?

① 항체선별시험 ② 직접항글로불린시험
③ 교차적합시험 ④ 자가대조

☞ **해답** : ③

【문제 2】 교차적합시험의 항글로불린단계에서는 어떤 부적합이 검출되는가?

① 수혈자의 혈청 중에 존재하는 IgM 동종항체
② ABO 부적합
③ 수혈자의 혈청 중에 존재하는 IgG 동종항체
④ 실온 부적합

☞ **해답** : ③

【문제 3】 4개월 미만의 영아에 대한 적합시험을 바르게 설명한 것은 어느 것인가?

① 직접항글로불린시험(DAT)을 해야한다.
② 교차적합시험은 항체선별시험이 음성일 때 필요하다.
③ 엄마 혈청이 교차적합시험에 사용될 수 있다.
④ ABO 항체 검사는 영아도 실시해야 한다.

☞ **해답** : ③

【문제 4】 적합성 시험(compatibility test)에는 어떤 검사들이 포함되는가?

① 수혈자의 혈액형검사 ② 수혈자의 항체선별검사
③ 교차적합시험 ④ 이상 모두

☞ **해답** : ④

【문제 5】 응급상황에서 환자에게 적혈구를 수혈해야 할 경우 어떤 혈액형의 혈액이 선택되는가?

① O형, Rh양성 ② O형, Rh음성
③ A형, Rh양성 ④ AB형, Rh음성

☞ **해답** : ②

【문제 6】 수혈될 B형, Rh-양성 적혈구를 혈액은행에서 받았다. 혈액은행에서는 이 혈액에 대해 어떤 검사를 다시 해야 하는가?

① ABO 혈액형검사만
② ABO 및 Rh 혈액형검사
③ ABO, Rh 및 약D 혈액형검사
④ ABO 및 Rh 혈액형검사, 항체선별시험

☞ **해답** : ①

【문제 7】 즉시원심교차시험에서 검출되는 항체는 어느 것인가?

① Rh 항체
② 고역가, 저결합력 항체
③ ABO 항체
④ Kell 항체

☞ **해답** : ③

※ 【문제 8~9】 는 다음 설명에 근거하여 답하시오.

> "정충근"에 대한 수혈전검사에서 이전에는 항-K가 있었지만 현재의 항체선별시험에서는 음성을 나타냈다. 그는 A형, Rh 양성이다.

【문제 8】 적합한 혈액을 찾아내기 위해 수행하는 교차시험 과정은 다음 중 어느 것인가?

① 즉시원심교차시험
② 전자교차시험
③ 항글로불린교차시험
④ 이상 모두 틀림

☞ **해답** : ③

【문제 9】 다음의 공혈자 혈액 중 어느 것이 교차적합시험에 선택될 수 있는가?

① A형, Rh양성, K+k+
② A형, Rh음성, K-k+
③ O형, Rh양성, K+k-
④ O형, Rh음성, K+k-

☞ **해답** : ③

【문제 10】 혈액은행용 검체에는 어떤 정보들이 기록되어야 충분한가?

① 이름, 환자등록번호
② 이름, 환자등록번호, 채혈일자
③ 이름, 환자등록번호, 채혈일자, 의사이름
④ 이상 모두 틀림

☞ **해설** : 혈액은행에서 사용하는 수혈자 검체의 라벨에는 환자의 이름, 환자등록번호, 채혈일자, 채혈자 밝혀낼 수 있는 채혈자의 서명이 기록되어야 한다. 단순하게 의사이름만 기록해서는 환자가 바뀌어서 채혈됐을 때 법적으로 책임을 물을 수 없기 때문이다.

☞ **해답** : ④

※ 다음 설명이 맞으면 O, 틀리면 X표시를 하시오.

【문제 11】 교차적합시험은 환자 혈구에 존재하는 항원의 동정시 발생하는 대부분의 오류를 검출한다.

【문제 12】 2+의 응집이 나온 교차적합시험은 적합한 것으로 해석된다.

【문제 13】 D-음성 공혈자 혈액과 D-양성 수혈자의 즉시 원심 교차적합시험은 부적합으로 나온다.

【문제 14】 교차적합시험은 혈액형 항원에 대한 수혈자의 면역작용을 방지한다.

【문제 15】 교차적합시험을 필요로 하는 유일한 성분제제는 적혈구이다.

【문제 16】 O형 혈장은 만능공혈자의 제제로 생각된다.

☞ **해답** : 모두 X

【문제 17】 교차적합시험 주시험의 혈청법의 구성으로서 옳은 것은?

① 수혈자의 혈청 + 공혈자의 혈구를 공혈자의 혈장에 부유시킨 것
② 수혈자의 혈청 + 공혈자의 혈구를 공혈자의 혈청에 부유시킨 것
③ 수혈자의 혈장 + 공혈자의 혈구를 공혈자의 혈청에 부유시킨 것
④ 공혈자의 혈장 + 수혈자의 혈구를 수혈자의 혈청에 부유시킨 것
⑤ 공혈자의 혈청 + 수혈자의 혈구를 수혈자의 혈청에 부유시킨 것

☞ **해설** : 교차적합시험용 혈구는 2~5%의 생리식염수 혈구부유액이 사용되지만, 혈청법에서는 자가혈청으로 부유시킨 혈구를 사용한다.

☞ **해답** : ②

【문제 18】 다음 중 교차적합시험에 대하여 틀린 것은?

① 주시험은 수혈자의 혈청과 공혈자의 적혈구를 반응시킨다.
② 부시험은 수혈자의 적혈구와 공혈자의 혈청을 반응시킨다.
③ 식염수법만을 실시하여도 용혈성 부작용의 원인이 되는 항체를 완전히 검출할 수 있다.
④ 주시험이 양성일 때는 그 공혈자의 혈액을 절대로 수혈에 이용해서는 안 된다.
⑤ 부시험이 양성일 때는 그 공혈자의 혈액을 수혈에 이용하지 않는 편이 좋다.

☞ **해설** : 식염수법으로는 자연 완전항체만 검출할 수 있으며, 면역 불완전항체의 검출은 알부민법, 효소법, 쿰스법으로 검출할 수 있다.

☞ **해답** : ③

【문제 19】 교차적합시험에 관한 다음 문장 중 옳은 것은 어느 것인가?

① ABO계통 혈액형이 같은 형이라면 주시험, 부시험 모두 응집은 일어나지 않기 때문에 생략해도 지장이 없다.
② 주시험은 수혈자의 혈구와 공혈자의 혈청으로 구성된다.
③ 혈구는 생리식염수로 세번 깨끗이 세척하고, 생리식염수에 부유시켰던 것을 이용한다.
④ 혈구의 농도는 2%가 적당하다.
⑤ 주시험이 양성이어도 부시험이 음성이면 수혈을 해도 지장이 없다.

☞ **해답** : ④

【문제 20】 교차적합시험에 대하여 틀린 것은 어느 것인가?

① 공혈자와 수혈자의 혈액형이 분명하지 않아도 검사할 수 있다.
② 공혈자의 혈청과 수혈자의 혈구로 구성되는 것을 주시험이라고 한다.
③ 주시험이 음성이라도 부시험이 양성이면 수혈을 행하지 않는 편이 좋다.
④ 브로멜린법은 불완전항체의 검출에 이용된다.
⑤ 연전현상에 의한 응집을 양성으로 오인하는 경우가 있다.

☞ **해답** : ②

【문제 21】 교차적합시험에 대하여 옳은 것은(2개)?

① 주시험은 공혈자 혈청과 수혈자 혈구와의 반응을 본다.
② 혈청 2방울과 2~5% 혈구 1방울의 비율이 좋다.
③ 슬아이드글라스법으로 실시한다.
④ 반응온도는 실온이 좋다.
⑤ 불규칙항체의 검출에는 브로멜린법을 이용한다.

☞ **해답** : ②, ⑤

【문제 22】 교차적합시험에서 수혈자의 혈청에만 불규칙항체가 있는 경우 주시험과부시험의 결과는 어떻게 되겠는가?

	주 시 험	부 시 험
①	−	+
②	+	+
③	+	−
④	−	+
⑤	+	±

☞ **해답** : ③

【문제 23】 모자간의 혈액형 부적합의 결과로 일어난 태아신생아용혈질환(HDFN)의 교환 수혈에 있어서 교차적합시험의 주시험은 어떻게 하는가?

① 공혈자의 혈청과 수혈자(신생아)의 혈구
② 어머니의 혈청과 아버지의 혈청
③ 어머니의 혈청과 공혈자의 혈구
④ 어머니의 혈구와 공혈자의 혈청
⑤ 어머니의 혈청과 수혈자(신생아)의 혈구

☞ **해설** : 신생아의 혈청과 공혈자의 혈구를 반응시켜야 주시험이지만 신생아 혈청내의 면역항체는 어머니의 IgG 항체가 이행된 것이므로 어머니의 혈청과 공혈자의 혈구를 반응시켜 주시험을 실시한다.

☞ **해답** : ③

【문제 24】 교차적합시험 주시험에 대하여 바르게 연결한 것은?

	수혈자	공혈자
①	혈청 2방울	생리식염수로 씻은 후 3~5%로 부유한 적혈구 1방울
②	혈청 1방울	생리식염수로 씻은 후 3~5%로 부유한 적혈구 2방울
③	혈장 2방울	자가혈청으로 3~5%로 부유한 적혈구 1방울
④	혈청 1방울	자가혈청으로 3~5%로 부유한 적혈구 2방울
⑤	혈청 2방울	자가혈청으로 3~5%로 부유한 적혈구 1방울

☞ **해답** : ①

제14장

겔칼럼응집법과 수혈검사의 자동화

학습목표

1. 겔칼럼응집법의 원리와 특징을 설명하라.
2. 전자동수혈검사장치의 구성과 조작과정을 설명하라.
3. 전자동수혈검사장치의 정도관리 방법을 설명하라.

임상검사에서 생화학검사, 면역혈청검사, 혈액검사 등의 분야는 이미 오래 전에 전자동분석장치가 보급되었지만, 수혈검사 분야는 개발이 늦어져 1990년대 중반이 되어서야 **겔칼럼응집법**(gel column technology method)을 이용한 새로운 수혈검사시스템인 **ID-마이크로타이핑시스템**(ID-Micro Typing System, MTS)이 보급되어 서서히 시험관법을 대체해 가고 있다. 최근에는 겔칼럼응집법을 이용한 전자동수혈검사장치가 개발되어 수혈검사의 표준화, 효율화, 수혈사고 방지, 검사 기사에 의한 수혈 업무의 24시간 체제 구축 등에 있어서 큰 진전이 이루어지고 있다.

Ⅰ. 겔칼럼응집법

1. 기본 원리와 특징

덱스트란겔(Sephadex G-25)과 완충액(또는 항혈청, 항글로불린 혈청)을 충전시킨 마이크로튜브에 혈구, 혈청(혈장)을 분주하고, 인큐베이션을 한 후 원심하면, 항원항체반응이 음성인 경우 응집하지 않은 적혈구가 겔의 좁은 틈새를 통과하여 마이크로튜브의 바닥에 모인다. 그러나 반응이 양성인 경우에는 응집한 적혈구가 겔에 걸려 밑으로 내려가지 못한다.

응집물은 크기에 의존하여 상층에서 중간층까지 분포한다(그림 14-1). 응집물이 클수록 상층에 위치한다. 간접항글로불린시험(indirect antiglobulin test, IAT)에서는 인큐베이션 후 원심분리를 하면 원심력에 의해 적혈구가 분리되어 겔층을 통과하게 된다. 그러나 항글로불리혈청을 함유하고 있는 겔층의 완충액이 고비중으로 제조되었기 때문에, 반응층 내의 미감작 글로불린은 겔층으로 이행하지 않고 반응층에 그대로 남는다. 따라서 겔칼럼응집법을 이용한 IAT에서는 혈구 세척을 할 필요가 없다(그림 14-2).

겔칼럼응집법의 특징은 다음과 같다.

① 시약, 검체 분주를 표준화하고 있다.
② 미량의 검체가 미량 사용된다. 항체검사, 교차적합시험에서는 혈청 25㎕가 들어간다.
③ 간접항글로불린시험에서 혈구 세척 조작이 불필요하다.
④ 반응상이 장시간 안정하다.
⑤ 판정이 용이하고 객관적이다.
⑥ 생물학적 위험(biohazard)이 줄어든다.
⑦ 자동화장치에 응용할 수 있다.

용어설명

겔칼럼응집법
(gel column technology method)
1985년 프랑스의 Yves Lapierre에 의해 개발된 적혈구 항원항체 반응을 검출하기 위한 방법으로, 덱스트란겔(dextran gel)을 충전시킨 마이크로튜브의 반응조에 혈구, 혈청(혈장)을 분주하고, 인큐베이션한 후 원심분리하여 판정하는 방법이다. 반응이 음성이면 적혈구가 응집하지 않아 마이크로튜브의 바닥으로 내려가지만, 응집한 적혈구는 겔의 필터효과에 의해 응집물의 크기에 따라 겔의 상층부부터 중간층 사이에 걸린다. 겔층의 적혈구 분포위치를 관찰함으로써 명확하고 객관적인 판정이 가능해진 검사법이다.

ID-마이크로타이핑시스템
(ID-Micro Typing System, MTS)
1988년 스위스의 DiaMed사가 상품화한 것으로 겔칼럼응집법을 이용한 카드형 수혈검사 시스템을 가리키는 말이다. 덱스트란겔, 완충액, 시약을 충전시킨 6개의 마이크로 튜브가 한 개의 카드에 묶여 있으며, 전용원심분리기로 원심분리한 후 판정한다. 검사 목적에 따른 카드(ID카드)를 사용함으로써 혈액형검사, 불규칙항체선별(스크리닝)시험, 교차적합시험, 직접항글로불린시험 등의 검사가 가능해졌다.

용어설명

카드용 전자동수혈검사장치
겔칼럼응집법을 원리로 하는 ID카드를 이용한 수혈검사에 있어서 검체 및 시약 분주, 인큐베이션, 원심, 판정, 기록의 모든 단계를 전자동화한 장치이다. 이로 인해 수혈검사의 완전표준화, 전 과정의 바코드관리, 주 컴퓨터와의 양방향 온라인에 의한 인적과실(human error)의 방지가 실현 가능해졌다. 또한 조작이 간편하기 때문에 수혈검사의 24시간 체제를 운영하는 데도 효과적이다.

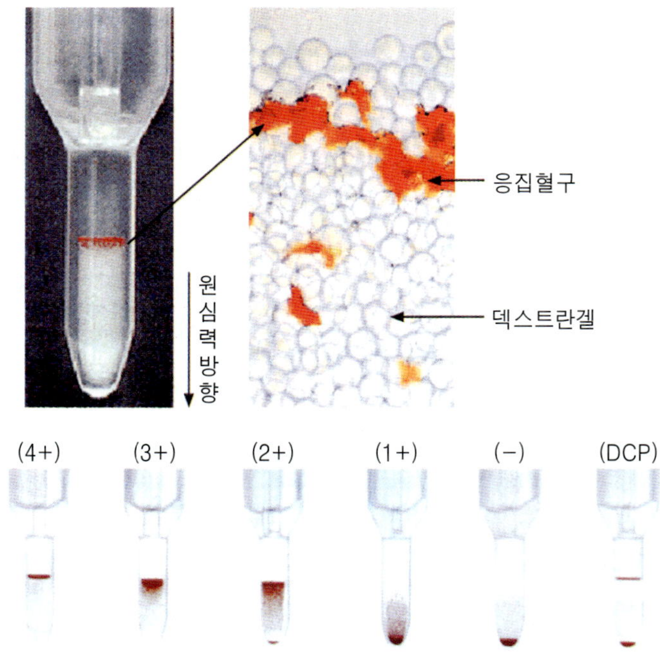

그림 14-1. 겔칼럼응집법의 원리

비중분리 : 적혈구와 혈청(혈장)의 비중차에 의한 분리.
필터효과 : 겔 간극의 필터 효과에 의한 응집혈구와 비응집혈구의 분리.
마이크로타이핑시스템에서는 혈청(혈장)과 반응 후의 혈구를 원심분리함으로써 혈구를 침강시키는데, 양성반응으로 응집괴가 형성되면 이것은 겔 간극을 통과하지 못하고 겔층에 걸린다. 응집괴가 클수록 상층부에 남는다. 비응집 적혈구는 겔 간극을 통과하여 튜브의 바닥에 모인다.

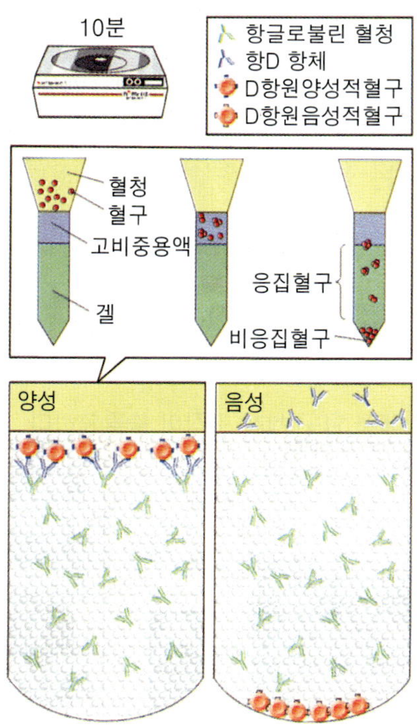

그림 14-2. 겔칼럼응집법에 의한 간접항글로불린시험

2. ID 카드 및 시약

검사항목, 목적에 따라 각종 ID 카드와 혈구시약이 갖추어져 있다(그림 14-3).

1) ABO, Rh_o(D) 혈액형검사용 카드

한 장의 카드에 항A 혈청, 항B 혈청, 항D 혈청을 함유한 겔튜브가 각각 1개씩, 콘트롤 및 혈청형 검사용으로서 완충액을 함유한 겔튜브가 3개, 총 6개의 마이크로튜브가 장착되어 있어서 ABO 혈구형, 혈청형 검사 및 Rh_o(D) 혈액형검사가 가능하다. 단클론성 항혈청을 이용한 카드[ABD카드(mono)]와 사람 유래의 다클론성 항혈청을 이용한 카드[ABD카드(human)] 두 종류가 있다.

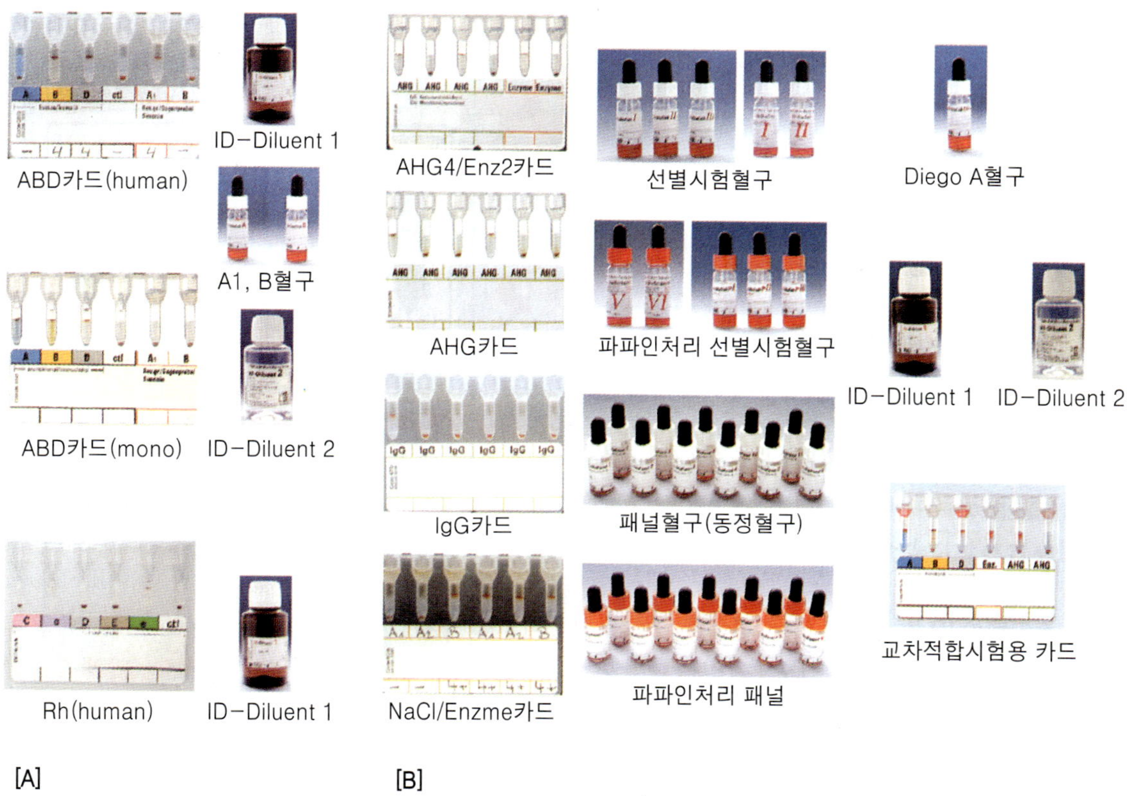

그림 14-3. ID카드, 시약류의 구성

[A] 혈액형검사, [B] 불규칙항체선별시험(스크리닝), 항체동정시험, 교차적합시험
Diluent : 희석액

2) 불규칙항체선별시험, 교차적합시험 및 항체동정시험용 카드

간접 또는 직접 항글로불린시험용으로서, 한 장의 카드에 항인체글로불린(antihuman globulin, AHG)혈청을 함유한 겔튜브가 6개 장착된 카드(AHG카드, IgG카드), 생리식염수법 또는 효소법용 카드로서 한 장의 카드에 완충액을 함유한 겔튜브가 6개 장착된 카드(Nacl/Enzyme카드)가 있다.

또한 불규칙항체선별시험 전용 카드로서, 한 장의 카드에 항글로불린 혈청을 함유한 겔튜브와 완충액을 함유한 겔튜브를 조합시켜 세팅한 카드(AHG/Enzyme카드)도 있다.

3) 기타 ID카드

Rh 표현형(C,c,D,E,e) 검사용 카드(Rh카드)와 교차적합시험에서 수혈자 및 공혈자의 ABO, Rh_o(D) 혈액형 일치 판정과 효소법, 간접항글로불린법을 한 장으로 동시에 실시할 수 있는 카드(crossmatch card) 등이 있다.

4) 혈구시약

혈청형 검사용 혈구시약으로서 A1, B혈구, 불규칙항체선별시험혈구로서 O형 혈구 2개 또는 3개가 한 조로 짜여진 혈구시약(Ⅰ-Ⅱ 및 Ⅰ-Ⅱ-Ⅲ혈구), 파파인 처리 O형 혈구 2개 또는 3개가 한 조로 짜여진 혈구시약(VI P 및 Ⅰ-Ⅱ-Ⅲ P혈구), 디에고 A항원 양성 혈구(Diα - 양성), 항체동정용 혈구시약으로서 O형 혈구 11개 또는 파파인 처리 O형 혈구 11개가 한 조로 짜여진 혈구시약(패널혈구)이 있다. 이러한 혈구시약은 겔칼럼응집법에 가장 접합한 반응조건이 되도록 저이온강도용액(low ionic strength solution, LISS)을 사용하여 0.8%로 조제되고 있다. 이 때문에 간접항글로불린시험은 자동적으로 별도의 반응증강제를 첨가하지 않아도 된다.

5) 기타 시약

효소액 또는 혈구 희석액으로서 사용되고 있는 브로멜린용액(ID-Diluent 1), 혈구 희석액으로서 사용되고 있는 개량형 LISS(ID-Diluent 2) 등이 있다.

3. 검 체

항체 유무를 조사하는 검사에서는 혈청이나 혈장 중 어느 것을 사용해도 상관없지만, 먼저 검체를 충분히 원심분리(약 1,000~3,000 g)하는 것이 중요하다. 적혈구를 사용하는 검사(혈액형검사, 자기대조, 직접항글로불린시험 등)에서는 원칙적으로 항응고제가 들어간 채혈관에 채혈한 검체를 사용해야 한다. 항응고제로서는 검체를 희석하지 않고 혈구 형태를 그대로 유지해야 하기 때문에 EDTA(EDTA-2Na 또는 EDTA-2K)가 가장 적합하다. 겔칼럼응집법에서는 겔 입자의 필터효과를 이용하여 응집혈구와 비응집 혈구를 분리하기 때문에 작은 피브린 덩어리 등과 같이 필터효과를 방해하는 인자가 존재 할 경우에는 위양성 반응을 나타낼 가능성이 있다. 따라서 검체의 채혈과 처리에 주의를 기울여야 한다.

4. 시행과정(용수법)

검사항목에 따라 약간씩 다르지만, 기본적으로는 ① 분주, ② 인큐베이션 ③ 원심분리(80g, 10분), ④ 판정의 단계를 거친다. 「ABD카드(mono)」를 사용한 혈액형검사 및 「AHG4/Enzyme2카드」를 사용한 불규칙항체시험(간접항글로불린법+파파인 2단계법)을 예로 들어 설명하였다(그림 14-4).

1) 혈액형검사

(1) 「ABD카드(mono)」에 환자 이름, 검체 ID를 기입하고 알루미늄 실(aluminium seal)을 벗긴다.

(2) 혈청형시험의 2튜브 (A1,B)에 A1혈구, B혈구를 50μL씩 분주한다.

(3) (2)의 튜브에 피검혈청(혈장)을 50μL씩 분주한다.

(4) 혈구침전층 25μL를 500μL의 「ID-Diluent 2」에 가하고 잘 혼합한다(4~5% 부유액).

(5) 카드의 A, B, D, ctl(control) 튜브에 (4)에서 제작한 혈구 부유액을 10μL씩 분주한다.

(6) 카드용 원심분리기로 카드를 원심분리(80g, 10분)한 후 판정한다.

2) 불규칙항체선별시험(간접항글로불린시험+파파인 2단계법)

(1) 「AHG4/Enzyme2」카드에 환자 이름, 검체 ID 등을 기입하고 알루미늄 실을 벗긴다.

(2) 선별용 혈구(Ⅰ, Ⅱ, Ⅲ, Diα, VP, VIP)를 각 튜브에 50μL씩 분주한다.

(3) 혈구시약을 분주한 각 튜브에 피검 혈청 25μL를 분주한다.

(4) 카드를 37℃에서 15분간 인큐베이션한다.

(5) 카드용 원심분리기로 카드를 원심분리(80g, 10분)한 후 판정한다.

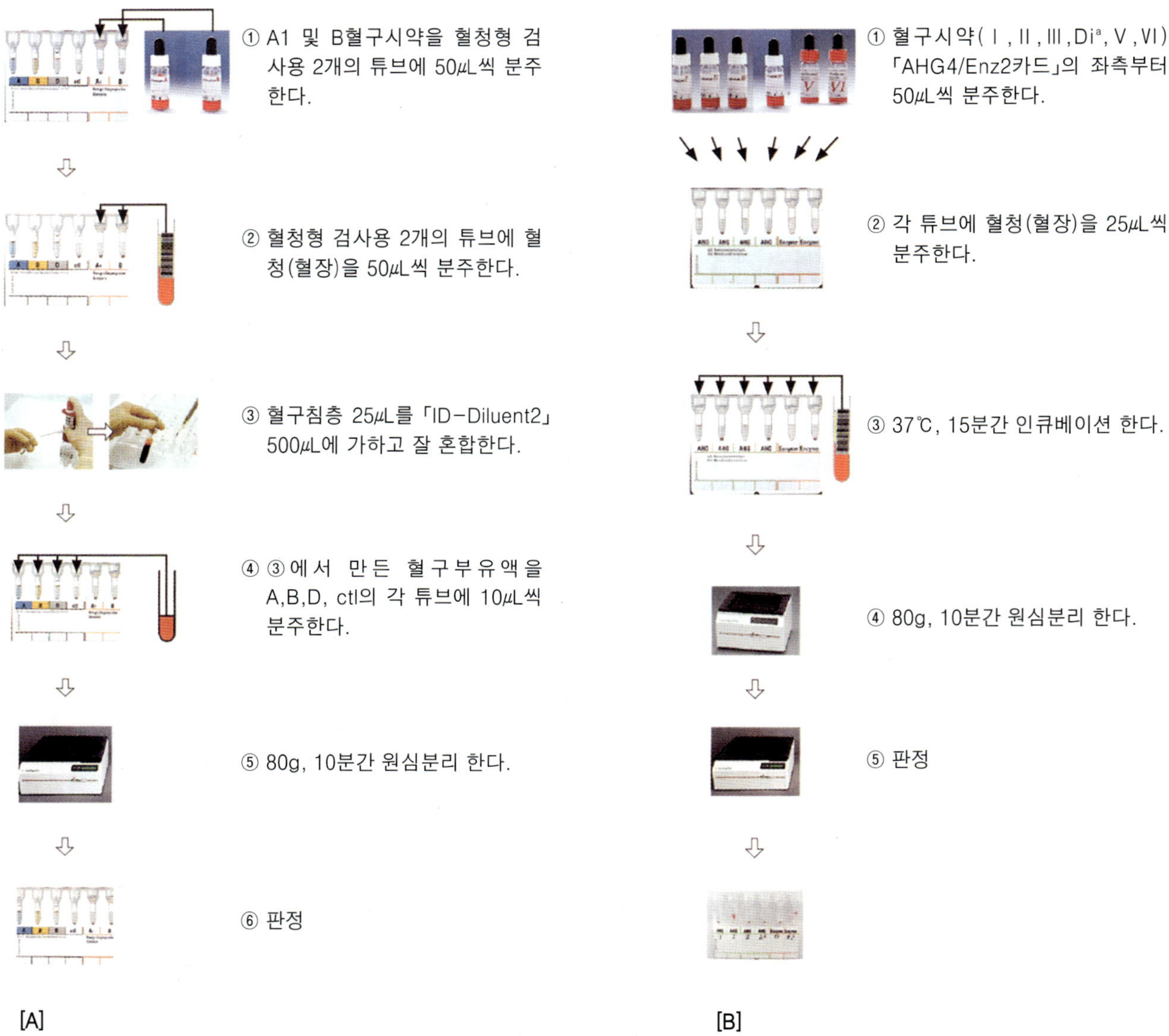

그림 14-4. ID-마이크로타이핑시스템 조작 순서
[A] 혈액형검사, [B] 불규칙항체선별시험, ctl : control

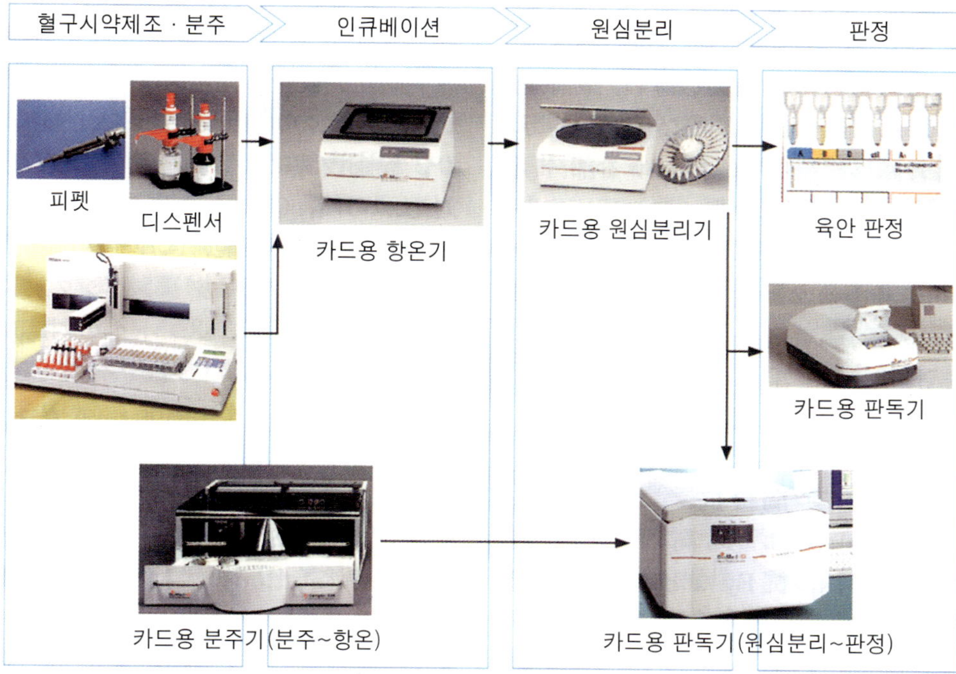

그림 14-5. 조작단계와 각종 장치의 조합

5. 검사단계별 장치의 구성

분주조작, 인큐베이션, 원심분리, 판정의 각 단계 또는 복수의 검사단계를 시행하기 위해 각종 기기를 배치(그림 14-5)함으로써 효율성을 높이고 인적과실을 줄일 수 있게 되었다.

Ⅱ. 겔칼럼응집법과 시험관법의 검사 결과 비교

1. ABO, $Rh_o(D)$ 혈액형검사

정상의 ABO 및 $Rh_o(D)$ 혈액형 검체에 대한 항A, 항B, 항D의 반응성은 시험관법과 동등하지만, 혈청형검사(serum typing)에 있어서는 혈청중의 규칙성 항A, 항B에 대한 검출감도는 시험관법이 겔컬럼응집법보다 약간 더 높다(특히 A형 검체의 항B). ABO아형, 약양성D(weak D, partial D)에 대한 반응성에 대해서는 시험관법과 비슷하게 메이커에 따른 단클론성 항혈청의 클론, 역가의 차이, 항원 발현량의 개체간 차이 등에 의해 다양한 반응성을 나타낸다. ABO 이형골수이식 후 등, 소위 부분응집을 나타내는 경우에 겔칼럼응집법에서는 반응상이 2층(4+의 양성상과 음성상)으로 나누어지기(double cell population, dcp 또는 dp) 때문에 시험관법보다 판정이 용이하다.

2. 불규칙항체검사

겔칼럼응집법에서 임상적의의가 있는 IgG 항체의 검출감도는 시험관법의 알부민(albumin,ALB)-간접항글로불린시험(ALB-IAT), LISS-IAT보다 높다는 보고가 있다. 그러나 항Jk, 항Fy 등의 일부 항체에 대해서는 시험관법의 폴리에틸렌 글리콜(polyethylene glycol, PEG)-간접항글로불린시험(PEG-IAT)에 비해 약간 낮다는 보고도 있다. 또한 한랭(냉식)항체와 같이 임상적 의의가 없는 IgM 항체에 대한 검출감도는 시험관법에 비해 약간 낮은 경향이 있다.

Ⅲ. 전자동수혈검사장치를 이용한 검사

앞에서 기술한 검사 과정을 전자동수혈검사장치로 실시함으로써, ① 검체, 시약, 카드의 바코드 관리, 검사 시스템 및 수혈 시스템과의 온라인에 의한 인적과실의 방지, 안정성 향상, ② 각 조작 단계의 완전 표준화, 반응상의 객관적 판정 및 보존이 가능해지며, 검사기사에 의한 수혈 검사의 24시간 체제로의 대응 가능, ③ 검사 업무의 부담이 줄어들어 업무지원, 업무확대의 가능 등의 장점이 있다.

「ID-GelStation」(그림 14-6)을 예로 들어 전자동수혈검사장치에 의한 수혈 검사의 흐름을 설명하고자 한다.

1. 「ID-GelStation」의 개요, 구성

「ID-GelStation」은 MTS를 이용한 수혈검사의 자동화를 목적으로 하고 있으며, 시약, ID-카드, 검체를 세팅하고, 제어용 컴퓨터를 마우스로 조작하여 검사항목을 선택하면 분주, 인큐베이션, 원심분리, 판정까지 자동적으로 처리되며, 검사결과도 검사부, 수혈부로 전송할 수 있다.

이 장치는 시약·검체 세트용 턴테이블(회전반), 폐수·세척액 탱크 등으로 구성되어 있다.

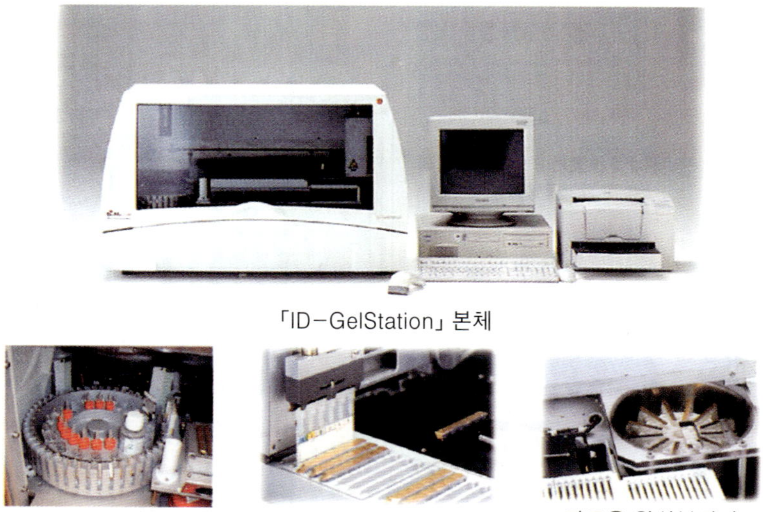

「ID-GelStation」 본체

검체 · 시약 턴테이블　항온 블록　카드용 원심분리기

그림 14-6. 전자동수혈검사장치 「ID-GelStation」

용어설명

배치(batch)
동일하게 한 묶음으로 일괄 처리되는 작업단위.

2. 조작 순서

검체마다 측정할 검사항목을 무작위로 선택하여 설정한 후, 동일 검사항목에 대해 여러 개의 검체를 일괄적으로, 즉 배치(batch)단위로 처리한다(그림 14-7).

1) 시약, ID카드, 검체의 세팅

검사에 필요한 혈구시약(ABO 혈청형검사용 혈구, 선별시험혈구 등), 희석액, 검체(교차시험의 경우에는 공혈자 검체를 포함함)를 각각의 검사별 턴테이블에, ID카드를 항온블록 위치에 세팅한다.

2) 검사항목 접수

제어용 컴퓨터 화면의 「검사체크」버튼을 클릭하면, 검체 ID번호를 읽을 수 있다. 계속해서 「host」버튼을 클릭하면, 메인컴퓨터에 의해 각 검체의 의뢰항목을 취득할 수 있으며, 오른쪽의 인식 버튼을 클릭하면 배치(batch)처리가 시작된다.

검사 실행 중에는 메인화면에 각 배치마다 처리상황이 표시된다.

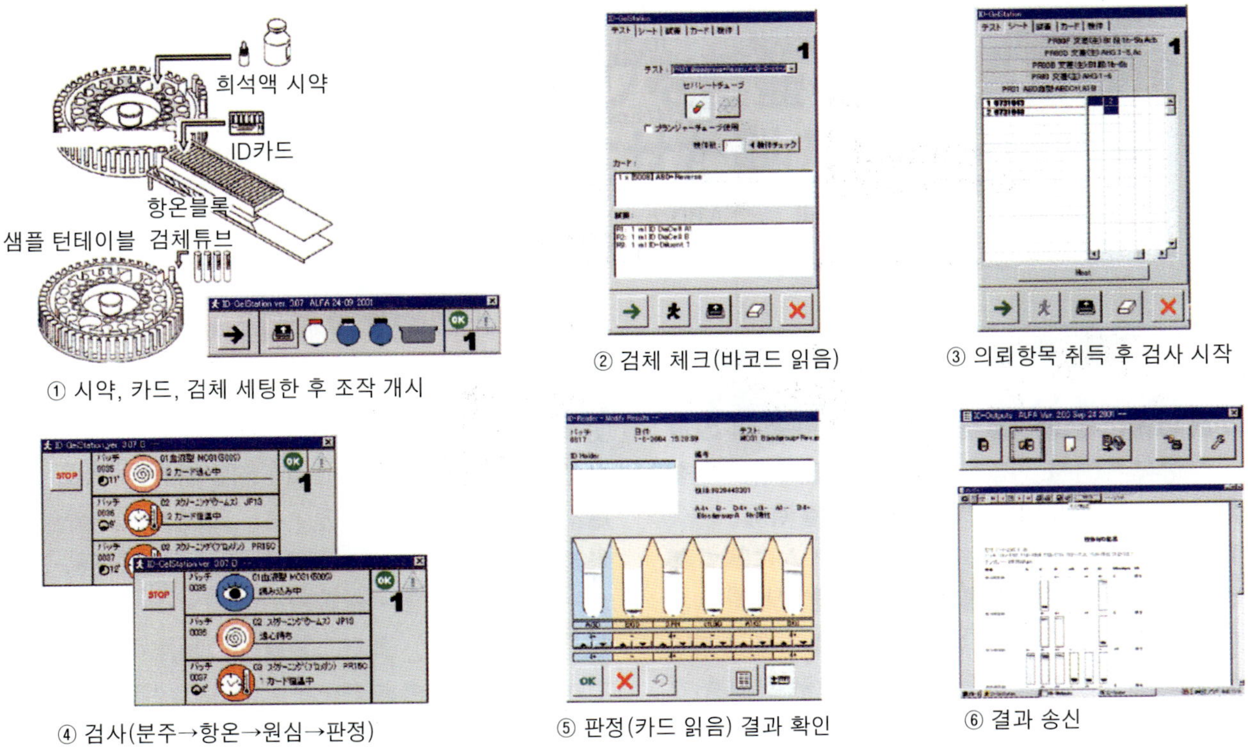

그림 14-7. 전자동수혈검사장치 「ID-GelStation」의 조작 흐름

3) 분주, 인큐베이션, 원심분리

각 배치마다 혈구시약, 검체의 분주가 이루어진다. 환자 및 공혈자의 혈구부유액은 전용 희석액(ID-Diluent)으로 희석포트(port)내에서 제작된다. 분주가 끝난 후 카드는 일정시간(간접 항 글로불린 시험, 효소법에서는 37℃, 15분)동안 인큐베이션을 거친 후, 원심분리기로 이송되어 10분간 원심분리된다.

4) 판정, 결과 확인, 출력

원심분리가 끝난 후, 원심분리기로부터 나온 카드는 판독기(reader)로 이송되며, 반응상이 CCD카메라에 의해 촬영되어 판정되며, 영상과 함께 결과가 보존된다. 반응상 및 판정결과를 확인한 후 메인컴퓨터에 결과를 전송한다.

3. 정도관리

수혈검사에서 검체의 채취가 잘못되었거나, 검체·시약의 분주, 조작, 판정에 실수가 있으면, 혈액형 오판정이나 부적합 수혈로 이어질 가능성이 있기 때문에, 각 시설에서는 이러한 실수를 방지하고 체크할 수 있도록 다양한 방법들이 연구되고 있다.「ID-GelStation」에서는 검체, ID카드, 혈구시약, 희석액 모두를 바코드로 관리함으로써 분주 사이에 발생할 수 있는 오류를 방지하고 있다. 또한 검사개시 직후에 CCD카메라에 의해 ID카드의 상태가 확인되기 때문에 완충겔(buffer gel)의 건조 등 카드 불량에 기인하는 이상 반응을 사전에 방지할 수 있는 시스템으로 되어있다.

판정에 있어서는 일정 알고리즘(algorithm)에 기초하여 각 튜브의 반응강도가 판정됨과 함께 검사 항목에 따른 판정기준(논리적 근거)에 따라 종합 판정이 내려지고 있다. 예를 들면, 혈액형검사에서는 ABO 혈구형·혈청형 검사 및 Rh_0(D)형 검사를 1장의 카드로 동시에 측정하고, 각 튜브의 반응강도에 기초한 종합판정으로서「A」,「B」,「O」,「AB」,「양성」,「음성」이라고 하는 정상 판정 이외에「A약」,「D약」,「불일치」,「불능」등의 결과를 낼 수 있다. 불규칙항체선별시험 및 교차적합시험에서는「양성」,「음성」,「적합」,「부적합」이외에「보류」,「불능」등의 종합판정을 내림으로써 오판정을 방지하고 있다.

전자동수혈검사장치의 정도관리는, 장치 내의 각 기구가 정상적으로 작동하고 있는지 또는 시약과 조합시켰을 때 실제 측정에서 기대되는 검사결과가 나오는지를 정기적으로 확인해야 한다.「ID-GelStation」에서는 정도관리용 시약인「ID-Internal Quality Control(IQC)」를 사용함으로써, ID카드, 혈구시약의 반응성, 검사 개시부터 종료까지의 기기작동 등의 종합적 정도관리를 용이하게 실시할 수 있게 되었다. IQC에서 기지(이미 알고 있는)의 혈액혈, 불규칙항체 양성 검체가 포함되어 있으며,「ID-GelStation」에 각 시설의 검사방법에 따른 정도관리내용을 미리 설정해 놓고, IQC를 일반 검체와 똑같이 측정한다. IQC를 이용한「ID-GelStation」정도관리의 한 예를 표 14-1에 나타냈다. 측정 결과가 설정범위 내에 있으면「QC 통과(pass)」이지만, 어떤 원인에 의해 설정치와 다른 결과가 나오면「QC 실패(nonpass)」로 되며 이때는 원인을 규명하기 위해 다시 정도관리를 실시한다. 이와 같은 정도관리는 최저 주 1회씩 정기적으로 실시하고, 측정 결과를 인쇄하여 보관한다. 인쇄된 측정 결과에는 검사 성적뿐만 아니라, 검사일시, ID카드·혈구시약·희석액의 종류·로트(lot) 번호 등이 기재된다. 또한 장치 내의 작동상태에 대해서는, 대부분이 모니터링되고, 허용범위를 넘어선 경우에는 어딘가에 오류가 있음을 가리킨다. 작동 불량이 생기지 않도록 전문기술자에 의한 정기적인 점검(보통 6개월 단위)을 실시하여 유지·관리하는 것이 필요하다.

표 14-1. IQC를 이용한 「ID-GelStation」의 정도관리

IQC 검체 No.	혈액형	불규칙항체	ID-카드	혈구시약
Cell 1 Serum 1	AB $Rh_o(+)$	anti-Fy^a	ABD카드(mono) AHG4/Enz2카드	ID-DiaCell A1-B ID-DiaCell Ⅰ-Ⅱ-Ⅲ ID-Di^aPositiv ID-DiaScreen Ⅴ-Ⅵ P
Cell 2 Serum 2	O $Rh_o(+)$	anti-E	ABD카드(mono) AHG4/Enz2카드	ID-DiaCell A1-B ID-DiaCell Ⅰ-Ⅱ-Ⅲ ID-Di^aPositiv ID-DiaScreen Ⅴ-Ⅵ P

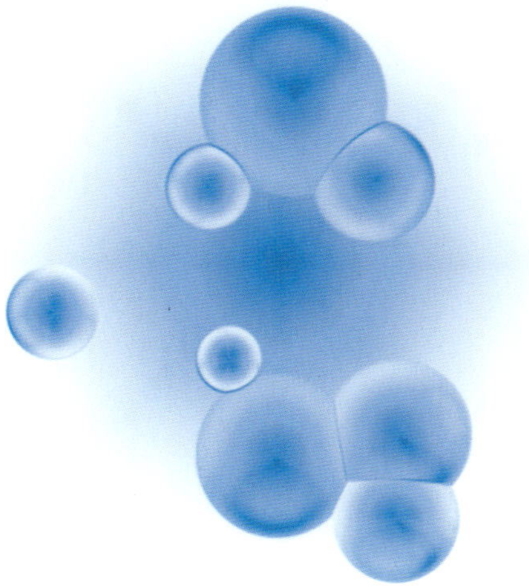

제6편 수혈의학

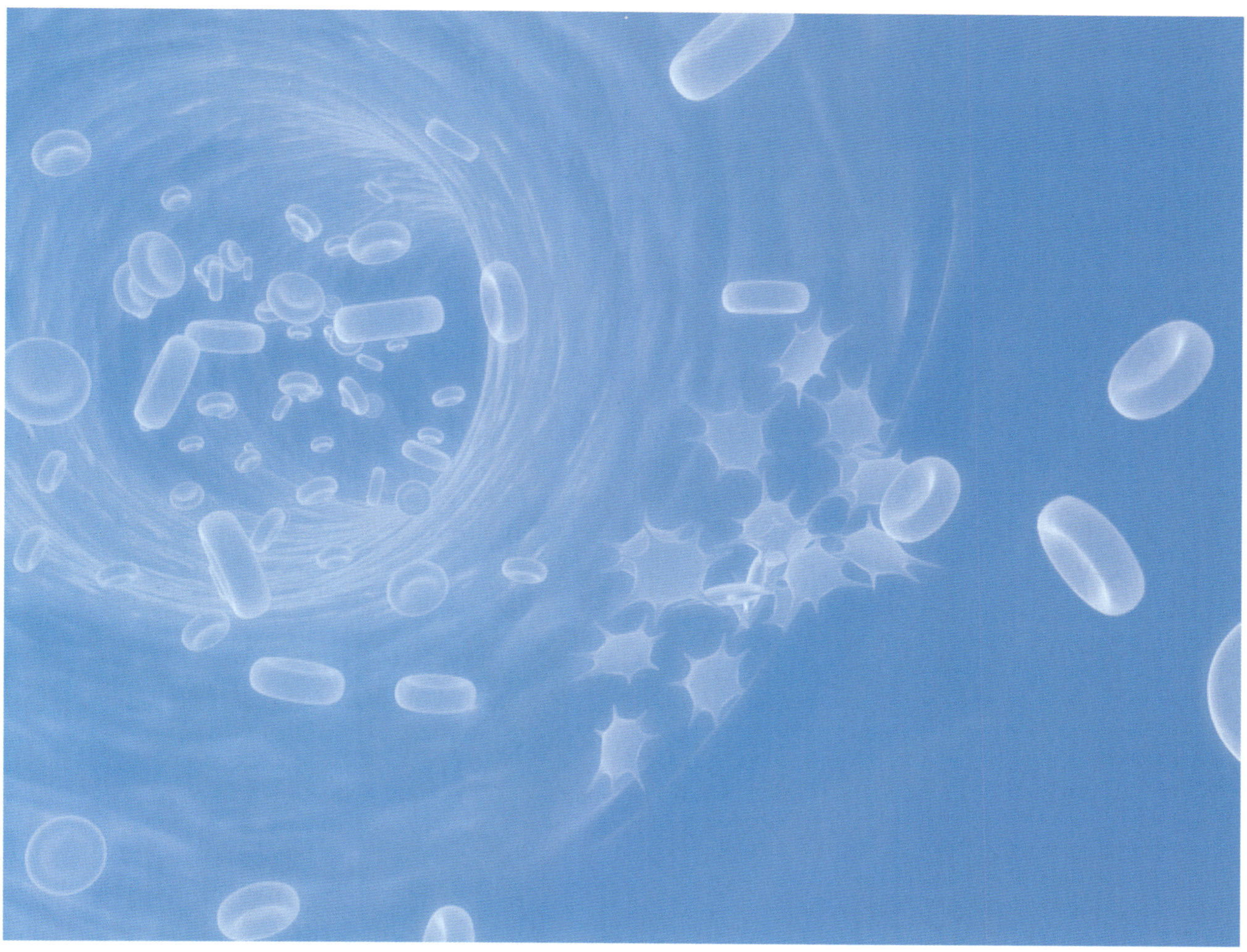

제15장

수혈부작용

학습목표

1. 수혈부작용을 분류하라.
2. 적혈구가 체내에서 어떻게 파괴되는지 그 기전을 설명하고, 그것은 어떤 임상적 의의를 갖는지 기술하라.
3. 급성용혈수혈반응과 지연용혈수혈반응의 특징을 비교하라.
4. 비면역매개 적혈구 파괴의 기전을 논하라.
5. 다음의 면역매개 비용혈수혈반응의 주요 증상을 기술하라: 발열, 두드러기, 아나필락시스, 수혈관련급성폐손상, 수혈관련이식편대숙주병.
6. 순환과부하에 의해 일어난 수혈반응의 임상증상을 기술하라.
7. 수혈부작용과 관련한 수혈헤모시데린증의 기전, 구연산염 독성, 자색반병의 기전을 기술하라.

혈액은행 업무의 주된 목적은 환자에게 안전하고 적절한 혈액을 공급하고 또한 이러한 일을 지속하기 위해 적절한 대책을 수립하는 것이다. 따라서 혈액은행과 수혈부에서는 환자에게 최적의 혈액학적 이득을 주고, 수혈로 인한 부작용의 위험을 줄이기 위해 제도 개선과 검사법의 개발에 노력을 기울이고 있다. 수혈은 엄격히 말하자면 타인의 세포를 이식하는 행위이므로 어느 정도의 부작용은 피할 수 없다. 수혈의 안전성은 수혈과 관련된 모든 진행과정, 즉 채혈, 가공, 수혈 등의 모든 단계마다 안전 진단을 실시함으로써 확보될 수 있다.

Ⅰ. 수혈부작용의 개요

수혈반응(transfusion reaction)이란 수혈부작용(adverse transfusion reaction)을 가리키며, 혈액이나 혈액제제의 주입으로 인해 환자에서 일어나는 부작용(unfavorable response)을 말한다. 수백만 명(2005년 헌혈자 2,274,336명)이 헌혈하고 또 그 혈액의 대부분이 환자에게 수혈된다. 따라서 수혈로 인한 부작용이 종종 일어나고 있는데, 가장 흔한 수혈부작용은 두드러기반응(urticarial reaction)으로 발생빈도는 수혈자 1백만 명당 10,000~20,000명, 즉 1~2%이다. 그 다음으로 흔한 부작용은 발열반응(febrile reaction)이며, 발생빈도는 0.5~1%이다. ABO 혈액형과 관련된 치명적인 급성용혈반응의 발생빈도는 미국 0.017%(AABB, 1996년), 영국 0.02%(ABC of Transfusion, 1998년)를 나타내고 있다.

수혈부작용은 일어나는 형태, 시간 및 기전에 따라 다음과 같이 분류한다.

① **용혈성/비용혈성(hemolytic/nonhemolytic)** : 용혈반응은 적혈구가 파괴되어 그 안에 있던 혈색소가 유리되어 나오는 반응이다. 이것은 수혈 혈액에 대한 면역작용이나 물리적 또는 화학적 상해에 의해 일어날 수 있다. 발열반응 및 알레르기반응과 같은 비용혈반응에서는 적혈구가 파괴되지 않는다.

② **급성/지연성(acute/delayed)** : 급성반응은 빠르며, 보통 수혈 후 수 시간 이내에 나타난다. 지연반응은 느리며, 수혈 후 수일 또는 수주가 경과한 후에 나타난다.

③ **면역매개성/비면역매개성(immune-mediated/non-immune-mediated)** : 면역매개성은 항원-항체의 상호작용에 의해 나타난다. 이 반응은 적혈구, 백혈구 또는 혈소판의 항원에 특이성을 갖는 항체가 반응함으로써 일어난다. 보체의 활성화가 사이토카인의 생성과 함께 일어난다.

④ **감염성/비감염성(infectious/noninfectious)** : 혈액전파성(blood-borne) 세균, 바이러스 및 기생충이 수혈에 의해 전파될 수 있다.

용어설명

수혈반응(transfusion reation)
혈액 또는 혈액제제의 주입에 의해 환자에서 일어나는 부작용.

수혈 부작용 (adverse transfusion reaction)
- 급성수혈반응
  - 용혈(ABO 부접합)
  - 비용혈발열
  - 아나필락시스
  - 두드러기
  - 세균오염
- 지연수혈반응
  - 용혈
  - 질병전파
    - B형 간염
    - C형 간염
    - HIV
    - 말라리아
    - 매독
    - GVHD
    - 거대세포바이러스

Ⅱ. 체내에서의 적혈구 파괴

용혈수혈반응(hemolytic transfusion reaction, HTR)은 수혈된 적혈구가 혈관 안이나 혈관 밖에서 면역작용에 의해 파괴되는 부작용이다. 이러한 HTR은 면역작용에 의해서만 일어나는 것이 아니고, 열성 손상, 기계적 손상, 삼투적 파괴 및 세균오염에 의해서도 일어난다. 면역매개HTR의 임상증상으로는 발열부터 심하게는 사망에 이르기까지 다양하다. HTR이 심하면 비가역적 쇼크, 저혈압, 파종혈관내응고(disseminated intravascular coagulation, DIC), 콩팥기능상실(신부전)이 발생한다(그림 15-1). 면역매개HTR에서는 다음과 같은 중요한 현상들이 나타난다.

① 적혈구에의 항체 결합
② 보체 활성화
③ 대식세포 및 사이토카인의 활성화
④ 응고 활성화
⑤ 콩팥기능상실(신부전)

1. 적혈구에의 항체 결합

면역매개HTR이 일어나려면 우선 각 적혈구 항원과 그에 특이한 항체가 상호작용해야 한다. 이러한 항원-항체복합체의 형성이 HTR의 첫 단계이다. HTR이 어디서 어느 정도로 심하게 일어나는가는 적혈구 동종항체의 성질에 따라 결정된다.

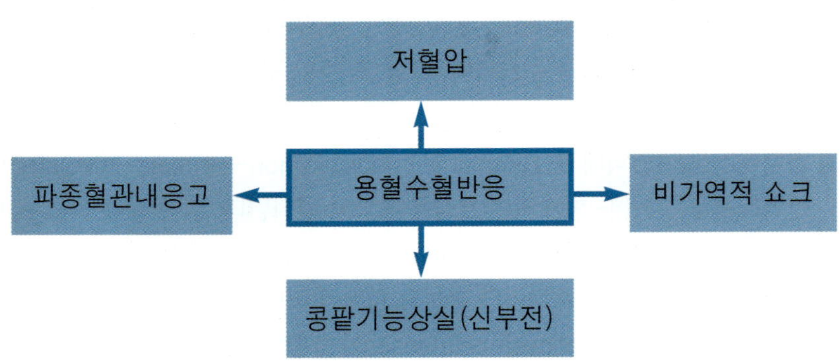

그림 15-1. 용혈수혈반응의 임상적 의의

1) 항체의 성질

(1) 면역글로불린(Ig)의 종류가 IgG이냐 또는 IgM이냐에 따라 반응의 경로에 영향을 미친다.

① IgM은 혈관내용혈(intravascular hemolysis)을 유도하는 보체의 고전경로를 쉽게 활성화한다. 혈관내용혈에서는 유리헤모글로빈(free hemoglobin)과 적혈구 기질(red blood cell stroma)이 혈장 속으로 방출된다(그림 15-2). ABO 항체는 수혈자의 혈관내용혈과 연관되어 있다. 대부분의 ABO 항체는 37℃에서 항원 양성 적혈구에 결합할 가능성이 있다. 게다가 IgG 및 IgM ABO 항체는 보체를 활성화할 수 있다.

② IgG는 보통 보체경로를 IgM보다 덜 활성화한다. 그러나 대식세포(macrophage)의 Fc 수용체와 상호작용하여 식작용과 세포 활성화에 영향을 미칠 수 있다(그림 15-3).

(2) 적혈구 항체의 농도나 역가도 또한 HTR의 상태에 영향을 미친다. 수혈자의 순환혈액 내에 항체 농도가 높으면 높을수록 더 심한 증상이 나타난다. 예를 들면, ABO 항체는 타인의 적혈구에 전혀 노출되지 않았던 사람들에서 자주 높은 역가와 결합력(avidity)을 나타낸다.

> 용어설명
>
> **결합력(avidity)**
> 두 분자(예 : 항원과 항체) 간의 결합력의 총합.

2) 항원의 성질

적혈구 항원의 밀도(적혈구당 항원 수)와 분포도 또한 HTR의 정도에 영향을 미친다. 적혈구 항원보다 적은 수의 항체 분자가 분산되어 항원과 결합하면 심한 용혈반응이 덜 나타나는 것으로 알려져 있다. 반대로 적혈구 표면에 항원이 뭉쳐있으면 보체의 고전경로가 활성화될 기회가 증가한다.

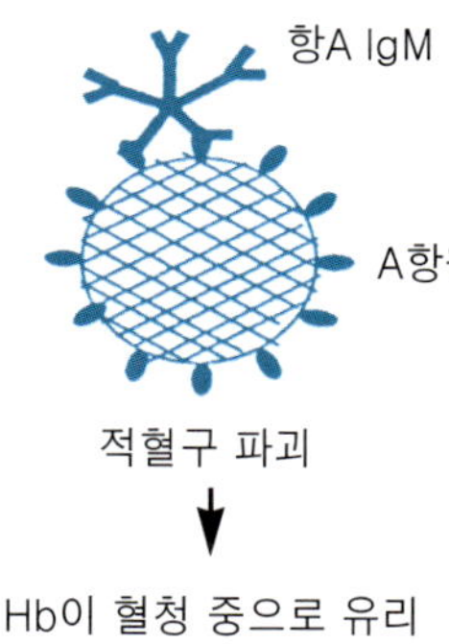

그림 15-2. IgM에 의한 적혈구 파괴

항A가 두 개의 인접한 A항원에 결합하면, 보체를 완전히 활성화한다(C1~9). C8, 9는 적혈구막에 구멍을 만든다.
Hb : hemoglobin

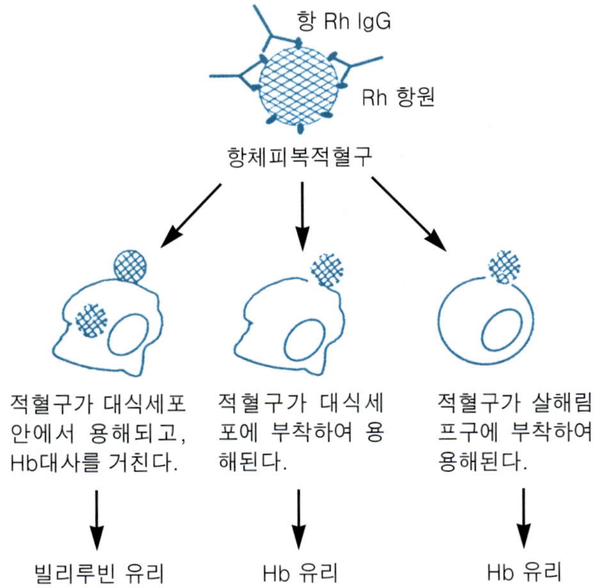

그림 15-3. IgG에 의한 적혈구 파괴

항Rh는 보체를 활성화하지 않는다. 항체가 결합한 적혈구는 대식세포나 살해림프구에 붙어 탐식되든가 세포표면에서 용해된다.

3) 면역복합체의 기타 효과

항원-항체복합체는 보체 활성화 외에도 수혈반응의 병태생리학의 부경로에 기여할 수 있다. 혈장 **키닌(kinin)** 중의 하나이며 강력한 혈관 확장제인 **브라디키닌(bradykinin)**은 면역복합체 형성의 여파로서 생성된다. 이것의 작용으로 인해 혈관이 확장되고 혈압이 저하한다. 게다가 항원-항체복합체 형성은 콩팥(신장)과 폐에서 혈관 수축을 일으키는 **노르에피네프린(norepinephrine)**의 방출에 중요한 역할을 한다.

용어설명

브라디키닌(bradykinin)
키닌계열의 강렬한 혈관 확장제.

키닌(kinin)
평활근 수축과 관련된 단백질 군.

노르에피네프린(norepinephrine)
혈관을 수축시켜 혈압을 상승시키는 호르몬.

2. 보체의 활성화

HTR에서 보체는 옵소닌작용(opsonization), 아나필라톡신 생성(anaphylatoxin generation), 적혈구 용해(red blood cell lysis)를 포함하는 3가지 기능을 맡고 있다. 고전경로를 통해 촉발되는 HTR에서, 보체가 IgM이나 IgG 항체와 결합해야 C1q의 활성화가 시작된다. 그 다음 몇 단계 보체 활성화 과정을 거쳐 C3가 분해되고, 그 결과 C3b가 생성되어 적혈구막에 결합한다. 보체의 활성화가 더 진행되면 막공격복합체(membrane attack complex, MAC)가 형성되고 최종적으로는 세포용해(세포붕괴, cytolysis)가 일어난다. 보체가 활성화되면 몇 가지 작용이 일어난다.

① 옵소닌작용은 막결합 보체 생성물(C3b)이 단핵식세포에 의해 청소될 때 나타난다.

② 강력한 염증 유도체인 아나필라톡신은 혈장으로 유리된다. 이러한 생성물은 비만세포(mast cell), 평활근 및 호중구에 작용한다. C5a는 평활근에 작용하여 혈관확장과 지관지연축(bronchospasm)을 일으킨다. C3a와 C5a는 또한 비만세포 및 호염기구에 작용하여 혈관활성 아민(**세로토닌** *serotonin*과 **히스타민** *histamine*)을 방출시키고, 호중구에 작용하여 탈과립을 일으킨다. 세로토닌과 히스타민의 전신방출(systemic release)의 총 효과는 혈관 투과성(permeability)을 높이는 것이다. 이로 인해 저혈압이 발생한다.

③ 보체 활성화의 최종 경로는 막공격복합체를 모으고 적혈구를 용해시키는 것이다. 이때 유리되어 나온 헤모글로빈은 혈장 **합토글로빈(haptoglobin)**에 의해 결합된다. 혈장 헤모글로빈의 농도가 합토글로빈의 헤모글로빈결합능(hemoglobin binding capacity)을 초과할 때는 헤모글로빈혈증(hemo-globinemia)과 혈색소뇨증(hemoglobinuria)이 검출된다.

용어설명

세로토닌(serotonin)
혈소판에서 유리되는 강력한 혈관수축제.

히스타민(histamine)
기관지 평활근의 수축, 모세혈관의 확장, 혈압 저하를 일으키는 화합물.

합토글로빈(haptoglobin)
유리헤모글로빈을 결합하여 간세포로 운반해 주는 혈장 단백질.

3. 대식세포와 사이토카인의 활성화

면역글로불린이나 보체에 감작된 적혈구는 대식세포에 의해 순환혈액으로부터 제거된다. 비장에 위치한 대식세포가 이러한 기능을 가장 활발히 수행한다. 또한 간에 있는 쿠퍼세포(Kupffer cell)도 이러한 작용에 참여한다.

이들 대식세포는 HTR과 관련된 전신성 효과(systemic effect)를 조정하는 사이토카인(cytokine)을 생성한다. 사이토카인이란 세포와 세포 간의 의사소통을 일으키는 단백질성호르몬을 말한다. 사이토카인은 발열, 저혈압, T-세포 및 B-세포의 활성화 그리고 항응고제 전구물질(procoagulant)의 활성을 위한 내피세포의 활성화 작용을 갖고 있다.

4. 응고의 활성화

항원-항체-보체 복합체는 응고계와 섬유소용해계를 작동시킬 수도 있다. 파종혈관내응고(DIC)도 가끔 급성 HTR과 관련되어 있다. DIC의 주요 징후는 응고인자(특별히 피브리노오겐, V인자, Ⅷ인자) 및 혈소판의 소모로 미세혈관(microvascular)의 출혈이 멈추지 않는 것이다. 미세혈관에 생긴 혈전은 조직의 허혈(ischemia)과 조직인자의 방출을 촉진시켜, 트롬빈을 더욱더 활성화시킴으로써 혈전이 더 많이 생기게 한다.

용어설명

허혈(ischemia)
장기나 신체 부분에 산소와 혈액의 공급감소.

5. 쇼크 및 콩팥기능상실(신부전)

심한 HTR에 의해 초래된 콩팥기능상실(신부전, renal failure)은 복합적인 원인에 의해 발생하며, 치료되지 않은 급성 HTR에서 가장 많이 나타나는 합병증이다. 신부전을 일으키는 요인들은 전신저혈압(systemic hypotension), 반응성 콩팥혈관수축(reactive renal vasoconstriction), 혈관내 혈전의 침착 등이다. 저혈압과 쇼크에 대한 생리적 반응에 의해 방출된 노르에피네프린은 콩팥(신장)과 폐에서 혈관을 수축시킨다. 콩팥허혈(renal ischemia)의 발달은 일시적일 수 있지만, 급성세뇨관괴사(tubular necrosis)와 콩팥상실(renal loss)로 발전할 수도 있다.

Ⅲ. 급성 및 지연성 면역매개 용혈수혈반응

수혈자에서 일어나는 HTR은 심각한 임상적 결과를 초래한다. 급성 HTR은 많은 임상증상들이 나타나고, 빨리 시작되며, 그리고 심각한 합병증이 나타나는 게 특징이다. 이러한 반응은 보통 ABO 부적합 적혈구의 수혈과 관련이 있다. 반면에 지연 HTR은 주요 합병증이 없을 정도로 심하지 않다. 급성과 지연 면역매개 용혈수혈반응 사이의 유의한 차이점을 표 15-1에 정리하였다.

Ⅳ. 비면역매개에 의한 적혈구 파괴

비면역작용에 의한 적혈구의 용혈은 다음의 경우에 일어난다.

1. 극단적인 온도(50℃ 이상이나 0℃ 이하)에의 노출

혈액 가온기나 냉장고가 고장나서 온도조절이 안된 채로 헌혈 혈액이 저장될 때는 용혈이 일어날 수 있다. 동결보호제(cryoprotectant)를 가하지 않고 얼렸을 때도 용혈이 일어날 수 있다. 용혈 혈액이 일어난 속에는 헤모글로빈과 적혈구막과 같은 기질이 포함되므로, 이러한 혈액을 수혈받을 경우 기질이 보체나 불활성 상태의 항응고제를 활성화시킬 수도 있다.

2. 동결적혈구 용해 시 부적당한 탈글리세롤화

탈글리세롤화(deglycerolization)가 끝난 후 현탁액의 상층을 관찰하면 용혈 유무를 쉽게 분간할 수 있다.

표 15-1. 급성 및 지연 용혈수혈반응의 차이점

	급성HTR	지연HTR
임상증상	· 발열, 오한, 조홍, 주입부위통증, 빈맥, 빈호흡, 하부요통, 혈색소증, 혈색소뇨증(헤모글로빈뇨증), 저혈압 · 극적이고 심각함, 빠른 시작	· 수혈 후 5~7일 · 발열(오한을 동반하기도 하고 안하기도 함) · 헤모글로빈과 적혈구용적률의 감소 · 가끔 가벼운 황달
주요 합병증	· DIC, 콩팥기능상실, 비가역적 쇼크, 사망	· 주요 합병증 없음 · 급성에 비해 덜 심각함
원 인	· 항원–항체 상호작용이 대량의 보체를 빠르게 활성화함 · ABO 부적합(O형 환자에게 A, B, AB형의 적혈구가 수혈됨) · 기타 항체 : 항–Vel, 항–P, P_1, Pk	· 이전에 1차 면역반응이 있었지만 동종항체 농도가 낮음; 적혈구 항원에 다시 노출되어 일어나는 기왕반응 · 관습적인 항체 검출법으로는 알 수 없는 어떤 동종항체 · Rh, Duffy, Kidd 동종항체가 많음
발생빈도	· 1:25,000 수혈 · 환자 및 검체 확인 오류	· 1:2,500 수혈
검사 결과	· 혈장 유리헤모글로빈 증가 · 혈청 빌리루빈 증가(수혈 후 6시간) · 합토글로빈 감소 · 혈색소뇨증 · DAT : 음성 또는 양성	· DAT : 양성 · 수혈 후 항체선별시험 : 양성 · 헤모글로빈/적혈구용적률 비율 감소
관 리	· 저혈압 및 DIC 치료 · 적당한 신혈류 유지 · 신부전일 경우에는 투석 실시	· 항원 음성인 혈액 공급 · 추가적인 치료는 안 해도 됨
예 방	· 채혈관의 라벨이 환자와 동일한지 확인할 것 · 기술적 오류를 줄일 수 있는 시스템을 갖출 것	· 환자 기록을 확인할 것

DIC : disseminated intravascular coagulation(파종혈관내응고)
DAT : direct antiglobulin test(직접항글로불린시험)

3. 기계적 파괴

구멍이 작은 바늘을 사용하여 채혈하거나 감압장치를 이용하여 너무 무리하게 채혈할 때는 적혈구가 파괴될 수 있다.

4. 부적합 용액

헌혈 혈액에 첨가될 수 있는 유일한 용액은 등장액이어야 한다. 저장액 속에 들어간 적혈구는 삼투작용에 의해 파괴되어 용혈이 일어난다.

5. 세균오염

세균에 오염된 혈액제제가 수혈될 때도 용혈이 일어날 수 있다.

6. 내인성 적혈구 결함

어떤 병적 상태에서는 수혈과 상관없이 용혈이 일어날 수 있다. 이러한 병으로는 낫세포병 또는 겸상적혈구병(sickle cell disease), 화상, 글루코오스-6-인산 탈수소효소결핍증(glucose-6-phosphate dehydrogenase deficiency), 발작야간혈색소뇨증(paroxysmal nocturnal hemoglobinuria)이 있다.

Ⅴ. 면역매개 비용혈수혈반응

면역매개 용혈수혈부작용과 더불어 용혈을 일으키지 않는 면역성 부작용도 수혈로 인해 발생할 수 있다. HLA, 과립구 및 혈소판 항원에 대한 항체의 반응이 이에 속한다. 이러한 수혈부작용에는 두드러기처럼 가벼운 것부터 수혈관련이식편대숙주병(transfusion associated-graft versus host disease, TA-GVHD)처럼 치명적인 것까지 다양하게 포함되어 있다. 이러한 반응을 표 15-2부터 표 15-4까지 정리하였다.

1. 발열비용혈수혈반응

발열비용혈수혈반응(febrile nonhemolytic transfusion reaction)은 흔히 나타나는 수혈부작용이다. 임상 증상이 급성용혈수혈반응과 유사하기 때문에 세심한 관찰을 통해 이들을 구분해야 한다(표 15-2).

2. 알레르기수혈반응

수혈에 따른 알레르기반응은 흔히 나타나는 두드러기부터 전격성 아나필락시스쇼크(fulminant anaphylactic shock) 및 사망에 이르기까지 그 정도가 다양하다. 이 반응은 공혈자의 혈장에 알레르기 항원인 알레르겐(allergen)이 있을 때 일어난다. 따라서 이 반응은 보통 혈장성분을 포함하고 있는 혈액제제를 수혈할 때 많이 발생한다(표 15-3).

표 15-2. 발열비용혈수혈반응

임상증상	· 열: 수혈 8~24시간 이내에 정상 체온보다 1℃나 그 이상이 높아진다. · 열을 동반한 오한이 일어난다.
주요 합병증	· 구역질, 구토, 두통, 요통이 일어날 수 있다. · 보통 생명을 위협할 정도는 아니다. · 급성용혈반응이나 세균오염과 구분하는 것이 중요하다.
원 인	· 공혈자의 림프구, 단핵구, 과립구 항원과 수혈자의 HLA 항체가 대부분의 위음성 HTRs를 일으킨다. · 혈액제제를 저장하는 동안 백혈구에 의해 방출된 사이토카인에 의해 일어난다.
발생빈도	· 보통 여러 번 임신을 했거나 수혈을 받은 사람에서 많이 일어난다. 특히 과거에 백혈구나 혈소판 항원에 여러 번 노출됐을 때 일어난다. · 여성에서 더 많이 일어난다. · 1:200 수혈 혈액 · 혈소판 수혈자의 20% 이상에서 일어난다.
검사 결과	· DAT: 음성 · 눈에 띄는 용혈 없음
관 리	· 해열제: 아세트아미노펜(acetaminophen)
예 방	· 혈액제제에서 백혈구 제거 · 백혈구 수가 5×10^6개이면 대부분의 발열반응을 예방한다.

3. 수혈관련급성폐손상

수혈관련 비심인폐부종(transfusion-related noncardiogenic pulmonary edema)이라고도 불리는 수혈관련급성폐손상(transfusion-related acute lung injury, TRALI)은 수혈 혈액 1백만 유니트(unit)당 50~100유니트에서 나타나는 희귀한 수혈부작용이다. TRALI는 그림 15-4에서 보듯이 ① 공혈자의 항체(공혈자의 백혈구 항체와 환자 백혈구의 반응), ② 환자의 항체(환자의 백혈구 항체와 공혈자 백혈구의 반응), ③ 혈액제제 중의 폐혈관 투과성 항진물질(사이토카인, 활성화 물질, 보체 등)에 의해 일어난다. 급성호흡곤란은 수혈 후 2~4시간 이내에 나타난다. 흉부X선 사진을 보면 하엽에서 침윤과, 폐문부에서 다수의 결절이 나타난다. 이러한 상태를 일으키는 헌혈 혈액은 대부분이 여러 번 임신한 사람에서 백혈구 응집소가 생성된 경우이다.

수혈관련급성폐손상의 주요 특성을 표 15-4에 요약하였다.

용어설명

비용혈수혈부작용의 종류

종류	비율
두드러기(담마진)	43%
아나필락시스양 반응	11%
아나필락시스양 쇼크	14%
혈압저하	3%
호흡곤란	7%
발열반응	17%

표 15-3. 알레르기수혈반응 관리

	두드러기	아나필락시스
임상증상	· 두드러기(담마진), 발진, 홍반, 가려움증 · 수혈 후 15~20분 이내에 나타남	· 소량이 수혈된 후 빠르게 시작되고 심각함 · 천명(씨근거림), 기침, 호흡곤란, 기관지경련, 혈관 불안정 · 열이 나지 않음
주요 합병증	· 없음	· 쇼크, 의식 상실 · 사망
원 인	· 혈장 중의 이형 단백질이나 약물과 같은 기타 물질에 대한 수혈자 항체	· 수혈자의 유전적인 IgA 결핍 · IgG, 보체결합성 항IgA 항체
발생빈도	· 혈장을 포함하고 있는 혈액제제를 수혈한 사람의 1~3%	· 희귀함 · 1:20,000~1:50,000 수혈
검사 결과	· DAT: 음성 · 가시적인 용혈이 없음	· DAT: 음성 · 가시적인 용혈이 없음
관 리	· 반응이 나타나면 수혈을 중지하고 항히스타민제를 투여함	· 수혈 중지 · 에피네프린 투여 · 산소 처치 및 기도 유지
예 방	· 만일 환자가 반복적으로 알레르기반응을 나타내면 항히스타민제를 미리 투여함 · 세척 적혈구를 필요로 할 수도 있음	· IgA가 결핍된 공혈자로부터 얻은 혈장 함유 제제 · 세척 적혈구 및 혈소판 제제

4. 수혈관련이식편대숙주병

세포 성분을 포함한 수혈 혈액에는 공혈자에서 유래하는 림프구가 포함되어 있다. 이 림프구는 환자에 수혈된 후 대개는 이물질로서 제거되지만, 제거되지 않고 체내에서 증식하는 일이 있다. 더욱이 수혈 림프구가 환자 조직을 이물질로 인식하고 공격하면 치명적인 수혈부작용을 가져온다. 이러한 질병이 수혈관련이식편대숙주병(transfusion : associatedgraft versus host disease, TA-GVHD)이다. TA-GVHD의 이식편(graft)은 공혈자의 림프구가 되며, 숙주(host)는 환자이다. 이 병은 발생빈도가 매우 낮지만, 일단 발병하면 90% 이상의 치사율을 갖는 치명적인 수혈부작용이다.

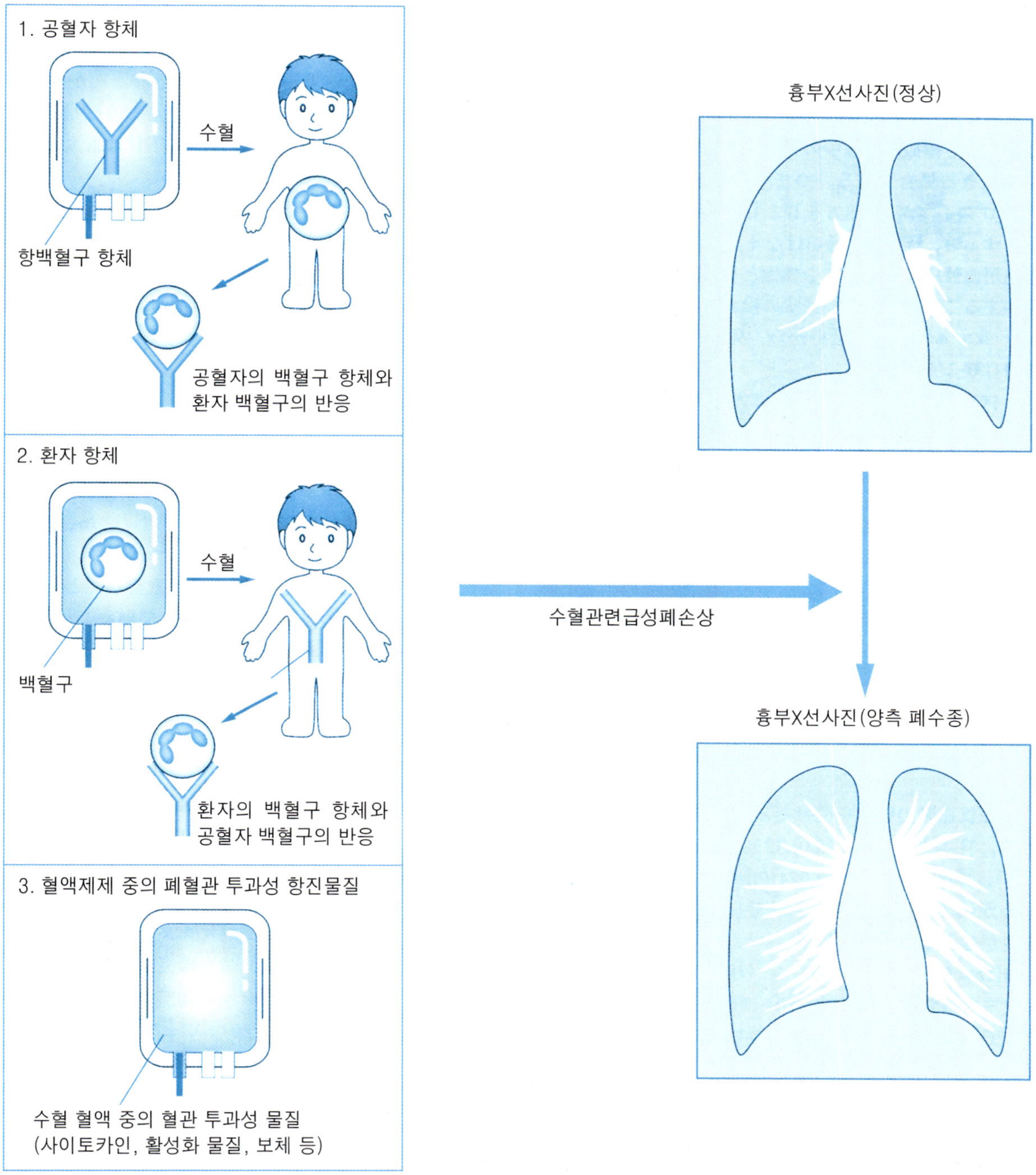

그림 15-4. 수혈관련급성폐손상의 발생기전

표 15-4. 수혈관련급성폐손상(TRALI)

임상증상	· 유의한 호흡곤란 · 열, 저혈압, 오한, 청색증 · 마른 기침 · 빠르게 시작됨
주요 합병증	· 심하고 갑자기 나타남 · 때때로 치명적임
원 인	· 병태생리학은 거의 알려져 있지 않음 · 과립구와 HLA-특이 공혈자 항체의 상호작용, 보체 활성화, 폐 미세혈관의 차단을 초래하는 과립구의 응집 촉진 · 모세혈관 손상, 혈관 누출, 폐부종
발생빈도	· 1:10,000 수혈
검사 결과	· DAT: 음성 · 가시적인 용혈이 없음
관 리	· 호흡유지 · 스테로이드 투여
예 방	· 백혈구 항체가 없는 공혈자를 선별하면 이러한 반응을 없앨 수도 있다. 그와 같은 선별이 실제로 실행될지는 의심스럽다.

1) 발병기전

TA-GVHD는 수혈 혈액 중의 림프구가 환자 체내에서 증식함으로써 발병하며, 다음과 같은 3가지 조건이 만족되어야 발병한다: ① 수혈 혈액에 살아있는 면역담당세포가 있어야 하며, ② 공혈자와 수혈자 사이의 조직적합항원이 달라야 하며, ③ 수혈자가 수혈 혈액의 면역담당세포를 거부하지 말아야 한다.

애초에는 환자가 면역부전으로 인해 이물질을 제거할 수 없어서 수혈 혈액 중의 림프구가 제거되지 않아, 이로 인하여 TA-GVHD가 발생하는 것으로 생각했었으나, 현재는 면역부전이 아닌 상태에서도 발병할 수 있는 것으로 밝혀졌다. TA-GVHD는 자기와 비자기를 인식하는 중요한 항원인 인체백혈구항원(human leukocyte antigen, HLA)이 비슷하여 환자의 림프구가 공혈자의 림프구를 거부하지 않고, 게다가 수혈 혈액 중의 림프구가 환자 체내에서 증식하여 간, 장관, 피부, 조혈조직을 이물질로 인식하여 공격함으로써 여러 장기가 치명적인 기능상실에 빠지는 질병이다(그림 15-5). 예를 들면, 환자의 HLA 유전자가 A/B이고 공혈자의 HLA 유전자가

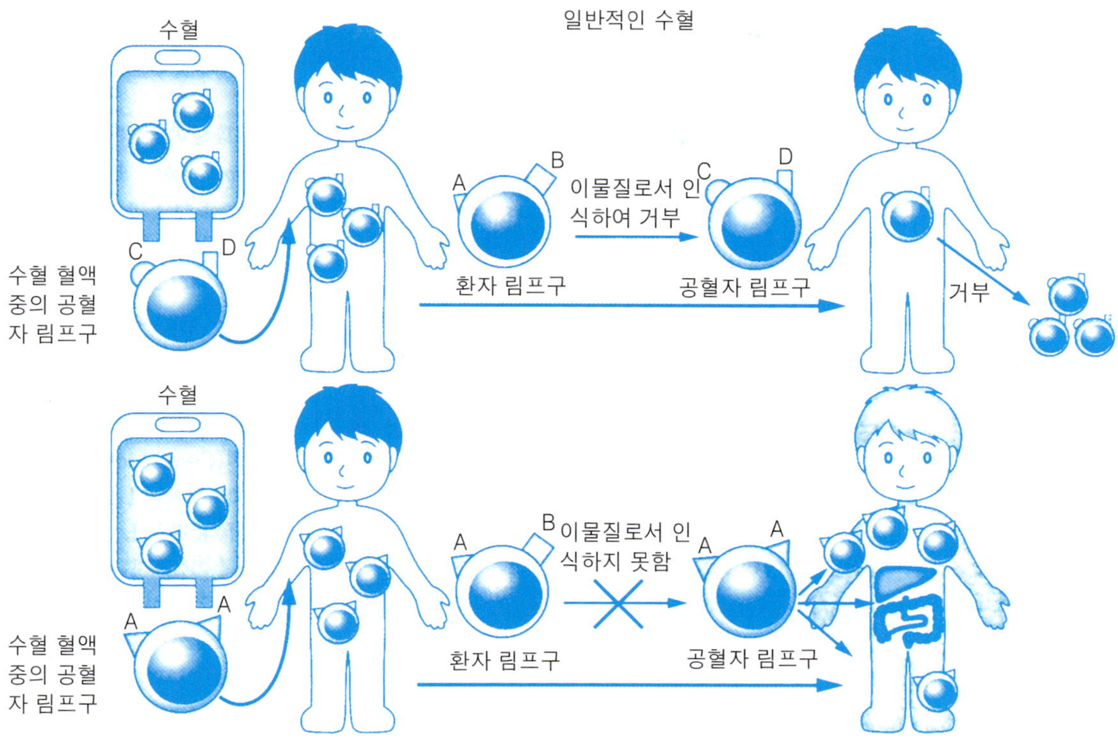

그림 15-5. 수혈관련이식편대숙주병(TA-GVHD)의 발병기전

C/D인 경우, 이들 사이에는 공통부분이 없으므로 환자가 면역부전이 아니라면 수혈 혈액 중의 림프구가 이물질로서 인식되어 제거될 수 있다. 보통의 수혈에서는 환자와 공혈자의 HLA가 일치할 가능성이 낮기 때문에 면역부전이 없는 한 TA-GVHD는 거의 일어나지 않는다. 그러나 공혈자의 HLA가 A/A처럼 동형접합인 경우에는 환자 입장에서 보면 공혈자의 림프구가 모두 자기의 HLA와 같기 때문에 이를 이물질로 인식하지 못하여 제거하지 못한다. 한편 공혈자 입장에서 보면 환자의 B는 이물질이므로 환자조직과 반응하여 공격하게 된다. 이와 같은 일방향성의 적합에서는 환자가 면역부전이 아니더라도 TA-GVHD가 발생한다.

2) 발생빈도

공혈자의 혈액을 방사선으로 조사하지 않고 수혈한 경우 남아있는 백혈구에 의해 0.1~1.0%의 발생빈도를 나타낸다. TA-GVHD는 수혈 혈액 중의 림프구 활성이 높을수록 잘 일어난다. 다시 말하면, 보관기간이 짧을수록 생존 림프구가 많기 때문에 TA-GVHD가 발병하기 쉽다. 특히 채혈 후 수일 이내의 신선한 혈액을 사용하면 TA-GVHD의 발병확률이 높아진다.

3) 임상증상

일반적으로 열, 홍반반점구진발진(erythematous maculopapular rash), 간장애, 구역질, 구토, 황달, 복통, 설사 등이 나타난다(그림 15-6). 대개는 수혈 후 3~30일 사이에 발생한다.

4) 진단(검사결과)

TA-GVHD에서는 범혈구감소가 일어나는데, 진단에 있어서는 이것이 매우 중요한 소견이 된다. 약물 알레르기나 감염증에서도 이와 비슷한 증상이 나타나기는 하지만, 이때는 범혈구감소가 거의 일어나지 않는다. TA-GVHD를 확정 진단하는 데 가장 중요한 것은 환자 혈액 중에서 수혈 혈액의 림프구가 증식하고 있는 것을 증명하거나, 여성 환자에서 남성 유래의 Y염색체가 있는 것을 확인하는 것이다.

5) 예 방

현재 TA-GVHD의 치료법은 확립되어 있지 않으며, 치사율이 높기 때문에 예방하는 것이 무엇보다 중요하다. 예방대책은 ① 가능하면 수혈을 하

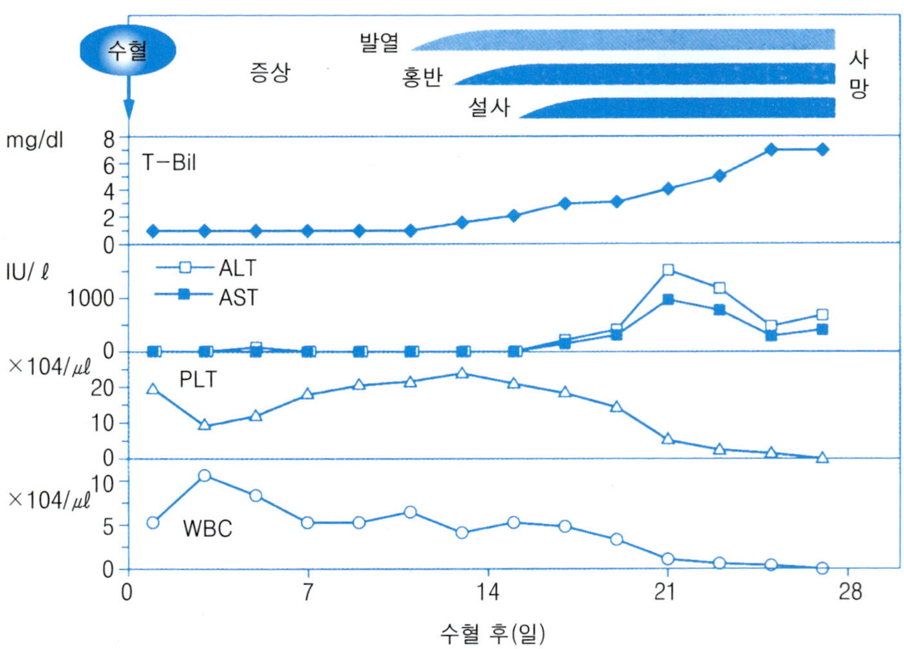

그림 15-6. TA-GVHD의 임상경과

지 말고, ② 신선한 혈액을 피하고, ③ 자가(자기)수혈을 추진하고, ④ 백혈구제거 필터를 사용하며, ⑤ 수혈 혈액에 방사선을 조사하여 림프구를 불활성화하도록 한다. 공혈자 림프구가 모세포로 전환되는 것을 방지하기 위해서는 25Gy의 감마선을 조사한다. 수혈 혈액에 최저 15Gy의 방사선(감마선)을 조사하면 거의 확실히 TA-GVHD를 예방할 수 있다.

6) 치 료

확실한 치료법은 없지만, 대량의 스테로이드를 사용하고, 사이클로스포린(cyclosporin), 항림프구항체 등을 처방하고 있지만 확실한 방법은 없다.

VI. 혈액제제의 세균오염

헌혈 혈액이 보존되고 있는 동안, 혈액에서 세균이 증식한다면, 이것은 매우 심각하고 치명적인 수혈부작용을 일으킬 것이다. 세균오염은 주로 무증상으로 감염된 일시적인 균혈증(bacteremia) 공혈자나 채혈시 채혈부위를 부적당하게 소독함으로써 발생한다. 오염혈액의 수혈이 매우 위험한 것은 저장하는 동안 세균으로부터 생성된 내독소(endotoxin) 때문이다.

플라스틱 채혈백과 폐쇄계(closed system)의 도입으로 세균오염의 가능성이 현저히 줄어들었다. 부주의한 채혈방법으로 인해 세균이 오염된 혈액은 전체 채혈 혈액의 약 2%를 차지하는 것으로 알려져 있다. 4℃에서 생존이 불가능한 혈액 중의 세균은 수일 동안 냉장고에 저장하면 사멸한다. 그러나 *Pseudomonas fluorescens*, *P. putida*, *Yersinia enterocolitica*, *Escherichia freundii*, *Enterobacter cloacae*는 4℃에서 증식할 수 있으며, 수혈반응을 촉진시킨다. *Staphylococcus epidermidis*, *Staphylococcus aureus* 및 *Bacillus cereus*와 같은 그람-양성균(Gram-positive bacteria)은 20~24℃에 저장된 혈소판에서 자주 관찰된다. 따라서 AABB에서는 혈소판 수혈 전에 세균검사를 실시할 것을 규정하고 있다.

세균오염혈액이 수혈될 경우 그 부작용으로 나타나는 증상은 HTR때와 비슷하다. 오염혈액이 수혈되면 패혈증이 일어나고 또한 내독소에 의한 여러 가지 증상들이 나타난다. 오염혈액이 수혈되면 수 분 이내에 증상이 나타나며, 주요 증상은 오한, 강직, 발열, 구역질, 구토, 혈성 설사, 복통, 근육통, 저혈압(쇼크, 안면홍조, 피부건조), 콩팥기능상실(신부전), 헤모글로빈뇨, 파종혈관내응고(DIC) 등이다. 따라서 이러한 증상만으로는 ABO 부적합과 구별이 어렵다.

오염혈액이 수혈 중에 있을 때는 즉시 수혈을 중지시키고, 이미 수혈이 끝났을 때는 남은 혈액을 수혈부(혈액은행)에 반납하여 미생물검사를 실시하도록 한다. 환자는 검사결과가 나오기 전에 패혈증을 전제로 하여 치료를 받아야 한다. 광범위한 항생제와 히드로코르티존(hydrocortisone)을 수액이나 혈압상승제와 함께 사용한다.

매독균

매독균(*Treponema pallidum*)은 냉장고에서 72시간이 경과하면 불활성화되어 감염되지 못한다. 따라서 매독균은 신선한 혈액이나 혈소판에 의해서만 감염된다. 따라서 Ⅷ인자와 같이 풀혈장(pooled plasma)으로부터 만들어진 혈장분획제제에 의해서는 매독균이 감염되지 않는다. 매독균의 잠복기는 4주부터 4~5개월이며, 평균 9~10주이다. 수혈로 감염되는 경우는 드물지만 일단 감염되면 2기 증상을 나타낸다.

Ⅶ. 질병전파

수혈에 의해 전파되는 질병은 표 15-5에 나타낸 것들이 일반적인 것들이다. 특히 사회적으로 주목받고 있는 질병은 바이러스(간염바이러스 및 인체면역결핍바이러스)감염과 말라리아 같은 기생충감염이다(9장 참조).

표 15-5. 수혈전파 질병

바이러스성	HIV-1, HIV-2 A형(희귀), B형, C형 간염 HTLV-Ⅰ, HTLV-Ⅱ 거대세포바이러스(cytomegalovirus, CMV) 엡스타인-바르바이러스(Epstein-Barr virus, EBV) 인체파르보바이러스 B19(human parvovirus B19)
비바이러스성	세균성 매독 말라리아 샤가스병(Chagas' disease) 바베시아증(Babesiosis) 레슈마니아증(Leishmaniasis) 크로이츠펠트-야콥병(Creutzfeldt-Jakob disease) HIV, Human immunodeficiency virus HTLV, Human T-cell lymphotropic virus

Ⅷ. 순환과부하

수혈부작용으로서 순환과부하(circulatory overload, TACO)는 환자의 심폐계가 그것의 용량을 초과할 때 나타난다. 만일 수혈 중이나 수혈 후 곧바로 호흡곤란, 심한 두통, 말초 부종 또는 울혈성 심장기능상실(심부전)의 징후가 나타나면 이러한 수혈부작용으로 생각할 수 있다. 심장과 폐가 조정상태(compromised cardiac and pulmonary status)에 있는 환자는 전체 혈액량의 급작스런 증가에 거의 견디지 못하며, 순환과부하에 더 민감하다. 이러한 유형의 반응은 치명적일 수 있으므로, 즉시 산소요법과 이뇨제를 처치하여 합병증이 더 이상 진행되지 못하게 해야 한다. 순환과부하에 민감한 사람에게는 전혈을 피하고 농축적혈구를 수혈한다. 또한 수혈 속도를 느리게 조절하여 1유니트 단위를 수혈하는 데 4~6시간이 걸리도록 한다.

Ⅸ. 기타 수혈부작용

1. 수혈 헤모시데린증

헤모시데린증(hemosiderosis) 또는 헤모시데린침착증은 여러 조직에서 대식세포에 과잉의 철이 축적되어 초래된 상태이다. 지속적인 용혈이 나타나는 지중해빈혈(thalassemia)에 걸린 사람과 같이, 장기간 수혈을 받는 사람은 철 과부하로 인한 합병증에 걸릴 가능성이 있다. 수혈에서는 철 유입량(250mg/unit)이 1일 배설량(1mg/1일)보다 많아서 간, 심장, 콩팥(신장)에 과잉의 철이 축적된다. 100회 이상 수혈을 받은 환자는 간, 심장 또는 내분비선의 기능이 손상될 수도 있다.

2. 구연산염 독성

비교적 짧은 시간에 구연산이 들어간 혈액을 대량 수혈하면 수혈자에게 구연산염(시트르산염) 독성(citrate toxicity)이 일어난다. 항응고제인 시트르산염은 칼슘을 결합한다. 과잉의 시트르산염은 대량 수혈을 받은 환자나 시트르산염 대사에 대해 간 기능이 손상된 환자에게는 독성이 있을 수 있다. 이러한 환자에게 염화칼슘이나 글루콘산칼슘을 주사하면 독성 효과가 완화된다.

용어설명

지중해빈혈증(thalassemia)
알파- 또는 베타-헤모글로빈폴리펩티드 생성의 결합으로 인해 빈혈을 초래하는 유전질환

3. 수혈후자색반병

수혈후자색반병(posttransfusion purpura, PTP)은 다산부 여성(multiparous female)에서 드물게 나타나는 지연수혈부작용이다. 이 질환에서 환자의 혈소판 수는 혈액이나 혈소판제제를 수혈한 후 1주일 정도 지나면 급격히 감소한다. 대개는 자반과 출혈 증상이 나타난다. 이러한 합병증은 과거에 고빈도 혈소판 항원인 Pl^{A1}이나 HPA-la(빈도 98%)에 감작되었던 환자에 대한 기왕반응(anamnestic response)이다. 항원 음성인 사람은 PTP로 발전될 위험성이 크다. Pl^{A1} 음성인 여성은 여러 번의 임신을 통해 감작되고 항 Pl^{A1}을 생성한다. 이러한 혈소판-특이동종항체(platelet-specific alloantibody)는 수혈된 Pl^{A1} 혈소판뿐만 아니라 환자의 Pl^{A1} 음성 혈소판도 파괴한다. 이렇게 수혈 혈소판과 자가 혈소판이 동시에 어떻게 파괴되는지에 대한 기전은 아직 밝혀지지 않았다. PTP는 혈장채혈(plasmapheresis), 교환수혈 및 IgG의 정맥주사로 치료한다.

X. 수혈반응의 평가

1. 수혈담당자의 역할

수혈담당자(transfusionist)는 수혈을 시작 전에 환자의 신원과 수혈 동의서를 주의 깊게 확인한다. 또한 이러한 신원확인과 더불어 체온, 혈압, 맥박 및 호흡수와 같은 활력징후(vital signs)를 수혈 전에 체크해야 한다. 수혈이 시작되면 처음 몇 분간 수혈담당자는 수혈 현장에 남아있으면서 수혈자에게 급성 용혈, 아나필락시스 또는 세균오염의 징후가 나타나는지를 확인해야 한다. 수혈 시작 후 15분 동안은 환자 상태를 관찰하고 기록한다. 의사 및 간호사는 수혈이 진행되는 동안 주기적으로 수혈 상태를 관찰하고, 수혈이 끝난 후에도 1시간 동안은 환자의 상태를 수시로 점검해야 한다. 만일 수혈 중 부작용이 의심되면 다음과 같은 조치를 취하도록 한다.

① 일단 수혈을 중지시키고 수혈 혈액이 정확히 환자의 것인지 다시 확인한다.
② 수혈부와 담당의사는 곧바로 의심되는 반응을 보고한다.
③ 정맥에 삽입된 수혈세트는 그대로 유지하고(혈관확보) 생리식염수나 기타 수액을 주입한다.
④ 급성 HTR, 아나필락시스, TRALI, 수혈유도 패혈증과 기타 심각한 부작용의 가능성이 존재할 때는 반응 후(postreaction) 혈액 샘플과 수혈에 사용했던 남은 수혈 혈액 및 사용했던 수혈기구를 수거하여 수혈부에 보낸다. 경우에 따라서는 반응 후 첫 번째 요를 채취해야 한다.

⑤ 만일 임상 징후와 증상이 두드러지거나 순환과부하이면 반응후 혈액과 요 샘플은 평가하지 않아도 된다.

2. 검사실의 역할

수혈반응이 일어나면 수혈부나 혈액은행에서는 반응후 임상 시료를 접수한 후 다음의 3가지 사항을 확인해야 한다.

1) 신원(ID) 확인(사무적 체크)

환자 샘플과 수혈 혈액이 올바른지 다시 확인한다. 만일 오류가 발견되면 즉시 관련 부서에 사실을 통보한다. 그래야 또 다른 수혈사고가 일어나는 것을 방지할 수 있다. 오류에 대한 조사는 수혈 전과정을 투명하게 공개한 가운데 원인을 규명하도록 한다.

2) 용혈의 육안 확인

혈관 내에서 용혈이 일어나면 유리헤모글로빈(free hemoglobin)이 혈장으로 방출되므로 반응후 시료에 용혈이나 황달(icterus)이 나타나는지를 확인한다. 만일 혈청이 연분홍색이나 적색으로 변색되면 유리헤모글로빈이 있음을 가리킨다. 수혈이 3~4시간 진행된 경우에는 헤모글로빈이 분해되어 빌리루빈이 형성될 수 있기 때문에 황달이 나타날 수도 있다. 혈액 중의 빌리루빈 값은 용혈 발생 5~7시간에 최고치를 나타낸다.

용어설명

황달(icterus)
혈액에 빌리루빈이 증가하여 눈의 공막, 피부, 점막에 침착됨으로써 황색을 나타내는 병적상태. 황달을 jaundice라고도 한다.

3) 직접항글로불린시험(DAT)

혈청학적 부적합을 확인하기 위해 반응 후 샘플(EDTA 샘플이 좋음)에 대해 DAT를 실시한다. 만일 반응 후 샘플에 대한 DAT가 양성이면 수혈자의 동종항체가 수혈 적혈구에 감작된 것이다. 이러한 감작적혈구는 면역청소(immune clearance)를 받게 된다. 양성 DAT에서는 응집된 수혈 적혈구와 응집되지 않은 자기 적혈구가 섞여있다. 만일 수혈 적혈구가 빠르게 제거되면 DAT가 음성이거나 현미경으로만 확인 가능한 매우 약한 응집을 나타낸다. 수혈전 샘플(pretransfusion sample)과 수혈후 샘플(posttransfusion sample)간의 DAT 결과를 비교해보는 것도 도움이 된다.

3. 수혈반응 시 추가검사

전술한 시험 결과에 따라 추가검사를 더 실시한다.

① 공혈자 혈액에 대한 ABO 및 Rh 혈액형을 재확인하고, 환자의 수혈전 및 수혈 후 샘플에 대한 ABO 및 Rh 혈액형도 검사한다.
② 혈액형의 불일치를 초래한 오류가 샘플이 바뀌어서 그런 것인지 또는 환자의 신원 확인에 오류가 있어서 그런 것인지를 확인한다. 만일 환자 샘플이 바뀌었다면 또 다른 환자에게 수혈될 잠재적 사고 위험이 있으므로 철저히 조사를 해야 한다.
③ 수혈 전후의 샘플에 대해 항체검사를 실시한다. 특히 약반응성의 항체 검출은 폴리에틸렌글리콜(polyethylene glycol)이나 효소 같은 반응증강제를 사용하여 검출한다. 만일 새로운 항체가 검출되면 항체 동정을 실시한다. 이렇게 검출된 항체가 수혈 전에는 검출되지 않았던 것이라면 최근의 수혈에 의한 기왕면역반응으로 생성된 것일 수 있다.
④ 수혈 전후의 환자 샘플을 사용하여 교차적합시험을 실시한다. 교차적합시험은 즉시원심법과 항글로불린법으로 한다.
⑤ 혈액학적 상태를 자주 확인한다. 농축적혈구 1유니트가 수혈된 경우 헤모글로빈은 1g/dL, 헤마토크릿(적혈구용적률)은 3%의 증가가 기대되기 때문에 이를 평가하도록 한다.
⑥ 수혈 전후의 환자 샘플에 대해 합토글로빈(haptoglobin)을 분석한다. 합토글로빈은 유리헤모글로빈을 결합하여 간으로 운반해주는 혈장단백질이다. 용혈이 일어나면 합토글로빈-헤모글로빈복합체가 형성되기 때문에 혈장 합토글로빈 값이 저하한다. 혈관 내에서 적혈구가 1~2mL만 파괴되어도 정상 순환중인 합토글로빈을 고갈시킬 수 있다.
⑦ 반응후 요샘플(postreaction urine sample)에 대해 헤모글로빈을 검사한다. 혈관 내에서 적혈구가 파괴되어 방출된 유리헤모글로빈이 혈장 합토글로빈-결합용량(haptoglobin binding capacity)을 초과하게 되면 요중으로 배설된다.
⑧ 반환된 수혈 혈액의 상태를 조사한다. 만일 세균성 패혈증이 의심되면 그람염색(Gram stain)과 배양을 실시한다.
⑨ 그 밖에 빌리루빈, IgA, HLA 및 과립구 항체를 필요에 따라 검사할 수 있다.

요 약

■ 수혈부작용(adverse complication of transfusion) 정리!!

	부작용	원 인
면역매개성	급성용혈 지연용혈 발열 두드러기(담마진) 아나필락시스 TRALI TA-GVHD	ABO 부적합 일차 및 이차 동종면역작용(alloimmunization) 수혈자 백혈구 항체 혈장 알레르기항원(allergen) IgA 결핍 수혈자의 항IgA 공혈자 백혈구 항체 면역손상 수혈자에서 면역적격 공혈자 림프구의 증식
비면역매개성	용혈 순환과부하 세균오염	수혈 혈액의 기계적 또는 화학적 손상 과혈량증(hypervolemia) 공혈자 패혈증, 정맥절개 채혈 시 오염

■ 미국식품의약국(FDA)에 보고된 수혈에 의한 치명적인 합병증!!

원 인	1976~1985(n=256)	1986~1995(n=303)
급성 용혈성 부작용	62%	50%
호흡장애	15%	15%
세균감염	10%	16%
지연용혈성 부작용	10%	10%
아나필락시스반응	3%	0%
GVHD	<1%	3%

참고

ABO 부적합 수혈 시 처치방법(일본수혈학회, 2001)

다음의 표와 같이 적혈구 수혈이 부적합하게 이루어졌을 때는 아래와 같은 처치를 해야한다.

환자의 ABO형	수혈한 혈액백의 ABO형
O형	A형, B형, AB형
A형	B형, AB형
B형	A형, AB형

① 곧바로 수혈을 중지한다.
② 주사바늘은 그대로 두고(혈관확보) 수혈세트를 새것으로 교환하여 젖산 링거액 (Ringer' s lactate solution)을 신속하게 수액하여 혈압을 유지시킨다(보통 2~3L).
③ 바이탈사인(vital sign 또는 활력징후), 즉 혈압, 맥박, 호흡수를 15분 경에 체크하여 기록한다. 혈압이 저하했을 때는 도파민(dopamine, 3~5g/kg/분)을 투여한다.
④ 배뇨시키고 시간뇨를 측정한다. 핍뇨(시간뇨가 50mL이하)인 경우에는 이뇨제 (Lasix 등) 1바이알을 정맥주사한다.
⑤ 피브리노겐, 프로트롬빈 시간, 혈소판 수, FDP 등을 검사하여 파종혈관내응고 (DIC)에 주의를 기울인다.
⑥ 환자로부터 채혈하여 공혈의 정도를 조사한 다음, ABO형 혈구형과 혈청혈 검사를 다시한다.
수혈한 혈액백의 ABO형을 확인한다.

수혈부작용 *Self Check*

【문제 1】 혈장 성분을 수혈한 후 곧바로 홍반(erythema), 소양증(가려움증) 및 두드러기(담마진)가 나타났다. 어느 수혈반응의 전형적인 증상인가?

① 용혈수혈반응(HTR) ② 지연용혈수혈반응(DHTR)
③ 알레르기 ④ 철 과부하
⑤ 동종면역작용

☞ **해설** : 알레르기 또는 두드러기 수혈반응은 발열비용혈수혈반응(febrile nonhemolytic transfusion reaction, FNHTR)으로 알려져 있다. 만일 임상 증상이 수혈 수분 후에 나타나면 알레르기반응은 즉시과민형(immediate hypersensitivity type) 중의 하나이다. 아나필락시스성(anaphylactic)과 아나필락시스양(anaphylactoid) 반응도 또한 즉시과민형이나 임상 증세가 더 심하다. 알레르기반응은 경미하며 생명을 위협할 정도는 아니다. 주요 증상은 국소적 홍반(발적), 소양증(가려움증), 두드러기이다.

☞ **해답** : ③

【문제 2】 공혈자 적혈구에 두 번째 노출에 따른 기왕반응(anamnestic response)으로 인해 초래되는 수혈반응은?

① 즉시용혈수혈반응(IHTR) ② 동종면역작용
③ 아나필락시스양 반응 ④ 수혈관련순환과부하(TACO)
⑤ 수혈관련이식편대숙주병(TAGVHD)

☞ **해답** : ②

【문제 3】 IgA가 부족한 환자가 수혈을 받았을 때 나타나는 수혈반응(수혈부작용)의 종류는?

① 아나필락시스 ② 용혈 ③ 발열
④ TACO ⑤ 알레르기

☞ **해답** : ①

【문제 4】 지연성 수혈반응 후에 DAT 결과는 어떻게 될까?

① 양성 ② 혼합 응집(음성과 양성이 섞여 있음)
③ 보체로 인한 양성 ④ 음성 ⑤ 이상 모두

☞ **해답** : ⑤

【문제 5】 수혈하는 동안 빠르게 열이 나고, 쇼크가 일어나며 또는 사망에 이를 수도 있는 수혈반응은 어느 것인가?

① 용혈성 ② 세균오염 ③ TACO ④ 알레르기 ⑤ FNHTR

☞ **해설** : 혈액제제에 세균오염의 빈도는 낮지만, 이러한 혈액을 수혈받으면 패혈반응이 빠르게 나타나고 사망에 이른다. 패혈반응의 임상증상 덥고 피부가 붉어지며, 그 밖에 열, 저혈압, 오한, 근육통, 구토, 복통, 혈변, 혈색소, 쇼크, 콩팥기능상실(신부전), 파종혈관내 응고(disseminated intravascular coagulation, DIC) 등이 나타난다.
FNHTR(febrile nonhemolytic transfusion reaction) : 발열비용혈수혈반응

☞ **해답** : ②

【문제 6】 급성용혈수혈반응 후, 환자의 혈청 빌리루빈은 언제 정상으로 되돌아 오는가?

① 5시간 ② 12시간 ③ 24시간 ④ 48시간 ⑤ 3시간

☞ **해설** : 빌리루빈은 24시간 이내에 정상으로 되돌아 온다.

☞ **해답** : ③

【문제 7】 수혈 전에 모든 혈액제제에 방사선을 조사하면 무엇을 예방할 수 있는가?

① CMV ② TA-GVHD ③ FNHTR
④ PNH ⑤ HTR

☞ **해설** : PNH-발작야간혈색소뇨증(paroxymal nocturnal hemoglobinuria)

☞ **해답** : ②

【문제 8】 TA-GVHD의 원인은?

① 오염된 혈액제제의 수혈
② 세포성 혈액제제에 있는 기능적 T림프구
③ 과민반응
④ 수혈에 따른 혈소판-특이항체
⑤ 환자 항체와 반응하는 수혈된 lgE

☞ **해답** : ②

【문제 9】 간염바이러스 중 구강-분변경로를 통해 전파되는 것은?

① HAV ② HBV ③ HDV ④ HCV

☞ **해답** : ①

【문제 10】 항 CMV가 음성인 어머니가 출산한 저체중아의 헤모글로빈이 8 g/dL이었다. 수혈해야 할 혈액제제는?

① 항CMV를 가진 공혈자의 전혈 ② 항CMV가 음성인 공혈자의 적혈구
③ 백혈구제거혈소판 ④ 세제처리 혈소판

☞ **해답** : ②

【문제 11】 혈액은행에서 일어나는 과실의 주요 원인은?

① 환자 혈액형을 잘못 판정함 ② 공혈자 혈액형을 잘못 판정함
③ 사무적 오류에 의한 오기 ④ 항체선별시험 시 위음성

☞ **해답** : ③

【문제 12】 심한 급성비면역수혈반응을 일으키는 것은?

① 세균 ② HIV ③ HCV ④ TA-GVHD

☞ **해답** : ①
☞ **해설** : 수혈로 전파되는 질병은 지연성에 해당한다. 세균오염은 심각하고 치명적일 수 있다. 면역과 상관없는 부작용이며, 세균 내독소로 인해 초래된다.

【문제 13】 수혈반응(수혈부작용) 조사의 첫 단계는?

① 수혈 혈액에 대한 직접항글로블린시험(DAT)
② 환자에 대한 DAT
③ 사무 점검
④ 교차적합시험의 재검사

☞ **해답** : ③
☞ **해설** : 초기단계 · 사무적 점검(clerical check) · DAT · 용혈점검

【문제 14】 4℃에서 잘 증식하고 수혈전파패혈증을 일으킬 수 있는 것은?

① *Staphylococcus aureus* ② *Staphylococcus epidermidis*
③ *Yersinia enterocolitica* ④ *Bacillus cereus*

☞ **해답** : ③

【문제 15】 혈관내용혈이 있을 때 유리된 헤모글로빈을 결합하는 혈장 단백질은?

① 알부민 ② 합토글로빈
③ 트란스페린 ④ C-반응 단백질

☞ **해답** : ②

【문제 16】 수혈 후 곧바로 호흡곤란, 심한 두통, 말초부종이 나타났다. 이러한 수혈 부작용의 종류는?

① 용혈 ② 발열 ③ 순환과 부하 ④ 아나필락시스

☞ **해답** : ③

【문제 17】 수혈로 인해 발생한 헤모시데린증(헤모시데린침착증)의 원인은?

① 구연산염 과잉 ② PI[A1]항원
③ 철과 부하 ④ 순환과 부하

☞ **해답** : ③

【문제 18】 수혈 시 아나필락시스반응의 원인은?

① IgA 결핍 수혈자에서의 항IgA
② IgA 결핍 수혈자에서의 항IgG
③ IgA 결핍
④ IgG 결핍

☞ **해답** : ①

【문제 19】 수혈 후 혈소판 수가 급격하게 떨어졌다. 이와 관련이 있는 것은?

① 순환과 부하 ② PTP
③ 구연산염 독성 ④ 제Ⅷ 인자 결핍

☞ **해답** : ②

【문제 20】 농축적혈구 1유니트를 수혈하면 수혈자의 헤마토크릿(적혈구용적률) 예상 증가율은?

① 0.5% 증가 ② 1% 증가 ③ 2% 증가 ④ 3% 증가

☞ **해답** : ④

【문제 21】 수혈부작용 조사 시 샘플 확인의 사무오류를 검출하는 데 유용한 검사는?

① ABO 및 Rh 혈액형검사 ② 교차적합시험
③ 항체선별시험 ④ DAT

☞ **해답** : ①

제16장

태아신생아용혈질환

학습목표

1. 태아신생아용혈질환(HDFN)이 일어나는 기전을 논하라.
2. 태아의 빌리루빈 대사와 신생아의 빌리루빈 대사 기전을 논하라.
3. HDFN의 관점에서 임상적으로 의의가 없는 항체의 예를 들어라.
4. 탯줄혈액을 검사하는 2가지 주요 이유를 설명하라.
5. ABO HDFN과 항D에 의해 일어나는 HDFN을 비교 설명하라.
6. RhIG에 대해 설명하라.
7. 환자가 RhIG의 사용 유무를 결정하는 데 이용되는 검사 결과를 평가하라.
8. 자궁내수혈과 교환수혈을 비교하라.

태아적아구증(erythroblastosis fetalis)으로 알려진 **태아신생아용혈질환**(hemolytic disease of the fetus and newborn, HDFN)은 능동수송 기전에 의해 태반을 통과한 어머니의 IgG 항체가 태아의 적혈구 항원에 결합함으로써 태아의 간과 비장에서 대식세포에 의해 적혈구가 파괴되는 질환이다. 이 질환은 Rh 음성인 어머니가 Rh 양성인 아이를 낳을 때 일어날 수 있다.

용어설명

태아적아구증(erythroblastosis)
신생아의 용혈성 질환

태아산모출혈 (fetomaternal hemorrhage)
보통 출산시에 나타나는 태아 혈구의 모체 순환 속으로의 이탈

Ⅰ. 태아신생아용혈질환의 원인

임신 동안에 태반은 산소, 영양소 및 노폐물의 교환장소로서 작용한다. 게다가 태반은 모체순환과 태아순환의 장벽으로서 작용하여 임신 중에 태아 적혈구가 모체 순환 속으로 들어가는 것을 억제한다. 따라서 Rh 음성인 어머니는 임신 중에는 태아의 Rh 항원에 노출되지 않는다. 그러나 분만시 태반이 자궁으로부터 분리될 때, 유의한 수의 태아 적혈구가 모체순환 속으로 들어간다. 이를 **태아산모출혈**(fetomaternal hemorrhage, FMH)이라고 한다. 이로 인해 모체의 면역계가 자극을 받아 Rh 항원에 대한 항체를 생성한다.

그러나 이러한 일은 노출 자체가 작으며, Rh 음성인 여성들의 Rh 인자에 대한 민감도가 다양하기 때문에 흔하게 일어나지는 않는다. 그러나 모체에서 lgG 항체가 생성되면 이 항체는 두 번째 임신 때 태반을 통과해서 태아의 적혈구가 용혈되도록 한다(그림 16-1).

손상된 적혈구로부터 유리된 혈색소는 간접빌리루빈(비포합형 빌리루빈)으로 되어 혈액으로 나와 알부민과 결합하며, 이것은 태반을 통과하여 모체의 간에서 직접빌리루빈(포합형빌리루빈)으로 전환되어 무해하게 배설된다(그림 16-2).

아무튼 적혈구 파괴가 계속되면 태아는 빈혈 상태에 빠진다. 태아의 간과 비장은 적혈구 파괴를 보충하기 위해 조혈작용을 촉진시킴으로써 비대해진다. 또한 미성숙 적혈구(적아구 erythroblasts)가 태아의 순환 혈액 중으로 방출된다. 이를 **태아적아구증**(erythroblastosis)이라고 한다.

만일 이러한 상태가 치료되지 않은 채로 남게 되면 심막강과 흉막강에 액체가 축적되어 태아수종 또는 부종을 초래한다. 따라서 태아에게 가장 큰 위협은 보충되지 않은 빈혈로부터 초래되는 심부전이다. 분만 후에도 적혈구가 계속적으로 파괴되어 간접빌리루빈을 방출하는데, 하지만 신생아의 간에는 글루쿠론산전이효소(glucuronyl transferase)가 부족하여 간접빌리루빈이 직접빌리루빈으로 전환되지 못한다.

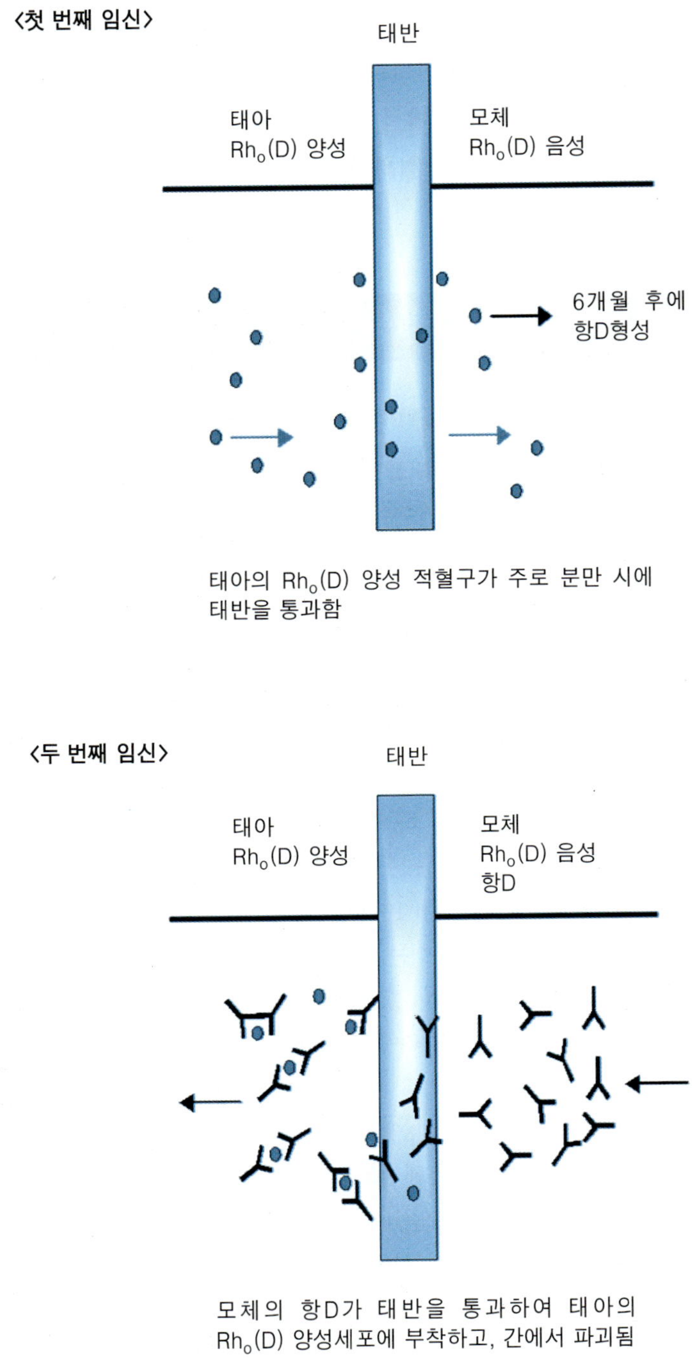

그림 16-1. Rh_o(D) 양성 태아의 첫번째 임신시의 Rh 감작과 재임신 시의 태아 적혈구 파괴

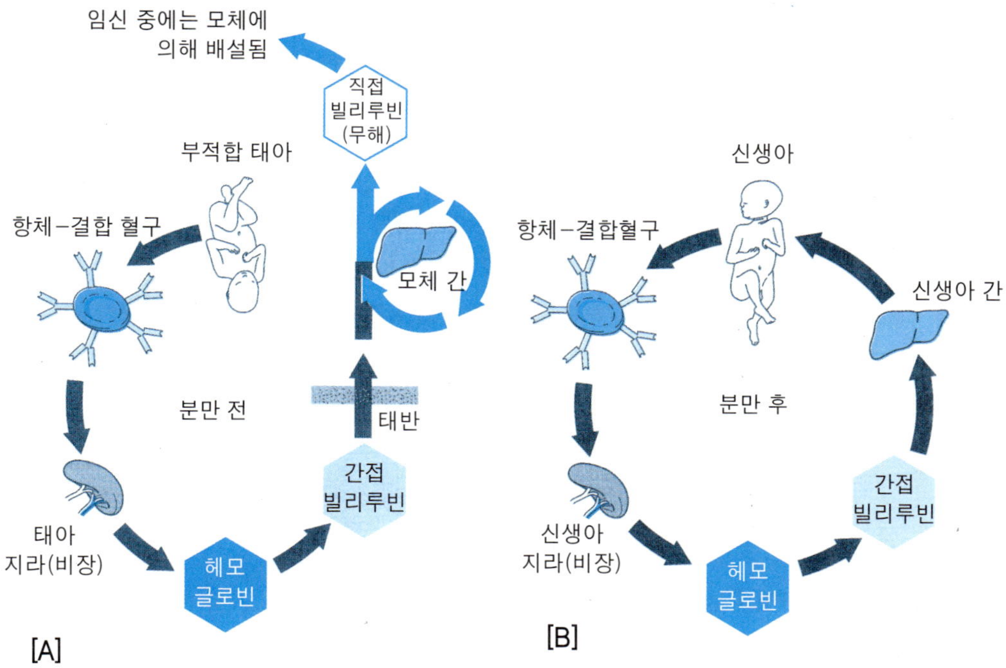

그림 16-2. 빌리루빈대사

[A] 분만 전, 태아 췌장에서 감작 적혈구가 파괴되어 생성된 태아 빌리루빈은 모체의 간에서 대사된다.

[B] 분만 후, 신생아의 간에서는 아직 글루쿠로닐기전이효소(glucuronyl transferase)를 생성하지 못하여 빌리루빈이 배설 가능한 형태로 전환하지 못한다.

[자료] Mollison PL, Engelfriet CP, Contreras M: Blood transfusion in clinical medicine, ed 9, London, 1993, Blackwell Scientific.

따라서 간접빌리루빈이 혈액 중에 증가하여 고빌리루빈혈증(hyperbilirubinemia)으로 되며, 또한 조직에 결합하여 심한 황달(jaundice)을 일으킨다. 만일 빌리루빈이 중추신경계의 조직에 결합하면 영구적인 뇌손상을 일으킬 수 있다.

중추신경계에 과다한 빌리루빈이 축적되는 것을 **핵황달(kernicterus)**이라고 한다. 빌리루빈에 의해 뇌가 손상되면 난청, 정신지체 및 사망에 이를 수도 있다. 태아가 용혈에 따른 빈혈 상태로 되면 태아수종(hydrops fetalis)을 초래하여 사망에 이를 수 있다.

II. 태아신생아용혈질환의 개요

HDFN이 일어나려면 다음의 세 가지 중요한 요건이 갖추어져야 한다.

1. 어머니가 항원이 없어야 하며, 이전의 임신이나 수혈로부터 항원에 노출되어 IgG를 생성해야 한다. IgG는 태반의 벽을 통과할 수 있는 유일한 면역글로불린이다. IgG의 태반 통과는 면역글로불린의 Fc 부분에 의해 결정된다.
2. 태아는 항원을 소유해야 한다. 항원의 유전자는 아버지로부터 유전된다. 만일 아버지의 유전자가 동형접합자이면 아이는 100% 유전자를 물려받으며, HDFN의 위험성이 높다. 만일 아버지의 유전자가 이형접합이면 아이의 50%가 유전자를 물려받으며 HDFN의 위험성도 반으로 줄어든다.
3. 항원이 출생 시에 잘 발달되어 있어야 한다. Lewis, P1, I, Cartwright 같은 혈액형 항원은 출생 시에 잘 발달되어 있지 않다.

HDFN은 항체의 특이성에 따라, 즉 Rh, ABO 및 기타 항체, 3종류로 분류된다(표 16-1).

1. Rh 및 ABO 태아신생아용혈질환

Rh HDFN은 항D(anti-D)로 인하여 발생하는 HDFN의 가장 심한 형태이다. 이것은 항D(anti-D)를 가지고 있는 D-음성인 여성이 D-양성인 아기를 분만할 때 나타난다. Rh HDFN에서는 DAT가 강한 양성을 나타내고, 다양한 정도의 빈혈 및 고빌리루빈혈증의 검사 소견을 보인다. 적극적인 치료는 임상 증상과 검사 결과에 따라 실시하는 것이 필요하다.

만일 아이가 아버지로부터 유전자를 물려받아 적혈구 항원이 태아 적혈구에서 잘 발달하였다면 어떤 IgG 항체는 HDFN을 일으킬 수 있다. 항C와 항K가 항D 다음으로 자주 보고되고 있다.

ABO HDFN은 HDFN의 가장 일반적인 형태로서 O형의 엄마가 A형이나 B형의 아이를 출산할 때 나타난다. ABO HDFN은 다른 HDFN과 달리 비적혈구 자극 항체에 의해 일어나기 때문에 첫 임신에서도 나타날 수 있다.

ABO HDFN에서는 DAT가 음성 또는 약한 양성을 나타내며, 혈액 도말에서는 구상적혈구(spherocyte)를 볼 수 있고, 빌리루빈이 중등도로 상승한다. ABO HDFN은 보통 경미하며 **광선요법(phototherapy)**으로 성공적으로 치료할 수 있다.

표 16-1. ABO 및 Rh 태아신생아용혈질환(HDFN)의 비교

	정상 아이	ABO HDFN	Rh HDFN
임상증상			
황달	생리적	없거나 중등도	중등도~중증
간비장비대	없음	없음	중등도~중증
부종	없음	없음	중등도~중증
혈청학적 결과			
ABO 혈액형	어떤 ABO 혈액형	엄마 O형	어떤 ABO 혈액형
Rh형	어떤 Rh형	어떤 Rh형	엄마 D-음성 신생아 D-양성
직접항글로불린 시험(DAT)	음성	음성 또는 약양성	양성
항체	없음	항A, 항B, 항A, B	항D
혈액학적 결과			
혈색소(헤모글로빈)	16~28g/dL	경증:>13g/dL	경증:>13g/dL 중등도:8~13g/dL
망상적혈구 계수	2~6%	약간 증가	매우 증가
형태학	정상	구상적혈구	대적혈구 저색소혈증
NRBC/100WBC	10~20	약간 증가	매우 증가
화학적 결과			
빌리루빈	1~3mg/dL	약간 증가	자주>20mg/dL
태아검사의 가치		없음	유용함
첫 임신시의 발생		빈번함	드묾

NRBC : Nucleated red blood cell, WBCs : white blood cells

III. 태아신생아용혈질환(HDFN)의 예견

HDFN을 예견하는데 사용하는 방법들은 많지만 그 중 어머니의 항체 역가(antibody titration) 측정은 추가검사를 결정하는 데 도움이 될 수 있다. 역가가 1:16이면 위험한 값으로 생각되며, 이때는 **양막천자(amniocentesis)**나 제정맥혈 채취(percutaneous umbilical blood sampling, PUBS : 이를 cordocentesis라고도 함)를 실시해야 한다. 양수에 대한 분광분석(spectrophotometric analysis)(그림 16-3)과 **릴레이도표(Liley graph)**(그림 16-4)의 사용은 HDFN의 심각성을 예견하는 데 도움이 된다. 혈색소, 망상적혈구 수, DAT 및 PUBS로부터 얻은 태아 혈액의 혈액형을 검사하면 HDFN의 심각한 정도를 가장 정확하게 추정할 수 있다.

용어설명

양막천자(amniocentesis)
분석을 목적으로 흡인에 의해 양수를 채취하는 과정.

릴레이도표(Liley graph)
양수의 평가에 의해 임신 동안 HDFN의 심각한 정도를 예견하는 데 사용되는 도표.

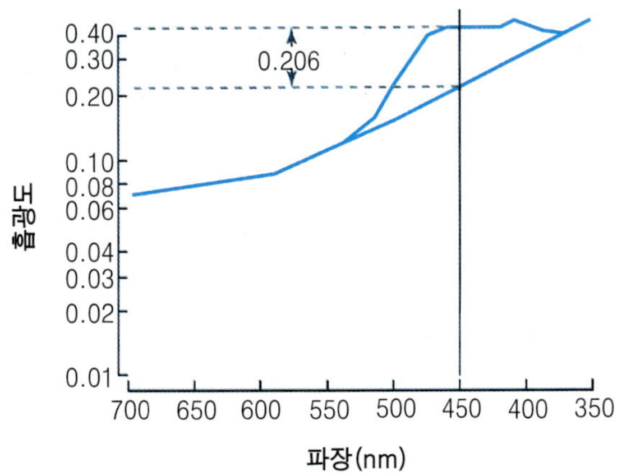

그림 16-3. 양수의 분광광도분석

D항원으로 면역된 여성의 양수에 대한 흡광도(optical density)를 35주에 측정한다. 흡광도는 350nm에서 700nm까지 스캔하고 450nm에서 기저선의 흡광도와 양수의 흡광도 차이를 구한다. 이 경우의 차이는 0.206이다. 이 값은 임신기간에 따른 치료 과정을 결정하기 위하여 Liley 도표 위에 기입한다.

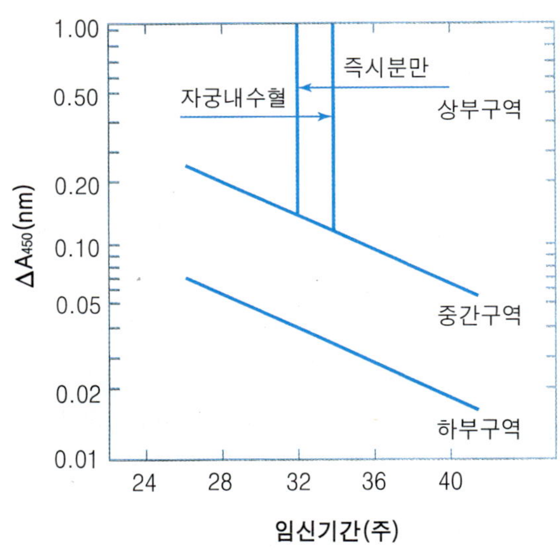

그림 16-4. 릴레이도표

이것은 양수의 분광광도분석으로부터 나온 데이터를 평가하는 데 사용되는 도표이다. 450nm에서의 흡광도(y축)와 임신 주(x축)가 HDFN의 상태를 평가하기 위하여 구성되어 있다. 35주에서 흡광도의 차이 0.206은 심한 HDFN과 상관관계가 있으며 곧바로 분만해야 할 필요성이 있다.

[자료] Liley AW: Liquor amnii analysis in the management of the pregnancy complicated by rhesus sensitization, Am J Obstet Gynecol 82:1359, 1961.

Ⅳ. 태아신생아용혈질환의 예방 및 치료

1. 분만 전 투여

어떤 경우에는 Rh 음성인 여성이 Rh 양성인 아이를 임신하고 있는 동안에도 RhIG(Rh immunoglobulin, 상품명은 RhoGAM이라고 하며, GAM은 gamma-globulin을 가리킨다)를 주사한다. 임신 28주와 유산, 자궁외임신, 양막천자, PUBS, 자궁내수혈 또는 복부외상이 있은 후에 RhIG 300㎍(1 dose)을 투여하면 태아 전혈 약 30mL(이것은 D-양성 적혈구 15mL에 해당함)를 방어할 수 있다. 이렇게 임신중에 RhIG를 주사하는 것을 **분만전 투여(antepartum administration)**라고 한다. RhIG 300㎍의 투여는 감작되지 않은 D-음성인 산모에게 기본적으로 시행될 것이다. 만일 잠재적인 노출(태아산모출혈)이 임신 12주 전에 일어나고, 태아 혈액량이 2.5mL 미만일 때 RhIG 50㎍을 투여한다. 모든 여성은 임신 초기에 ABO 및 Rh 혈액형과 기대하지 않은 동종항체를 검사해야 한다. 항체 선별시험은 모든 D-음성 여성을 상대로 26~28주에 반복될 것이다. 만일 항체선별시험에서 항D가 음성인 상태로 있으면 RhIG가 투여될 것이다. 다른 동종항체들(항K, 항E 등)에 대해서는 RhIG의 주사도 효력이 없다.

2. 분만 후 투여

HDFN은 Rh 음성인 산모에게 Rh_o(D)에 대한 항체, 즉 RhIG를 태아 출산 후 72시간 이내에 근육주사를 하면 억제될 수 있다. 이를 **분만후 투여(postpartum administration)**라고 한다. 1회 투여량(1 dose)의 RhIG는 태아 D-양성 혈액 30mL에 대해 산모를 방어할 수 있는 양이다. 이것은 수동면역의 한 형태로서 주사한 항체가 Rh 항원을 불활성화함으로써 산모가 능동적으로 Rh 항원에 대해 면역반응을 나타내지 못하게 한다.

출산 후에 RhIG를 투여하려면 태아의 세포가 산모 혈액 속으로 들어왔는지를 가리키는 태아산모출혈(fetomaternal hemorrhage, FMH)에 대한 검사를 해야 한다. 산모가 30mL 이상의 FMH를 가졌는지를 알아보기 위해서는 로제트분석(rosette analysis)이 사용되며(그림 16-5, 6) 만일 그 이상을 가졌으면 1회량보다 더 많은 양을 투여해야 한다. 클라이하우어-베트크 산용출법(Kleihauer-Betke acid elution)은 FMH의 정량과 주어진 RhIG 양을 계산하는 데 사용된다. 그 계산의 예는 다음과 같다.

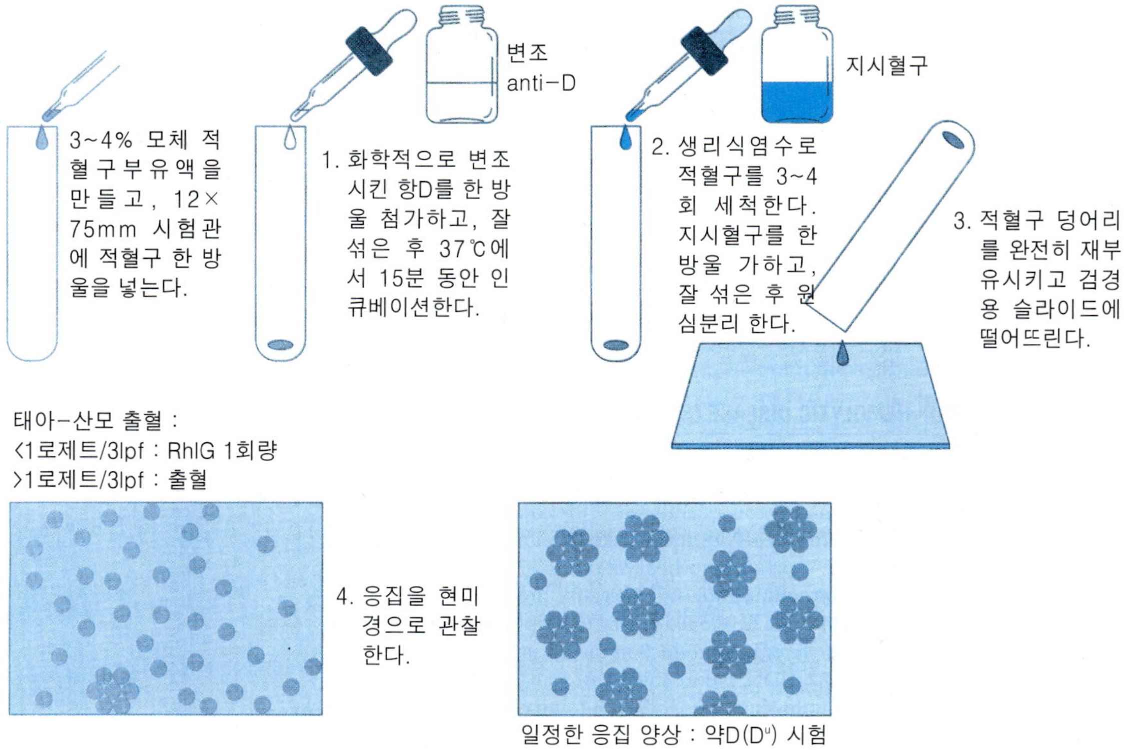

그림 16-5. 태아산모출혈의 검출을 위한 로제트(rosette)검사

RhIG: Rh immune globulin, lpf: low power field(약확대)

[자료] Werch J, Todd C, Moulds M: Du phenotyping by the rosette technique when the direct antiglobulin test is positive, Immunohematology 6:44, 1990.

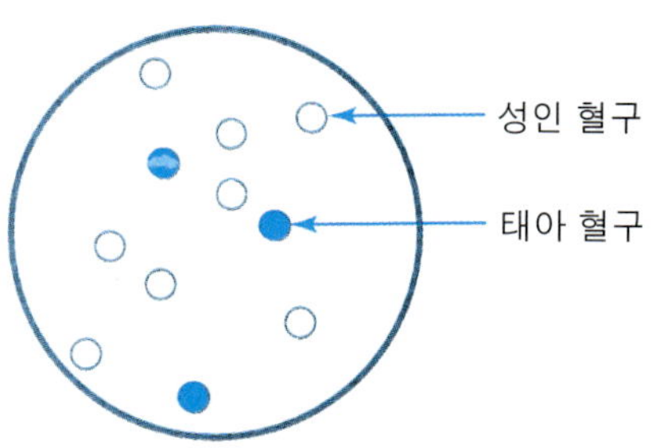

그림 16-6. 헤모글로빈 F(hemoglobin F) 측정을 위한 산용출검사

염색 후 태아 세포는 암홍색을 나타내고 성인 세포는 더 밝다. 태아 헤모글로빈은 산해리에 저항하여 손상되지 않은 채로 남지만, 성인 세포는 헤모글로빈을 상실하여 염색이 안 된다.

Kleihauer-betke 결과: 16 태아세포/1000세포 = 1.6%
FMH의 양: 1.6 × 50 = 80㎖(Rh-양성 태아 혈액)
RhIG의 필요량: 80/30 = 2.7회분량(dose)

용어설명

광선요법(photo therapy)
상승한 빌리루빈이나 기타 상태를 광선으로 치료함.

3. 태아신생아용혈질환의 치료

탯줄(제대)혈액은 산모가 출산 후에 RhIG를 받을 것인지 아닌지를 결정하기 위해 D-음성인 여성으로부터 출생한 모든 영아로부터 채취될 것이다. RhIG는 항D로 구성된 IgG로서 Rh_o(D)음성인 엄마에게 주사하여 anti-D의 생성을 억제한다. **HDFN**이 의심되는 경우에는 ABO/Rh 혈액형검사와 DAT를 실시해야 할 것이다.

헤모글로빈과 빌리루빈검사도 또한 긴밀한 도움이 될 수 있다. HDFN의 경중에 따라 치료를 자궁 내에서 또는 분만 후에 시작할 것인지가 결정된다. 심한 경우(Liley 상위 구역)에는 PUBS가 태아에게 직접 혈관내수혈을 하기 위해 사용된다.

분만 후에는 빈혈의 교정, 감작적혈구의 제거 및 엄마 항체와 빌리루빈을 감소시키기 위해 교환수혈(exchange transfusion)을 실시한다. 교환수혈과 자궁내 수혈에 사용되는 혈액은 7일 미만의 신선한 혈액이어야 하고, 방사선조사 혈액이어야 하며, 또한 CMV 음성, S형 혈색소 음성, 엄마 항체와 상응하는 항원이 음성인 혈액이어야 한다. 아울러 **AB형 혈장에 O형, D음성 적혈구를 재부유시킨 혈액이(적혈구용적률 40~50%) 교환수혈에 가장 자주 사용된다.**

고빌리루빈혈증의 조기에 치료에는 **광선요법(phototherapy)**이 사용된다. 신생아에게 420~470nm의 형광청색 빛을 조사하면 생리적 황달과 경미한 **HDFN**을 성공적으로 치료할 수 있다.

참 고

■ **Rho(D) 음성인 여성에게 항D를 주사해야 하는 경우!!**

- 8주와 34주의 기본적인 출생 전 예방
- Rh_o(D) 양성인 아이를 출산한 경우
- 유산 후
- 출생 전의 진단적 치료적 처치(양수천자, 융모막 융모생검, 복부수술 등)
- 자궁내태아사망
- 사산

■ **임신 중 감작사고에 대한 Rh 예방을 위해 항D를 주사하는 경우!!**

- 양막천자
- 융모막 융모생검
- 두부외반
- 복부외상
- 분만 전 출혈
- 자궁외임신

용량 : 임신 20주 전은 250 IU(50㎍), 임신 20주 이후는 500 IU(100㎍)

■ **기본적인 출생 전 예방!!**

적어도 500IU(100㎍) 이상의 항D를
- 28주
- 34주에

태아가 Rh 양성인 경우에 항D 면역글로불린을 근육주사한다.

■ **출산 후 Rh 예방!!**

적어도 500IU(100㎍) 이상의 항D를 근육주사 해야 하는 경우
- 태아가 Rh_o(D) 양성이면 72시간 이내에
- 태아의 Rh_o(D)가 확정되지 않은 경우
- 태아 세포가 스크리닝에서 4mL이상 있으면 추가로 항D를 투여할 것

■ **Rh 예방과 임신중절!!**

항D를 다음과 같은 경우에에 투여할 것
- 임상적 개입이 있는 경우의 자연중절
- 제1기 이후의 모든 자연중절
- 제1기 이후의 불가피 유산

용량 : 임신 20주까지 50㎍(250IU), 20주 이후 100㎍(500IU)

■ **교환수혈을 위한 혈액의 선택!!**

- O형(또는 ABO 적합) Rh_o(D) · 음성 혈액
- 7일 미만의 신선한 적혈구를 AB형 신선동결혈장에 재부유시킨 혈액
- CMV 음성 혈액
- 방사선 조사 혈액
- 모성 항체에 대응하는 항원을 갖고 있지 않은 혈액
- 모성 혈청과의 교차적합시험이 적합한 혈액

태아신생아용혈질환 *Self Check*

【문제 1】 교환수혈의 목적에 해당하지 않는 것은 어느 것인가?

① 모성(엄마) 항체의 수준을 감소시킨다.
② 간접빌리루빈의 수준을 줄인다.
③ 혈관내응고를 방지하기 위하여 혈소판을 제공한다.
④ 빈혈을 교정하기 위하여 적합한 적혈구를 제공한다.

☞ **해답** : ③

【문제 2】 태아신생아용혈질환(HDFN)이 있는 태아에게 가장 큰 위험은 무엇인가?

① 핵황달　② 빈혈　③ 고빌리루빈혈증　④ 저 L/S비

☞ **해답** : ②

【문제 3】 RhIG 300㎍은 전혈 몇 mL의 최대 FMH를 막아줄 수 있는가?

① 10　② 15　③ 30　④ 50

☞ **해답** : ③

【문제 4】 RhIG는 분만 몇 시간 이내에 주사해야 하는가?

① 6　② 48　③ 72　④ 96

☞ **해답** : ③

【문제 5】 빈혈로부터 초래되는 태아의 부종 형태를 무엇이라고 하는가?

① 핵황달　② DIC　③ 태아적아구증　④ 태아수종

☞ **해답** : ④

【문제 6】 HDFN은 언제 나타나는가?

① 엄마 항원이 태아 항체와 반응할 때
② 태아 항체가 엄마 항체와 반응할 때
③ 엄마 항체가 태아 항원과 반응할 때
④ 태아 항원이 엄마 항원과 반응할 때

☞ **해답** : ③

【문제 7】 HDFN에 걸린 신생아에 가장 위험한 것은 무엇인가?

① 핵황달 ② 빈혈 ③ 포합형빌리루빈 ④ 저 L/S비

☞ **해답** : ①

【문제 8】 분만 후 RhIG를 받아야 하는 여성은 다음 중 어느 것인가?

어머니의 ABO/Rh	어머니의 항체 선별시험	신생아
① A형, D 음성	음성	O형, D 양성
② O형, D 음성	음성	A형, D 음성
③ A형, D 양성	음성	B형, D 음성
④ B형, D 음성	양성	B형, D 양성

☞ **해답** : ①

【문제 9】 다음 중 HDFN의 위험이 없는 항체는 어느 것인가?

① anti-Le^a ② anti-C ③ anti-K ④ anti-S

☞ **해답** : ①

【문제 10】 다음 중 ABO HDFN의 특징이 아닌 것은 어느 것인가?

① 첫 임신에서 나타날 수 있다.
② 광선요법으로 치료될 수 있다.
③ 강한 DAT 양성을 나타낸다.
④ O형의 산모에서 태어난 아이들에서 자주 나타난다.

☞ **해답** : ③

【문제 11】 교환수혈을 위한 혈액의 선택에서 중요하지 않은 것은?

① 방사선 조사 혈액 ② CMV-음성 혈액
③ 백혈구 제거 혈액 ④ 7일 미만의 혈액

☞ **해답** : ③

【문제 12】 산모가 A형이고, anti-D를 가진 Rh 음성이다. 자궁내 수혈을 위해 선택되는 혈액은 어느 것인가?

① O형, D 음성 ② O형, D 양성
③ A형, D 음성 ④ A형, D 양성

☞ **해답** : ①

【문제 13】 로제트검사에 대하여 옳은 것은 어느 것인가?

① 제대혈액을 가지고 시행한다.
② FMH를 감별하는데 사용된다.
③ FMH의 양을 계산하는데 사용되는 정량검사이다.
④ FMH의 양을 추정하는데 사용되는 산해리법(acid elution)이다.

☞ **해답** : ②

【문제 14】 탯줄(제대)혈액을 검사할 때 필요하지 않은 것은 어느 것인가?

① ABO ② Rh ③ DAT ④ 항체선별시험

☞ **해답** : ④

제7편

질관리(Quality Management)

제17장 … 혈액은행의 질보증과 정도관리

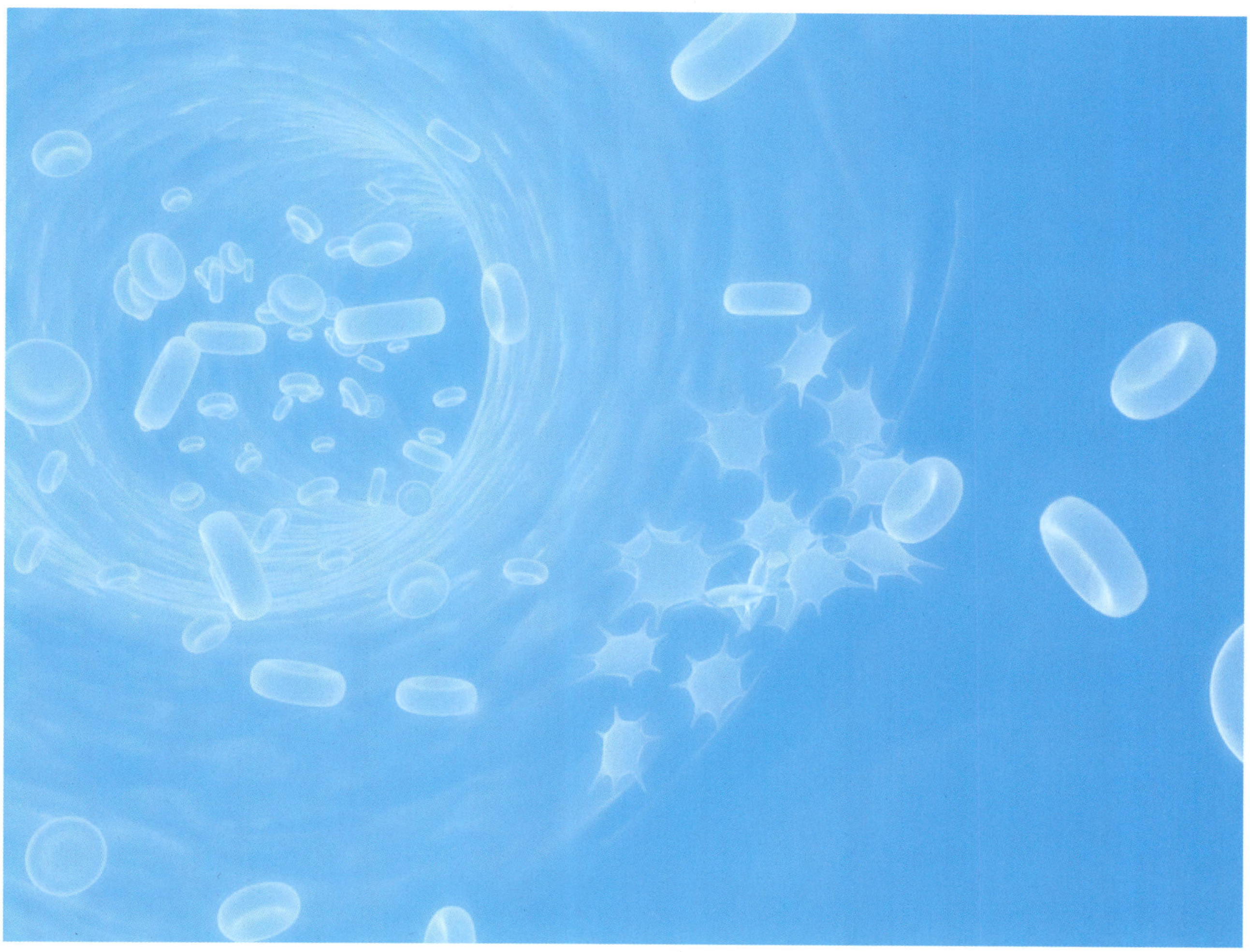

제17장

혈액은행의 질보증과 정도관리

학습목표

1. 우수제조기준(GMPs)를 정의하고, 그 요소를 열거하라.
2. 질보증(QA)과 정도관리(QC)를 구분하라.
3. 지속적질향상(CQI)을 설명하라.
4. 표준작업절차(SOP)의 요소를 열거하고, 그 중요성을 설명하라.
5. 시약, 장비, 혈액성분제제의 정도관리 기준을 설명하라.

인체면역결핍바이러스(human immunodeficiency virus, HIV)가 유행하여 이를 관리해야 한다는 지적이 제기되기 전에는 혈액은행(blood bank)은 단순히 환자, 병원, 공혈자에 대한 공공 서비스를 제공하는 기관정도로만 생각했었다. 또한 공혈자에 대한 검사도 B형 간염과 매독 정도에 한정됐었다. 따라서 일반 사람들은 혈액 공급을 "불안전(unsafe)"한 것으로 인식하지 않았다. 하지만 HIV의 발생 증가로 인해 이를 예방관리해야 한다는 사회적 감시(public scrutiny) 환경과 미식품의약국(Food and Drug Administration, FDA)을 비롯한 각국의 혈액 제제에 대한 규정이 더욱 엄격해졌다. 혈액은행은 현재 다양한 주사용 제품을 생성하고 배분하는 약품 제조사로서 인식하게 되었다(미국의 경우 혈액은 의약품으로서 취급함). 보건의료비용의 문제(health care cost issues), 사회적 감시 및 FDA 규정 등은 저비용으로 안전한 고품질의 제품(혈액제제)을 공급하려는 노력을 이끌어냈다. FDA는 혈액제제의 질, 순도, 안전을 보장하는 **우수제조기준(good manufacturing practices, GMPs)**을 통해 산업표준사항을 기술하였다. 이러한 규정과 기타 질철학(quality philosophy)의 채택에 직면하면서 많은 혈액은행이 도전을 받고 있다. **질보증(quality assurance, QA)**은 새롭게 끊임없이 변하는 고가의 기술, 공혈자 검사의 증가, 규모의 축소(corporate downsizing), 심한 경쟁, 규제의 증가로 인해 업무의 우선순위에서 뒤로 밀려나는 경우가 종종 있다.

지속적 질향상(continuous quality improvement, CQI) 및 **총체적 질관리(total quality management)**와 같은 GMPs 및 QA 프로그램을 수용하는 것은 가치가 있고 유익하다. 최종 제품에 가치를 부여하지 않는 불필요하고 비용이 많이 드는 단계를 찾아내고 제거하는 데 시간과 노력을 투자하면 궁극적으로는 업무의 효율성을 높이고 비용을 낮출 수 있다. 게다가 이것은 제조 시 발생하는 오류와 사고를 검토하는 데 그 가치가 있다. 적절한 시정조치와 예방조치는 재작업으로 인해 발생하는 비용을 절감시킨다. 요약하면, 수혈의학에 있어서 질관리는 법적으로 요구되는 공식적인 과정(프로세스)이며, 혈액은행의 중요한 업무 중 하나이다. 질은 또한 비용의 제한, 숙련된 인력의 부족, 기술의 진보, 규제의 증가에도 불구하고 최상의 것을 받아들이고 향상시키기 위해 업무에 임하는 마인드세트(mind-set)이기도 하다. 질을 향상하기 위한 노력과 행위는 효율성과 고객관계를 증진시키고, 규정된 요구사항을 만족시키고, 최종적으로 안전한 제품을 제공해 준다.

용어설명

지속적 질향상(continuous quality improvement, CQI) / 전사적 질관리(total quality management, TQM)
조직에서 질보증을 확립하기 위한 체제를 제공하는 계획.

질보증(quality assurance, QA)
제품의 품질에 영향을 미치는 모든 시스템이 예상했던 대로 잘 진행되고 있다는 신뢰를 제공하는 행위. 질보증은 의학 이외의 분야에서는 보통 품질보증이라고 한다.

Ⅰ. 질보증(QA)

FDA의 혈액 기구에 있어서 QA를 위한 지침(Guidelines for Quality Assurance in Blood Establishment)에서는 QA를 "일관된 질을 가진 제품을 생성하기 위해 제조과정이 일관되게 수행되고 있다는 것을 보장하기 위해 고안된 시스템"으로 정의하고 있다. 즉 제품의 질에 영향을 미치는 모든 시스템이 기대했던 대로 작동하고 있다는 신뢰를 제공하는 행위라고 볼 수 있다. QA는 혈액센터나 수혈부가 고객을 위해 제품과 서비스의 질을 보장하기 위해 실시하는 필요한 복합적인 행위이다. 이러한 행위는 QA 프로그램의 일부로서 미국의 경우는 연방규정코드(Code of Federal Regulation, CFR)에 기술된 우수제조기준(GMPs)을 따라야 한다.

QA는 보다 광범위한 질향상과정(quality improvement process)의 일부로서, 이것은 조직과 그 고객 모두에게 이익을 가져다 줄 것이라는 것을 보장하는 것이다. QA의 영역에는 근무자의 적격성 확인(qualification)과 교육, 정책과 실행, 문서와 기록, 오류 보고, 감사, 조사, 확인(validation)과 정도관리(quality control), 공급자의 적격성 확인(자격), 라벨관리가 포함된다. W. Edwards Deming에 따르면 질향상과정은 모든 활동에 있어서 질을 우선시하는 관리의 한 형태이다. 이것은 제품과 서비스의 질을 향상함으로써 재작업, 낭비, 비효율성을 감소시켜 생성성을 높여준다. 이러한 방법으로 회사는 보다 적은 작업량과 비용으로 동일한 목표를 달성할 수 있다. 이렇게 작업비용을 낮춤으로써 조직의 경쟁력은 높아진다. 따라서 이러한 조직은 사업에 있어서 안정을 기할 수 있고 일자리를 창출할 수 있다.

지속적 질향상(CQI)은 최대의 보호감시에도 불구하고 우연히 일어나는 모든 오류와 사건사고를 예상한다는 것은 불가능하며, 과정과 시스템도 완벽하게 설계될 수 없다는 것을 전제로 하고 있다. 따라서 그것은 잘못된 부분(일탈)을 찾아내어 진전된 향상과정(공정)을 제공하고, 또한 근본원인(root cause)을 분석한 후 시정조치를 취해나가는 것이 필요하다. CQI는 이러한 과정을 계속 거쳐야 질이 향상된다고 하는 개념이다. 정도관리(guality control, QC)는 QA의 일부이고, QA는 CQI의 일부이다. 즉 이들의 관계는 "QC 〈 QA 〈 CQI"로 나타낼 수 있다(그림 17-1). 요약하면 CQI는 확인, QC, 감사, 오류, 사건, 컴플레인, 수혈반응(수혈부작용)이 일탈(deviation)을 나타낼 때 근본적인 원인을 분석하고 시정조치(corrective action)를 취하는 일련의 행동을 통해 질을 향상시켜 나가는 과정이다(그림 17-2).

FDA의 혈액기구에 있어서 QA를 위한 지침(Guidelines for Quality Assurance in Blood Establishment)에 기술된 바와 같이, QA의 목적은 오류를 유의하게 감소시키고, 검사 결과의 신뢰성을 보장하고, 효과적인 제조과

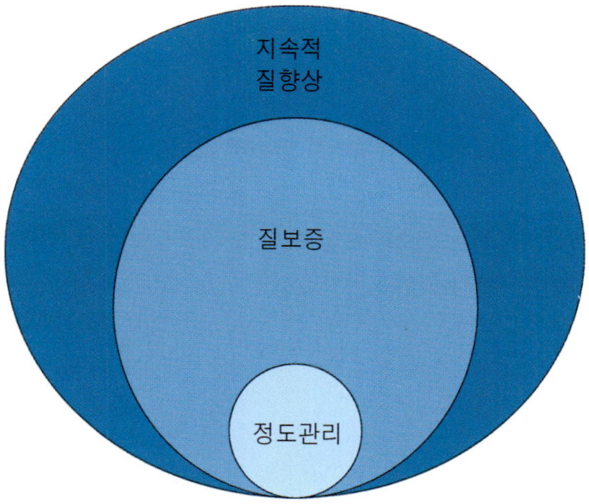

그림 17-1. 지속적 질향상(CQI), 질보증(QA) 및 정도관리(QC)의 관계

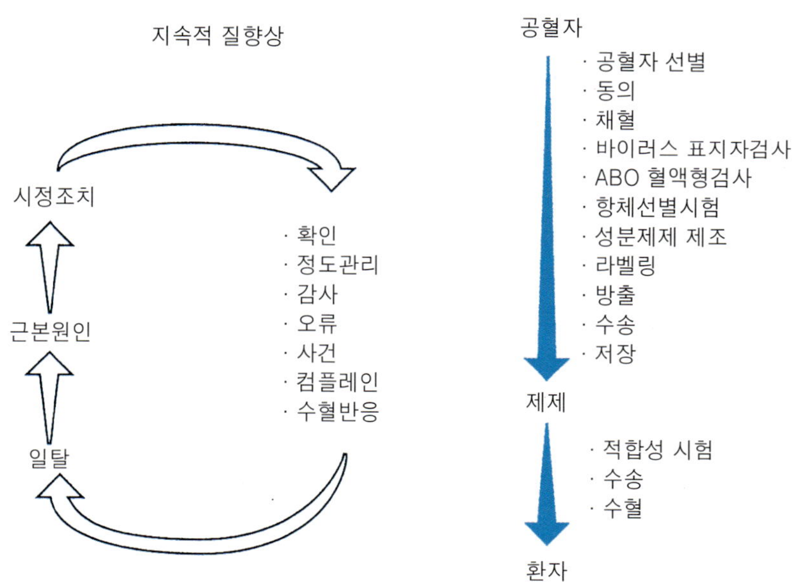

그림 17-2. 지속적 질향상(CQI)

정을 제공하고, 지속적인 제품의 질과 안전을 보장하는 데 있다. QA는 오류(error)를 방지하고, 찾아내고, 조사하고, 평가하고, 시정하기 위한 수단들을 포함하고 있다. QA에서는 오류의 검출보다 오히려 예방에 더 중점을 두고 있다.

QA는 조직에 있는 모든 사람의 책임성에 관한 것이다. 또한 질은 모든 사람의 업무이다. 한 사람이나 한 부서가 전체 조직을 책임질 수는 없다. 그것은 역할분담을 통해 질 향상이 통합적으로 이루어질 수 있는 팀워크를 필요로 한다.

용어설명

확인(validation)
사전에 결정된 특성에 맞게 제품을 일관되게 생성하는 특별한 과정을 확립하는 행위. 즉 제조소의 시설, 시스템, 장비와 이들을 사용한 제조공정이 의도한대로 적절히 기능하고 있는지를 체계적으로 검토하는 문서화된 일련의 행위이다.

예방적 유지(preventive maintenance)
장비 또는 시설의 지속 기간을 최대화하고, 작업 중단 시간을 감소시키고, 불필요한 수리비용을 피하기 위한 유지.

실력(숙련도)인정시험(proficiency testing)
검사실의 검사방법과 장비가 기대했던 대로 잘 작동하고 있다는 것을 보장하기 위해 수행된 측정 행위.

우수제조기준(good manufacturing practices, GMPs)
약품(혈액제제를 포함하여)의 안전, 순도 및 유효기준을 보장하기 위해 제조, 공정, 포장 혹은 보관에 사용된 방법, 시설 또는 대조(콘트롤).

표준작업절차(standard operating procedures, SOP)
누가 수행하든지 일관성을 달성하고 과정의 완전한 이해를 보장하는 데 도움을 주는 문서화된 절차.

혈액센터의 QA 프로그램의 기본 구성요소는 다음과 같은 것들을 포함하고 있다.

- 기록보존과 표준작업절차(standard operating procedure, SOP)
- 인원 선발과 훈련
- 확인(validation), 교정(calibration), 예방적 유지(preventive maintenance), 실력(숙련도)인정시험(proficiency test)
- 공급자 적격성
- 오류관리
- 과정(공정)향상
- 과정(공정)관리
- 라벨관리
- 내부감사

Ⅱ. 우수제조기준(GMPs)

우수제조기준(good manufacturing practices, GMPs)은 적정제조기준이라고도 한다. WHO에서는 GMP를 "어떤 조작, 공정, 기계설비, 원재료, 동작 또는 시스템이 실제로 기대한 결과를 얻는다는 것을 검증하고 이를 문서화하는 행위"로 정의하고 있으며, 일본 의약품의 GMP도 "제조소의 구조설비를 비롯하여 조직, 공정, 그 외의 제조관리 및 품질관리의 방법이 기대되는 결과를 얻는다는 것을 검증하고 이것을 문서화하는 것을 말한다."고 정의하고 있다. 미국의 경우 GMP는 연방규정에 나와 있는 법적 준수사항으로 제조자가 질 표준규격에 따라 제품을 만들어 제품의 질을 보장하는 필요조건들을 담고 있다. 조직은 이러한 실행기준의 모두를 충족시키기 위해 최상의 방법을 결정해야 한다. 미국에는 **표준작업절차(standard operating procedures, SOP)**가 있는데, 이것에는 어느 누가 수행하더라도 일관되게 목표를 달성할 수 있도록 과정의 완전한 이해를 도모하기 위한 과정들이 기록되어 있다. FDA에서 제시한 GMP 요소들은 다음과 같다.

- SOP를 작성한다.
- SOP를 따른다.
- 수행된 모든 작업을 기록하고 문서화한다.
- 훈련과 교육을 통해 인원의 자격을 부여한다.
- 적당한 시설과 장비를 설계하고 구축한다.
- 사무실 관리 스케줄에 따라 청소한다.
- 장비, 사람, 방법의 유효성을 확인한다.

- 시설 및 장비에 대해 예방적 유지(preventive maintenance)를 실시한다.
- 질을 관리한다.
- 이상의 모든 것이 잘 준수되고 있는지 감사를 실시한다.

QA가 제품과 서비스의 질을 보장하기 위해 조직에 의해 수행되는 연합적 활동들을 포함하고 있기 때문에, GMP는QA의 일부로서 실시되고 있다.

Ⅲ. 정도관리(QC)

한동안 정도관리(quality control, QC)는 QA와 비슷한 의미로 사용했던 적이 있지만 현재는 많은 QA 프로그램 중의 중요한 일부로서 생각하고 있다. QC는 최종 결과를 유효하게 하고 변동이 어느 정도인가를 측정하는 과정이다. 즉 정확성(accuracy)과 재현성(reproducibility)을 인증함으로써 검사과정을 관리하는데 도움을 준다. QC는 또한 장비의 기능성과 시약의 특이성 및 민감도를 관리한다.

환자의 검사 결과와 그에 따른 적합한 혈액제제의 출고 결정은 예상되는 결과와 대조시험의 결과에 기초하여 만들어진다. 정도관리는 검사 결과에 신뢰성을 부여하여 자신 있게 보고할 수 있도록 해주며, 또한 혈액제제도 자신 있게 출고할 수 있도록 해준다. 혈액은행의 정도관리는 크게 세부분, 즉 시약(reagents), 장비(equipments) 및 혈액성분제제(blood components)에 대해 실시한다. 정도관리 업무는 1) 기대하는 결과와 실제 결과를 평가함으로써 방법상의 실행 여부, 2) 정확성과 완벽함을 확보하기 위해 서류나 컴퓨터상의 기록 조회, 3) 지적사항에 대한 시정조치 등을 포함하고 있다.

QC 검사의 기록은 보존되어야 하고 다음과 같은 내용을 포함해야 한다.

- 검사 결과 및 해석
- 검사를 수행하는 사람의 신원
- 시약제조회사
- 검사에 사용된 시약의 로트(lot)번호
- 시약의 폐기일(유효기간)
- 검사 날짜
- 불만족스런 결과로 인해 요구된 어떤 시정조치

1. 시약

서류상에 나타난 항혈청(항A, 항B, 항D, 항인체글로불린 혈청)과 적혈구

용어설명

감사(audits)
정책과 절차가 적절하게 수행되고 있는지의 여부를 결정하기 위한 구조적 조사.

교정(calibration)
이미 알고 있는 값에 대해 장비를 기준에 맞추는과정.

정도관리(quality control, QC)
장비, 시약, 방법(절차)의 정확도와 정밀도(재현성)를 결정하는 검사행위.

용어설명

로트(lot)
한 사람의 공혈자로부터 나온 혈액 유니트와 그 일부나 성분제제의 모든 것.

시약의 각 로트(lot)가 예상대로 잘 반응하는지, 그리고 시약이 수송과정에서 변질되지는 않았는지에 대해 검사되어야 한다. 항A, 항B, 항A,B 및 항D는 사용하는 날짜에 예상되는 반응이 나타나야 한다. 게다가 항체선별시험(antibody screening test)에 사용되는 적혈구 시약은 사용할 때마다 매일 반응성을 검사하는데, 기지의 항체를 사용했을 때 최소한 한 개의 항원에 대해 1+~2+의 반응 결과를 나타내야 한다. 이러한 항체에 대한 양성 혈구를 선택할 때, 가장 좋은 혈구는 **이형접합혈구**(heterozygous cell)이다. 이렇게 이형접합적혈구를 사용하는 이유는 항혈청이 가장 약한 형태로 존재하는 항원을 검출할 수 있다는 것을 증명하기 위함이다. 예를 들면, 항Jk^a를 사용할 때 가장 좋은 양성 대조 혈구는 Jk(a+b+) 표현형을 가진 혈구이다.

시약에 대한 QC검사는 환자나 공혈자 검사에 적용되었던 방법과 같은 방법으로 실시한다(항상 제조사의 지침에 따라 검사해야 한다는 것을 기억하라). 모든 음성 항글로불린시험(직접 또는 간접)은 항체 부착 적혈구를 첨가함으로써 확인된다. 만일 이러한 항체 부착 적혈구를 첨가했을 때 응집이 일어나면 그 검사는 유효한 것이 되고, 응집이 일어나지 않으면 그 검사는 무효가 된다. 사용하는 모든 시약의 라벨에는 유효기간, 함유된 성분이 표시되어 있어야 하고, 어떤 오염이나 변질의 육안적인 징후가 없어야 한다. 시약 QC에 있어서 중요한 부분은 시약 제조사, 로트(lot)번호, 폐기일(유효기간), 입자 및 혼탁 또는 변색에 대한 육안검사 결과를 기록해야 한다.

예상 결과와 실제 결과가 일치하지 않을 때(위음성이나 위양성)는 시정조치를 취한다. 어떤 기술적인 면에서 의심스러운 결과가 나왔다고 생각되면 우선 재검사를 실시한다. 그리고 QC검사에서 위음성이나 위양성의 결과가 반복해서 나오면 곧바로 조사에 들어가고, 그 로트시약은 사용을 중지한다. 이 조사에서 위음성과 위양성 응집반응(부적당한 시약 첨가, 오염된 초자기구, 부적절한 원심분리, 방법상의 잘못)의 기본적인 요인들을 먼저 배제시키는 것이 필요하다. 그 다음에 보다 복잡한 원인들, 즉 바이알(vial) 오염, 바이알 변질, 로트 변질 등을 조사한다.

2. 장비

냉장고, 냉동기 및 혈소판 인큐베이터(platelet incubator)는 수혈을 위한 혈액제제나 검사시약의 적당한 저장조건 및 적합성을 보장하기 위해 매일 QC를 실시해야 한다. 혈액성분제제를 만드는데 사용되는 원심분리기는 제조과정 동안 적당한 온도가 유지되는지 조사해야 한다. 이러한 기준을 표 17-1에 나타냈다. 혈액제제를 저장하는 장비는 적어도 한 개의 내부온도계

표 17-1. 온도-조절 장비의 QC 기준

장 비	허용 온도	검사 빈도
냉장고 - 전혈 - 적혈구 제제 - 시약, 시료	1~6℃	 4시간 4시간 매일
냉동기 - 신선동결혈장 - 동결침전제제 - 동결적혈구, 40% 글리세롤 - 동결적혈구, 20% 글리세롤	 〈−18℃ 〈−18℃ ≤−65℃ ≤−120℃	4시간
혈소판 인큐베이터	20~24℃	4시간
원심분리기, 냉장	1~6℃	사용 당일
원심분리기, 냉장	20~24℃	사용 당일
항온수조	36~38℃	사용 당일

와 지속적으로 온도를 관리하는 시스템을 갖추고 있어야 하며, 온도는 4시간마다 기록해야 한다. 전통적인 시스템에서 온도는 롤차트(roll chart)에 7일 동안 기록하도록 되어 있으며, 내부에 설치된 탐침자(probe)를 통해 측정된다. 만일 기록 모터가 정지되거나 펜에 잉크가 떨어지거나 펜대가 고장난 경우에는 4시간마다의 기록을 얻을 수 없다. 새로운 시스템에서는 온도감응 탐침자(probe)가 컴퓨터에 연결되어 있어서 온도 데이터를 컴퓨터에 지속적으로 저장한다. 컴퓨터는 4시간마다 온도를 프린트하도록 프로그램화 되어 있다.

혈액은행검사실에서는 혈액성분제제를 만드는데 사용되는 원심분리기 외에도 혈청검사용 원심분리기(혈액은행 전용 원심분리기) 및 혈구세척기(cell washer)를 사용하고 있다. 모든 원심분리기는 적당한 기능을 갖고 있는지 QC를 실시해야 한다. 그 기준을 표 17-2에 나타냈다. 원심분리에서는 속도(revolutions per minute, rpm)와 시간이 정확해야 하므로, 이들의 점검은 보증서에 명시되어 있는 기간에 체크하고, 보증기간이 끝나더라도 1년에 4회, 즉 분기별로 점검해야 한다.

혈액은행검사실에서 QC를 해야 하는 기타 장비는 다음과 같다.

- 혈액제제의 무게를 재는 저울
- 혈액제제에 방사선을 조사하는 방사선조사장치
- 바코드 스캐너 컴퓨터

표 17-2. 원심분리기 QC 기준

QC 과정	원심분리기 종류	허용 결과	검사 빈도
교정	모든 종류*	적당한 회전시간 및 속도	보증서, 수리 후
속도 체크	모든 종류	제조회사 지침서	보증서, 1년에 4회
타이머 체크	모든 종류	최종 값의 + 또는 − 5%	보증서, 1년에 4회
생리식염수 용량	혈구세척기	사전에 측정한 mL**	사용하는 날
온도	성분제제용	1~6℃ 또는 20~24℃***	사용하는 날

* 이것은 혈청학적 원심분리기, 성분제제용 원심분리기, 혈구세척기를 포함한다.
** 혈구세척기의 모델에 따라 그리고 시험관의 크기에 따라 다르다.
*** 성분제제의 종류에 따라 다르다.

- 슬라이드법에 의한 Rh 혈액형검사 시 사용되는 관찰상자(viewbox)
- 혈액가온기(blood-warming device)
- 자동혈액형 검사장비
- 감염병 검사장비
- 자동피펫
- 아페레시스장비

3. 혈액성분제제

혈액성분제제(blood components)가 수혈에 적합한지를 보장하기 위해 여러 가지 검사를 실시하는데, 가장 용이한 검사는 혈액제제에 대한 육안검사이다. 즉 오염, 용혈, 누출, 부적당한 취급(동결제제의 경우는 녹인 방법) 등에 대해 육안검사를 실시한다. 이러한 검사는 혈액은행검사실의 책임자가 실시하고, 그 결과를 기록한다. 혈액제제에 대한 검사는 성분별로 특이하다. 성분제제에 따른 검사지표(parameter)와 허용 결과를 표 17-3에 나타냈다.

표 17-3. 혈액제제 QC기준

제제 종류	검사지표	허용 결과
농축적혈구	Hct	<80%
백혈구제거적혈구	백혈구 수 적혈구 회수율	<5×10^8 또는 5×10^6 ≥80%
세척적혈구	적혈구 회수율	≥80%
탈글리세롤적혈구	색 대조	≤3% 용혈
농축혈소판	혈소판 수 pH 용량	5.5×10^{10}, 검사한 유니트의 75% ≥6.0, 검사한 유니트의 75% 40~60 mL, 검사한 유니트의 75%
채집혈소판	혈소판 수 pH	3.0×10^{11} ≥6.0
백혈구제거혈소판	백혈구 수	<5×10^8 또는 5×10^6
동결침전제제	제VIII인자 피브리노겐	80I.U., 검사한 유니트의 75% 150 mg
과립구	과립구 수	1.0×10^{10}, 검사한 유니트의 75%

Hct = Hematocrit(적혈구용적율 또는 헤마토크릿)
I.U. = International Unit(국제단위)

1) 적혈구

적혈구제제는 최종 헤마토크릿(hematocrit)이 80% 미만이어야 한다. 이는 적혈구가 기능을 유지하는 데 필요한 적당한 혈장이 있어야 함을 가리킨다. 백혈구제거적혈구, 세척적혈구, 탈글리세롤적혈구와 같이 변조된 적혈구는 최소한 본래 적혈구의 80%가 회수되어야 한다. 백혈구제거적혈구에는 백혈구가 5×10^8 미만으로 포함되어야 한다. 만일 발열성 비용혈성 수혈반응을 방지하고, 거대세포바이러스(cytomegalovirus, CMV)의 감염이나 HLA 동종면역작용을 방지하기 위해서는 백혈구가 5×10^6 미만으로 포함되어야 한다.

탈글리세롤적혈구(deglycerolized RBC)의 경우는 글리세롤이 적당하게 제거되었는지를 조사하는 것이 중요하다. 이는 잔여 글리세롤이 용혈을 일으킬 수 있기 때문이다. 글리세롤의 제거가 적절하게 이루어졌는지는 삼투압을 측정한다든가 상품화된 표준비색표와 비교함으로써 알 수 있다.

용어설명

근본원인분석
(root-cause analysis)
오류를 요인들로 조사하고 동정하는 행위.

2) 혈소판

혈소판제제의 QC는 제조 시의 원심분리 시간과 속도(rpm) 그리고 저장 조건(온도)이 적당한지를 조사한다. 혈소판제제는 폐기나 사용 시에 조사할 수 있다. 혈소판 수혈요법이 소기의 목적을 이루기 위해서는 최소한의 혈소판을 갖고 있어야 한다. 또한 제제 속의 혈소판이 생존하고 제 기능을 발휘하기 위해서는 pH가 산성이면 안 되고, 혈소판 부유 혈장이 중성을 유지하고, 가스교환을 하기에 적절해야 한다. 혈소판제제는 또한 적혈구가 제거되어야 하는데, 그 기준은 백혈구제거적혈구와 같은 기준이 적용된다.

3) 동결침전제제

동결침전제제(cryoprecipitates, CRYO)는 동결침전된 항혈우병인자로서 제Ⅷ인자, 피브리노겐 그리고 혈액응고에 포함된 기타 단백질을 포함하고 있다. 동결침전제제에 제Ⅷ인자와 피브리노겐의 적당량을 얻기 위해서는 제조시에 원심분리 시간과 속도를 정확히 지켜야 한다.

4) 과립구

성분채집술(apheresis)에 의해 준비된 과립구가 목적한 수혈요법을 달성하기 위해서는 과립구를 최소로 포함하고 있어야 한다.

Ⅳ. 오류관리

1. 근본원인분석과 문제 해결

혈액 취급 기관(혈액은행 등)은 오류(과실)와 그로 인해 발생되는 결과를 발견하고 관리하는 시스템을 QA의 일부로서 갖추고 있어야 한다. 오류(errors), 사건(incidents), 변동(variances), 규정위반(nonconformances)은 철저히 문서화되고 조사되어야 한다. 고용인(임상병리사)들은 성공적인 진행을 위해 문제 해결(problem solving)에 적극적으로 임해야 한다. 일단 문제가 밝혀지면 즉각적인 대응하여 문제를 바로잡아야 한다. 그 다음은 어떤 요인에 의해 문제가 발생되었는지를 밝혀내기 위해 근본원인분석(root-cause analysis)에 착수한다. 과정개선 등의 시정이 이루어진 후, 예방적 시정조치(corrective action)의 효과성을 평가하기 위해 계속적인 검토가 이루어져야 한다. 만일 오류가 재발하면 다른 하나의 근본원인을 분석해야 한다. 이러한 전략의 채택은 모든 과정의 지속적 질향상을 보장해준다. 고용자는 오류를 개선의 기회로 이용해야 하며, 오류가 발생했을 때는 불이익이 두려워 이를 감추고 하지 말고 솔직히 보고하는 자세를 가져야 한다.

질향상에서 중요한 점은 우발적 사건과 오류(error)가 역동적으로 인식되고, 보고자에게 어떤 단정적인 결론을 내리지 않고, 있는 그대로를 보고해야 한다는 것이다. 예를 들면, 신선동결혈장(fresh frozen plasma, FFP)을 녹였을 때는 24시간이 유효기간이지만 유니트에 본래 적혀있던 폐기일(유효기간)이 그대로 있다면, 이것은 녹인 사람이 새로운 라벨에 폐기일과 시간을 기록하지 않아 생긴 오류이다. 이러한 일이 발생했을 때는 오류를 일으킨 사람이 책임자에게 말해야 할 것이다. 만일 이러한 일이 2일 동안 10번 일어났고 그것도 매번 다른 사람에 의해 일어났다면, 이것은 시스템이나 과정(프로세스)에 중대한 구조적 문제가 있음을 가리킨다.

근무자에 의한 문제점의 발견은 질을 향상하는 데 있어서 가장 중요한 요소들 중 하나이다. FDA는 오류를 인식하고, 줄이고, 관리하는 시스템을 갖추도록 권고하고 있다. 오류나 결함이 인식되고 보고될 때는 TQM이 가장 효과적이다. 업무 중에 발견된 오류는 책임자나 검사실의 다른 적당한 사람에게 보고해야 한다.

시정조치는 문제의 근본원인을 해결하는 데 그 목적을 갖고 있다. 시정조치가 이루어지면 같은 종류의 문제가 재발하지 않고, 과정 개선을 통해 올바른 제품이 생성될 수 있다. 시정조치에는 단기 또는 장기 조치와 과정 개선이 있다.

문제를 일으키는 주요 원인들 중 어떤 것은 지식의 부족, 시스템의 결함, 그리고 서투른 업무수행이나 행동(기술부족)에 의해 일어난다. 지식의 부족은 새로운 훈련 프로그램을 개발하거나 현재 실시하고 있는 훈련과정을 수정하여 대처할 수 있다. 능력검사 프로그램을 실시하는 것도 이에 대처하는 한 방법이 될 것이다. 시스템 결함은 모든 사람이 볼 수 있고 쉽게 참고할 수 있도록 정책이나 과정을 수정하고 그 내용을 붙여놓는다. 더 좋은 장비나 다른 장비가 필요할 수도 있다. 행동이나 수행 문제는 직무 변경, 상담, 코칭, 양성 피드백, 의사소통 및 적절한 고용에 의해 대처할 수 있다.

오류는 고용인에 의해 내부적으로 밝혀질 수도 있고 또는 고객에 의해서 외부적으로 밝혀질 수 있다. FDA는 오류의 종류를 다음과 같이 분류하고 있다.

- 사건
- 변동
- 규정위반
- 일탈
- 컴플레인

용어설명

리콜(recalls)
수혈자(구입자)의 안전을 위태롭게 할 수도 있는 제품을 제조사가 시장으로부터 회수하는 것.

2. 리콜

FDA에서는 인가되었거나 등록된 기관은 공혈자나 환자의 안전을 위협하는 오류나 사건이 일어났을 때는 어떤 경우라도 보고할 것을 규정하고 있다. FDA에서 규정하고 있는 혈액방출과 관련된 반드시 보고해야 할 오류나 사건은 다음과 같은 것들이다.

- 바이러스 표지자 검사가 반복해서 양성으로 나올 때
- 장비를 부적절하게 사용했거나 시약을 제조사의 지침에 따라 사용하지 않아 생긴 검사 오류로 인해 검사 결과가 잘못 해석된 공혈자로부터 제품이 나왔을 때
- 병력으로 인해 일시적으로 부적격자로 되었거나 바이러스 마커 검사에서 반복적으로 양성으로 나온 경력이 있는 공혈자로부터 제품이 나왔을 때
- 모든 검사가 끝나기 전에 방출되었을 때
- 틀린 라벨을 붙였을 때
- 세균에 오염되었을 때

만일 조사에서 혐의를 받고 있는 유니트의 방출이 제조과정에서 일어난 오류로 밝혀지면 FDA는 이를 공지해야 한다. 리콜(recall)은 수혈자의 안전을 위협할 수 있는 제품을 제조사가 시장으로부터 회수하는 것을 말한다. 리콜은 조직이나 제조사 스스로가 하거나 FDA의 요구에 의해 이루어진다. 경우에 따라서 리콜은 제품이 수혈되었거나 폐기된 지 몇 개월이나 몇 년 후에도 이루어질 수 있다. 이러한 경우에 리콜 공지의 목적은 그 제품을 받은 사람들에게 위험성이나 부작용의 가능성을 경고하는 데 있다. 리콜은 위험의 정도에 따라 다음과 같은 3등급으로 분류한다.

- 1급 : 제품을 사용하면 건강에 심각한 해를 끼치거나 사망에 이를 수도 있는 합당한 가능성이 존재한다.
- 2급 : 제품을 사용하면 일시적으로 또는 의학적으로 건강에 가역적인 해를 끼치거나 심각한 유해의 가능성이 적다.
- 3급 : 제품을 사용하더라도 건강에 해를 끼칠 것 같지 않다.

혈액은행의 질보증과 정도관리 *Self Check*

【문제 1】 농축적혈구의 최종 Ht는?

① 80% 이상　　② 80% 또는 그 미만
③ 공혈자가 남성인 경우 42%　　④ 공혈자가 여성인 경우 38%

☞ **해답** : ②

【문제 2】 혈소판 수가 3.0×10^{11}이 되어야 하는 혈액성분제제는?

① 농축적혈구　　② 신선동결혈장
③ 농축혈소판　　④ 채집혈소판

☞ **해답** : ④

【문제 3】 냉장고의 정도관리는?

① 혈액 유니트의 온도 측정
② 내부온도 측정
③ 온도 증가를 확인하기 위해 냉장고 문을 열어둔다.
④ 콘덴서를 청소한다.

☞ **해답** : ②

【문제 4】 혈청학검사에 사용되는 원심분리기의 QC 기준항목에 포함되지 않는 것은?

① 속도 점검　　② 타이머 점검　　③ 온도 점검　　④ 교정(calibration)

☞ **해답** : ③

【문제 5】 항Fya시약을 사용하고 있다. 양성혈구로서 어느 것을 사용하는 것이 좋은가?

① Fy(a+b+)　　② Fy(a+b-)　　③ Fy(a-b+)　　④ Fy(a-b-)

☞ **해답** : ①

【문제 6】 오류가 가장 발생하기 쉬운 정도관리의 단계는?

① 시험관에 대조혈구의 첨가 시　　② 결과 기록 시
③ 라디오를 너무 크게 틀어놓을 때　　④ 장비 유지

☞ **해답** : ②

【문제 7】 오류관리(error management)에서 임상병리사의 역할은?

① 오류 인식　② 오류 보고　③ 오류 감소　④ 이상 모두

☞ **해답** : ④

【문제 8】 QA 프로그램의 기본요소가 아닌 것은?

① 교정(calibration)　② 예방적 유지
③ 바이러스 표지자검사　④ 기록 보존

☞ **해답** : ③

【문제 9】 고용인은 조직의 핵심이다. 그들에 대한 설명으로 옳은 것은?

① 훈련(교육)을 받아야 한다.
② 처벌에 대한 두려움을 갖지 말고 오류를 보고해야 한다.
③ 책임자의 승인을 받은 후 표준작업절차(SOP)를 벗어날 수 있다.
④ 문제를 해결하는 데 있어서 제일 중요하다.
⑤ 이상 모두

☞ **해답** : ⑤

찾아보기 Index

Index 찾아보기

저자 소개(가나다순)

김성미(마산대학) 김용호(인제대학교) 김인식(을지대학교)
김인자(서해대학) 김인환(제주한라대학) 민병운(한려대학교)
민재기(김천대학) 박상묵(동강대학) 박창은(남서울대학교)
정헌근(혜천대학) 조윤경(동남보건대학) 최완수(광양보건대학)
한용수(광양보건대학) 홍승복(주성대학) 황석연(대전대학교)

수혈검사학

2007년 3월 10일 초판발행
2009년 8월 30일 개정판발행

지은이 : 김성미 · 김용호 · 김인식 · 김인자 · 김인환
민병운 · 민재기 · 박상묵 · 박창은 · 정헌근
조윤경 · 최완수 · 한용수 · 홍승복 · 황석연
펴낸이 : 이상태
디자인 : 김연지
펴낸곳 : 청구문화사
주 소 : 120-831 서울특별시 서대문구 연희 1동 436-1번지
전 화 : 02-332-0541(代) FAX : 02-337-9577
등 록 : 1990년 11월 2일 제9-247호

가격 35,000원

ISBN 978-89-5616-341-3 93510